兽医公共卫生 "101 计划"

科学出版社 "十四五" 普通高等教育本

人兽共患病学

（第二版）

刘明远　柳增善　任洪林　主编

科 学 出 版 社

北 京

内 容 简 介

本书以习近平总书记关于人兽共患病"坚持人病兽防、关口前移"的重要指示精神为指导，以全新框架和理论体系统地论述了人兽共患病的基本理论、涵盖的相关疾病特征、新现理论和发展趋势。全书共分三篇，包括人兽共患病概述、新现人兽共患病与新现机制和同一个健康、人兽共患病各论，共十四章。本书以人兽共患病基本理论为重点，较为详细地介绍了人兽共患病基本概念、危害、分类，媒介动物，脊椎动物作为保藏宿主的重要性，人兽共患病识别与鉴定原理、预防和控制原理，家畜禽源性人兽共患病，宠物源性人兽共患病，野生动物与动物园观赏动物源性人兽共患病，食物链引发的人兽共患病；对新现人兽共患病与新现机制、人兽共患病防控中的"同一个健康"理念也做了较为完整的阐述；对人兽共患病在疾病种类上进行了较为全面的介绍，但在各病内容上以简练的方式加以介绍，力求简明扼要，也为广大师生讲授和自学留有空间，同时避免与其他相关课程在内容上有重叠。本书对目前国内没有发生的人兽共患病也做了相关阐述，因为随着生物边境概念减弱、国际交流和旅游越加频繁，与这些罕见人兽共患病接触的机会将大大增加。

本书具有规范、系统完整、独立全新的理论体系，适合作为兽医公共卫生、动物医学、动植物检疫、动物科学、生物技术、食品质量与安全、预防医学、公共卫生、环境科学、临床医学、野生动物与自然保护区管理等专业本科生、研究生教材，同时也可作为相关领域教师、科研人员等的参考书。

图书在版编目（CIP）数据

人兽共患病学/刘明远，柳增善，任洪林主编. —2 版. —北京：科学出版社，2024.6

兽医公共卫生"101 计划"系列教材　科学出版社"十四五"普通高等教育本科规划教材

ISBN 978-7-03-077826-0

Ⅰ.①人… Ⅱ.①刘… ②柳… ③任… Ⅲ.①人畜共患病-高等学校-教材　Ⅳ.①R442.9 ②S855

中国国家版本馆 CIP 数据核字（2024）第 010142 号

责任编辑：林梦阳 / 责任校对：刘　芳
责任印制：张　倩 / 封面设计：无极书装

科学出版社出版

北京东黄城根北街 16 号
邮政编码：100717
http://www.sciencep.com

三河市骏杰印刷有限公司印刷
科学出版社发行　各地新华书店经销
＊

2014 年 11 月第 一 版　开本：889×1194　1/16
2024 年 6 月第 二 版　印张：19 1/2
2024 年 8 月第九次印刷　字数：640 000

定价：86.00 元
（如有印装质量问题，我社负责调换）

《人兽共患病学》（第二版）编委会名单

主　编　刘明远　柳增善　任洪林

副主编　刘晓雷　蒲　娟　王化磊　佟伟华　李建华　申　邦　黄思杨　刘拂晓

　　　　柳溪林　姜　焱　谢之景　彭子欣　武小椿　菅复春　张秀萍　郭亚琼

　　　　马鸣潇　赵　丽　高文伟　武　鑫　郭　宇　徐加利　刘殿峰　董雨豪

编　者　（按姓氏拼音排序）

董雨豪　南京农业大学动物医学院

高文伟　山西农业大学动物医学学院

龚文杰　吉林大学动物医学学院/人兽共患病研究所

郭　宇　内蒙古自治区动物疫病预防控制中心

郭亚琼　华南农业大学兽医学院

郭艺迪　吉林大学动物医学学院/人兽共患病研究所

胡　盼　吉林大学动物医学学院/人兽共患病研究所

黄思杨　扬州大学兽医学院

菅复春　河南农业大学动物医学院

姜　焱　南京海关动植物与食品检测中心

李　宏　吉林大学中日联谊医院

李　新　吉林大学动物医学学院/人兽共患病研究所

李建华　吉林大学动物医学学院/人兽共患病研究所

李岩松　吉林大学动物医学学院/人兽共患病研究所

李月婷　长春市疾病预防控制中心

林　超　吉林医药学院

刘殿峰　吉林大学动物科学学院

刘拂晓　青岛农业大学动物医学院

刘明远　吉林大学动物医学学院/人兽共患病研究所

刘晓雷　吉林大学动物医学学院/人兽共患病研究所

柳溪林　吉林大学中日联谊医院

柳增善　吉林大学动物医学学院/人兽共患病研究所

卢士英　吉林大学动物医学学院/人兽共患病研究所

马鸣潇　锦州医科大学畜牧兽医学院

彭子欣　国家食品安全风险评估中心

蒲　娟　中国农业大学动物医学院

任洪林　吉林大学动物医学学院/人兽共患病研究所

申　邦　华中农业大学动物医学院

唐　峰　锦州医科大学畜牧兽医学院

佟伟华　吉林大学第一临床医院

王　洋　吉林大学动物医学学院/人兽共患病研究所

王化磊　吉林大学动物医学学院/人兽共患病研究所

王晓泉　扬州大学兽医学院

魏衍全　甘肃农业大学动物医学院

武　鑫　云南农业大学动物医学院

武小椿　甘肃农业大学动物医学院

谢之景　山东农业大学动物医学院

徐加利　浙江农林大学动物科技学院动物医学院

杨咏洁　延边大学

张　虹　吉林医药学院

张建民　华南农业大学兽医学院

张茂林　吉林大学动物医学学院/人兽共患病研究所

张秀萍　塔里木大学动物科学与技术学院

章沙沙　盘锦检验检测中心

赵　丽　内蒙古农业大学兽医学院

赵丽丽　吉林大学动物医学学院/人兽共患病研究所

周笑世　吉林省畜牧兽医科学研究院

第二版前言

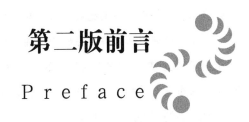

Preface

人兽共患病始终伴随着人类社会并与之共同发展，是人类社会共有的健康威胁。动物健康与人类健康密切相关，人类的安全需要动物的健康。人兽共患病正处在贫穷卫生相关型传染病向行为生态相关型传染病转变阶段，传染病的发生与社会行为、个人行为、生态变化有关，人们必须面对人兽共患病带来的生物进化的益处和威胁。城市化和新的生态系统建立改变了人们的生活和行为方式，也改变了疾病的流行方式，为人兽共患病扩散提供了机遇和基础条件。

现代社会人兽共患病学具有如下特点。

1）人兽共患病新现、再现不断，暴发后快速扩散或遍布全球。

2）涉及学科多、跨领域、影响全社会。公共卫生对全社会的生活、政治、经济都有重要影响；人兽共患病防控是永远的课题，不会因社会制度或发展阶段变化而终止；涉及领域宽泛，如农业、医疗、环境、社会、管理、经济贸易等。

3）全新的挑战不断涌现：①随着跨物种传播增加，生物变异速度在加快，人兽共患病呈现全新趋势，预测难度加大；②全球、全国共同应对，"同一个世界，同一个健康"观念被普遍接受，人兽共患病不是哪一个国家或地区的事情，也不是哪一个部门的事情，是全世界和各行各业都要涉及的健康问题，我国目前医学与兽医学处于割裂状态，这对控制人兽共患病是极为不利的；③控制人兽共患病必须控制传染源，兽医在人兽共患病源头防控上起到不可替代的作用。

4）传播方式对人威胁较大：①气溶胶、食品、水源、媒介源、直接接触等传播方式多样化，增加了防控难度，特别是目前还没有有效防控办法的人兽共患病；②长距离、快速传播；③现代传染病的主要形式是人兽共患病，并以新现和再现形式发生，在可预见的将来也可能是这样；④人兽共患病不断发生，再现频繁，新现增多，平均1～2年就会有新现出现，平均10年出现一次大的暴发流行；⑤人兽共患病具有职业风险特点，与动物接触、处于相关环境具有相对高的风险，生态旅游、与野生动物接触、到疫区或疫区动物及产品商贸等都存在风险。因此，了解人兽共患病相关知识是十分必要的。

5）随着人类对疾病本质认识的不断加深，人兽共患病的概念及内涵可能会向外延伸，可能延伸到传统概念以外的病原范畴的一些疾病，如人类过敏与动物的关系密切；不一定存在互传关系，但存在共感症，如一些动物真菌病并不传染给人，但环境中这些真菌却可同时感染人和动物；有些中毒性疾病在人与动物间可互为预警。另有一类是人兽共同病模式，以"同一个健康"概念为基础，在防控人兽共患病过程中这类疾病会被越来越多地涉及。

我国非常重视人兽共患病防控，在《中华人民共和国动物防疫法》《中华人民共和国生物安全法》《中华人民共和国食品安全法》《中华人民共和国传染病防治法》等法律法规中和党的二十大报告中明确了人兽共患病防控要求。习近平总书记针对人兽共患病防控提出"要实行积极防御、主动治理，坚持人病兽防、关口前移，从源头前端阻断人兽共患病的传播路径"；《"健康中国 2030"规划纲要》及农业农村部 2022 年 9 月颁布《全国畜间人兽共患病防治规划（2022—2030 年）》（农牧发（2022）31 号）指出，人兽共患病防治工作事关畜牧业高质量发展和人民群众身体健康，事关公共卫生安全和国家生物安全，是贯彻落实乡村振兴战略和健康中国战略的重要内容，是政府社会管理和公共服务的重要职责。在国家层面上充分体现了兽医在人兽共患病源头防控中不可替代的作用，同时也体现了"同一个健康"是人兽共患病防控优选方式之一。

随着人们对人兽共患病关注度不断提升，分析技术的进步，各种新现人兽共患病发病机制逐渐清晰。以往人们关注的重点是病原本身的生物学特性分析，对其宏观的流行病学、与社会和人类行为的相互关系、新现机制、预测及预警因素等研究得不甚透彻。本书以最新的理论、全新的视野，重点对人兽共患病学的基本知识体系加以论述，并对新理论进行较为系统的阐述，以期形成独立的人兽共患病学理论体系。第一和第二篇以医学、兽医学、环境学、社会学、生物学等的"中立观点"撰写，以全球角度看待人兽共患病问题；从临床医师的角度观察症状、收集数据，再延伸到兽医学和兽医领域；从兽医学、环境学、社会学、人兽共患病源头角度，从整个社会角度看待人兽共患病；力争以广角视野、立体分析来阐述人兽共患病问题，从而为学生打下坚实的人兽共患病学理论基础。第三篇以简练的方式对人兽共患病进行介绍，以便于教师授课、学生自学时在扩展相关内容方面获得更大、更自由的空间。

本书可作为兽医公共卫生、动物医学、动植物检疫、动物科学、食品质量与安全、生物技术、预防医学、公共卫生等相关专业本科生、研究生教材或参考书，也可作为相关领域教师、科研人员等的参考书。由于人兽共患病学涉及领域宽泛、相关领域进展快速，本书内容难免存在不足之处，敬请各位专家学者、同事、学生提出指导性意见（请直接发送到 zsliu1959@sohu.com，作者在此致以诚挚谢意！），以便逐步完善本书，使其更适合未来我国高等教育中人兽共患病学的教学需求。

在本书成稿、知识体系、文字润色等方面，科学出版社的编辑给予了非常合理化的建议，使本书在精益求精的前提下出版，在此表示衷心感谢！感谢吉林大学、人畜共患传染病重症诊治全国重点实验室、人兽共患病研究教育部重点实验室、吉林大学人兽共患病研究所、吉林大学动物医学学院、吉林大学人与动物共有医学"双一流"学科、教育部兽医公共卫生"101 计划"对本书出版给予的大力支持！

吉林大学　刘明远　柳增善

2024 年 3 月 20 日

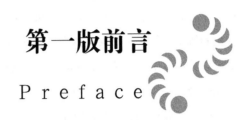

第一版前言

Preface

　　人兽共患病始终伴随着人类社会并与之共同发展，是人类社会共有的健康威胁。动物与人类健康密切相关，动物的健康就是人类的安全，人类的安全需要动物的健康。我国正处于贫穷卫生相关型传染病向行为生态相关型传染病转变阶段，传染病的发生与社会行为、个人行为、生态变化有关，人兽共患病就是典型的例子。城市化改变了人们的生活和行为方式，也改变了疾病的流行方式，一些个体免疫力低下，为人兽共患病扩散提供了基础条件。

　　现代社会人兽共患病学具有如下特点。

　　（1）涉及多学科、跨领域、全社会　　公共卫生对全社会的生活、政治经济都有重要影响；人兽共患病防控是永远的课题，不会因社会制度变化或发展时间阶段而终止；涉及领域宽泛，如农业、医学、环境、社会、管理、经济贸易等。

　　（2）全新的挑战　　①跨物种传播，生物的变异速度加快，呈现全新趋势，预测难度加大了；②全球、全国共同应对："同一个世界，同一个健康"观念的普遍接受，人兽共患病不是哪一个国家或地区的事情，也不是哪一个部门的事情，是全世界各行各业都要涉及的健康问题；我们国家目前医学和兽医学是割裂状态，对控制人兽共患病是极为不利的；控制人兽共患病，必须控制传染源，国家和相关部门必须重视人兽共患病源头控制。

　　（3）传播方式对人威胁较大　　①气溶胶、食品、水源、媒介源性、直接接触等传播方式，传播方式多样，增加防控难度，特别是目前还有人们不能有效防控的人兽共患病；②长距离、快速传播；③现代传染病的主要形式是人兽共患病，并以新出现和再现形式发生，在可预见的将来也将是这样；老的人兽共患病不断发生且再现频繁，新现增多，自2003年SARS发生以来，我国几乎1～2年都有一种新发人兽共患病出现，如多种型别的高致病性禽流感；④人兽共患病具有职业风险的特点：与动物接触、所处相关环境具有相对高风险。从我国角度看很多人兽共患病属于外来病，对民众来说这些疾病是距离遥远的一类疫病，如最近西非暴发的埃博拉病毒传染，但现代社会出国旅游、生态旅游已是普通人经常参与的事情，对于这些人群来说，这些外来病可能就在你眼前，或者相关疫区或国家的人员来到我国，同样使这样的外来病出现在人们的眼前。因此，了解人兽共患病相关知识是十分必要的。

　　随着人类对疾病本质认识的不断加深，人兽共患病的概念可能会向外延伸，可能延伸到传统观念以外的病原范畴的一些疾病，如人类的过敏等与动物的关系密切；不一定是互相传播，但存在共感症，如一些动物患真菌病并不传染给人，但环境中的这类真菌却可同时感染人和动物；有些中毒性疾病人与动物互为预警，是另一类人兽共同病模式，以"同一个健康"概念为基础，在防控人兽共患病过程中这类疾病会越来越多地涉及。

　　人们对人兽共患病关注度越来越高，其新现机理也逐渐清晰。以往人们主要关注每一种人兽共患病的流行病学、致病机制、防治等方面的进展，对人兽共患病宏观的流行病学、与社会和人类行为的相互关系、新现机制等研究得不甚透彻。本教材以最新进展的基本理论、全新的视野，重点对人兽共患病的基本知识系统地加以论述，并对新现理论也进行了较为系统的阐述，以利于人兽共患病相关工作者了解其基本和前沿知识。总论部分以医学、兽医学、环境、社会学角度中立的观点撰写本教材；从全球角度看待人兽共患病问题；从临床医师的角度观察症状、收集数据，再延伸到兽医和动物领域；从兽医学、人兽共患病源头角度，从整个社会的角度看待人兽共患病。力争以广角视野、立体分析来阐述人兽共患病问题，从而为学生打下坚实的人兽共患病理论基础。以简练的方式对人兽共患病各论部分简要介绍，以便于教师在授课、学生在自学时扩展相关内容方面获得更大自由空间，也是为了减少教材的篇幅。

　　本教材可作为动物医学专业、兽医公共卫生专业、动植物检疫专业、动物科学专业、食品安全专业、生物技术专业、预防医学专业、公共卫生专业等相关专业本科生、研究生教材或参考书，也是相关领域教师、科研人员和相关国家工作人员、相关工作者的参考书籍。由于人兽共患病涉及领域宽泛、相关理论进展快速，编著内容难免存在许多不足之处，敬请专家学者、各位同事、学生提出指导性意见（请直接发送到zsliu1959@sohu.com，作者在此致以诚挚的谢意！），以便逐步完善本教材，使其更适合未来我国高等教育中人兽共患病的教学需求。

　　在本教材成稿、知识体系、文字润色等方面，科学出版社的编辑给予了非常合理化的建议，使本教材在精益求精的前提下出版，在此表示衷心感谢！感谢吉林大学对本教材出版给予的大力支持！

吉林大学　柳增善
2014 年 2 月 28 日

目 录

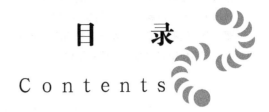

Contents

第一篇　人兽共患病概述

第二篇　新现人兽共患病与新现机制和同一个健康

第三篇　人兽共患病各论

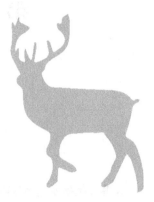

第一篇
人兽共患病概述

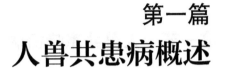

　　人类的知识、智慧和组织能力的不断进步，并没有改变被寄生生物侵袭的弱点。传染病早于人类存在于自然界，与人类社会的发展同存，并将永远伴随，同时也是决定人类生存的一个重要因素。现代传染病的主要形式是人兽共患病，并以新现和再现形式发生，在可预见的将来也可能是这样。历史上，对人类危害最严重的几次大的传染病流行，基本都是从动物传播到人类的，如鼠疫、天花和流感等。人与动物既有互惠也有互相伤害的关系，人与动物是人们生活中不可或缺的重要关系之一。目前，人兽共患病已经成为影响全球的重大公共卫生问题。

　　人类传染病的痛苦经历和巨大经济代价迫使人们探索防治的有效方式，20 世纪人们消灭了天花，并在脊髓灰质炎防治上取得了巨大进展，使传染病的死亡率大大降低。人们通过对人兽共患病的研究和了解，不断设立新的防治目标，并有信心在有限的时间内消灭某些种类的传染病。

第一章　人兽共患病及其危害

第一节　人兽共患病概念及其进化

人兽共患病学是系统研究动物与人类共同病原体（或致病因子）引起的、在流行病学上有关联的疾病发生、预防与控制，进而保护人类与动物健康，促进公共卫生健康发展的一门科学。

疾病：疾病是指有损于身体正常功能或健康并引起身体严重后果的状况。

病原：病原是指能够引起传染病或感染的所有病原微生物。这类微生物能够侵入机体，进而引起机体感染。

人畜共患病（zoonosis）：人畜共患病主要是指人与家养、驯养、宠物等动物共患的疾病。

人兽共患病：根据世界卫生组织（WHO）和联合国粮食及农业组织（FAO）的定义，人兽共患病（zoonosis）是指"人和脊椎动物由共同病原体引起的，又在流行病学上有关联的疾病"。世界动物卫生组织（WOAH）定义：**人兽共患病是所有来源于动物的人类传染病或疾病。人兽共患病除家畜禽外，还包括野生动物及两栖类等广范围动物种类**，比人畜共患病更广义一些。随着对人兽共患病逐步了解和人兽共患病涉及范围的逐步扩大，人兽共患病定义**可能外延**。

人类人兽共患病病原体主要来源于人类饲养、驯化的畜禽和野生脊椎动物。比较公认的人兽共患病有200～250种，我国发现的人兽共患病有90余种，2022年8月19日，农业农村部网站公开发布第571号公告，公布修订后的《人畜共患传染病名录》24种。

新现人兽共患病（emerging zoonosis）：2004年WHO、FAO、WOAH在日内瓦召开的人兽共患病会议，将新现人兽共患病定义为：新认识、新涉及或以前发生过，但在地理、宿主或媒介范围发生率明显增加或扩展的人兽共患病。人们更加关注新现人兽共患病对人类健康的威胁，目前这种高发趋势可能会延续下去。

宿主（host）：宿主是指对病原易感程度不同的动物、媒介生物或人。

保藏宿主（reservoir）：保藏宿主是指自然状态下病原长期生存的场所。脊椎动物是人兽共患病的主要保藏宿主。除动物和媒介生物外，保藏宿主还包括非生物环境（如土壤、腐物和水）。

携带宿主（carries）：携带宿主是指带染病原，但不表现明显临床症状或隐性感染的宿主，是人兽共患病持续存在的重要因素。

还有一些属"内源性感染"类疾病，来自个体本身的正常菌群，如放线菌（牛放线菌-牛，以色列放线菌-人）和产黑素拟杆菌引起的疾病。这类疾病在人与动物的临床表现上类似，因此也被认为是人兽共患病。

进化：病原和宿主互为适应就是进化的表现。共存与共适应并不完全一致。共存是指宿主致死性随病原毒力减弱而降低，对病原在宿主中继续存在影响不大。共适应是指生物系统中要素之间的相互适应，致病性病原对宿主的适应能力强（如跨物种屏障能力），以保持其侵袭性和扩散能力（如耐药性）。许多病原在数量、种类和能力上具备了遗传变化的优越性，使病原在较短时间内适应了环境和宿主条件的变化。病毒和原虫更可能成为人类新现疾病的病原，而蠕虫成为新现病原的可能性极低。

病原进化取决于病原自身遗传稳定性、病原之间接触和作用概率、与新宿主适应的机遇、环境等因素的综合作用结果。

第二节 人兽共患病危害

人兽共患病是传染性疾病新现的主要形式，过去 10 年超过 2/3 的新现疾病来源于动物，因此人兽共患病成为现今最大的公共卫生威胁。人类人兽共患病不仅限于人与动物或与自然界的直接接触，许多食源性新现疾病尤其值得注意。食品供应全球化和旅游有关的"新的饮食经历"都为病原遭遇新宿主提供了机遇，预防这些疾病增加了社会负担。野生动物是人兽共患病的主要来源之一，伴侣动物尤其是犬和猫与野生动物接触，为野生动物病原传播进入家畜动物群提供桥梁作用。

一、人兽共患病多为人与动物的烈性传染病或流行病，对公共卫生构成重大的威胁

许多人兽共患病是人与动物的烈性传染病，既可通过同源性链在动物与动物或人与人之间传播，又可通过异源性链在动物与人或人与动物之间流行。因此，它对人类和动物安全、社会经济发展及畜牧业生产都构成了重大的威胁，如鼠疫、天花、霍乱、伤寒等烈性传染病在人类历史上曾多次发生世界性流行，给人类带来过重大的灾难。新发生的人兽共患病如艾滋病（AIDS），在全球已有病毒携带者和患者 6000 多万人，已死亡 2000 多万人。目前禽流感仍然威胁着我国人民健康和养殖业发展（表 1-1）。

表 1-1 根据农业控制疾病和新现病的严重程度，对人健康和家畜影响最重要的人兽共患病
（材料来自 WHO 和权威文献估计平均数）

疾病	野生动物交界面	每年死亡人数	每年受影响人数	死亡超过1000人的事件数	死亡超过100万人的事件数	每年影响最高	农场干预	其他（等级=1）	累加分数
胃肠道疾病（人兽共患）	重要	1 500 000	2 333 000 000	2	1	1	1	0	5
细螺旋体病	非常重要	123 000	1 700 000	2	1	1	1	0	5
囊尾蚴病	相当重要	50 000	50 000 000	2	1	1	1	0	5
结核	相当重要	100 000	554 000	2	0	1	1	0	4
狂犬病	重要	70 000	70 000	2	0	0	1	严重	4
利什曼病	重要	47 000	200 000	2	1	0	1	0	4
布鲁氏菌病	相当重要	25 000	500 000	2	0	1	1	0	4
包虫病	重要	18 000	300 000	2	0	1	1	0	4
弓形虫病	重要	10 000	2 000 000	1	1	1	1	0	4
Q 热	重要	3 000	3 500 000	2	1	0	1	0	4
锥虫病	重要	2 500	15 000	2	0	1	1	0	4
炭疽	相当重要	1 250	11 000	2	0	1	1	0	4
戊型肝炎	相当重要	300 000	14 000 000	2	1	0	1	0	4
美洲锥虫病	重要	10 000	8 000 000	2	0	0	0	0	3
基孔肯亚病	非常重要	12 250	500 000	2	0	0	0	新现	3
艰难梭菌病	可能重要	3 000	300 000	2	0	0	0	新现	3
刚果热	次要	20 000	50 000 000	2	1	0	0	0	3
埃博拉出血热	非常重要	500	800	2	0	0	0	严重	3
汉坦病毒肺综合征	非常重要	1 750	175 000	2	0	0	0	新现	3
禽流感	重要	77	145	0	0	0	1	新现	3
疯牛病	相当重要	182	188	0	0	1	1	严重	3

续表

疾病	野生动物交界面	每年死亡人数	每年受影响人数	死亡超过1000人的事件数	死亡超过100万人的事件数	每年影响最高	农场干预	其他（等级=1）	累加分数
鹦鹉热	重要	2 250	22 000	2	0	0	1	0	3
流行性乙型脑炎	可能，蝙蝠	11 000	40 000	2	0	0	1	0	3
水牛痘	不重要			0	1	1	1	0	3
裂谷热	重要	45	150	0	0	1	1	新现	3

注：在许多阈值中对人类高致死率给予加倍。累加分数（人死亡率×2+受累及人数+对家畜影响大+可能农业干涉+其他：严重或新现疾病）可能最高分数为6，最低分数为0

1985 年英国发生首例疯牛病，曾在欧洲引起恐慌，随后疫病波及德国、爱尔兰、加拿大、瑞士、荷兰、意大利、西班牙、阿曼、丹麦、法国、美国、日本及韩国等十几个国家，造成全球 30 多万头牛感染，引起 130 多人发病死亡，仅英国先后捕杀、焚烧 350 万头牛，直接经济损失达 42 亿英镑。

二、多数人兽共患病为自然疫源性疾病，难以控制或消灭

自然疫源性疾病一般都是典型的地方性动物病，是在自然界野生动物之间流行的疾病，有明显的区域性或季节性，并与人类的经济活动密切相关，同时受自然因素的影响较大。这些疾病分布很广，保藏宿主众多，多数呈隐性感染，因此难以控制与消灭。目前发生的自然疫源性疾病约有 95 种，其中自然疫源性病毒病 59 种，细菌病 9 种，立克次体病和衣原体病 7 种，螺旋体病 3 种，寄生虫病 17 种。原有的自然疫源性疾病仍然存在，新的自然疫源性疾病又不断出现，如埃博拉出血热、严重急性呼吸综合征（SARS）、禽流感、肾综合征出血热、尼帕病毒病等对人类和动物构成了新的威胁；肾综合征出血热在我国除新疆和青海之外，29 个省（自治区、直辖市）都存在，发病人数达 150 万人，病死率在 10%以上。新型冠状病毒感染（COVID-19）在我国致 6 万人死亡，全球超 600 万人死亡。

三、传统传染病再度肆虐

历史上发生的传统传染病曾给人类带来巨大灾难，但人类在与这些疾病长期斗争中取得了控制疾病的重大成就，先后控制与消灭了许多急性传染病。然而，人类进入 20 世纪以来，耐药菌株和变异毒株出现，以及生态环境改变、全球气候变化、人口频繁流动、食品生产工业化、动物与动物产品市场流动加快等，助长了人兽共患病的发生与传播。过去一些已经被控制的传统传染病，如鼠疫、结核、狂犬病、霍乱、布鲁氏菌病、流行性乙型脑炎、登革热、恙虫病、血吸虫病、弓形虫病和棘球蚴病等又死灰复燃、卷土重来。鼠疫曾有过三次大流行，直到 20 世纪 60 年代才平息。80 年代中期以来，东南亚和南亚及非洲一些国家又出现疫情，90 年代更为严重。我国于 1984 年基本控制了鼠疫流行，但 90 年代以来发病人数又呈上升势头，疫情分布于全国 17 个省（自治区、直辖市）。结核存在于除北美、古巴和澳大利亚之外的 118 个国家和地区。据 WHO 报道，当前每年全世界新增结核患者达 1000 万人，死亡 300 万人。我国现有结核患者有 500 万人左右，仅次于印度，结核患者数居世界第二位。我国 80 年代中期人间布鲁氏菌病感染率下降至 0.3%，畜间感染率下降至 0.5%～1%，并有 8 个省（自治区、直辖市）达到控制标准。但到 90 年代初期，布鲁氏菌病疫情出现波动，有十几个省（自治区、直辖市）布鲁氏菌病疫情大幅度反弹，到 1994 年感染率上升至 3.2%。广西 10 年间因布鲁氏菌病造成的经济损失达 1491.8 万元，新疆 10 年间损失达 1.1 亿元。据 WHO 1993 年报告显示，血吸虫病仍在 74 个国家和地区流行，有 2 亿人口受到血吸虫感染，每年死于血吸虫病的患者达 100 多万人。

四、新出现的传染病已对人类构成新的威胁

20 世纪 70 年代以来，在全球范围内先后发现新发生的传染病有 43 种，其中在我国存在或潜在的有 20 几种。表 1-2 所列新出现的传染病是指那些由新种或新型病原体引起的传染病，可导致地区性或国际性的公共

卫生问题。在这些新发现的传染病中绝大多数为动物源性人兽共患病，又以病毒病和自然疫源性疾病为多，对人类和动物健康均构成新的严重威胁，应高度警惕。

表 1-2　近 50 年来新出现的主要传染病一览表

病名	病原体	病原体发现年代
拉沙热	拉沙病毒	1970
猴痘	猴痘病毒	1970
空肠弯曲菌肠炎	空肠弯曲菌	1972
轮状病毒病	轮状病毒	1973
细小病毒病	细小病毒 B_{19}	1975
隐孢子虫病	隐孢子虫	1976
埃博拉出血热	埃博拉病毒	1976
军团菌病	嗜肺军团菌	1977
丁型肝炎	丁型肝炎病毒	1977
流行性出血热	汉坦病毒	1978
丙型肝炎	丙型肝炎病毒	1989
委内瑞拉出血热	瓜纳里托病毒	1989
戊型肝炎	戊型肝炎病毒	1990
巴贝斯虫病	巴贝斯虫	1991
新型霍乱	O139 霍乱弧菌	1992
猫抓热	汉赛巴尔通体	1992
汉坦病毒肺综合征	辛诺柏病毒（新型汉坦病毒）	1993
麻疹	麻疹病毒	1994
亨德拉病毒性脑炎	亨德拉病毒	1994
庚型肝炎	庚型肝炎病毒	1995
T 细胞淋巴瘤白血病	人类嗜 T 淋巴细胞病毒 I 型	1980
中毒性休克综合征	金黄色葡萄球菌	1981
出血性结肠炎	大肠杆菌 O157:H7	1982
毛细胞白血病	人类嗜 T 淋巴细胞病毒 II 型	1982
艾滋病	人类免疫缺陷病毒（HIV）	1983
莱姆病	伯氏疏螺旋体	1983
消化性溃疡	幽门螺杆菌	1983
日本斑点热	日本立克次体	1984
疯牛病	朊病毒（prion）	1985
埃立克体病	立克体	1987
禽流感	禽甲型流感病毒（H5N1）	1997
输血后肝炎	输血后肝炎病毒（TTV）	1997
尼帕病毒性脑炎	尼帕病毒	1999
严重急性呼吸综合征	SARS 冠状病毒（新型冠状病毒）	2003

五、生物恐怖对人类的威胁依然存在

许多人兽共患病是危害人类生命安全的烈性传染病，历史上曾使用这些烈性传染病的病原体作为生物战剂，在 20 世纪两次世界大战中都使用过生物战剂，对人类生命安全造成了严重威胁。2001 年美国发生炭疽邮包袭击事件，先后有十几个人被感染，并有死亡病例。后来澳大利亚和德国又相继发现"细菌邮件"，出现了恐慌事件。这些事实表明当今世界恐怖分子有可能利用某些人兽共患病病原及其致病因子或者通过现代生物技术对这些病原微生物进行改构与基因重组，极大地提高其杀伤力、攻击力和毒性作用，制造生物战剂进行恐怖活动，威胁人类安全。美国、俄罗斯等国重点研制的生物战剂，主要使用的人兽共患病病原体有炭疽杆菌、土拉热弗朗西丝菌、鼠疫耶尔森菌、霍乱弧菌、委内瑞拉马脑炎病毒、裂谷热病毒、汉坦病毒、Q 热立克次体、斑疹伤寒立克次体等。其他潜在性生物战剂病原有刚果出血热病毒、基孔肯亚病毒、东方马脑炎病毒、埃博拉病毒、汉坦病毒、乙型脑炎病毒、拉沙病毒、马尔堡病毒、森林脑炎病毒、西方马脑炎病毒、黄热病毒、布鲁氏菌、鼻疽伯霍尔德菌、类鼻疽伯克霍尔德菌、衣原体、立克次体等 20 多种。面对当前严峻形势，我们应做好突发公共卫生事件和反生物恐怖的各种准备工作，提供可靠物质和技术保障，确保人民群众的安全。

六、人类防控人兽共患病成为巨大经济负担

人兽共患病防控是一项长期的、经常性工作。需要大量人力、物力、财力和政府的支持，无论是源于动物，还是源于自然环境，都需要不断发展新技术和新手段，需要不断认识常规人兽共患病本质；同时又要面临新现人兽共患病挑战。在这个过程中，必将投入巨大的人力、物力和财力，仅仅是人类疾病的治疗费用就将成为巨大的经济负担。

第三节　人兽共患病特点

人兽共患病与传染病相比，具有如下特点。

1. 宿主广泛　　人兽共患病存在于动物和人类中，种类多、畜间流行广，如炭疽、结核、螺旋体病，都会涉及几十种动物种类。人们要面对如此众多的危险动物，公共卫生压力巨大。

2. 新现不断，跨物种传播　　一边新病种、新病型陆续出现，一边老疫病卷土重来，再度肆虐人畜。随着人类活动和自然环境压力，病原不断出现变异，导致新现人兽共患病陆续出现。病原跨物种能力是人兽共患病传播的驱动源，也是一种最大的流行威胁。

3. 人兽共患病数量以病毒病为多　　病毒性人兽共患病的损失在所有人兽共患病中相对严重。由于病毒性人兽共患病的治疗较难，发生变异和传播较快，损失较大。

4. 以动物源性人兽共患病为主　　目前发生的人兽共患病绝大多数来自动物源性，人传人较少见。

5. 以自然疫源性疫病为多　　现在新出现的人兽共患病以自然疫源性居多，原来较为封闭地区被外界"侵入"，由于人类对此类病原攻击的抵抗力相对较弱，往往造成较大损失。动物携带病原往往并不表现疾病现象，但人感染可能表现严重症状。

6. 长距离传播　　很多人兽共患病能长距离快速传播，迅速危及全人类。

7. 传播形式多样，防范难度大　　以食物、水和虫媒病为经常的传播渠道，气溶胶更是快速传播的形式或途径之一。伴随着人类社会现代化，人兽共患病传播模式也在升级、"现代化"。

8. 由机会致病菌引起的疾病在增多　　原来只针对人或动物致病，现在对动物和人都致病，如肺炎克雷伯菌、鲍曼不动杆菌。

9. 具有职业卫生危险　　人兽共患病最先发生时往往具有职业特点，多数与动物具有交接面的接触经历，如禽流感、SARS、炭疽等，以这些人群作为疫源地中心，逐步向外扩散。

人兽共患病的这些特点，增加了畜禽产业及相关产品的风险，给人类健康和生命造成严重的威胁。

第四节　人兽共患病分类

人兽共患病种类较多，特点各异，一般按病原体种类进行分类，也有的按病原体保藏宿主的性质或病原体生活史类型进行分类。

一、按病原体种类进行分类

在医学和兽医学领域，人兽共患病最常用的分类方法就是按病原体种类进行分类。依病原体不同可以将人兽共患病分为病毒性人兽共患病、细菌性人兽共患病、衣原体性人兽共患病、立克次体性人兽共患病、螺旋体性人兽共患病、真菌性人兽共患病、寄生虫性人兽共患病等，其中病毒病又可分为接触性人兽共患病毒病、虫媒性人兽共患病毒病和朊病毒病等。

二、按病原体保藏宿主的性质分类

1. 动物源性（以动物为主）人兽共患病（anthropozoonoses）　　病原体的保藏宿主是动物，常在动物之间传播，偶然感染人类。人感染后往往成为死亡终端（death end），失去继续传播的机会，如艾滋病（AIDS）、伤寒、痢疾。

2. 人源性（以人为主）人兽共患病（zooanthroponoses）　　人是病原体的保藏宿主，病原体常在人与人之间传播，偶然感染动物。动物感染后往往成为死亡终端，失去继续传播机会，如人型结核，此类人兽共患病也称为反向人兽共患病（reverse zoonosis）。

3. 互源性（人兽并重）人兽共患病（amphixenoses）　　人和动物都是病原体的保藏宿主。自然条件下，病原体可以在人与人之间、动物间及人与动物间相互传染，人和动物互为传染源，如结核。

4. 真性人兽共患病（euzoonoses）　　必须以动物和人分别作为病原体的中间宿主或终末宿主（终宿主），缺一不可，也称为真性周生性人兽共患病，如猪带绦虫病和猪囊尾蚴病。

此外，按照病原存在来源也可将人兽共患病分为媒介源性、宠物源性、水源性、腐生性、食源性人兽共患病等。

三、按病原体生活史类型分类

1. 直接人兽共患病（directzoonoses）　　通过直接接触或间接接触而传播的人兽共患病。病原体在传播过程中并没有增殖，也没有经过必要的发育阶段。主要感染途径是皮肤、黏膜、消化道和呼吸道等。

2. 媒介性（中介性）人兽共患病（metazoonoses）　　病原体生活史必须有脊椎动物和无脊椎动物共同参与才能完成的人兽共患病。无脊椎动物作为传播媒介，病原体在其体内完成必要的发育阶段或增殖到一定数量，才能传播给易感脊椎动物，病原体在其体内继续发育，完成其整个发育过程，如森林脑炎、登革热、华支睾吸虫病等。

3. 周生性（循环性）人兽共患病（cyclozoonoses）　　病原体为完成生活史需要两种或多种脊椎动物宿主，但不要无脊椎动物参与的人兽共患病。其中又分为真性和非真性两种，真性的病原体生活史必须有人类参与才能完成，如猪带绦虫病、猪囊尾蚴病；非真性病原体生活史不一定有人类参与也能完成，人类的参与有一定偶然性，如棘球蚴病。

4. 腐生性（腐物性）人兽共患病（saprozoonoses，sapronoses）　　病原体生活史需要至少一种脊椎动物宿主和一种非动物性滋生基质（如水、土壤、有机腐物、植物等）才能完成感染的人兽共患病。病原体在非生物基质中繁殖或进行一定阶段发育，然后再传染给脊椎动物宿主，如炭疽杆菌、肝片吸虫、钩虫等。腐生性人兽共患病突出特点是病原体能够在非生物基质条件下繁殖，也能在恒温动物体内繁殖，包括人类。因此，具有"双重生活"方式：腐生和寄生（致病性）。人类许多霉菌性病原体属于腐生性，如球孢子菌病、组织胞浆菌病、芽生菌病、隐孢子虫病、金孢子菌病（emonsiosis）等的病原体；还有一些细菌（军团菌病）和原虫（主要有阿米巴病）。人兽共患病与腐生性传染病之间区别相当模糊，腐生性人兽共患病是依赖于环境条件而引发的人兽共患病或腐生性传染病（如李斯特菌病、伪结核、炭疽）。它们的共同特征在人是死亡终端宿主，病原并不能偶然适应新宿主。

5. 生态上与人类相关的人兽共患病（synanthropic zoonoses）　人兽共患病还可以根据病原体生活史中栖息环境或生态系统分类（表1-3）。

1）生态上与人关联的人兽共患病：来自家养动物的人类传染源或生态上与人关联的脊椎动物的市区循环。多数经皮肤、气溶胶、消化道、结膜等途径传播，如水疱性口炎、布鲁氏菌病、结核、李斯特菌病、鼻疽等。具有职业感染风险的人群有奶业工人、屠宰工人、兽医等。

2）非人类关联的人兽共患病：森林（野生）循环，病原宿主在人类居住范围以外的自然疫源地。一般进入自然疫源地而使人类感染，如蜱媒脑炎、土拉菌病、鼠疫，常见嗜血性媒介攻击后感染。以上两种分类方式界限并不十分清晰，很多人兽共患病同时表现市区和森林循环型，如锥虫引起的黄热病和鼠疫。

表1-3　人兽共患病分类及致病特点

人传染病类型	传染源（病原栖息环境）	人-人
人源性人兽共患病	人	常见
动物源人兽共患病	动物	不常见
腐生性人兽共患病	非生物环境基质	非常罕见

从生态学角度来看，所有病原微生物都是它们宿主的寄生物（包括动物和植物）。现今病原的寄生生活过程一般是：共生→（偶然）兼性寄生→绝对寄生。通常绝对寄生因进化适应性并不引起宿主致死。从生态学角度来看，可以把人兽共患病分成病毒性、细菌性、霉菌性、原虫性、节肢动物传染性、蠕虫性六大类。

直接人兽共患病在动物之间传播，人是偶然宿主，人不是正常病原传播的一环，因而成为死亡终端宿主。而间接传播可能从天然动物（保藏）宿主传播到另一种动物，再传播给人。如果疾病引起动物死亡，那么这个中间宿主可能不是真正的天然保藏宿主，如猴的马尔堡病毒或马的亨德拉病毒。

此外，还有移植性人兽共患病，恋兽癖（zoophilia或zoophilism）性吸引动物或与动物发生性关系，也易引起人兽共患病。

不同人兽共患病的计算方法导致不同种类人兽共患病的数量不同，病毒、蠕虫、细菌和立克次体是最常见的人兽共患病病原，以百分比为基础，细菌和立克次体占主要部分，约占人兽共患病总数的50%。在蠕虫引起的疾病中，95%与人兽共患病有关（图1-1）。迄今为止，至少有30种新现人兽共患病，也存在老病再现的困扰。

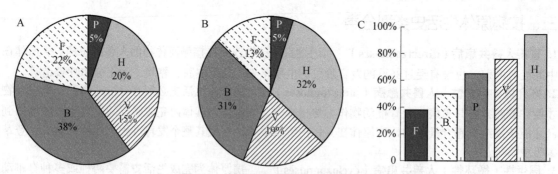

图1-1　人兽共患病原因、病原的比例
A. 传染病原因；B. 人兽共患病病因比例；C. 人类已知人兽共患病病原数量比例；
H. 蠕虫病；P. 原虫病；V. 病毒病和朊病毒病；B. 细菌病；F. 真菌病

第五节　人兽共患病传播概率和传播动力学

传染病动力学依赖于传染源对易感宿主的传播频率，许多疾病模型中常使用这种单一的复合系数，β=传播概率。如果进一步将 β 分解，可分为个体间的接触频率和疾病传播中实际接触频率的概率。本节我们讨论一些疾病传播模型中的基本概念和预期差异的细节理解；一些经验数据、人类传染病资料各种差异系数的评估分析。

一、概述

本节主要讨论野生动物传播给人的新现人兽共患病的发生问题，数学模型是人兽共患病研究的基本工具。野生动物疾病数学模型可用于传播动力学和疾病可能传播途径的研究，而疾病跨物种传播动力学是理解和解释来源于野生动物宿主新现疾病的核心内容。

病原从感染个体成功传染给易感个体，就形成传染病。如果缺乏持续性传染过程，任何传染病都将终止，不能继续传播概率。许多数学模型表示出感染和易感宿主之间的数学概念，疾病传播概率（β）包含了大量信息。这种以数学模型方式描述人兽共患病传播动力学更具有普遍意义。

易感宿主和感染宿主对病原持续传播的影响有三个基本因素，即病原的传染性、传播概率、接触类型和频率，这三个因素共同影响病原基本繁殖系数（R_0）。

二、人兽共患病传播概率

易感宿主转变为感染宿主的转化率受两个因素影响：宿主群体中易感个体的数量和传染能力。传染能力的产生来自：①宿主群体中个体间的接触频率（c）；②易感宿主和感染宿主之间的个体接触概率（m）；③感染宿主和易感宿主之间的接触引起传染发生的传播概率（ρ）。就传染情况而言，m 是最常用的一个指标，是指在全部群体中感染个体所占比例。

1. 病原基本繁殖系数（R_0）　R_0 为病原基本繁殖系数，当一个感染个体被引进易感群体时所产生的平均感染数量：

R_0＝每个单位时间接触频率（c）× 每次接触传染的概率（ρ）× 传染持续时间（γ），即 $R_0=c\rho\gamma$。

直接定量 R_0 是预测疾病出现的第一步，对于一种疾病，R_0 的数量增加，宿主群内的发病数量也会增加，有可能遍布全群。如果 $R_0>1$，则发病数将增加；如果 $R_0<1$，则发病数将停止增加。

2. 传播概率估计　续发率（secondary attack rate，SAR）：与畜群中许多易感个体接触者后，发病数占所有易感染接触者的比例。

$$SAR=\frac{全部续发病例}{全部易感接触者}$$

计算传染病传播概率中感染和发病过程的时间段见图 1-2 和图 1-3。为了更好地理解 SAR 计算方法的原理，我们首先理解如下过程。对畜群中易感个体进行观察，该宿主在时间 T 被感染作为原始感染宿主；一般来说原始感染宿主的特征是有一个最长感染期（I）、最短潜伏期（E_1）和最长潜伏期（E_2）。如图 1-3 所示，以时间为长轴，我们可以限定第二宿主。当与原始感染宿主接触后，在不同时间段分别有 4 个宿主出现症状，这些都可能是原始感染宿主传染的后果，也可能不是。在最短潜伏期（E_1）内宿主 2 表现症状，因此，不可能受原始感染宿主传染。类似宿主 5 是在最长感染期（I）和最长潜伏期（E_2）更长时间后表现症状，也不可能从原始感染宿主获得传染。最可能从原始感染宿主传染的个体 E_1 是下限，$I+E_2$ 是上限，接触原始感染宿主后在这个时间段出现症状可作为续发病例，宿主 3 和 4 是当然的续发病例。

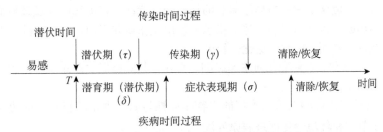

图 1-2　感染和发病的传播概率计算的时间段表示法

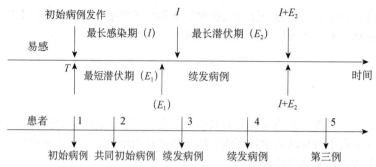

图 1-3　测定续发病例和续率计算的时间段表示法

例如，百日咳的 SAR 计算，在症状发作后 21d 感染病例喉培养物阳性，$I=21d$；通过观察得知，最短潜伏期为 10d，最长潜伏期为 30d，这样接触原始感染宿主后带有症状的续发病例应该在 10～51d 出现。依据 SAR 计算方式对 SARS 家庭传播概率检验认为，家庭成员间传播概率并不高（SAR=0.062），而医务工作者之间的传播概率却很高（SAR>0.50）。

传播概率二项式模型是指跟踪监测未感染的易感个体，观察其接触感染宿主后的情况。两种模型（R_0 测定和传播概率估计）都用在人类流行病学方面，目前还没有用于野生动物的流行病学监测，可以进行这方面的尝试，但对于野生动物来讲，很难获得相关数据。对于社会性（或群居性）动物种类，如果是白天活动类型，便于观察，可以提供定量接触频率数据资料，观察研究是非常有效的，可以获得详细信息，如对类人猿和有蹄类动物社会生活情况的观察，已经掌握了这些动物的一些资料，可用于这些动物个体间接触监测。接触事件的构成明显依赖于可疑特殊病原和其传播模式。相对于组内传播动力学而言，测定组间接触频率更加困难，因为这些现象很难见到，而且要观察不止一个组。就长期研究来说，新个体移入及与其他群体相遇频率等资料都十分有用，切记当流行病席卷全群时，要特别注意组间传播概率。组内传播概率和过程相对简单，不包含对新组群传播动力学那样的全面影响，传染病实际发生时就是这样，因为宿主群体接触水平与传染周期长度最终决定疾病传播频率。

对于独居的野生动物种类，因其与同类接触少，难以确定疾病传播规律，除非生活在局限地域，才能够实施有效监测。也可以使用动物标志物进行电子跟踪或无线电遥测技术跟踪，或者捕获动物监测其病原抗体变化。

也可利用现代分子生物学技术进行野生动物接触水平、空间分布及溯源等方面的研究，并实施监测。

三、人兽共患病传播动力学

人兽共患病发生是一个极其复杂的生物过程和不同"偶然机遇"出现的结果，也是病原进化的可能场景。一个人兽共患病发生可能与如下因素相关。

1. 地理因素　　地理因素导致生态系统改变、栖息地改变和生物物种组合及接触频率的变化，进而促进人兽共患病发生。土地利用和自然改变导致地理环境变化、宿主生态特征变化、种群水平变化，迫使动物选择新的环境，也改变了病原流行规律与模式，为人与野生动物接触创造了条件。不同地理环境下的捕猎、野味宰杀与处理、食用野味，导致接触病原机会增加，通过商贸、旅游等远距离活动使病原得以扩散。

2. 城市化与人类行为的促发动力　　城市化是土地使用变化的关键驱动因素，宿主的空间重叠和病媒范围的重叠是促进人兽共患病发生的关键。城市社区通过人、家畜及其产品、伴侣动物、野生动物与环境联系在一起，并引发互动关系，使保藏宿主内病原原有的动态受到扰动。扰动程度（城郊界面的物种丰富度、多样性和接触率）风险增加或人兽共患病病原体池指示风险出现在城郊界面，这些风险对群体的影响和同域野生动物、人类、家畜在每个界面之间共同进化的程度。

3. 社会因素　　社会活动、农业变化对生态影响更直接，其对自然生态系统和野生动物的侵蚀使人们及其家畜接触到更广泛的媒介。

4. 气候变化　　气候变化影响人兽共患病的生物多样性与病原进化，春季免疫功能不完善新生动物增多，利于病原传播。季节性和环境变化促进病原外溢。

5. 生物多样性与媒介生物　　病毒在易感宿主之间的有效和持续传播是必要的，媒介传播起到了重要作用。多面手病原能够栖息更多宿主，有利于传播。生物多样性丧失，特别是增加低能性（非易感）宿主数量会增加**稀释效应**，有利于传播的维持但不利于暴发。野生动物数量下降促进病毒向人类传播。

6. 宿主免疫抑制与易感性 宿主易感性是人兽共患病发生的关键因素之一，而现代社会动物与人免疫抑制较为普遍，增加了局部宿主对病原的易感性。

7. 跨物种传播 社会、环境压力促进病原进化，携带不同病毒的宿主形成交界面，不同病毒接触机会增多，重组机会增加，可能形成新的物种，从而在新的宿主中复制，并连续在宿主群体内扩散，可能形成跨物种传播。宿主边界渗透能力也影响跨物种传播，传播途径决定了接触类型，跨物种传播还涉及宿主接触机遇、种属与组织嗜性、病毒对细胞嗜性、受体特异性、病原自身突变与适应能力改变、宿主与病原共进化、人与动物交界面的互动等因素。病原自身进化或重组、外溢和宿主易感性及激发新现的各种内外因素是跨物种传播的几个关键因素，如果这几个因素"偶遇"，跨物种传播就可能发生。

当野生动物-人类和野生动物-家畜-人类接触增加时，野生动物传播人兽共患病的风险就会增加。畜牧业生产集约化导致人兽共患病出现的另一个例子是高致病性禽流感（HPAI）病毒亚型 H5N1 通过在家禽中的大规模扩增从野生水禽（甲型流感病毒的天然宿主）跨物种传播给人类。人类活动和接触家畜引起的野生动物-牲畜界面疾病出现的溢出事件，尽管导致动物微生物成功跨界进入人类的事件（驱动因素）没有很好的特征化，但它们往往是由生态或生物系统的变化引起的，包括野生动物和家畜之间、人类和野生动物之间的接触模式的改变（如尼帕病毒和埃博拉病毒），以及物种丰度或多样性的变化（如新型冠状病毒）。

第六节 人兽共患病流行病学

人兽共患病具有广泛的病原来源，病原宿主种类繁多，环境原因复杂，传播途径多样，经常面临许多全新病原等情况，因此人兽共患病流行病学也是极其复杂的。

一、人兽共患病相关风险

在**职业风险**方面，与动物密切接触的从业者是人兽共患病风险最高的一类人群，如兽医、动物园工作人员、饲养员、渔民、渔场职工、动物训练者、动物保护区的工作人员、狩猎者、动物福利监督员、与动物胴体和产品密切接触人员（如市场监督检疫员、屠宰工人、卖肉者、肉品检验员、鱼贩、动物商贩、食品工人和餐饮工人等）、实验室接触病原人员，除此之外还包括环境接触，如农业工人、森林工作者、垃圾处理工、户外活动指导者、公园维护者，以及宠物拥有者。

此外，动物（包括野生动物）密度增加，再加上**规模饲养方式**，使人与动物更加近距离接触，有可能导致疾病新现，如牛结核、布鲁氏菌病、土拉菌病。在发展中国家人与动物亲密接触是当地主要的公共卫生问题，如牛饲养者的戊型肝炎与水源和猪关系密切。

在**气候变化**方面，气候变化容易影响媒介生物群体，媒介生物将野生动物病原传染给家养动物，反之亦然，如蜱媒脑炎、莱姆病、立克次体病、Q 热等，对农业工人风险最大。**生态**也是一个重要因素，森林过度开发导致野生动物进入新的区域，有时甚至进入市区，使野生动物、经济动物与人接触机会大增。**人类行为**方面，如引入新品种、移民等行为都可能将新病原同时引进。**环境污染**方面，野生动物的病原污染环境，如露天垃圾场和肥料处理，环境废弃物处理，鸟、流浪犬等对废弃物、动物尸体或脏器的捡食，都可导致病原传播。

人兽共患病可**增加患癌风险**，流行病学资料显示，兽医、肉品检验员和屠宰工人的"骨髓增殖紊乱"风险较高，可能与接触致癌病毒有关，当然这方面机制需要进一步探讨。屠宰工人可能成为一类易患有周围神经疾病的特殊人群，美国明尼苏达州和印第安纳州的两个猪屠宰场在 2006～2008 年有工人患亚急性神经综合征，这可能与接触猪脑气雾有关。

再现人兽共患病调查报告比较少，相应的应对措施就更少，因此职业风险高，如布鲁氏菌病和炭疽，奶牛工人**手指结节**就是感染牛副痘病毒引起的"挤奶者结节"。加强流行病学和公共卫生的全面合作是"同一个健康"概念所强调的，主要是指对人、动物和生态系统交界面的新现和再现人兽共患病防控合作，通过各种支持和法律化来增强动物、公共卫生和环境方面的合作。

二、人兽共患病病原的相关因素

传染性微生物是指与相应疾病有关的病原，包括病毒、细菌、真菌、原虫、后生动物（多细胞寄生性蠕虫和节肢动物）和其他病原（立克次体、衣原体、藻类等病原）。要确定某一疾病病原应该遵循科赫法则：①所有病例都要检测；②从病组织能分离出来病原；③分离和培养的病原在接种相同宿主或相关种类机体能复制出同类疾病；④病原能够从接种发病的机体中再分离出来；⑤在接种宿主中产生特异免疫反应；⑥组织中病原核酸含量与疾病发生相关。

作为病原应具备的特征包括致病性、毒力、侵袭力和毒原性。致病性就是病原对易感宿主产生的特殊病理状态。病原针对特异宿主具有亲和性，一般只有一种宿主（脊椎动物）易感，而其他种类则不相容。宿主遗传、生理和其他因素影响易感性，病原抗原发生变异影响其致病性。微生物突变和重组导致进化变异，如流感病毒抗原漂移，一些细菌和原虫在感染单个宿主过程中，其外膜糖蛋白发生了有益的变化，即"免疫逃避"。

有些微生物属于潜在致病菌或条件致病菌，仅在宿主身体较弱的情况下发病，如应激、营养不良、癌症、免疫抑制等情况。

毒力（virulence）是指感染病原单个菌（毒）株的致病能力，主要通过侵袭力和毒性产生。

侵袭力（invasiveness）是指病原穿透宿主组织及在组织中繁殖的能力。

毒原性（toxigenicity）是病原通过产生外毒素和内毒素损伤宿主的能力。

感染（传染）剂量是指病原引起感染的病原体数量。有不同的表达方式，常用最小感染量（MID）或更精确半数感染量（ID_{50}）表示。高致病性病原 MID 较低，如结核分枝杆菌和蓝氏贾第鞭毛虫，仅 10 个左右病原即可引起感染。

致病剂量（引起疾病剂量）始终要比感染剂量高。

致死剂量是指杀死宿主的病原剂量，可用最小致死剂量（MLD）或半数致死剂量（LD_{50}）表示，但有的病原是绝对致死，因此被排除在外，如土拉热弗朗西丝菌对鼠无论是腹腔注射或皮下注射，一个菌即可致死。

保护剂量是指病原或疫苗对机体预先刺激后在毒株攻击时能够完全保护宿主的剂量，通常用最小保护剂量（MPD）或 PD_{50}（半数保护剂量）。

细胞病变剂量是根据致细胞病变效应（CPE）来估计的，如 CPE_{50} 就是致细胞半数出现病变。

有效剂量可用最小有效剂量（MED）和半数有效量（ED_{50}）来表示。在各种实验中 ED_{50} 主要依靠实验动物和细胞培养病原的基本效价或者是微生物直接计数来计算，也可用数学方式来计算，如**半数效量累积法、移动平均线法**。

病原对宿主防御功能的抵抗或相应抵抗能力反应有很多机制，以利于病原对机体的侵袭，如荚膜形成或在固体基质上生物膜形成，在吞噬细胞内生存或病毒在一些细胞内生存，抗原变异和免疫逃避，组织侵袭能力和逃避抗体能力，阻止干扰素和补体生成能力等。

三、感染与侵入

感染过程是致病性微生物进入宿主体内后，病原与宿主之间相互作用的过程。感染过程中，病原首先要突破宿主机体三个防御途径之一（皮肤、呼吸道和消化道黏膜）或两个有限（结膜、泌尿生殖道）上皮表面。上皮或黏膜是病原侵入宿主的主要大门。有些感染仅在侵入点有限侵入，如皮炎性金黄色葡萄球菌；有些能侵入黏膜并扩散至身体其他部位（表 1-4 和表 1-5）。

表 1-4　人接触人兽共患病病原的常见途径

接触类型	活动举例	涉及的野生动物和人兽共患病举例
直接接触感染动物	加工胴体接触感染器官和组织	兔、麝鼠，土拉菌病
	用于生物学、临床和其他目的的感染动物处理	迁移鸟，衣原体病
	科学研究中处理胴体	感染鹿和迁移鸟，金黄色葡萄球菌病

续表

接触类型	活动举例	涉及的野生动物和人兽共患病举例
直接接触感染动物	感染动物的咬伤	食肉动物，丹毒、狂犬病
食用了感染动物肉	烟熏鱼温度过低	鲑鱼、白鱼，E 型肉毒梭菌中毒
	野味香肠带有寄生虫	美洲狮，旋毛虫病
	感染的肉未熟透	鹿，大肠杆菌病
	生食含寄生虫的食物	鳕鱼，鳕鱼蠕虫感染
感染的或污染媒介叮咬	户外活动接触蜱、蚊和其他媒介生物	鸟，西尼罗热
接触污染的环境	皮肤接触污染的环境	水禽、啮齿动物、螺，游泳疥疮
	土壤灰尘的气溶胶	吸血蝙蝠，组织胞浆菌病
摄入污染水	饮用自然河流和湖泊未处理的水	水生啮齿动物，贾第虫病
伴侣动物传播	接触了食用感染野生动物的宠物	草原土拨鼠，鼠疫
	感染的蜱从野生动物再传到人	啮齿动物，土拉菌病

表 1-5　人接触野生动物传染病病原的途径

接触途径	一般情况（举例）
动物咬伤	动物唾液中含有病原，通过咬伤传染给人（如狂犬病毒）；健康动物通常在口腔带染病原，通过咬伤传播病原（巴氏杆菌病）；健康动物吃了感染动物而污染嘴部，通过咬伤传染病原（土拉菌病）
直接接触	在捕获和加工个体动物时，或徒手处理野生动物，接触动物组织、器官、体液和污染体表的病原（如结核分枝杆菌），污染手再感染眼（土拉菌病）；宠物作为传播桥梁
间接接触	存在于水中的传染病原在游泳或身体浸入水中，病原通过皮肤小的伤口、眼和结膜进入身体，寄生虫直接侵袭（游泳疥疮）；接触被啮齿动物粪便和尿液病原污染的土壤和其他陆生环境（汉坦病毒）
节肢动物叮咬	感染的和携带传染病原或叮咬过传染性宿主的节肢动物，再叮咬人（西尼罗热）
气溶胶	进入特定区域调查传染病的个体（科研人员和其他实验人员）、处理动物的工人和使用设备收获的工人、清洁动物的个人，因为动物、动物排泄物或污染的水而感染，传染病原通过气溶胶被人吸入而感染，一些情况下可能通过眼结膜进入（新城疫）；旅游贸易中珍奇动物的皮污染及皮革工业加工的皮张和其他目的的皮污染 作为人传染病原的来源，在处理时传病原成为气源性而被吸入（炭疽）；土壤、鸟和蝙蝠粪上的真菌孢子在处理土壤时就成为气源性病原来源，人接触结果造成吸入性真菌病原感染（组织胞浆菌病）
摄入	收获表面看起来是健康的野生动物（包括鱼），如果没有充分烹调熟就食用，就容易感染（异尖线虫病）

1. 皮肤　　皮肤通常是嗜血性节肢动物（昆虫、螨）传播人兽共患病的门户，通过皮下接种机制完成。媒介动物介导的传播有机械性（通过污染的腿、口和分泌物）途径，这种途径病原在节肢媒介中并不繁殖或复制，但如果病原产生复制能力或在媒介中经历了发展循环则具备了传播到新脊椎动物宿主的能力。这些经历了发展循环的病原可通过媒介唾液、反刍吞咽、表皮分泌物中沉积，使病原传播到宿主中。机械性途径还有抓咬伤和其他方式伤口形成的皮肤损伤，也是腐生性人兽共患病和一些其他人兽共患病病原侵入门户。

2. 呼吸道黏膜　　许多人兽共患病病原通过吸入污染的尘埃或气溶胶颗粒进入呼吸道，引起呼吸道感染。颗粒＜100μm 时稳定性好，可在空气中飘浮很长时间，1～5μm 大小颗粒容易进入肺泡。

3. 消化道黏膜　　经污染食品（如肉、蛋、奶）、水等吞咽消化而侵入宿主机体，形成食源性或水源性疾病，是人兽共患病常见感染渠道。

4. 结膜　　经结膜侵入的有鹦鹉热衣原体、沙粒病毒、Q 热立克次体、布鲁氏菌、土拉热弗朗西丝菌等。

四、感染与宿主防御

感染就是病原体进入宿主体内，在宿主体内繁殖的生物学过程。感染的结果导致宿主急性感染或明显临床症状。感染涉及范围比传染病宽泛。

1. 隐性感染　　也称作亚临床感染，没有明显的临床表现，可检测到抗体的存在。

2. 疾病综合征　　在临床上有表现的传染病，可从温和到严重，甚至死亡。一些临床表现综合在一起即综合征。

3. 临床表现率　　所有易感个体表现症状的比例。多数传染病临床表现率很低，只有极少数或例外能达到100%，如麻疹、蜱媒脑炎仅达10%。这种比例很难精确估计，往往需要详细的血清学和分子生物学的大范围检测结果。

4. 接触传染率　　接触病原的全部宿主获得感染的比例。

5. 潜伏期　　病原进入宿主体内和引发第一个临床发病之间的时间段。潜伏期因病原不同而差异很大，可为几小时，几天，1～2个星期，一个月或更长（如狂犬病、牛结核），有些甚至超过一年（如朊病毒病）。

人兽共患病发展过程可产生流产、亚急性或急性临床过程，多数人兽共患病为急性过程。慢性传染病属于**持续性感染**，又可将其分为如下几种：①病原在最初感染后持续存在于宿主体内很长时间，并未对身体造成明显损伤，但可通过排泄物排出病原；②潜伏的病原在最初感染后持续存在于宿主体内很长时间，在疾病复发时又显现出来，如疟疾；③慢性感染，如AIDS、库鲁病、克-雅病、羊瘙痒病等。

6. 混合感染　　由两种或以上病原同时（共感染）或先后感染，此类人兽共患病较多。

7. 再感染　　由同一病原在宿主康复后的反复感染。

8. 宿主反应　　宿主对微生物的抵抗力在感染中起到重要作用，宿主抵抗力在脊椎动物是有种属特异性的。根据宿主状态可将这种抵抗机制分成两种效应：①固有免疫。由皮肤、黏膜形成机械性屏障，由胃酸、溶菌酶等形成化学性屏障，还有复杂的炎性过程、吞噬作用、补体和干扰素等形成的天然屏障作用。②获得（特异性）性免疫。因接触病原产生的体液和细胞免疫效应。获得性免疫能力是感染后主动获得的能力。

病原与宿主相互作用期间有许多重要因素影响最终结果，如病原剂量、毒性、进入途径、宿主年龄、宿主免疫状态、免疫抑制、控制宿主免疫遗传因素、宿主的自然生理状态、应激因素、与传染同时发生的其他疾病（如过敏、癌症）和混合感染等，都会对感染起到不同的影响作用。

五、人兽共患病流行过程

流行病学是以生态流行病学为基础，研究人与动物传染病来源及其传播过程和控制的科学。现代的流行病学更加宽泛，除传染病外，其他任何疾病都存在流行病学问题。流行病学内容涵盖宿主（年龄、性别、营养、职业等）、病原（毒性、抗原变异）和环境（化学因素、污染、排放物、温度、降水、湿度、照明、电离辐射和噪声等）。**动物流行病学**（epizootiology）是研究动物传染病及传播过程和控制的科学。虽然宏观流行病学与动物流行病学没有严格区分，但动物流行病学也有自己的特点，如饲养的卫生系数、动物疾病控制方法，当然包括人兽共患病的相关问题。根据地理区域分布和传染病的强度、频率，动物流行病的发生可描述为：**散发**（sporadic），发生单个病例；**家族性发生**（familiar），家庭（或群）内发生，相互传播的疾病；**流行病/家畜流行病**（epidemic/epizootic），在特殊时间和空间发生大量病例；**大流行**（pandemic/panzootic），许多国家或大陆大量发生人或动物病例；**地方流行**（endemic/enzootic），在一定地区长期持续发生，如自然疫源地；**流行性**，暴发性或病例发生持续很长时间；**间性流行性间歇**（inter-epidemic interval），非连续暴发的间歇期。

（一）流行过程特征

流行过程是一种进化稳定机制，包括三个阶段：①病原从宿主机体排出；②病原传播；③进入易感宿主。传染过程关注的是个体过程，流行过程关注的群体水平。

1. 传染来源　　人兽共患病来源是脊椎动物在传染阶段排出病原体，这时通常不表现临床症状，但经常在随后发展为临床表现。

排出病原的机制包括：尿液（汉坦病毒、螺旋体），排粪（蓝氏贾第鞭毛虫），反刍、唾液（狂犬病毒），吐痰、咳嗽（SARS-CoV-2），出血（埃博拉病毒），哺乳期，脓汁（鼻疽博氏菌）等。

腐生性人兽共患病传染源来自非生物基质。作为动物来源的病原在非生物基质上基本不能繁殖和持续存在。病原携带者是能够携带、排出传染源的个体，通常不表现临床症状。病原携带者可能处于多种状态：健康或无临床表现、处于疾病潜伏期（如狂犬病）、疾病恢复期、处于持续感染的慢性状态（如人的副伤寒）。携带状态因不表现临床症状而成为流行病学上的重要因素，呈现相对长（可能终生携带）或短的带染状态，传染病原有规律或无规律排出。

对疾病来源和保藏宿主的区分是很重要的，保藏宿主可以是脊椎动物或者是环境中存在的微生物基质。

2. 传染病的传播模式　疾病传播就是将病原传递给易感受体（宿主），包括其中的许多促进因素，有直接传播途径和间接传播途径。间接传播途径可通过污染排泄物、水、食品、动物产品、节肢动物等传播。综合起来可以将传播途径分成四大类（图 1-4 和图 1-5）：①直接传播，如通过咬伤、擦伤传播，也包括围产期感染；②吸入，即经气溶胶形式吸入；③消化，分为食源性和水源性，经消化道感染；④接种方式，如节肢动物、院内感染、医源性感染。

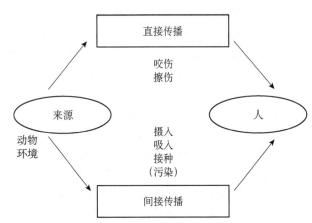

图 1-4　人兽共患和腐生性人兽共患病病原传染给人的模式

其中②～④被称为间接传播，还可能伴随着更加复杂的因素。有的还将传染性皮肤病叫作污染性传播，可以通过内衣、床单、洗浴和医疗器械传播。

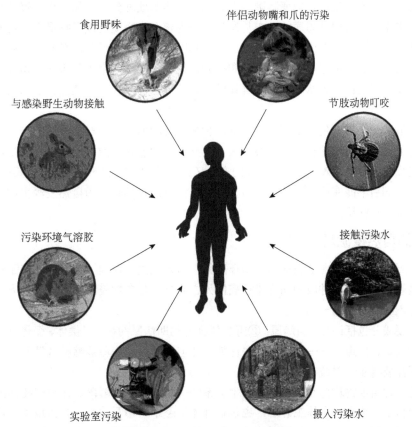

图 1-5　人接触病原的主要途径

群体传染病传播模式通常是水平传播（个体之间的传播），而较少以母子式的垂直传播模式进行，经胎盘传播模式是哺乳动物（包括人类）的特殊传播模式。

宿主或媒介生物体外的病原抵抗力在流行病学中是相当重要的条件之一，许多病原能在体外环境条件下存活很长时间，产芽孢菌具有更强的抵抗力。有些环境对微生物生存是不利的或有利的：温度、湿度、光线和紫外线照射、pH、氧气条件、消毒化合物、抗生素和其他杀微生物物质。一些细菌适应环境而产生耐药性。

3. 易感宿主群　　影响脊椎动物宿主抵抗感染或易感性的因素包括：①群体年龄结构；②群体免疫水平；③群体生理状态；④应急状况；⑤群体中同时发生的其他疾病情况。

（二）流行过程中的外部因素

外部因素又可分为社会经济因素和环境因素。

1. 社会经济因素　　社会经济因素在人兽共患病发生发展中起着重要作用，对腐生性人兽共患病发生也会有一定影响。包括：①生活方式发生变化，如饮食习惯、住宿模式改变，休闲活动增加。②乡村城镇化（城市扩张）；郊区城市化（居民区与森林区交叉）；新的人类定居点也伴随着人源性人兽共患病生态系统而发展。③水库、农业灌溉和沼泽地排水；非主观产生的人工蚊虫滋生场所。④快速运输的发展和国际化贸易，全球化供应模式；动物及动物产品进出口。⑤人群中宠物和伴侣动物的密度增加。⑥集约化、规模化农业发展（使穴居啮齿动物数量大增，生态系统改变）；食草动物牧群转移到新牧区。⑦动物产品加工、消费和动物废弃物处理，如疯牛病。⑧野生动物驯养；动物园、野生动物园用于研究或私用进口或引入外源动物。⑨人兽共患病的职业风险，如兽医、屠宰工人、森林工作者、实验室人员、动物饲养者和拥有者。⑩医院感染，医源性传染和器官移植；药物滥用；化妆操作，如穿孔、文身；缺少卫生预防，卫生系统基础设施落后。

2. 环境因素　　环境因素是指与人类活动无关，但能影响生态变化或病原循环的环境因素，包括：①非生物因素，如地理形态、气候和地质学等。在非生物因素中气候最重要，其次是纬度，如厄尔尼诺影响霍乱、疟疾和汉坦病毒肺综合征的发生。全球变暖影响动物源性疾病的地理分布，如疟疾、登革热或利什曼病的发生。非生物因素决定季节性人兽共患病的分布与发生，因为媒介生物受气候影响最大。自然灾难也是非生物因素，如飓风、洪水、地震等影响生物群的分布。②生物因素影响流行过程，尤其是患病脊椎动物和非脊椎动物群密度大小和发展情况；宿主和媒介生态学和行为、生物气候学；宿主和媒介移动（家的范围）或迁移（飞鸟类大范围迁移）；宿主群免疫状况；动物群体的应急情况；植被模式和类型；病原的内在变化（毒性、宿主和媒介范围）。

人兽共患病扩散的一个重要生态学因素是脊椎动物宿主群动力学，即群体数量的扩大与人类接触机会增多。鸟类迁移也是人兽共患病病原扩散的重要因素，主要以两种方式扩散：①迁移鸟类是这些病原的宿主；②迁移鸟类传播昆虫媒介。据有效估计，每年大约有 5 亿只鸟从欧洲到非洲再飞回来，其中一部分就带染蜱。理论上这些蜱到达欧洲后不能完成其生活史，但在病原传播方面却都是新的自然疫源生物。鸟或蝙蝠长距离迁移，随着气流带来了一些昆虫媒介。

（三）疾病的自然疫源地

有些传染病在野生动物和吸血节肢动物中循环感染，与人无关，形成了独特的生态系统。当人进入自然疫源地后与动物接触也可感染，并成为动物流行病的死亡终端。与自然疫源地有关的地方流行性和动物流行性的人兽共患病是流行病学中的一类。

自然疫源地主要成分包括：①疾病病原；②野生脊椎动物即病原的宿主（供体、受体甚至病原保藏宿主）；③嗜血性节肢动物（蜱、昆虫）——媒介；④居住地和环境因素，使病原能够持久循环。一些自然疫源性人兽共患病传播并不需要嗜血性节肢动物媒介参与。

自然疫源地是一种由生物群落和生境组成的生态系统——地理生物群落。在自然疫源地调查中，不仅包括主要宿主（保藏宿主）和媒介个体生态学，也包括群体生态学、相互关系、与当地动物接触等。**自然疫源地指示物**有时是自然景观特征标志或生物群落的一些动物，可以直接或间接指示病原的存在，可以帮助显示疫源地。**交错带**（两个生态系统分界线如森林/草地）是自然疫源地非常重要的因素，这里可能存在生态寄生物和病原的交换处。**疫病自然疫源地**（natural foci of disease，NFD）是一个地理概念，包括一个或多个自然景观类型，主要功能就是病原持久性循环，而不需要外力介入。从这个意义上讲，自然疫源地是一个地理概念，可以在地图上加以标注。**空间结构**上有一个核，有外衣包被，即流行活动增加地区。在生物群落中病原长期生存的最小空间即基本疫源地（element focus）。另外，NFD 自然生物结构由病原、宿主和疫病传播媒介复合构成。

保藏宿主既可以是人兽共患病中的动物，也可以是腐生性环境，在流行间歇时病原照样存在。**病原的限定性宿主**也是病原的天然宿主，即使动物不发病，仍能传播疾病给人（或动物），它就是**病原携带者或保藏宿主**，携带者也可能是非生物体，如水和食品。人通常为人兽共患病偶然宿主和死亡终端。**病原宿主**包括初级（最重要，能保持病原持久循环）、次级和偶然宿主。**放大宿主**就是病原能在其体内大量增殖，作为有效的病原供体，如嗜血性媒介有时就能起到这种作用。**病原媒介**也可分为初级、次级和偶然媒介。在寄生虫病流行病学上，媒介是一种暂时类型的专性皮外寄生物（ectoparasite），与不同自然疫源地中不同种类宿主有关。

自然疫源地中动物抗体效价反映了疫源地的活跃程度，如病原循环程度。疫源地的存在并不稳定，常受生物群落的影响。现今对其影响最严重的是人类活动，可以区分为真性生物群落（人类活动难以影响）、农业生物群落和人源性生物群落（人居住和生态系统）。土地使用的流行病学的重要方面或重要因素包括：①全球性群落生境变化；②新的群落生境形成（水库、草原、砍伐和重建森林）；③自然疫源地分界线；④人源生物群落；⑤动物的人源生态关联；⑥经济型野生动物饲养；⑦外源性如动物引进；⑧游牧生活；⑨原始游牧生活。

（四）传染病疫源地流行病学调查

传染病疫源地是疾病开始扩散的地方。

1. 描述流行病学方法 描述流行病学主要目的是回答疾病由哪种病原引起？发生在什么地方？什么时候发生的？采用以下方式描述。

1）谁是患病主体：关于患者资料，年龄、性别、民族、职业、既往病史；动物类似。

2）什么地方：病例的地理区域（病原进入图），环境特征。

3）什么时候：发生日期，单个病例和暴发持续期及动力学（流行曲线），确定潜伏期和病例感染发生的时间，疾病的季节动力学，疾病长期发展趋势，流行性循环。

流行病学的基本统计指标在比较流行病学描述中非常重要，通常包括如下指标。

1）发病率：在一个区域内发病的人（动物）数量，通常用每年 10 万人中发病数来表示。特殊发病率与特殊人群、相关时期或相关地域有关。

2）流行程度：在一定时间内或间歇期内人群中所有发病数。对慢性传染病特别有用，如结核。

3）发生率：一定时期内新病例出现的数量。

4）致死率：同一区域全群因特殊疾病而死亡人（动物）数所占比例；通常以每年 10 万人中死亡数来表示。

5）致命率：所有患病者中因特定疾病死亡人数所占比例，按百分比计算。

2. 分析流行病学方法 分析流行病学就是证明疾病的因果关系。

1）疫源地的辅助临床措施、病理解剖、微生物学、血清学和其他检验方法的结果。

2）疾病发生的时间和空间限定。

3）患者（畜）中共同影响因素。

4）鉴定传染病来源的定性。

一定疾病发生频率的各种变异和条件相关性的统计学计算方式：2×2 或 $2 \times n$ 列联表（X^2 检验）参数或非参数相关系数或称作比值比（odds ratio，OR），同时设立对照。流行病学研究可分为预见和可追溯性血清学调查，这是针对动物群与病原接触后所留证据的分析方法，是一种追溯性流行病学分析方法。一定种类免疫球蛋白检测可以提供其动力学分析。血清学检测可采用单个、重复或纵向全面的方式。对急性期和恢复期血清样品抗体效价成对比较测试，主要是对近期感染的测试。皮肤过敏试验是病原与群体接触的实用和敏感检测技术。

3. 流行病专家相关活动或工作 基于监测结果，目的是控制急性流行情况（如患者隔离和住院、检疫、消毒、灭虫或灭鼠）或者是补充预防措施（保证卫生标准、注射疫苗，一些携带病原患者的登记）。紧急预防（prophylaxis）是获得病原或化学物质短暂接触后的医疗措施，以期获得特殊（免疫）保护作用，包括化学物质（抗生素）、被动免疫（特异免疫球蛋白、抗毒素）或注射疫苗。

（五）流行病学调查

较为完全的流行病动力学研究应包括病原生态学、保藏宿主、疾病媒介、环境条件和传播机制研究。流行病学调查是疾病监控和影响其动力学的外部变化、资料收集、资料保藏和连续评价等一系列活动，最终目的是控制疾病流行。

按 WHO 定义：流行病学调查是基于特殊疾病发生频率信息收集、解释和分布过程，来分析发生率和流行变化，以便采取适当措施控制或消灭疾病。简言之，流行病学调查包括下列步骤：信息收集→解释→分布→行动。这里的分布是指现场医学（兽医学）工作者的信息反馈。调查内容包括：①疾病的精确和快速诊断；②控制疾病的有效方法，如人兽共患病重点关注保藏宿主和媒介。

通过（动物）临床观察、死后剖检、肉品检验、血清学检验、皮肤过敏试验、媒介分离监测和动物源性食品监测确定一定区域人兽共患病的存在。高密度媒介和宿主的流行病学资料比较难获得。流行病学信息的快速交流是非常重要的，特别是早期警告和快速反应非常重要。所以 WOAH 将重要传染病列为通报性疫病，各国应快速交流动物疫病最新信息。流行病调查中不同部门、不同领域科学家的合作是高质量完成任务的基础和前提。

第七节　媒介源嗜血性节肢动物

依据 DNA 将节肢动物门分成四类：①螯肢亚门；②甲壳纲动物；③昆虫；④多足类。嗜血性节肢动物包含两类（5 目 16 属）：螨类（蜱和螨虫）和昆虫类（虱、半翅目昆虫、双翅目昆虫、跳蚤）。

一、节肢动物传播人兽共患病特征

节肢动物传播人兽共患病一般模式：供体（脊椎动物 A）→传播媒介（嗜血性节肢动物）→受体（脊椎动物 B），也是一类**非特异性传播**类型（被动传播或机械传播）。**病原在节肢动物体内并不繁殖**，通过污染传播给宿主（嘴部、肢体表面、排泄物）或以接种方式（吸血的嘴或叮咬动作）传播。许多非吸血昆虫也参与非特异性传播，如蟑螂和跳蚤，一些与人类生态有关的昆虫也参与院内感染。这些昆虫生活在废水和垃圾、食用厨房、贮藏室和仓库材料中。许多人类病原通过无脊椎动物肠道并不会对其造成伤害，仍保有活性。

在**特异性传播**中，**病原在节肢动物体中能够增殖**，节肢动物以嘴或接种方式传播或污染沉积到宿主皮肤上或感染的基节液中。其生物学传播包括：①繁殖传播型。在媒介中繁殖，如跳蚤携带鼠疫耶尔森菌，硬蜱携带森林脑炎病毒。②媒介病原变形生活史。在媒介中不复制或繁殖，周期性传播非繁殖型病原。③循环繁殖传播型。在媒介中繁殖并传播。

媒介动物对病原的易感性是以实验性"**感染率**"来表示的。从媒介传播给宿主脊椎动物的病原传播效率就是"**传播概率**"。媒介不仅有较强的感染率，还具有较强的传播概率，这种媒介称作"**全能媒介**"。全能媒介在不同地理区域，即使是同一种类其传播能力也有差别。

依据宿主喜好将媒介区分为人源性、动物源性、鸟源性等。一个在流行病学上非常重要的种类叫作"**桥梁媒介**"，能够选择不同脊椎动物进行吸血性进食，如对鸟和人可同时相继吸血，这样就可以将流行环从动物到人或从自然循环到城市循环连续下去。

一类叫作"**侵袭媒介**"的节肢动物是外来种群，从原发区域和生态系统引进到新的区域，在这个新区域内扩展引起环境或卫生损害（引进→安居稳定化→散布）。病原必须克服媒介生物体三个主要障碍，才能在吸血过程中有效进入受体脊椎动物体中：中肠障碍、血细胞与血细胞、唾液腺-端。这个过程受到许多生物因素（病原基因表达变化）和非生物因素（温度）影响。嗜血性节肢动物从吸血到将病原传播给受体的时间段称为**外在性潜伏期**（extrinsic incubation period，EIP），EIP受环境条件影响较大，尤其是温度，其他因素也影响媒介体中的病原繁殖。

媒介生物与病原特异感染的动力学是令人惊奇的，如在实验室内用含有汉坦病毒的材料饲喂蚊子，结果在喂食后立刻就可在蚊子血内检测到病毒，但几天后就检测不到了，这段消失的时间段称作**隐蔽期**（eclipse period）；而后其效价以指数的形式增加并保持一定水平，这种效价通常在蚊子体内保持终生。许多生物媒介在其变形阶段，病原从一个病原阶段垂直传播到下一个变形阶段体中，称作**跨龄传播**（TST），这个阶段可以被检测到；也可以**经卵传播**（TOT）；再加上性传播的水平传播，共三种传播方式使病原维持在媒介群中，这些媒介生物成为实际上的保藏宿主。

媒介感染病原时，宿主的血液中应该保持一个最低病原浓度（如菌血症、毒血症）：这个**阈值**通常是100个传染剂量/mL血液。也有例外，某些非传染性蜱有时也会具有传染性。

二、微生物源性传染病的嗜血媒介调查

（一）硬蜱和螨虫

螨类虫体由两部分组成，前部为颚部，后部为躯体，其中枢神经节在躯体部分，成虫和若虫有4对腿，而幼虫有3对腿。一些螨类有更多的若虫阶段，称作中间形态。

硬蜱是主要嗜血媒介，有卵→幼虫→若虫→成虫几个发育阶段，生活史大概需要几年（篦子硬蜱需要三年）。交配后雌蜱在吸食充足血液情况下可排出500～10 000个卵于地面上。蜱可以在1～3个脊椎动物宿主上完成生命阶段（图1-6）。一个宿主的，以牛蜱属在反刍动物完成生活史为典型；两个宿主的，以囊状扇头蜱和边缘璃眼蜱常见，当变形阶段到若虫，其吸血幼虫仍留在宿主体上，而吸血若虫则不在这个宿主体上，成虫将袭击到另一个脊椎宿主上。三宿主蜱就是每个生活阶段选择一个宿主，而且每个宿主可以隐藏不同病原。

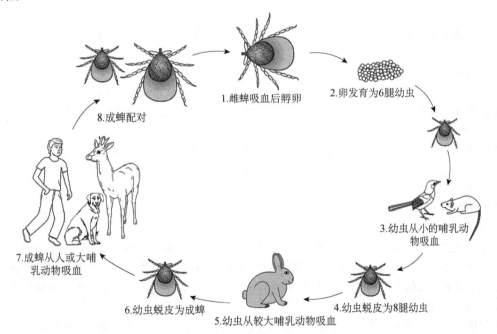

1.雌蜱吸血后孵卵　　2.卵发育为6腿幼虫
3.幼虫从小的哺乳动物吸血
4.幼虫蜕皮为8腿幼虫
5.幼虫从较大哺乳动物吸血
6.幼虫蜕皮为成蜱
7.成蜱从人或大哺乳动物吸血
8.成蜱配对

图1-6　蜱生活史

有些蜱类可以引起非传染性"蜱传麻痹症"（中毒症），如北美的安氏革蜱或澳大利亚全环硬蜱，经常影响哺乳动物，如牛、绵羊、山羊、犬、猫和人。

蜱的居住环境严格受宿主居住环境影响，1959年依据自然疫源地蜱源性疾病的成蜱宿主将成蜱分成两大类：野生动物（如鹿、兔、狐狸等）寄生的成蜱，田园中主要反刍动物（牛、羊）寄生的成蜱。两种类型混合的混合型也有。自然疫源地蜱源性生态分类依据流行特征也被广泛接受。

1. 篦子硬蜱（绵羊蜱）　　欧洲常见，5 月是活跃高峰。幼蜱见于小型哺乳动物、蜥蜴和地上觅食鸟类。若虫主要攻击较大型哺乳动物（松鼠、刺猬），中等大小鸟类。雌蜱吸食野兔、鹿、狐狸、家畜哺乳动物（牛、绵羊、山羊、马、犬）、野鸡血液。各个阶段都可感染人。完整生活史为三年，可传播很多病原，如森林脑炎病毒、土拉热弗朗西丝菌等。

2. 全沟硬蜱（针叶树蜱）　　欧洲、亚洲部分分布，对人有很强的攻击性，是森林脑炎病毒、伯氏疏螺旋体、嗜吞噬细胞无形体、果氏巴贝斯虫的传播媒介。

3. 肩突硬蜱（鹿蜱）　　是波瓦生黄病毒、螺旋体、微小巴贝斯虫、伊氏埃立克体、嗜吞噬细胞无形体的传播媒介。

4. 齿状硬蜱（兔蜱）　　是伯氏疏螺旋体的传播媒介。

5. 六角形硬蜱（刺猬蜱）　　分布于欧洲和非洲，主要宿主是刺猬、犬和鼬科动物，是伯氏疏螺旋体的传播媒介。

6. 三棱硬蜱（啮齿动物蜱）　　欧洲多见，是伯氏疏螺旋体、嗜吞噬细胞无形体和微小巴贝斯虫的传播媒介。

7. 全环硬蜱　　澳大利亚多见，传播立克次体，可引起蜱传麻痹症，自然宿主有袋鼠、考拉和负鼠等。

8. 鸣鸟硬蜱　　海鸟寄生蜱，是嘎氏疏螺旋体的传播媒介。

9. 嗜群血蜱　　分布于欧洲，幼虫和若虫寄生于鸟类和小哺乳动物，成虫寄生于大的哺乳动物，雌若虫攻击人，携带森林脑炎病毒和土拉热弗朗西丝菌。

10. 刻点血蜱（红绵羊蜱）　　分布于欧洲、非洲、亚洲，三个宿主周期，包括鸟类、小哺乳动物、大哺乳动物，通常持续 3 年，成虫和若虫攻击人，是森林脑炎病毒、立克次体的传播媒介。

11. 距刺血蜱　　分布于印度热带森林，攻击猴和人，是班杰病毒（Bhanja virus）的传播媒介。

12. 边缘革蜱（绵羊蜱）　　分布于欧洲，有三个宿主。幼虫和若虫寄生在小型哺乳动物体中，成虫攻击大型哺乳动物和野生动物。生活周期为一年，人偶然被攻击，感染森林脑炎病毒、克里米亚-刚果出血热（CCHF）病毒、班杰病毒等。

13. 网纹革蜱（犬蜱）　　分布于欧洲，人感染不常见。主要是森林脑炎病毒、立克次体、巴贝斯虫的传播媒介。

14. 纳氏距头蜱　　分布于西伯利亚、中亚、蒙古和中国的农业生态系统中。幼虫寄生于小型哺乳动物、中型哺乳动物，成虫寄生于大型哺乳动物和人，是立克次体和土拉热弗朗西丝菌的传播媒介。

15. 安氏革蜱（木蜱）　　分布于北美，在松鼠、啮齿动物和家用动物中寄生，是立克次体和土拉热弗朗西丝菌的传播媒介。

16. 变异革蜱（犬蜱）　　分布于北美，三个宿主生活史。幼虫寄生于啮齿动物，成虫寄生在中型哺乳动物、大型哺乳动物和人，是立克次体、埃立克体、土拉热弗朗西丝菌、边缘无形体等的传播媒介。

17. 棕色蜱　　分布于美国，宿主为马、牛、鹿、驼鹿，传播立克次体、嗜吞噬细胞无形体。

18. 西方革蜱（太平洋岸蜱）　　三个宿主，幼虫寄生于啮齿动物，传播立克次体、嗜吞噬细胞无形体、土拉热弗朗西丝菌，引起家畜麻痹症。

19. 边缘璃眼蜱　　分布于欧洲、非洲，三个宿主生活史，幼虫寄生于鸟类和小型哺乳动物，成虫寄生于家畜和野生动物。攻击人，是 CCHF 病毒、托里病毒（Dhori virus）、立克次体、班杰病毒的传播媒介。

20. 血红扇头蜱（犬蜱）　　分布于欧洲、非洲、美洲。三个宿主生活史，包括犬、家畜和人，是立克次体、犬巴贝斯虫、泰勒原虫的传播媒介。

21. 束状扇头蜱　　分布于欧洲、非洲、亚洲，两个宿主，是托高土病毒（thogoto virus）、班杰病毒、巴贝斯虫的传播媒介。

22. 具尾扇头蜱（棕耳蜱）　　分布于非洲，各个阶段都可寄生于哺乳动物，是立克次体、班杰病毒的传播媒介。

23. 具环牛蜱（牛热蜱）　　分布于亚洲、非洲、欧洲、美洲，携带 CCHF 病毒、班杰病毒、巴贝斯虫、边缘无形体。

24. 微小牛蜱（牛蜱）　　一个宿主，传播边缘无形体、牛巴贝斯虫、立克次体。宿主包括牛、马、猴、山羊、绵羊、鹿、猪、犬、野生哺乳动物等。

25. 消色牛蜱（蓝蜱）　　分布于非洲，一个宿主，感染牛，携带 CCHF 病毒、班杰病毒、静脉病毒（phlebovirus）、托高土病毒。

26. 美洲钝眼蜱　　分布于北美，三个宿主，传播埃立克体、立克次体、土拉热弗朗西丝菌。成虫感染鹿、犬，幼虫寄生松鼠、旱獭、鸟类。

27. 卡延钝眼蜱　　分布于北美、南美，是立克次体和埃立克体的传播媒介。

28. 斑点钝眼蜱　　分布于美洲，是伯氏疏螺旋体、立克次体的传播媒介。

29. 希伯来钝眼蜱　　分布于南非，各个阶段都可攻击人。成虫主要攻击大型哺乳动物，是立克次体、牛心水病等的传播媒介。

30. 彩饰钝眼蜱　　分布于非洲，三个宿主，感染牛，传播 CCHF 病毒、静脉病毒、托高土病毒、班杰病毒。还是人类病原的传播媒介，如立克次体。

（二）软蜱

相对硬蜱来说，软蜱吸血时间短，仅 1～2min 或几小时，而硬蜱需要 2～14d。吸血时无痛感，吸血后皮肤出现红色斑点。软蜱是寿命较长的无脊椎动物，如纯绿蜱属的寿命可长达 25 岁，不食状态可存活 11 年。传播病原时，不仅有唾液，还可以在一、二对腿间的基节腺排出无色基节液，这也是主要传播方式。纯绿蜱是地方流行蜱传反复热媒介，软蜱可引起人严重过敏反应，偶有过敏性休克。

1. 波斯锐缘蜱（鸡脾）　　分布于欧洲、非洲、澳大利亚。攻击禽类和鸽子，偶然攻击人，是鹅包柔氏螺旋体、鸡埃及焦虫媒介。

2. 赫曼锐缘蜱　　分布于非洲、欧洲，宿主主要是鸽子，偶然是西尼罗病毒传播媒介。

3. 乳突钝缘蜱　　分布于亚洲、欧洲，牛、食肉动物、啮齿动物、鸟类和人是侵袭宿主，是伊朗包柔氏螺旋体的传播媒介。

（三）其他螨类

红纤恙螨、德里纤恙螨、小盾恙螨、纤恙螨是主要恙虫病媒介，在亚洲引起东方恙虫立克次体病，寄生鼠、野生脊椎动物，偶然感染人。秋收恙螨分布于欧洲，可侵袭牛、犬、猫和人，其恙虫病为季节性皮肤病（过敏性荨麻疹反应），始终伴有痒感。幼虫吸血仅 1～2d，一般在草地或绿地上，美洲分布的主要是阿氏真恙螨。

（四）虱

虱可生存 46d，雌性可孵卵 80～300 个，持续一周。有三个发育阶段，所有阶段都吸血，一天可吸几次，有极小伤口及痒感，并可引起次级细菌感染，可人传人，也可通过衣服和床单传播。一般发生在较冷天气、卫生不良、贫穷条件。有人虱和头虱两种，传播立克次体和泰勒锥虫等。

（五）半翅目昆虫

1. 臭虫　　幼虫经历 5 个同期发育后成为成虫，可能寄生于鸟类和蝙蝠身体上，与人类居住有关。吸血时间非常短，为 3～15min。可传播多种人兽共患细菌和寄生虫，如炭疽杆菌、金黄色葡萄球菌、鼠疫耶尔森菌、土拉热弗朗西丝菌、锥虫及利什曼原虫等。

2. 锥蝽　　存在于人及动物居住地周围，也可以存在于脊椎动物、鸟类等身上，吸血，可携带克氏锥虫。

（六）双翅目昆虫

1. 蚊　　仅雌性蚊子吸血，雄性吸食植物液体，有些蚊子吸血宿主有特异性，如哺乳动物、鸟类，在流行病学上蚊虫呈现"桥梁媒介"作用，如丛森林型、人源以外传播到城市、与人类生态有关联的另外类型当中。

（1）埃及伊蚊　　与人生态有关联的蚊种，是黄热病毒、登革病毒和基孔肯亚病毒的传播媒介。

（2）白纹伊蚊　　是基孔肯亚病毒、登革病毒、罗斯河病毒、西尼罗病毒、裂谷热病毒、脑炎病毒的传播媒介。

（3）日本伊蚊　　是流行性乙型脑炎病毒和西尼罗病毒的传播媒介。

（4）刺扰伊蚊　　　是布尼亚病毒的传播媒介。

（5）趋血蚊属　　　是森林型黄热病毒、马雅罗病毒、小岛病毒的传播媒介。

（6）尖音库蚊　　　野生鸟类是其宿主，传播几种虫媒病毒，如西尼罗病毒和裂谷热病毒。

（7）致倦库蚊　　　引起人类疟疾。

2. 白蛉

（1）巴氏白蛉　　　分布于欧洲、非洲、亚洲，传播利什曼虫和白蛉热病毒。

（2）恶毒白蛉　　　传播利什曼原虫和白蛉热病毒。

3. 蠓　　侵袭哺乳动物如牛，也能侵袭鸟类和人，可传播布尼亚病毒和其他动物病毒。

4. 黑蝇　　吸食鸟类、哺乳动物和人的血液，是盘尾丝虫的传播媒介，引起河盲症（盘尾丝虫病）。

5. 虻　　也叫鹿蝇或马蝇，吸食大型哺乳动物血液，也可侵袭人，可携带病原菌、病毒、寄生虫，如布鲁氏菌、土拉热弗朗西丝菌、泰勒锥虫等。

6. 厩螫蝇　　吸食牛、马血液，偶侵袭人类，传播土拉热弗朗西丝菌、利什曼原虫、锥虫等。

7. 采采蝇　　干枯的河床地带，有太阳的早晨活跃，吸食大型哺乳动物血，也吸食爬行动物和鸟类血，携带锥虫等，引起非洲睡眠病。

8. 鸽蝇　　鸟类和哺乳动物皮外寄生，可传播巴尔通体，是一种潜在人兽共患病病原。

（七）跳蚤

吸食哺乳动物和鸟类血液，从一个宿主到另外一个宿主，如鼠蚤到人，禽蚤到哺乳动物，引起鼠疫和立克次体伤寒。

第八节　脊椎动物作为人兽共患病病原宿主和保藏宿主

许多人兽共患病来自温血脊椎动物，尤其是家畜和野生动物，鸟类少见，冷血脊椎动物是例外，包括爬行动物、两栖动物和鱼。

宿主（host）是指从其身体中分离或检测到特异病原的脊椎动物。**保藏宿主**（reservoir）是指保证动物中疾病长期流行，病原隐藏在身体中的脊椎动物，是人兽共患病发生的源泉。**放大宿主**（amplifying host）是指在最初感染后能够适当传播病原或扩大病原的脊椎动物，其中疾病扩散的基本条件是要有充足的病原量，至少在宿主血液、尿液或粪便中持续几天。**全能宿主**（competent host）不仅能够放大病原量，还可以将病原传播到易感脊椎动物宿主或嗜血媒介动物中，如埃博拉病毒，许多灵长类动物能够放大并作为全能宿主（但不是保藏宿主），是人类该病毒感染的来源，而蝙蝠却是其保藏宿主。**带染宿主**（infected host）是另一类脊椎动物传染源，它可以作为传染的供体，被其传染的脊椎动物成为受体（宿主）。宿主可分为**初级宿主**（保证病原循环，是主要宿主）、**次级宿主**（流行过程经常累及）和**偶然宿主**（流行过程并不扮演重要角色，但感染人时很重要）。脊椎动物中一些鸟类和哺乳动物（如蝙蝠）可以作为人类病原（新型隐孢子虫、荚膜组织胞浆菌）的"房客"（lessor 或 tenant），为病原提供非生物基质（鸟巢内面、排泄物、海鸟粪），有利于病原传播。

本节就分离、显微镜观察或特异 RNA/DNA 证明在特异宿主中人兽共患病病原和脊椎动物宿主等基本知识做一简要论述。抗体检测还可以弥补上述方法遗漏的一些技术不足，就病原和宿主确定来说，微生物分离与其他方法相比是金标准。

一、哺乳动物（哺乳纲）

从流行病学角度来看哺乳动物是最重要的人兽共患病宿主，包括家畜和与人类生态有关的动物种类。

（一）有袋目哺乳动物

1. 负鼠科

（1）有袋负鼠　　　喜欢农田和森林，携带黄病毒、立克次体、赫氏蜱疏螺旋体、克氏锥虫、巴西利什曼原虫。

（2）白腹负鼠　　南美杂食兽，携带克氏锥虫。

（3）林氏负鼠　　南美杂食兽，传播甲型森林脑炎病毒、巴西利什曼原虫。

2. 袋貂科　　帚尾袋貂：分布于澳大利亚和新西兰森林，是牛分枝杆菌的保藏宿主。

3. 袋鼠科　　沙大袋鼠：分布于澳大利亚，传播森林披膜病毒、罗斯河病毒。

（二）食虫目

1. 刺猬科

（1）西非刺猬　　存在于非洲，携带塞姆利基森林脑炎病毒、布尼亚病毒、班杰病毒、CCHF 病毒、伯氏疏螺旋体、发癣菌等。

（2）西欧刺猬、东部刺猬　　经常有外寄生虫寄生，如跳蚤、硬蜱和螨虫。携带黄病毒、伯氏疏螺旋体、CCHF 病毒、李斯特菌、螺旋体、土拉热弗朗西丝菌、假结核耶尔森菌、鸟分枝杆菌、须发癣菌、带尖发癣菌、生色小孢子菌等。

2. 尖鼠科（鼩鼱科）

（1）普通鼩鼱，小鼩鼱　　欧洲常见，携带黄病毒、环状病毒、汉坦病毒、立克次体、李斯特菌、螺旋体、伯氏疏螺旋体、空肠弯曲菌、致病性大肠杆菌、假结核耶尔森菌、多杀性巴氏杆菌、土拉热弗朗西丝菌、生色小孢子菌、须发癣菌、卡氏肺孢子虫、微小巴贝斯虫、弓形虫。

（2）水鼩鼱、地中海水鼩鼱　　携带黄病毒、汉坦病毒、李斯特菌、螺旋体、伯氏疏螺旋体、土拉热弗朗西丝菌、生色小孢子菌、须发癣菌、微小巴贝斯虫、弓形虫。

（3）中麝鼩、小麝鼩　　携带汉坦病毒、沙粒病毒、李斯特菌、螺旋体、弓形虫。

（4）臭鼩　　携带黄病毒、汉坦病毒、鼠疫耶尔森菌、恙虫病立克次体。

3. 鼹科　　鼹鼠：携带汉坦病毒、土拉热弗朗西丝菌、须发癣菌、疣状发癣菌、巴贝斯虫、弓形虫。

（三）蝙蝠科

1. 狐蝠科

（1）北非国蝠　　分布于中东、亚洲，携带基孔肯亚病毒、西尼罗病毒、马尔堡病毒。

（2）韦氏颈囊果蝠　　存在于非洲，携带埃博拉病毒、狂犬病毒。

（3）黄毛果蝠　　分布于非洲，携带尼帕病毒、亨德拉病毒、冠状病毒、环状病毒，是狂犬病毒宿主。

（4）中央狐蝠　　分布于澳大利亚、亚洲，携带狂犬病毒和亨德拉病毒。

（5）澳大利亚和南亚其他狐蝠（如飞狐蝠）携带亨尼帕病毒、梅那哥病毒。

2. 菊头蝠科

（1）马铁菊头蝠　　存在于我国东北部，携带狂犬病毒、波氏包柔氏螺旋体。

（2）鲁氏菊头蝠　　传播 SARS 冠状病毒、黄病毒。

（3）中华菊头蝠　　传播 SARS 冠状病毒。

3. 叶口蝠科　　粉红短尾叶鼻蝠、如黄耳蝠、牙买加果蝠：分布中南美洲，携带森林脑炎病毒。

4. 吸血蝠科　　可吸食大型哺乳动物血液。

吸血蝠、毛腿吸血蝠：中南美洲，侵袭家畜，携带森林脑炎病毒、狂犬病毒。

5. 蝙蝠科

（1）家黄蝠、矮狗面蝙蝠　　非洲、亚洲，携带基孔肯亚病毒、黄病毒、布尼亚病毒。

（2）大鼠耳蝠、沼鼠耳蝠、水鼠耳蝠　　携带狂犬病毒、假结核耶尔森菌。

（3）小鼠耳蝠　　分布于欧洲、亚洲、非洲，传播布尼亚病毒。

（4）须鼠耳蝠　　欧洲常见，携带立克次体、伊朗包柔氏螺旋体。

（5）北美长耳鼠耳蝠　　北美，携带狂犬病毒。

（6）阿塔卡马鼠耳蝠、灰鼠耳蝠　　存在于美国，携带荚膜组织胞浆菌。

（7）褐山蝠　　分布于欧洲，携带布尼亚病毒和狂犬病毒。

（8）大棕蝠　　分布于欧洲和非洲，携带布尼亚病毒和狂犬病毒。

6. 犬吻蝠科

（1）巴西犬吻蝠　　分布于美国，携带荚膜组织胞浆菌、狂犬病毒、黄病毒。

（2）安哥拉犬吻蝠　　非存在于洲，携带黄病毒。

（四）猿目

猿目动物可传播黄病毒、甲型病毒、丝状马尔堡病毒和埃博拉病毒、布尼亚病毒、猴疱疹病毒、猴痘病毒、猪丹毒丝菌、空肠弯曲菌、肠炎沙门菌、假结核耶尔森菌、溃疡棒状杆菌、猴发癣菌、矮小孢子菌、克氏锥虫、疟原虫。

1. 婴猴科　　婴猴：分布于非洲，传播西尼罗病毒。

2. 绒科　　绒猴：分布于南美，携带黄病毒、布尼亚病毒、狂犬病毒。

3. 猕猴科

（1）黑白疣猴、其他颜色疣猴　　分布于非洲，携带黄病毒。

（2）红卷尾赤猴　　分布于非洲，携带黄病毒。

（3）神猴　　存在于印度，携带黄病毒。

（4）白鼻长尾猴　　携带黄病毒、埃博拉病毒、冈比亚布氏锥虫。

（5）绿猴　　分布于非洲，携带基孔肯亚病毒、黄病毒、马尔堡病毒、埃博拉病毒。

（6）猕猴　　分布于亚洲，携带基孔肯亚病毒，黄病毒、猴疱疹病毒（保藏宿主）。

（7）白眉猴　　分布于非洲，携带黄病毒、HIV。

（8）棕狒狒　　分布于非洲，携带基孔肯亚病毒、黄病毒、猴发癣菌。

4. 猩猩科　　黑猩猩：分布于非洲，携带埃博拉病毒、HIV-1。

（五）食肉（动物）目

1. 犬科

（1）灰狐　　分布于美洲，携带黄病毒、狂犬病毒。

（2）赤狐　　分布于欧洲，携带黄病毒、狂犬病毒（保藏宿主）、疱疹病毒、埃立克体、李斯特菌、假结核耶尔森菌、猪布鲁氏菌、牛分枝杆菌、刚果嗜皮菌、须发癣菌、弓形虫。

（3）沙狐　　分布于亚洲，携带狂犬病毒、弓形虫。

（4）北极狐　　分布于欧洲、美洲，携带狂犬病毒、李斯特菌、炭疽杆菌、螺旋体、布鲁氏菌、土拉热弗朗西丝菌。

（5）浣熊貉　　分布于欧洲、亚洲，携带狂犬病毒、SARS 冠状病毒、假结核耶尔森菌、土拉热弗朗西丝菌。

（6）犬　　可携带黄病毒、狂犬病毒、猪疱疹病毒；立克次体（保藏宿主）、螺旋体、伯氏疏螺旋体、假结核耶尔森菌、多杀性巴氏杆菌、犬咬二氧化碳嗜纤维菌、鼻疽伯克霍尔德菌、牛分枝杆菌；犬小孢子菌、卡氏肺孢子虫；克氏锥虫、罗德西亚布氏锥虫、婴儿锥虫（保藏宿主）、蓝氏贾第鞭毛虫、微小隐孢子虫、兔脑炎原虫、比氏肠胞虫。

（7）澳大利亚野犬　　携带澳洲立克次体。

（8）亚洲胡狼　　分布于亚洲、非洲、欧洲，狂犬病毒保藏宿主，利什曼原虫保藏宿主。

（9）郊狼　　分布于北美，携带狂犬病毒、牛分枝杆菌。

2. 熊科　　棕熊、黑熊：携带狂犬病毒。

3. 浣熊科　　浣熊：狂犬病毒保藏宿主，携带李斯特菌、螺旋体、伯氏疏螺旋体、假结核耶尔森菌、多杀性巴氏杆菌、土拉热弗朗西丝菌、克氏锥虫。

4. 鼬科

（1）鼬鼠、白鼬　　分布于欧洲、非洲、美洲，携带螺旋体、假结核耶尔森菌、土拉热弗朗西丝菌、弓形虫。

（2）臭鼬　　分布于欧洲、非洲、美洲，携带狂犬病毒、猪疱疹病毒。

（3）貂　　携带炭疽杆菌、猪丹毒丝菌、多杀性巴氏杆菌、假结核耶尔森菌。

（4）黑足鼬 携带鼠疫耶尔森菌。

（5）欧洲松貂、石貂 携带狂犬病毒、猪疱疹病毒、李斯特菌，弓形虫。

（6）熊貂 携带布鲁氏菌。

（7）狗獾 携带狂犬病毒、螺旋体、牛分枝杆菌、须发癣菌、微小巴贝斯虫。

（8）鼬獾 携带 SARS 冠状病毒和狂犬病毒。

（9）条纹臭鼬 狂犬病毒保藏宿主，携带呼肠孤病毒、李斯特菌、螺旋体、土拉热弗朗西丝菌。

（10）水獭 携带狂犬病毒、猪丹毒丝菌、假结核耶尔森菌。

5. 獴科 埃及獴、印度獴、笔尾獴：携带狂犬病毒。

6. 灵猫科

（1）麝猫 携带狂犬病毒。

（2）果子狸 携带 SARS 冠状病毒。

7. 鬣狗科 鬣狗：携带狂犬病毒、炭疽杆菌、罗德西亚布氏锥虫。

8. 猫科

（1）猞猁、短尾猫 携带狂犬病毒和弓形虫。

（2）家猫和野猫 携带狂犬病毒、亨尼帕病毒、猪疱疹病毒；立克次体（脊椎动物宿主，猫立克次体保藏宿主）、巴尔通体保藏宿主、螺旋体、猫衣原体、鼠疫耶尔森菌、假结核耶尔森菌（保藏宿主）、土拉热弗朗西丝菌、鼻疽杆菌、牛分枝杆菌；犬微小孢子菌、申克孢子丝菌；克氏锥虫、蓝氏贾第鞭毛虫、弓形虫、隐孢子虫；比氏肠胞虫。

（3）山狮 携带鼠疫耶尔森菌。

（4）狮子 携带炭疽杆菌、罗德西亚布氏锥虫。

（六）贫齿目

1. 树懒科 白喉三趾树懒：分布于南美，携带布尼亚病毒、螺旋体。

2. 犰狳科 九带犰狳：分布于美洲，携带螺旋体、克氏锥虫、巴西芽生菌。

（七）长鼻目

象科 非洲象：携带罗德西亚布氏锥虫。

（八）蹄兔目

蹄兔科 非洲蹄兔：传播热带利什曼原虫。

（九）啮齿目

啮齿动物是人兽共患病的主要来源之一。

1. 松鼠科

（1）土拨鼠 传播黄病毒、布尼亚病毒、立克次体、螺旋体、李斯特菌、鼠疫耶尔森菌（保藏宿主）。

（2）西伯利亚旱獭、喜马拉雅旱獭、长尾旱獭 传播立克次体、李斯特菌、炭疽杆菌、螺旋体、鼠疫耶尔森菌、土拉热弗朗西丝菌

（3）黑尾土拨鼠 传播猴痘病毒、土拉热弗朗西丝菌，鼠疫耶尔森菌的保藏宿主。

（4）加州黄鼠 传播鼠疫耶尔森菌和土拉热弗朗西丝菌。

（5）金背黄鼠 传播螺旋体、多杀性巴氏杆菌、土拉热弗朗西丝菌。

（6）欧洲地松鼠 传播立克次体、李斯特菌、螺旋体、小肠结肠耶尔森菌、鼠疫耶尔森菌、土拉热弗朗西丝菌、婴儿利什曼原虫。

（7）长尾地松鼠、小地松鼠 传播立克次体、李斯特菌、螺旋体、炭疽杆菌、鼠疫耶尔森菌、土拉热弗朗西丝菌、绵羊布鲁氏菌、弓形虫。

（8）黄地松鼠 传播立克次体、炭疽杆菌、鼠疫耶尔森菌、土拉热弗朗西丝菌、弓形虫。

（9）白尾铃黄地鼠 传播鼠疫耶尔森菌。

（10）红松鼠 传播黄病毒、布尼亚病毒、蜱传热病毒、螺旋体。

（11）细趾黄鼠 亚洲多见，传播立克次体、鼠疫耶尔森菌、利什曼原虫、弓形虫。

（12）北非地松鼠 传播布尼亚病毒。

（13）刚果绳松鼠、托马斯绳松鼠、红腿闪亮松鼠 传播猴痘病毒。

（14）美花栗鼠 传播布尼亚病毒、蜱传热病毒、立克次体、嗜吞噬细胞无形体、鼠疫耶尔森菌、土拉热弗朗西丝菌、多杀性巴氏杆菌、弓形虫。

（15）花松鼠 分布于亚洲北部，传播立克次体、李斯特菌、猪丹毒丝菌、螺旋体、伯氏疏螺旋体、多杀性巴氏杆菌、土拉热弗朗西丝菌、须发癣菌、弓形虫。

（16）西岸松鼠 分布北美，携带狂犬病毒、伯氏疏螺旋体。

（17）狐松鼠 传播布尼亚病毒、蜱传热病毒、螺旋体、土拉热弗朗西丝菌、伯氏疏螺旋体。

（18）北美灰松鼠 传播甲型森林脑炎病毒、黄病毒、蜱媒病毒、螺旋体、破伤风梭菌。

（19）北美飞鼠 传播立克次体、假结核耶尔森菌。

2. 异鼠科 乖形林棘鼠：传播森林脑炎病毒、利什曼原虫。

3. 跳兔科 跳兔：传播鼠疫耶尔森菌。

4. 跳鼠科

（1）跳鼠 欧洲、亚洲，传播立克次体、鼠疫耶尔森菌、土拉热弗朗西丝菌。

（2）谢氏五趾跳鼠、小五趾跳鼠、西伯利亚跳鼠 传播猪丹毒丝菌、鼠疫耶尔森菌、利什曼原虫。

（3）三趾跳鼠 亚洲多见，传播猪丹毒丝菌、伤寒沙门菌、鼠疫耶尔森菌。

5. 仓鼠科

（1）仓鼠 传播甲型森林脑炎病毒、黄病毒、狂犬病毒、立克次体、李斯特菌、猪丹毒丝菌、螺旋体、鼠疫耶尔森菌、土拉热弗朗西丝菌、生色小孢子菌。

（2）金仓鼠 是沙粒病毒保藏宿主。

（3）布氏仓鼠 传播土拉热弗朗西丝菌、猪丹毒丝菌。

（4）硕大田鼠、黑线仓鼠、灰仓鼠 亚洲，传播立克次体、恙虫病病毒、李斯特菌、猪丹毒丝菌、螺旋体、鼠疫耶尔森菌、多杀性巴氏杆菌、土拉热弗朗西丝菌。

（5）黑线毛足鼠 传播立克次体、猪丹毒丝菌、鼠疫耶尔森菌、土拉热弗朗西丝菌。

6. 田鼠科

（1）黄兔尾鼠 传播立克次体、鼠疫耶尔森菌、土拉热弗朗西丝菌。

（2）印度大沙鼠 传播鼠疫耶尔森菌、猴发癣菌。

（3）大沙鼠 传播立克次体、李斯特菌、猪丹毒丝菌、炭疽杆菌、利什曼原虫。

（4）红尾沙鼠 传播沙粒病毒、立克次体、鼠疫耶尔森菌、土拉热弗朗西丝菌、李斯特菌、猪丹毒丝菌、炭疽杆菌、利什曼原虫。

（5）子午沙鼠 传播沙粒病毒、立克次体、鼠疫耶尔森菌、螺旋体、土拉热弗朗西丝菌、李斯特菌、猪丹毒丝菌、利什曼原虫。

（6）红背田鼠 传播立克次体、鼠疫耶尔森菌、螺旋体、土拉热弗朗西丝菌、猪丹毒丝菌、生色小孢子菌、弓形虫。

（7）根田鼠 传播黄病毒、立克次体。

（8）莫氏田鼠、米氏田鼠 分布远东地区，传播立克次体、李斯特菌、猪丹毒丝菌、螺旋体、土拉热弗朗西丝菌。

（9）鼹形田鼠 传播立克次体、鼠疫耶尔森菌、土拉热弗朗西丝菌。

（10）土黄鼹形田鼠 传播立克次体、鼠疫耶尔森菌、土拉热弗朗西丝菌。

7. 鼠科

（1）朝鲜田野鼠 传播沙粒病毒、立克次体、李斯特菌、螺旋体、伤寒沙门菌、鼠疫耶尔森菌、布鲁氏菌、土拉热弗朗西丝菌、弓形虫、猪丹毒丝菌。

（2）黑鼠 与人类生态有关。传播黄病毒、汉坦病毒、沙粒病毒、心病毒属、痘病毒、立克次体（保藏宿主）、李斯特菌、猪丹毒丝菌、螺旋体、鼠疫耶尔森菌、土拉热弗朗西丝菌、布鲁氏菌、结核分枝杆菌、禽结核分枝杆菌、犬小孢子菌、须发癣菌、利什曼原虫、锥虫、弓形虫。

（3）棕鼠 与人类生态有关，是汉坦病毒保藏宿主，传播狂犬病毒、脑心肌炎病毒；立克次体、鹦鹉热衣原体、巴尔通体、李斯特菌、猪丹毒丝菌、炭疽杆菌、螺旋体、伯氏疏螺旋体、鼠疫耶尔森菌、布鲁氏菌、土拉热弗朗西丝菌、牛分枝杆菌、禽结核分枝杆菌；犬小孢子菌、须发癣菌、猴发癣菌、具尖发癣菌、卡氏肺孢子虫；克氏锥虫、弓形虫、蓝氏贾第鞭毛虫、结肠小袋虫。

8. 竹鼠科 大竹鼠、小竹鼠：是马尔尼菲篮状菌的保藏宿主。

9. 梳齿鼠科 梳齿鼠：传播刚地弓形虫。

10. 睡鼠科

（1）林睡鼠 我国境内有林睡鼠和四川毛尾睡鼠，传播黄病毒、螺旋体、土拉热弗朗西丝菌。

（2）园睡鼠 传播伯氏疏螺旋体、生色小孢子菌。

11. 豪猪科 非洲冕豪猪：蜱传热病毒、立克次体和土拉热弗朗西丝菌传播者。

12. 美洲豪猪科 美洲豪猪：携带蜱传热病毒、立克次体、土拉热弗朗西丝菌。

13. 绒鼠科 南美栗鼠：传播李斯特菌。

14. 豚鼠科

（1）豚鼠 传播豚鼠衣原体、螺旋体、鼠疫耶尔森菌、须发癣菌、克氏锥虫（保藏宿主）。

（2）南方小豚鼠 传播鼠疫耶尔森菌。

15. 棘鼠科 托氏棘地鼠：传播螺旋体和沙门菌。

16. 水豚科 水豚：传播立克次体。

17. 河狸鼠科 海狸鼠：传播狂犬病毒、螺旋体、李斯特菌、伤寒沙门菌、土拉热弗朗西丝菌、须发癣菌、弓形虫。

（十）兔形目

1. 鼠兔科

（1）达乌尔鼠兔、蒙古鼠兔 传播立克次体、猪丹毒丝菌、鼠疫耶尔森菌、土拉热弗朗西丝菌。

（2）阿富汗鼠兔、高山鼠兔 传播立克次体、猪丹毒丝菌。

2. 兔科

（1）兔：家兔、野兔 传播蜱传热病毒、猪疱疹病毒、牛痘病毒、立克次体、金黄色葡萄球菌、李斯特菌、多杀性巴氏杆菌、土拉热弗朗西丝菌、副结核分枝杆菌、克氏锥虫、弓形虫、蓝氏贾第鞭毛虫、家兔脑胞内原虫、比氏肠胞虫。

（2）欧洲野兔 传播黄病毒、西尼罗病毒、布尼亚病毒、CCHF 病毒、猪疱疹病毒；立克次体、衣原体、李斯特菌、猪丹毒丝菌、炭疽杆菌、螺旋体、鼠疫假结核耶尔森菌、布鲁氏菌、土拉热弗朗西丝菌、牛分枝杆菌；真菌：须发癣菌、卡氏肺孢子虫；原虫：微小巴贝斯虫、刚地弓形虫、微孢子虫、脑胞内原虫。

（十一）奇蹄目

1. 马科 马：传播甲型森林脑炎病毒、黄病毒、CCHF 病毒、水疱性口炎病毒、狂犬病毒、正黏病毒、甲型流感病毒、亨德拉病毒、口蹄疫病毒；马链球菌、炭疽杆菌、破伤风梭菌、肉毒梭菌、鼻疽杆菌、假结核棒状杆菌、溃疡假结核棒状杆菌、化脓隐秘杆菌、马红球菌、刚果嗜皮菌；马发癣菌。

2. 犀科 黑犀牛：传播罗德西亚布氏锥虫。

（十二）偶蹄目

1. 猪科 猪：传播黄病毒（放大宿主）、水疱性口炎病毒、甲型流感病毒、亨尼帕病毒、脑心肌炎病毒、口蹄疫病毒、戊型肝炎病毒、猪疱疹病毒、牛副黏病毒；丛林斑疹伤寒、衣原体、螺旋体、李斯特菌、猪链球菌（保藏宿主）、炭疽杆菌、艰难梭菌、肉毒梭菌、短螺菌、假结核耶尔森菌、猪布鲁氏菌、土拉热弗朗西丝菌、鼻疽杆菌、坏死杆菌、猪红球菌、牛分枝杆菌；须发癣菌、矮小孢子菌；克氏锥虫、罗德西亚布氏锥虫、弓形虫、猪-人肉孢子虫、蓝氏贾第鞭毛虫、结肠小袋虫、脑胞内原虫。

2. 非洲疣猪科 普通疣猪：携带牛分枝杆菌、罗德西亚布氏锥虫。

3. 河马科　　河马：携带罗德西亚布氏锥虫、炭疽杆菌。

4. 骆驼科　　单峰骆驼、骆驼：携带黄病毒、裂谷热病毒、痘病毒、牛分枝杆菌。

5. 鹿科

（1）驼鹿　　传播猪丹毒丝菌、炭疽杆菌、布鲁氏菌、牛分枝杆菌。

（2）白尾鹿　　传播布尼亚病毒、水疱性口炎病毒、猪疱疹病毒、痒病毒；嗜吞噬细胞无形体（全能宿主）、嗜吞噬细胞无形体、李斯特菌、炭疽杆菌、坏死杆菌、螺旋体、假结核耶尔森菌、牛布鲁氏菌、牛分枝杆菌、副结核分枝杆菌、刚果嗜皮菌；须发癣菌。

（3）欧洲产小鹿　　传播狂犬病毒、嗜吞噬细胞无形体、炭疽杆菌、假结核耶尔森菌、羊布鲁氏菌、牛分枝杆菌、副结核分枝杆菌。

（4）梅花鹿　　传播戊型肝炎病毒、牛结核分枝杆菌、查菲埃立克体、假结核分枝杆菌。

6. 牛科

（1）黄牛、水牛　　传播牛分枝杆菌、锥虫、布鲁氏菌、羊痘病毒。

（2）岩羚羊　　传播羊痘病毒、羊布鲁氏菌、牛分枝杆菌、刚果嗜皮菌。

（3）山羊　　传播黄病毒、裂谷热病毒、CCHF 病毒、布尼亚病毒、狂犬病毒、副羊痘病毒、立克次体、布鲁氏菌、李斯特菌、副结核分枝杆菌、罗德西亚布氏锥虫、利什曼原虫、弓形虫。

（4）绵羊　　传播黄病毒、裂谷热病毒、CCHF 病毒、布尼亚病毒、班杰病毒、狂犬病毒、羊副黏病毒、牛副黏病毒、立克次体（全能宿主、保藏宿主）、查菲埃立克体、衣原体、螺旋体、李斯特菌、炭疽杆菌、羊布鲁氏菌（保藏宿主）、土拉热弗朗西丝菌、鼻疽杆菌、坏死杆菌、假结核棒状杆菌、溃疡棒状杆菌、化脓隐秘杆菌、副结核分枝杆菌、刚果嗜皮菌，疣状发癣菌、罗德西亚布氏锥虫、刚地弓形虫、蓝氏贾第鞭毛虫、微小隐孢子虫。

（5）牛　　传播朊病毒、黄病毒、裂谷热病毒、CCHF 病毒、布尼亚病毒、班杰病毒、水疱性口炎病毒、托高土正黏病毒、狂犬病毒、口蹄疫病毒、牛痘病毒、猪疱疹病毒；立克次体、衣原体、螺旋体、李斯特菌、炭疽杆菌、艰难梭菌、链球菌、假结核耶尔森菌、牛布鲁氏菌、多杀性巴氏杆菌、假结核棒状杆菌、溃疡棒状杆菌、坏死杆菌、化脓隐秘杆菌、牛分枝杆菌、刚果嗜皮菌、疣状发癣菌（保藏宿主）、罗德西亚布氏锥虫、刚地弓形虫、牛-人肉孢子虫、微小隐孢子虫、分歧巴贝斯虫、比氏肠胞虫。

二、鸟类

鸟类在人兽共患病自然循环中起到重要作用，但与家畜相比，重要性相对较低。所起的主要作用：①在一些急性、慢性和潜在性传染及长期带染的人兽共患病循环中，鸟类起着保藏宿主、长期维持病原在动物中循环的保障作用；②对一些腐生性人兽共患病病原，由于鸟类可以提供繁殖基质（如尿、粪），起到"房客"作用。鸟还可以作为宿主和扩散外寄生媒介。

三、爬行类

变温脊椎动物作为人兽共患病宿主相对罕见，但可以作为森林脑炎病毒、黄病毒、李斯特菌、嗜血分枝杆菌、蛙粪霉、锥虫等病原的宿主。

四、两栖类

两栖类动物的人兽共患病宿主作用相对较低，但也能传播一些病原，如森林脑炎病毒、黄病毒、蛙粪霉、西伯鼻孢子菌。

五、鱼类

鱼类同样在人兽共患病传播中作用较小。但也能传播如森林脑炎病毒、西伯鼻孢子菌、立克次体、大肠杆菌、李斯特菌、海豚链球菌、E 型肉毒梭菌、海分枝杆菌、嗜血分枝杆菌、化脓分枝杆菌、溃疡分枝杆菌、弧菌、艰难梭菌。

第二章　人兽共患病识别与鉴定原理

第一节　人兽共患病病原的识别

一、指示病例及相关因素分析

人和动物患病后都会表现出症状，对人来说症状相关的信息很容易获得，可以作为判断疾病性质的重要依据；但对于动物来说虽然有临床表现，但动物无法表达不舒服感觉，只能通过观察获知哪些部位受到伤害。我们只能将临床表现和症状适当地分组综合，即分析其综合征。以牧群、家庭或社会团体表现综合征作为**指示病例**识别第一个个体，或者叫作**原始病例**，通过进一步调查，确定是否为真正的第一个病例（人或动物）。在识别传染性疾病**指示病例**中，**意外发现**是经典的发现新型疾病的标准方式，特别是人兽共患病。为达到有效控制疾病的目的，就要提高发现指示病例或原始病例的频率，任何情况下识别指示病例和早已存在而未被发现的病例都非常重要。指示病例经常是"冰山一角"，这些可能由临床医生（兽医）诊疗和对症治疗的疾病，很多时候并没有被卫生专家观察到。

任何传染病都会有间歇期或潜伏期，这个时间长短不一，如有的食物中毒潜伏期少于24h，潜伏期短，容易判断暴露来源；潜伏期长，判断暴露来源就复杂一些，需要把相关可能来源分类，那么厘清记忆就成为令人头痛的事情。潜伏期（已知或可疑的接触时间）和表现症状是两个不同因素，在接触急性风险因子后，通常可以发现暴发的限定性病例。潜伏期开始，易感宿主接触传染源，从而获得传染性病原。针对传染源宿主的暴露接触，可能是动物（人）、节肢动物媒介、非生物环境（土壤、水、乳、食品）。节肢动物媒介通常并不是传染的保藏宿主，人和脊椎动物是人兽共患病的主要保藏宿主（或真宿主），也包括腐生环境。

当传染病发生时，临床医生最关心的是预后，而流行病学家关心的是有没有其他影响，何地、何时将会发生新的病例。对受影响的宿主、发生场所、发生时间的相关描述，可以为预测将来发生危险提供有价值证据。风险因素涉及病原、宿主和环境，主要影响病原暴露的特征。影响接触、传染和发病的因素是可分辨的，典型宿主特征有年龄、性别、品种或种族、生理状态。场所因素包括地理分布、高度、纬度、居住地（巢穴）。时间因素为可衡量的相关时期，如白天、晚上、夏天、冬天、工作或休息时间。宿主、场所和时间因素对人兽共患病传染是重要的风险因素，并影响疾病的严重程度。职业和娱乐影响很多人兽共患病的发生，同时也受宿主、场所和时间影响。时间和场所的综合效应涉及环境，这就是经典的宿主、病原和环境相互作用与病原接触的结果，同样，环境也影响宿主和病原。阳光、温度、湿度和酸碱度都是经典的环境因素，因时间和地点不同而影响宿主外环境和腐生环境中的病原。人类接触人兽共患病病原风险可以分成几类或几组。①农业类。农牧民或与动物、家畜和其产品密切接触的人群。②动物产品加工类。屠宰场工人，动物产品或副产品加工工人。③森林、户外类。野外居住或野外娱乐。④娱乐类。城市环境接触宠物或野生动物。⑤临床、实验室类。医疗卫生人员、卫生工作者、接触病原的实验室工作者（处理样品、器官）。⑥流行病学家。野外工作的公共卫生专家。⑦应急类。各种灾难、难民、暂时群聚或高度应急状态的人群。

人类的不同生命阶段接触人兽共患病病原的风险不同。人类生命阶段可分为新生儿（0~28d）、婴儿（1~15个月）、幼童（13~36个月）、学龄前（3~5岁）、少年（6~11岁）、青少年（12~17岁）、青壮年（18~39岁）、中年（40~59岁）、老年（60岁以上）。新生儿多见垂直传播（或水平传播），通过胎盘或母乳途径，对于动物保藏宿主的人兽共患病病原两种传播途径都常见。因此，胎儿和新生儿感染风险在于母体感染和接触产生后环境的次级感染风险。一旦婴儿开始在屋内爬行，接触家庭宠物等有关病原的机会就增加了。稍大一点婴儿和幼童受犬绦虫感染较多，有时这些伤害会引起多杀性巴氏杆菌病和其他宠物口腔菌群感染。少年开始接触周围环境，尤其是夏季，当草地、树林茂密葱绿时，增加了蜱咬病原接触机会。夏天青少年野外游泳，易感染螺旋体病和其他疾病。这都是与年龄段相关的娱乐活动，会增加相关人兽共患病风险。

户外娱乐是所有年龄段接触人兽共患病风险较高的原因之一，家庭野餐接触环境的机会很多。外出远距离娱乐活动时，地点和季节是风险评估的重要因素。有些地区有鼠疫和土拉菌病，而另一些地区则没有。狩猎是一种广泛的实践性很强的娱乐活动，较多接触野生动物和环境，也有食源性疾病暴露可能。狩猎有可能接触动物外寄生虫，当处理动物尸体或胴体时有可能感染。国际旅行、贸易、娱乐具有地理风险，特别是与特殊区域的虫媒病毒接触。动物源性食品是最重要的世界范围的人兽共患病接触单风险因子。人们在旅行时通过接触外来食源性病原和外来食品可引进病原。

很多与人兽共患病有关的职业活动明显增加，如畜禽饲养工人、屠宰工、鱼处理者、动物园雇工、野生动物学家、兽医、生物医学研究者，都有职业风险，所涉及的人兽共患病依赖于他们接触的动物种类。接触、传染和发病风险与能够定量各种风险率等因素有关，如相对风险或归因风险。

二、调查

传染性疾病控制和预防的有效程序应该包括疾病存在的确证、流行范围的确定、提供疾病发生信息或采取相关措施等信息，应特别关注是否为人兽共患病性质。**疾病调查**是计划在群体中检测疾病、测定其涉及范围、确定需要干涉程度、评价干涉影响的全部活动。调查的设计依赖于相关疾病和群体的风险程度、受疾病控制计划范围的限制（如果仅限于疾病检测，并不包括控制程序，一般作为监测），如果是国际性调查可能更复杂一些，如委内瑞拉马脑炎涉及人及马，需要对这两类生物进行较为全面的调查。实际上有组织的调查活动始终是很活跃的，如定期采集人、牛、羊血样以统计布鲁氏菌病病例，作为群体免疫状态的指示器。

设计检测潜在宿主群感染的调查计划将依赖于病原的生活史特点，如寄生虫有多宿主生活史，**保藏宿主或限定性宿主**是主要阶段，在保藏宿主中寄生虫发育成熟或通过有性繁殖阶段。幼虫或无性阶段一般存在于中间宿主中，如人是带状绦虫的保藏宿主，而牛是该虫的中间宿主，人和牛是该寄生虫生存所必需的，通常将对屠宰牛肉进行检测作为保藏宿主中寄生虫存在状态的证据。

在传染性病原的生活史中，从感染宿主到易感宿主是其持续存在的关键环节，因此传染**携带者**是病原维持的关键。**携带者**可能是健康的或无症状表现，有的终身带虫而无临床表现。但携带可能是潜伏状态，携带状态可能是暂时的或持久的。虽然携带者能够隐藏病原，但病原传播中携带者的作用依赖于传播模式。如果携带者继续作为传染来源，则病原处于感染状态，病原在宿主中经历了最重要变化，从非感染状态转化为感染状态。对于虫媒传播感染，当媒介动物以吸血或吸食液体、侵袭组织后即成为感染状态，就会引进感染期。宿主只有在吃了带状绦虫感染的牛肉后才能感染。当病原被直接传播时，携带者必须处于病原的排出状态，使病原通过体液排出，如通过唾液、乳、鼻腔分泌物、生殖道分泌物、粪便或尿液排出。对于以这种方式排出病原的人群或动物群，调查其暴露风险，可以评估病原排出率或排出间歇期。对于家用动物和人之间的接触，常规条件下家畜在人们限定的范围内活动，而犬和猫等家用动物有时会脱离人们的视线接近公共领地。这些动物主要在家庭附近不太远的范围内游走和寻找食物，还有一些与流浪犬或猫混杂在一起，调查时应注意其公共卫生特点。

有些人兽共患病病原感染非脊椎动物；有些人兽共患病宿主或携带者栖息于树林、草原、草地环境；有些种类依据人类居住习惯而定居，十分依赖人类生活环境。它们作为人兽共患病病原的维持宿主时，所居住的地方就会发现相关病原，但范围相当小，如**一些栖息于森林中鼠的洞穴及其鼠疫范围不超过100m。一个完全的鼠传染区域不会超过其家庭范围的10倍**，也就几百平方米。感染维持宿主的这个区域被称作**自然疫源地**（natural focus）、**传染巢**（nidus）或**传染的生态位**（niche of infection）。在这样的自然疫源地可能持续很多年而无明显疾病表现，典型的维持宿主对病原有一定抗性，不表现疾病或死亡。当这些动物对病原敏感时即可引起疫病暴发。当家鼠和感染有鼠疫的野生鼠混群时，家鼠有死亡表现并将鼠疫扩散，引起城市型鼠疫暴发。人们进入雨林引入森林黄热病就是城市黄热病暴发的来源。

对于媒介源性病原媒介的调查方法主要是调查媒介动物种类：跳蚤、螨虫、蜱、猎蝽、蚊虫、苍蝇、白蛉、叮人小虫等。所有这些昆虫调查都有一定规则，但主要考虑节肢动物媒介潜在性，如跳蚤**巢居**（**共生方式**）并全年活跃，而昆虫和蜱野居，仅在温暖季节才活跃。节肢动物可能简单机械地从传染宿主传播给易感宿主（**机械性媒介**）。虻类可能例外，其机械传播媒介病原在传染中起次要作用。另外，病原在媒介中可能繁殖或经历一定发展变化（**生物学媒介**）。

如果病原在媒介中必须经历从非感染性到感染状态变化，获得感染状态的时间就涉及**外潜伏期**。一些传播媒介中病原经过卵传播到下一代（**经卵传播或垂直传播**），而有些则是**水平传播、空间传播**，这些差别在脊椎动物宿主以外保持病原循环，节肢动物所起的作用是非常有意义的。同样有意义的是可以预见何时、何地可能接触易感宿主。虽然节肢动物作为传染媒介的基本作用也可能发生垂直传播，但脊椎动物宿主仍然是最终的保藏宿主，没有脊椎动物参与就不会使感染无限期持续下去。

当其他检测手段不敏感或较为昂贵时，易感动物宿主有时作为预警动物用于检测传染（传染病原）的存在。当许多实验室收集活体动物进行组织分析较为困难时，可以将易感动物混进可疑携带病原动物群中，用于隐藏病原的检测。**预警动物**已被广泛地用于检测虫媒病毒活动情况，可利用易感的限定动物检测一定区域中蚊虫媒介和野鸟中病毒相互循环情况（如禽和仓鼠）。可定期收集预警动物样本并检测病毒或血清抗体以检测传染的存在情况，但是预警动物的选择要合理，如过去以马作为东方马脑炎（EEE）病毒的预警动物，虽然未打疫苗的马匹对 EEE 相当敏感，但并不能作为保藏宿主的敏感指示器。原因是感染的野鸟类并不以吸马血为食，具有较远的迁徙特性，可能在空间、地理上不同步，因此，预警动物的选择要科学合理。虽然 EEE 病毒在临床上引起马的感染，但属于死亡终端宿主。由 EEE 病毒引起马的病毒血症和病毒传播，当病毒传播给脊椎动物宿主而不是保藏宿主（野生鸟类带染 EEE 病毒），在这些动物中病毒增殖的量足可以感染其他蚊虫时，这些动物（或人）就可以作为放大宿主（家养野鸡带染 EEE 病毒），因为它们参与病原的扩大传播。在流行情况下放大宿主是最重要的散播器。对野生动物保藏宿主的人兽共患病病原调查中，因这些宿主的季节繁殖类型而更加复杂，适宜季节增加易感动物数量（不成熟新生动物数量增加）。新技术的不断进步改善了调查资料收集的精确性和及时性，如卫星图像的远距离传输，蚊虫居住习性研究可以更精确预测与虫媒感染暴发有关的蚊虫媒介群的情况。

三、流行与暴发

在局部地区人或动物发病数量或传染病发生的频率超过预期数量，即**流行**开始。**暴发**是一组或群发的数量超过预期发病数量。例如，澳大利亚或夏威夷发生 1 例犬的狂犬病，这就要考虑地方流行，因为这些地区没有狂犬病，预期发病数量为零。实际上，第一个病例可能是输入的，因此，第二个病例是产生于局部传播的局部病例，即产生了流行过程。与此相反，流行区域狂犬病有规律发生、维持局部群体中连续性。有些疾病呈零星暴发，这种疾病发生虽然并不意外，但不能预测。流行病的国家间扩散和发生就叫作**大流行或流行病**。城市鼠疫和黄热病是两个著名的人兽共患病，历史上曾经从港口到港口远距离传播。

死亡记录等人口统计对流行病的预后研究非常有用。近些年应用量化现状对流行病学进行研究，如大量的肺炎致死就可以预测流感的发生并确定其严重程度。量化的计算包括：①长期趋势及其外推；②季节变化的估计；③每星期死亡率和流行程度的预期偏离间的区别。

如果超过 1 例人兽共患病发生，其中重要的风险因素是**初始感染宿主**（可能是原始病例或携带者）的**传染期**。在病原从感染宿主直接或间接传播给易感宿主期间存在间歇期，如怀疑被咬动物感染狂犬病毒的观察期即前驱期后病毒流出这段时期，这是狂犬病扩散的关键传染期。对于媒介源性病原来说，节肢动物的感染期与传播期是有关联的。接触是个体与感染个体接触（直接接触）或与局部环境（被病原污染）接触（间接传播）。流行可能有一个**共同来源**，如食品污染沙门菌，当人用餐时食入该食品，那么这个接触时间是很短的，属于**点源**暴露。直接或间接接触原始病例就可能产生次级病例的传播。**次级病例**是指与初级（原始）病例接触后在一个可接受潜伏期内发生的病例。**系列间歇**（serial interval）是新病例发生之间的间歇，依据传染的最大周期，它可以等于、短于或长于潜伏期。在恢复期或媒介源传播时，系列间歇可能较长，但如果在症状发生前，其感染间歇会很短。按照年代时间流行类型涉及的传播流行病学和可能的系列周期（循环），粪-口途径是常见途径。

流行因素对群体影响的量化表达方式有多种。**发病率**（attack rate）是指病原致病风险所影响的个体数量，发病率是对食源性疾病暴发调查的一个重要手段。在传播流行中**次续发率**（secondary attack rate）是可接受潜伏期前的一段时间与初始病例（或携带者）接触的个体数量。**发生率**（incidence rate）是一定时期内（一般指一年）处于相对风险（潜在接触易感性风险）群体中新发病例数，发生率发生变化表明流行的强度增加或减少了。**发病率**（morbidity rate）和**致死率**（mortality rate）是在特定时期全群发病或死亡的数量。**流行率**是指在特定时间（点流行）或特定时期（期间流行）全群中的感染病例数或实际病例数。有关传染的血清学调查证据能够提供典型（点）流行资料。**病例致死率**是指患病群体中的死亡数量，是用来评价流行程度的重要指标。同一病的不同特征病例致死率是有差别的，如在腺鼠疫和肺鼠疫、东方马脑炎和西方马脑炎病例之间致死率具有明显差别。

四、暴发调查

暴发调查（outbreak investigation）是指确定病原的直接来源和传播模式的所有活动，这对某些控制行动是必不可少的信息。暴发调查开始于指示病例可能不是单发、散发形式的可能性识别，指示病例在时间和空间上可能是一组病例。因此，发展更加简易有效的监测手段以便尽早发现指示病例是大势所趋。相对于疾病调查或**纵向数据收集**活动，暴发调查通常是**分类排列的**或**实时性**、**资料收集**活动。暴发调查中的资料收集涉及追溯性，因为资料收集的设计是从现在到将来一定时期内，应用血清库对感染群体进行长期的追溯性监测，调查资料除外，因其针对的是未来的防控活动。暴发调查要比一般调查急迫得多，如发热病例临床检查与个人每年的健康体检的急迫性是有很大差别的。

人群中许多人兽共患病暴发有一个与共同来源一致的**流行曲线**，不管其传播模式如何，因为人传人的次级病例很少见，食源性人兽共患病病原是个例外。典型的第一条曲线代表点源（食品），然后就是接触原始来源感染人员的稍微粗一点的次级病例曲线。许多暴发调查包括共同传染来源的**病例发现**（具有相同临床病史）和追溯病例。如何鉴别患者或病例具有共同病史、开始的指示病例，以及影响病例发现和来源鉴别的因素，都是暴发调查的关键。如果指示病例是成年人，可能关乎其职业风险、居住和娱乐风险。如果是职业风险，可能影响共同工作的工人，但家庭接触和邻居并不受影响。如果病原来源于动物，职业具有直接或间接接触的较高风险。

对于暴发调查来说，最主要关注如下几点。

1）在社会群体或牧群中首先识别到人兽共患病的临床症状时，指示病例引导进一步调查，通常包括病原学初始诊断。

2）临床发作是潜伏期的终点，病原可能来自脊椎动物、节肢动物或非生物环境。

3）接触感染动物维持宿主的结果是产生感染，代表着从保藏宿主的直接传播模式；而与媒介或媒介物接触所引起的感染是间接传播形式。当然还存在水平传播或垂直传播形式。

4）影响传染的风险因素包括病原、宿主和环境特征的反应。

5）调查包括纵向资料收集、制订对群体检测传染或疾病计划、测定范围、确定干涉措施、评价干涉措施的效果。

6）如果病例超过预期即意味着疾病流行，而病例暴发数量可能超过或不超过预期数量，流行或暴发可能是接触共同来源或次级病例接触初级病例引起的传播结果。

7）暴发调查也包括有效控制必要信息的横向资料收集，如病原的直接来源、传播模式，也包括病例发现。

8）虽然并不是所有人兽共患病都需要向有关机构报告，但鼠疫、炭疽和黄热病应该报告。

9）必须报告的原因是为预防和控制提供必要信息，信息的应用很大程度上决定报告速度，但没有规定需要确定病原。

五、病例报告

病例报告系统是传染病调查的关键工具或手段。通常报告有效链开始于卫生专家（或兽医）对病例的观察和向地方卫生（农牧）机构报告，依疾病性质连续向省、国家或国际组织报告。例如，鼠疫和黄热病是两个需要通报的人兽共患病，必须向国家卫生健康委员会和 WHO 报告；而炭疽和狂犬病也应向 WOAH 报告

（有义务向缔约方报告）。

涉及卫生职业、诊断实验室、医务人员的一些法规要求的病例需申报（通报）或向卫生当局报告观察到的实例。疾病报告的理由是获得相关基本信息，因此并不是所有疾病都要报告。对于通报性疾病是否报告依赖于急迫程度，有些需要报告，因感染或怀疑患传染病，另外一些可能仅需要实验室确证。因时间性质或紧迫性可用电话或电子邮件形式直接报告。

人的48%人兽共患病并不考虑报告，大约有一半的人兽共患病单个病例不需要报告。当疾病不经常发生时，容易发生漏报。在报告当中，症状表现是候选项目，卫生专家在准备报告时特别注重"病原定位"而不是主要表现或与病原相关症状。多数传染性疾病计划明显依赖于症状的相关报告。我国在1950～1965年进行了天花大规模治疗和清除计划，强调现场观察和迅速报告，最终清除计划取得成功。

虽然实验室证实是病原诊断的必需依据，但其他步骤对系列暴发早期识别也非常有用。主治医师经常报告（识别）如（无菌性）脑炎症状，同样兽医报告牛的流产，而不是报告许多疾病的病原学诊断，但医生和兽医也希望通过病原学证实病因（表2-1和表2-2）。个人观察对疾病存在的识别是非常有价值的，因为这能够引起卫生专家注意。例如，饲养员与兽医对牛的呼吸道疾病识别率分别为低（87.6%）和高（97.7%）。

表2-1　美国公共卫生协会：人类可报告疾病分类和病原分组

病原分组	可报告疾病分类										
	1	1A	2A	2B	3A	3B	3C	4	5	U	全部
舌形虫										2	2
线虫				1					15	5	21
吸虫						3			6	6	15
原虫				1	5	3			4	1	14
绦虫					3	2			3	5	13
真菌							2				2
细菌											
革兰氏阴性	1			10	1			3	3	5	23
革兰氏阳性			3	3				4	2	10	22
螺旋体				1		2					3
立克次体			1	1	1	5				1	9
病毒											
DNA									1	5	6
RNA	1	1	11		3	12	1	2		4	35
未定										1	1
全部	2	1	15	16	6	27	9	11	35	44	166

注：U表示未分类

表2-2　人类可报告疾病检查表法

症状	特征
发热系统性疾病	突然或进行性发作伴随或无皮疹、发热、头痛、肌痛；有或无胃肠道症状
发热性皮疹	发热伴有系统症状；全身性皮疹或局部皮疹；无出血
出血性发热	发热和系统性综合征；3～5d后第二阶段皮肤出血或紫癜，内部或黏膜出血，黄疸；有或无休克综合征
发热性淋巴结病	发热和系统性综合征；化脓或非化脓，局部或全身
发热神经性疾病	偶然发作伴有发热和系统综合征；脑炎，脑膜脑炎，麻痹
发热性呼吸道病	疲劳，咳嗽，喉痛，尿路疾病，呼吸困难，痰多
发热性胃肠道病	系统综合征轻微或无；恶心，疾病性呕吐；痉挛，腹泻带血或黏膜；偶然神经症状；食物中毒，无热
发热性黄疸	初始阶段可能是唯一症状；如果出血要看第三综合征
非发热性疾病	前述疾病表现或症状，但不发热

在每个阶段都存在病例报告的相关问题。开始阶段，主治医师（或兽医）可能漏报，这有很多原因，但共性更强的有如下问题：①不知道如何报告；②不知道疾病需要报告；③报告太消耗时间；④不知道我必须报告。共同的解释是报告违反了医生-患者/兽医-顾客之间的信任。尽管不报告还有其他原因，但报告必须被临床医生、患者或顾客所接受，其报告才是有效的。一般实践操作就是定期分发表格形式来填报获得资料概况。尽管这样的报告会反馈给卫生专家，但并没有刺激主治医师（或兽医）的报告热情。在我国报告对于基层单位、个人来说都不是一个简单的事，需要具有法律意识、很强的社会责任感、互相监督的责任和敏感性，还需要一定的专业知识。如果提高相应报酬的话，报告和反应效率将增加。

政府管辖的疾病报告系统之间的差别，如病例限定、新病例如何计算、资料来源的利用，在国家层次进行分析和在有限时间周期内完成可能存在一定难度。常规调查证明在过去的报告系统中常有漏报现象，如以电话或电子邮件等常规形式接触临床医生了解到很多漏报现象。主要存在的问题是不确定什么范围的病例能代表群体风险，对于不向上级报告的人兽共患病，要以针对特殊局部利益实验室为基础调查。因此，因个人利益或群体利益所报告的地理分布和其他群体系数可能都是完全错误的。

对于美国公共卫生协会系统主治医生报告体制来说，主治兽医并没有对动物多层次报告人兽共患病计划，但动物卫生机构却都有动物卫生报告的要求。现在还没有一个清晰观点阐述关于动物通报性疫病所要求的报告与将来所采取行动有什么直接关系。典型的是快速报告（如电话或电子邮件）是否要求确定病原学并没有说明，快速行动对所有疾病控制都是非常重要的，当观察到疫病暴发时用电话报告更快捷；而正式报告则不需要立即行动，也可以用电子邮件形式报告。WOAH 各成员有义务报告通报性疫病。

第二节　人兽共患病识别（界定）的实验室作用

一、实验室设立的主要目的

临床实验室的主要目的是帮助主治医生或兽医回答诊断、治疗或预后等关键问题。实验室检测结果有助于准确确定或排除错误判断。定期检测能够提供评价治疗进展的必要资料，实验室检测能够弥补医生在临床上检查不到的一些情况，并能保证更准确的预后。实验室检测对筛查亚临床疾病价值很高。在医学和兽医学的个人实践中，实验室服务一般来自官方、医院或地方实验室。

这些地方的或私立的实验室多数能满足常规的临床医生和患者的需求，能够处理大量人兽共患病患者样品。处理个体患者时，一般需检验粪中寄生虫卵或幼虫，或以常规培养法检验临床样品中的细菌，或检测对抗生素的敏感性。临床检验实验室的目的就是在医生处理患者过程中起到协助作用。为了保证治疗成功，需要鉴定病原的种类和特征，也可使患者或兽医的顾客减少不必要的花费。对于儿童发热性疾病，血常规检验不能解决全部问题，一些情况下病原鉴定对预后和确定复发（再发）的可能性特别有帮助。对于住院患者因接触而感染的院内感染，在采取应对措施前并不要求鉴定病原，医院传染控制实践操作应该是常规性的。

研究型临床实验室可能有一些辅助活动，如研究和教学，在患者治疗过程中不能预测结果时，实验室可能起到关键作用。经常需要确定与临床有关的病史，如患有严重病毒感染并且最近参与国外旅行，更需要准确诊断，特别是高免血清可以作为特殊治疗手段时。预先计划的临床检验或常规治疗失败的患者，实验室分析可能会得出更加适当的判断。当报告与其他相关熟悉的疾病需要更多病史资料时，当地（省/地区）动物卫生或公共卫生实验室就会很有帮助，很多急需解决的问题都需要经过从常规处理到特殊处理的复杂过程。在发展中国家这样的实验室使用频率较高，用于动物和人的传染病实验室诊断。

当地动物卫生或公共卫生实验室参与这类工作时，就会提供特殊的专业化服务，通常强调有限的几个疾病，重点从个人（个体）转向群体或社会。如对某一单位进行结核的血清学检测或狂犬病的脑部检查，比较典型的是这些实验室为省、国家层次、私立和公共卫生部门之间提供交界面，可提供动物解剖或帮助验尸官检验人的尸体组织。有些地区的动物卫生和公共卫生实验室是在一起工作的，如我国军队各军区疾病预防控制中心（CDC），可更有效地进行实验室操作和利用其他资源。临床实验室主要服务于主治医生，流行病学家主要依赖于动物卫生或公共卫生实验室。很多省特别是直辖市有多个相关实验室提供专门服务，如虫媒病毒抗体检测。国家级实验室的主要功能是支持国家相关机构疾病控制和调查计划；另一个主要功能是改善实验室诊断和交流功能。

国家动物卫生和公共卫生实验室保证国家计划实施，如农业农村部、国家卫生健康委员会、海关总署都有国家级检验实验室，包括下辖在一些大学内（如中国农业大学的朊病毒监测实验室）的兽医监测实验室，这些实验室为国家和国际动物疾病控制和清除计划提供支持，主要功能包括细菌学诊断、病毒学诊断、病理生物学诊断、外来动物病诊断等。各国际组织的国内机构也有特殊的诊断要求，国内人兽共患病重点实验室和兽医公共卫生重点实验室也相继成立。

国际上 WHO 有两个区域性人兽共患病中心：地中海人兽共患病控制中心，在希腊的雅典；另一个在阿根廷的马丁内兹，为食品保护和人兽共患病泛美研究所（Pan American Institute for Food Protection and Zoonoses）。后者对该地区提供参考实验室、科学研究和培训任务。WHO 在世界各地设立了协作中心（通常是大学或政府实验室），进行人兽共患病研究，如中国预防医学科学院流行病学微生物研究所的 WHO 人兽共患病研究所与培训交流中心。FAO 也在世界各地设立了参考实验室，并对一些人兽共患病或特殊动物传染病提供专家帮助诊断服务。还有许多 FAO、WHO 协作中心提供会诊服务，如特异人兽共患病病原的血清分型。

二、实验室中的风险

我们在生物医学实验室中的所有活动都面临着物理、化学和生物学危险，其中较为严重的是人兽共患病病原的生物威胁，实验室获得性感染涉及 160 多种生物制剂。实验室人员可能暴露于物理和生物危险之中，如给实验鼠注射传染性材料时误将针头刺到人手掌，这种现象经常发生。因此，实验室相关人员要经过严格训练，以防止类似的错误发生。实验室风险接触事件较多的报告有伤寒、布鲁氏菌病、结核、Q 热、传染性肝炎、土拉菌病、鄂木斯克出血热、委内瑞拉马脑炎、组织胞浆菌病、球孢子菌病等。至 1979 年全球各实验室有近 6000 例报告，在这近 6000 例中平均致死率为 4%，由病毒引起的致死率最高为 7.3%；寄生虫感染基本没有致死报告。在以上报告的病例中，70% 的感染个体完全康复，有 26% 造成永久性伤害。美国 2008～2012 年在处理特定病原体的实验室中，估计每年有 100～275 起潜在病原体释放事故。即使 3 级和 4 级生物安全实验室也有潜在安全问题，23 个实验室有 15 起事件，主要见于布鲁氏菌、立克次体和结核分枝杆菌等。

针对实验室的 3700 例感染分析得知，通过气管的口腔吸入占 4.7%，偶然的注射接种占 4.0%，动物咬伤占 1.4%，注射器喷雾占 1.2%，离心事故占 0.8%。实际上有 80% 的情况不清楚，而且多数以气溶胶形式传播。一项对 23 个 3、4 级生物安全实验室的调查分析报告显示，获得性感染（LAI）分别为微生物 43%，细胞培养 22%，显微镜观察 22%，动物护理 7%，动物实验 7%。当多人同时在实验室时，极可能发生气溶胶传播，也易发生带有细菌的液滴掉落在桌面或地面上，干燥后随气溶胶分散在空气中的情况。

有时在实验室解剖动物尸体时割伤自己，导致感染炭疽杆菌，后在伤口处形成炭疽痂，但少见。另外，接触狂犬病毒的实验室人员都要注射马源抗病毒血清，注射这种血清容易引起疼痛和过敏反应。

我国已对实验室病原确定了生物安全等级，并规定了相应等级病原在相应生物安全等级实验室中操作。将病原分为 4 个安全等级，实验室生物安全也相应分为 4 个等级，具体见《病原微生物实验室生物安全管理条例》（中华人民共和国国务院令第 424 号和 698 号）。

三、实验室采样及处理原则和注意事项

对现场收集或实验室处理样品的工作人员来说，也许最重要的经验教训就是预先设计。对临床医师、流行病学家、微生物学家、寄生虫病学家和病理学家来说预先设计好采样和处理计划，对完成相关工作是必需的。预先计划好如何采样、如何运送、如何处理、如何交流等是非常重要的，如将组织放进福尔马林中就不可能进行病原的种属鉴定，以及并不是所有病毒都能在冰冻情况下存活良好。因此，一些组织样品在运送时需要湿冰，而不是二氧化碳。如果采集样品距离实验室很远，那就需要适当的保存和运送样品条件，以使样品符合检验要求。最好在采样前讨论一下所采用的方式，以避免失误。容易出现的意外是不能正确估计一个

人在一定时间内能采集或处理的样品数，突然增加很多需要处理的样品，如果没有预料到这种变化，就会降低检验结果的质量。重要因素是预测采样的环境情况信息（如样品种类、年龄、性别、地理位置等），以便形成一个整体轮廓，帮助现场记录。因为越来越多实验室使用电子信息报告结果，所以与实验室需要的资料一致是相当重要的。

有许多因素影响人兽共患病病原样品的采集，最重要的一个是个体宿主是否健康或染病。在急性发热性病例，其血液是病原的重要来源之一，而非发热健康携带者则很少见到携带病原。在各种人兽共患病中，同一病原对不同种类动物的器官系统影响不同，同时病原从自然孔道排出的情况不同。例如，Q 热患者中贝纳柯克斯体主要存在于血液和痰液中，而在健康母牛生产时主要从子宫液中排出。病原种类间的不同特性在多宿主寄生虫生活史中体现出较大差别。对于急性和恢复期预先知道血清学检测结果信息非常重要，这样可以尽量避免在病原分离时接触感染风险。

住院患者的样品容易获得，需要时可直接采取。血液和脑脊液采样来源可能有很多形式，如带有凝块未处理的试管、抗凝血试管、带有培养基的试管等。其他如尿、粪、痰等样品在处理前很快就送到实验室，对急救患者和动物现场情况一般并不采用这样的采样方式。对于病原分离，如对人或动物螺旋体携带者进行病原分离，直接将样品接种进培养基是成功分离的关键。为解决远距离样品运送难题，可使用各种传递用培养基来保证实验室分离效果。有些病原如厌氧菌现场接种进培养基有助于提高分离率。使用特殊技术如滤纸吸血进行运送，可以从小动物、节肢动物、鸟类采取微量样品。需要鉴别媒介和病原，对所怀疑的节肢动物媒介采样，有特殊处理方法。

对可疑感染组织或体液从现场到实验室的运送及病原的培养，要求有周密的计划并遵循相关法则。运送容器要保证安全性和专业技术要求，要有清晰的标签，包括样品种类、可疑疾病、组织或体液名称等。运送可疑人兽共患病样品要有国家动物卫生部门许可，国际运输更是如此。如果需要冰冻，则运输时要有冰冻设施，如果冰冻样品的目的是分离病毒或其他病原，经常送双份，以备进一步研究用。注意要预先计划好什么时间送到实验室和运送方法，尽量在工作日送到，不要星期五或休息日送达。运送样品时要用防水的密封件将文件同时送达。

在比较繁忙的实验室，样品保存空间经常是一个问题，如当样品量比常规预期多很多时，处理前的暂时保藏可能会成为问题。冰冻样品常遇到这样的问题，需要提前设计好。不管哪个实验室都要妥善保存好血清物品，临床实验室可能需要保存从急性期到恢复期患者（或动物）的各阶段血清。如果平行试验将样品（另一份）送到另一个实验室，等份样品要保留到样品检测结果出来，获得最终结果后方能处理。这是非常重要的，因为运送、检验或资料记录的偶然失误，常常需要重复检验一次。从动物和人收集建立的血清库代表特殊群体，是经过很长时间收集并按时间、地点和宿主进行鉴定或分类的，这在世界各国不同实验室都是宝贵的资源，对传染和非传染情况的展望都很有意义。如果血清库的来源是按种类、年龄、性别、疫苗免疫史、地点、血清收集资料和其他特征收集的，对长期研究人兽共患病病原非常有用。

四、实验室检验

（一）经典方法

尼氏体是一种特殊的病理指征，即没有任何假阳性结果，因此显微镜下病理损伤能够作为狂犬病病原学确诊的依据，这需要在患者或动物死后直接脑部显微镜观察其病理变化来确诊。通过脑脊液革兰氏染色确定鼠疫脑炎的假定病原学诊断等，这些方法都是对组织或体液直接显微镜检验病原的经典方法。

（二）更多的需求和方法选择

现在，对于人兽共患病病原的证实或假定病原学诊断有了更多的方法学选择，组织和体液都是诊断的必要元件。另外，临床表现也是重要的判定依据，特异性血清抗体效价的明显变化也能证明感染的发生，但证明不了感染的持续情况。临床医师和流行病学家在进行人兽共患病诊断时考虑的是传染的假定或病原学的证实，而不是疾病的诊断。临床医师对人和动物共患病有关的临床症状观察包括发热、肺炎、中枢神经紊乱、腹泻或流产等，他们主要关心相关特异性病原的治疗问题。类似的情况，流行病学家会问，这次暴发的病原是什么？这个个体是否是健康的病原携带者？临床医师经常会遇到需要直接回答假定（或初步）

诊断这样的急迫问题，实验室细菌性病原诊断大多数时间会遇到革兰氏染色阴性或阳性的问题。而流行病学家遇到的问题可能没有这么急迫，但面临的问题是高发病率疾病暴发和高致死率疾病。与人兽共患病相关实验室的任务是满足这些复杂要求。

很多人兽共患病都有潜伏期、进展过程、恢复或死亡等相关记录，如食用没有烹调好的猪肉可感染旋毛虫，通过评估肉中旋毛虫的量、吃了多少猪肉来判断疾病的严重程度，利用这种潜伏期和前期过程的检验起到预防需求。通过显微镜进行肌肉活检计数，来预测疾病的严重程度。在接触一定时间后，根据组织或体液中病原的浓度检测，预测感染的可能性。感染狂犬病毒动物唾液中前驱期的间歇是个例外，回答这类问题的关键是要理解人兽共患病病原的接触方式。

革兰氏染色和其他实验室常用方法能够简便、快捷地对组织和体液进行检查。现在一些快速生物技术能够提高这些方法的检查能力。荧光抗体可用于很多人兽共患病病原的检测，现在单抗已经能够区分宿主相关狂犬病毒株，并能溯源，如蝙蝠或狐狸。电子显微镜免疫分析技术能够快速检测病毒，具有避免接触病原和克服培养困难两大优点。酶联免疫吸附试验（ELISA）更是广泛应用于各种人兽共患病诊断，也是检测抗体的高敏感和特异性工具。聚合酶链反应（PCR）也是高度敏感的分子生物学检测技术，广泛用于各种病原的检测。

WOAH 对通报性疫病检测方法包括三类。

1. 规定方法（prescribed method）　　按《陆生动物卫生法典》要求的检测方法，对各国间移送动物进行筛查。

2. 替换方法（alternative method）　　当地所建立和应用适合相关疾病的诊断方法；也要适合双边协议的动物进出口检测。

3. 其他　　一些对当地情况比较适合的方法。

（三）方法的质量评估

对于传染病要做到准确确认病原，其诊断方法的基本条件是敏感、特异。方法的敏感性涉及传染存在时阳性出现的频率；而特异性涉及不存在感染时阴性出现的频率（表 2-3）。

表 2-3　诊断试验敏感性和特异性

检测	感染	未感染	合计
阳性	真阳性（A）	假阳性（B）	检测阳性（A+B）
阴性	假阴性（C）	真阴性（D）	检测阴性（C+D）
合计	全部感染（A+C）	全部未感染（B+D）	全部检测（A+B+C+D）

敏感性=A/（A+C）=真阳性/全部感染
特异性=D/（B+D）=真阴性/全部未感染

注：对表 2-3 进行分析时，当 $A=100$，$C=0$ 时，检验的敏感性是 100%；如果 $D=100$，$B=0$ 时，特异性是 100%，这需要与其他方法比较后方能成立

通常情况下敏感性和特异性并不发生变化，一旦一个增加，另一个将降低；如果阳性效价临界点被重新确定，那么假阳性和假阴性动物的数量将发生变化。例如，限定阳性效价改变，包括所有感染个体都敏感，这将增加感染个体数量即假阳性，与此同时特异性也随之降低。试验结果和临界点的解释见图 2-1。

很多检测结果连续变化，如不存在单个阳性或阴性值，因此临界点是可以选择的。受试者操作特征曲线（receiver operating characteristic curve，ROC 曲线）是以图示方式对单个检验确定临界点及对诊断影响因素分析的方法。在所有实际感染中的阳性部分，真阳性率 [A/（A+C）] 以 y 轴表示，所有没有感染中检出阳性部分为假阳性率 [B/（B+D）] 以 x 轴表示。当一点在坐标系表示时，曲线从左下角（最高特异性）到右上角（最高敏感性）延伸。准确测量图中曲线下部区域，当 $A=0.5$ 时，在对角线之间的曲线是直的，结果别无他选，即真阳性和假阳性是相等的。当 $A=1.0$ 时，真阳性率=1.0，假阳性率=0，产生完美辨别能力。临界点的曲线位置或判定域作为操控点，应用 ROC 曲线进行统计学分析确定检测的辨别能力。

假阳性和假阴性检测结果的生物学原因与病原、宿主的存在及方法本身有关，许多病原有共同抗原，产生血清学交叉反应；宿主的不同感染阶段、年龄、种类和携带状态都影响检出率。有时检测不出抗体或方法

不敏感检测不到抗体浓度。检测中所用生物试剂如红细胞容易出现假阳性，除非用适当对照，当然技术失误或结果的解释都可能造成错误的结果。

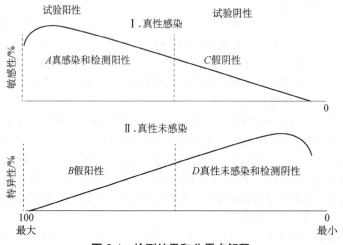

图 2-1 检测结果和分界点解释

检测有效性取决于相关金标准的执行情况，比较发现狂犬病的尼氏体这个特征性病理现象始终与狂犬病毒存在相一致，绝不会与其他病毒中枢神经损伤相混淆。当然这种方法并不能始终检出狂犬病感染和有效包涵体存在，有时脑内尼氏体荧光抗体阴性。在这种情况下检测的特异性低于100%，敏感性也低于100%。对于牛结核皮内结核菌素的检测，其金标准为组织病理和淋巴结培养检查，以及屠宰场收集动物的各种病理损伤。

敏感性和特异性可以通过真阳性和真阴性感染计算出来，也可以通过多个病例解剖、培养和组织病理学检查计算出来，因为金标准的对照可以推算出检测的有效性。一种方法的敏感性与相关方法敏感性相互依存，形成对照。血清学检测通常检测抗体，即宿主对感染的反应，而本身可能并未显现临床症状。还有相对敏感性和相对特异性，即一个检测结果相对于另一个检测感染的次级指示，如抗体意味着机体暴露过病原。

当有检测参考作为对比时，通过比较检测可疑抗体来表明相对敏感性；当检测参考不存在时，不能通过检测抗体来比较检测相对特异性。如果检测参考效果不好，但比较检测的比较结果非常好，那就不要进行传染检测了。有许多研究比较布鲁氏菌病的血清学敏感性，但很少比较血清学检测与分离的敏感性和特异性。

人兽共患病的实验室检测主要用于确定个体是否被感染，即我们要知道检测能不能预测感染。如果有临床表现和病原接触史，成功预测的可能性就会很大，因为我们的实验室检测又提供了可信证据。如果没有最近的病原接触经历，但想知道这个健康个体是否是病原携带者，将如何解决这一问题呢？当进行牛结核皮内结核菌素检测或布鲁氏菌病血清学检查时，所遇到的典型状况就可以回答这样的问题。检测方法的预测价值取决于群体中感染的频率。阳性预测值是检测阳性的实际感染个体比例，即检测出的数量与发现感染的个体数量一致。而阴性预测值是检测阴性的个体比例，实际上不存在的感染数量。这种关系可表达如下形式：

$$阳性预测值=A/（A+B）=真阳性/检测阳性$$

$$阴性预测值=D/（C+D）=真阴性/检测阴性$$

如果流行是100%，任何阴性结果都是错误的，而不流行时，任何阳性检测都是错误的。传统的、简便易操作的方法敏感性和特异性都很好，在对群体感染流行率检测中，预测值受检查方法敏感性和特异性影响。因此，这些因素决定检测方法的选择，没有一种答案适合所有情况，包括方法的选择。

当方法检测不出群体中的感染存在时，就会减少测试的个体数。对结核和其他人兽共患病牧群检测时需保证一个组至少检出一个感染的个体。对于一个个体检验当然也存在风险，感染的个体有精确的和不准确两种可能。在流行病学调查中这些方法是非常有用的工具，即能提供群体估计证据。当检测结果出现阳性时，检测临界点的标准解释也存在随意性，当我们解释动物检测阳性是肯定的，而且仍然存在感染，检测阴性的其他动物就一定很难说清楚。

如果认为个体存在感染，通常要求对同一动物进行同一个检验的重复（类似平行试验、急性期和恢复期血清检测）或多次检测。例如，用培养方法（或至少检测组织或体液）来平行证实血清学感染的证据。检验群体流行率的一般原则是开始用简便、经济的方法检测，对阳性者用高敏感方法筛查，再用高特异性方法进行证实；或一种高敏感特异方法来检测。后一种方法通常较为昂贵，但却是合理的，尤其在疾病清除的最后阶段十分必要。盈亏平衡曲线或其他评估风险手段有时是用于决定的基础数据。

检测的另一个重要指标是**效率**，即检测汇总正确的频率如何，效率也取决于群体中传染的频率，可定量表达如下：检测效率=（$A+D$）/（$A+B+C+D$）=（真阳性+真阴性）/全部检测。

（四）实验室检测的相关考虑

检验的样品量过大，可以使用"友好实验室"帮助尽快检测完，以节约时间。如果采样地点距离实验室较远，可考虑使用现场或快检方式，当已经接触样品而又不需要实验室常规检验时尤其重要。如果有提前设计，那么就要采取措施保证接触安全。如果怀疑动物脑内有狂犬病毒，在收到报告后抓紧时间采样和检验。此外，对于人的接触后处理十分重要。

在收集样品时一般分成2份或多份，当评价实验室检验效果时确实需要这样的平行样品。对于液体样品两份同时平行检验，至少1份保存作为原始样品或作为对照，对另一个样品做平行试验。如果有其他实验室可用，将样品送去同时检验。实验室之间无通用标准，但一个样品产生不同结果时可能无法对其作出确信的解释。对已经检测过的样品要分别包装好，并贴上标签，防止再次用于检验，有些实验室经常做一些重复检验。

有效的交流是诊断过程的基本要素，包括医师和实验室人员之间的沟通，沟通内容很依赖实验室诊断。实验室要有足够的训练有素的人员和符合标准的设备，可接受的性能标准或质量控制标准。实验室内部和不同实验室之间工作质量是不同的，各实验室所公布的标准方法和解释并不等同于对实验室进行检测的能力，如兽医用动物粪便进行寄生虫的实验室检验，经常获得虚假结果。

我们国家公共卫生系统和兽医卫生系统每年都有相关人员培训、相关技术训练、实验室质控标准化训练，已经颁布很多标准检验方法和强制标准，如牛结核病和布鲁氏菌病的血清学检验方法、培训和普及应用，使各个实验室操作水平趋于一致。

实际上世界上每一个国家都要求医师和兽医报告一些人和动物疾病，其中许多是人兽共患病。对于国家、WHO和WOAH要求的许多人兽共患病，实验室所出具的报告应该是确定的，而不是假定的。但实验室可能面临不同部门的不同要求，对一些要求报告的人兽共患病在省级层次能做出假定病原学诊断是可能的，没有准确的检测报告不能推断没有该病。总而言之，在人兽共患病的识别过程中，实验室主要起到如下作用。

1）临床实验室强调对个体患者处理的支持，而动物卫生和公共卫生实验室则更倾向于对动物群和人群疾病的识别。

2）生物医学实验室常有人员感染人兽共患病，适当的预防措施是必需的。

3）收到的样品常常关乎临床医师或流行病学家和实验室之间的联系，送来的材料能够回答所提出的诊断问题；适当的运送条件能够保证实验的成功。

4）一个完善的检验或者说金标准，当传染存在时能够提供确诊的病原学诊断，即100%敏感；当不存在传染时也不会出现假阳性报告，即100%特异性。还要具备快速、经济和简便易操作性质。

5）因为病原、宿主和检测的生物学原因，有一些假阳性和假阴性结果出现。检测的预测值也依赖于群体中传染频率变化而变换。

6）因为检测方法固有的缺陷，应该发展一些新的策略以获得最好的识别能力，使假阳性、假阴性结果处于最低水平。通常采用几个连续检测，首先用最敏感的方法确定实际感染部分，然后再用高特异方法排除非感染部分。

7）实验室检测价值部分取决于操作人员的熟练程度，为获得一致的精确结果，就必须有一个可靠的实验室。实验室初始选择和定期评价要仔细做，以保证其适当的检测能力。

第三节 被忽视的地方流行性人兽共患病

一、疏忽的原因和性质

地方流行性人兽共患病一般都是世界范围发生的，可能偶尔流行。这些人兽共患病发生多与动物直接接触的人群有关，不仅影响贫困人群健康，同时也影响经济收入并引起动物死亡。地方流行性人兽共患病由于流行隐蔽、规模较小，不像新现人兽共患病那么引人关注，直接陷入被忽视疾病行列。就世界范围而言，贫困和不良卫生条件导致人们长期患病，影响青少年成长与发育，怀孕期间产生不良反应，导致生殖障碍；由于贫困，当地人们很少住院或很少反复就诊，形成恶性循环；由于关注度不够，这些被忽视的地方流行性人兽共患病住院和临床治疗数据不全，发病率和致死率也难以获得。地方流行性人兽共患病易被忽视部分的主要原因是漏报，其社会价值往往被低估。

全球范围被忽视的地方流行性人兽共患病主要包括睡眠病、血吸虫病、河盲症、钩虫病、象皮肿、沙眼、包虫病等。从更广范围看，地方流行性人兽共患病也被称为忽视的热带疾病，包括 13 种寄生虫病和细菌病：有三个土壤传播的蠕虫感染（蛔虫病、钩虫感染和鞭虫病），以及淋巴丝虫病、盘尾丝虫病、麦地那龙线虫病、血吸虫病、美洲锥虫病、非洲锥虫病、利什曼原虫病、布鲁里溃疡、麻风病和沙眼。还可能扩展出登革热、密螺旋体病、钩端螺旋体病、类圆线虫病、吸虫病、脑囊虫病、棘球蚴病、疥疮和其他热带传染病。

这类疾病受到关注主要是贫困与被忽视人兽共患病之间的关系，欧洲议会针对发展中国家被忽视的主要疾病采取了相关策略，特别关注利什曼病、结核、美洲锥虫病、囊尾蚴病和神经囊尾蚴病。

二、被忽视的地方流行性人兽共患病危害

这类疾病的危害通常被低估，诊断起到至关重要的作用，许多人兽共患病难以与其他传染病区分，如在疟疾流行地区，因布鲁氏菌引起的发热常被误诊为疟疾发热。对大多数这类疾病目前还没有经济可靠的诊断方法，个别诊断方法有了很大进步，如临床上可以区分人结核和牛结核。被忽视的地方流行性人兽共患病具有现实重要性，贫困和卫生条件恶劣是这类疾病发生的促进条件：因贫困，与动物接触的机会多，患病后得不到及时、恰当治疗，当地诊断也是严重问题；家畜拥有者多数居住偏远地区，也不可能反复就诊，会形成恶性循环。

1. 睡眠病 睡眠病是常见漏报疾病，该病有两种发病形式：慢性冈比亚人型和急性罗德西亚型，仅急性型为严格的人兽共患病。睡眠病的病原为罗德西亚布氏锥虫，感染人和野生动物，近些年发现牛是重要的保藏宿主。表现皮下肿胀、淋巴结炎、发热、头痛、嗜睡、走路不稳，人如果不治疗多数死亡，对牛影响不大。在乌干达研究发现有 92%被漏报。

2. 细粒棘球蚴病 细粒棘球蚴病是世界范围新现人兽共患寄生虫病，人和家畜吃了细粒棘球蚴感染性卵而患病，犬是主要的限定性宿主，家畜作为中间宿主，人是非正常中间宿主。细粒棘球蚴能引起人严重病情，人腹痛、胀，头痛，甚至死亡；同时也引起家畜的经济损失。经常属于漏报性疾病类。

3. 狂犬病 狂犬病在发展中国家仍然是被忽视的地方流行病，亚洲和非洲明显。实际发生情况难以统计，可以用犬咬的数量代替其他计算方法，犬群密度是维持该病流行的基础，其基础门槛密度为 4.5 条犬/km²，据此计算方法每年亚洲和非洲将有 55 000 人死于狂犬病。

4. 牛结核 结核分枝杆菌是人最常见的结核原，牛结核地方流行明显，西方国家牛结核很少。不发达国家常见感染途径为食用没有彻底杀死微生物的巴氏消毒奶和与家畜接触。坦桑尼亚肺结核有 4%的分离率，而发达国家仅为 0.5%~1.5%。

5. 美洲锥虫病 美洲锥虫病是美洲最重要的寄生虫病，与贫困有关。克氏锥虫为病原，保藏宿主是犬，野生动物为保藏宿主，通过锥蝽嗜血、生殖道、输血或器官移植、污染食品或液体等途径传播。许多人感染后并不知道，开始时表现良性症状（没有症状），后可能无症状长期带虫，因此被称为沉静杀手。实际危害难

以估计，估计每年有 1500 万病例，5 万～20 万新病例。

6. 利什曼病　全球有 88 个国家、3.5 亿人口涉及利什曼病，约有 1200 万病例，每年约有 5 万人因此而死亡。利什曼病并不是单个疾病，它是一种复杂的媒介源疾病，有 20 多种利什曼原虫种类。粗略可以分成两大类疾病：内脏型（慢性系统型疾病，如果不治疗常死亡）和皮肤型。

7. 炭疽　人主要来自绵羊、山羊、牛的感染，以及接触动物产品如毛、皮或胴体而感染，草地污染是常见来源。WHO 并未统计炭疽发病数，尽管认为偶然地方流行，但不是主要公共卫生问题，我国较少发生。具有潜在的生物武器价值。

8. 囊虫病　在南中美洲、中国、印度、东南亚和非洲撒哈拉地区每年大约有 250 万人感染囊虫病，5 万人死亡。全球约有 7500 万人、拉丁美洲每年约有 40 万人感染，乌干达有 45% 的猪感染，旅行者需要注意。亚洲还有印度尼西亚、越南流行。

三、被忽视的地方流行性人兽共患病控制展望

被忽视的地方流行性人兽共患病持续控制主要依靠：人兽共患病调查、经济适用的诊断方法、公共医疗和个人医疗的共同努力与合作，将以上几点做好才能有效控制地方流行性人兽共患病。参考牛瘟等疾病消除实例，尽管不能短期实现，且有效疫苗使用费用非常大，但是对这些流行病要有清除计划。布鲁氏菌病虽有疫苗但控制效果并不理想，除疫苗外，还应有配合的基础条件，如国家、省政府相关的控制或清除计划，出台相应的经济、贸易和卫生措施。此外，寄生虫疫苗现在也有使用，如泰勒焦虫疫苗和鸡球虫疫苗。公共卫生部门与私人医疗要全力合作，共同改善被忽视的地方流行性人兽共患病的诊断和治疗，包括睡眠病。

急性型睡眠病的动物宿主识别很重要，最近发展了一种睡眠病分子标识方法可用于鉴别人类睡眠病。控制传播媒介采采蝇、消毒灭虫措施很有效，在一个地区消灭后要预防其再次侵入。对美洲锥虫病也采取喷洒杀虫剂方式，主要是针对专门吸食人血的骚扰锥蝽这类媒介进行清除活动。但拉丁美洲存在不同媒介种类，有不同吸血行为和野生动物宿主，会给清除行动带来困难。

婴儿利什曼原虫和杜氏利什曼原虫主要引起内脏型利什曼病。在巴西，犬是婴儿利什曼原虫的主要保藏宿主，虽然控制保藏宿主效果不是很好，但控制媒介白蛉和扑杀利什曼阳性犬可能达到较好效果。意大利研究证明，将溴氰菊酯注入犬的颈环中可减少 80% 犬利什曼病流行，巴西田间试验也证明该法可能是最有效的控制方法。尼泊尔采用犬床垫注入法也很有效。

囊虫的清除措施就是提供清洁水和兽医卫生措施，如加强肉品兽医卫生检验和感染动物处理或治疗。为清除感染猪需发展诊断方法，已经证明检测猪粪便的方法比较敏感、特异。我国利用吡喹酮治疗该病获得一定效果。

第四节　新现人兽共患病和被忽视的地方流行性人兽共患病调查
——全球层次的共同挑战和共同解决方案

人群和动物群体疾病暴发的早期检测是发现新现传染病有效调查的关键。暴发早期检测显然存在地理差异，在一定程度上限制了全球调查战略的有效性。就新现和被忽视的地方流行性人兽共患病调查方法来看，强调发展中国家存在的传染病流行问题，需要克服更多困难，才能获得更多的卫生效益。疾病报告能力低下是新现和地方流行性人兽共患病调查的主要限定因素，存在几个影响报告的重要障碍：①报告行为缺乏有形利益；②缺乏强制法规的效力；③团体、机构和部门之间沟通不畅或机制不顺；④国际法规环境的复杂性（图 2-2）。需要对发展中国家地方流行性人兽共患病进行系统调查，提供适当的和可持续性调查机制，构建人兽共患病病原调查的核心能力（图 2-3）。

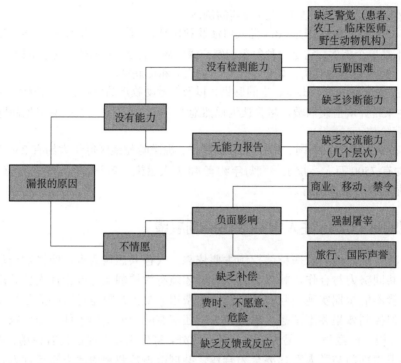

图 2-2 人兽共患病漏报的原因（数据来自世界银行）

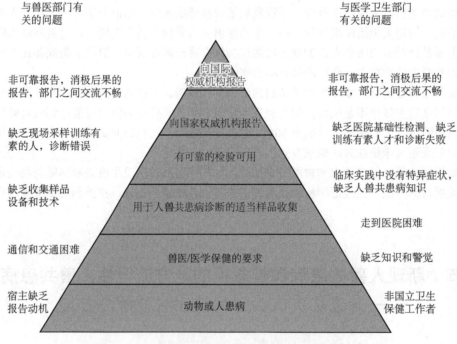

图 2-3 在人和动物卫生部门内部人兽共患病漏报原因

调查数据的质和量在每一个层次上都不高，导致对疾病暴发应对在信息可利用程度、时间及时性和效果方面产生有限的影响

　　人兽共患病病原是新现和再现传染病的主要因子，因此，世界规模人兽共患病调查就要有优先秩序。人、野生动物和家畜之间的相互作用是极其重要的，是全球范围新现疾病潜在扩散的基础。各国急切需要发展对未知病原的调查方法，同时也要关注被忽视的地方流行性人兽共患病病原的影响，尤其是边远和贫穷社会群体。调查资料能够提供其公共卫生优先秩序。有效整合人和动物群体调查活动是成功进行人兽共患病调查的关键。目前，我国和全球都存在这样的问题，从 1992～2006 年资料统计来看，仅有 19% 的比例有医学和兽医

学共同参与的人兽共患病调查，依据我国的现实情况急需加强医学与兽医学在人兽共患病调查中的合作。相关的平台有全球预警和反应系统（GLEWS）、全球疫情警报和反应网络（GOARN）等，FAO、WOAH 和 WHO 几个世界组织共同使用这些平台资源。各个国家传染病专家利用网络系统能够有效报告和提供适当模式、适合信息来支持信息资源缺乏的国家。已有几个国家利用动物卫生和医学卫生的国际系统和程序加强各国相关能力建设，如《国际卫生条例》（IHR）、全球跨境动物先进疫病防控框架（GF-TADs）、美国国防部的全球新发感染监测和反应系统（AFHSC-GEIS）等，目的是针对跨境重大动物疫病和重要人兽共患病建立有效的全球预警系统和防控协调机制。

疾病病例的早期检测和报告是预防疾病从局部向外大面积扩散的初始预防的关键。对 1996～2009 年全球资料分析，传染病早期发现和报告都很快，但随后的鉴定和公共交流则很慢，中间延迟到检测平均需 13d、公共交流需 19d，这就严重影响了快速反应措施实施。建立全球人兽共患病调查系统关键要考虑相关费用和新现疾病调查系统在低、高收入国家的利益差别。

一、人兽共患病和疾病报告

人兽共患病经常漏报，对我们来说关键是要理解原因和解决问题。漏报有许多原因，包括没有报告能力，不情愿，经常是精确和综合资料收集和配置障碍，特别是资料来源匮乏等。

（一）新技术应用可以弥补调查能力不足

调查系统中越来越多地使用新技术和技术方法用于资料收集及交流，从而能够更好地利用资料来源。互联网系统提供了实时报道和调查资料交流的强力工具，世界几大信息共享系统都以互联网为基础。在一些欠发达地区基础交流设施还处于较低水平，发展中国家因高费用和信息处理复杂而漏报，这会产生负面影响。

调查的重点是与疾病新现有关的因素，以便判断何地能够出现新现疾病。通过对新现疾病地理分布分析来鉴定新现热点，形成这类模型的资料目前还很有限。很明显，建立跨全球地理区域的调查系统是一个巨大的挑战，有效的方式之一是在薄弱地区加强力量。对于我国来说，道理也是一样的。

对于病原筛查和发现，实验室技术的进步提供了发现宿主中病原的能力，包括人与动物中未知人兽共患病病原，但还缺乏解释这些资料、评估微生物可能的传播和致病性、预测疾病新现的能力或这些能力有限。电话的普及，特别是手机的普遍使用，有利于建立新式公共卫生系统、动物和人类疾病调查系统。

（二）国际报告规则

动物和医疗卫生部门之间协调不足导致各个层次的流行病学调查投资不足，但网络信息化和电子化报告系统快速发展。国际层次，WHO 和 WOAH 有不同法规部门及相关要求：IHR 提供了人类疾病报告责任的发展框架；在动物方面与此相近的有 WOAH 的《陆生动物卫生法典》，要求成员的兽医勤务进行监控和调查，要向 WOAH 报告疫病，特别是通报性疫病，但 WOAH 没有能力对疾病暴发进行反应。

这些法规是鼓励国际社会对疾病暴发报告制度的健康发展，但执行起来有较大的难度，包括报告疾病暴发带来的经济和社会后果、对商业贸易带来的严重后果、对旅游收入和国际声誉的影响。

（三）疾病报告的障碍

1. 在基础层次上缺乏有形利益　　在资源匮乏系统内，疾病诊断和报告并没有经济回报，发展中国家没有报告后经济补偿机制，基层单位和个人反应慢（或没有能力反应）导致没有热情来报告。收集诊断样品（野生动物宰后采样）不仅消耗时间和精力，也很劳苦，有时还很危险。动物拥有者和卫生工作者并不愿意报告疾病和开始调查，因为报告会产生严重的经济和社会问题，如贸易和动物移动限制。没有直接利益回报、报告需要一定花费，这些都是我们可以理解的不报告行为（图 2-3）。

2. 缺乏强制法律效力　　许多国家都有明确的动物和医疗卫生部门来警示相关当局许多通报性疫病，WOAH 和 WHO 都有疫病风险分级，风险高的应向 WOAH 通报。但不同国家有自己的优先秩序，而在一些国家、地区、部门，特别是私有者执行起来难度较大，包括有些基础设施还做不到。《中华人民共和国动物防疫法》规定个人对相关疾病有报告义务。

3. 国家层次机构之间的交流还很缺乏　　调查是利益相关者之间的交流，机构条块分割常常妨碍人兽共患病的及时报告。所以，在实践操作上要考虑交流的实际困难和人为因素两方面，在处理敏感数据时两类部门（医学和兽医）要相互合作，互相信任。

在兽医和医疗部门内部，报告网络也因公共和私有分割产生不利影响，也经常影响第一线工作者的权威性。

4. 法规和传闻　　认识到政府在报告疾病方面的严重缺陷，就要修改相关国际法规，赋予 WOAH、WHO 更大的权威。现在正发展的非官方"传闻"网络信息收集方式，同样用于新现疾病的监测。对传闻的快速评估和反应也是获得卫生利益的重要方面，即使是假阳性也有一定意义。当然，依靠传闻的报告肯定会产生一些不良后果，传闻并不一定能提供详细的流行病学信息。

二、前沿方式

1. 关注地方流行性人兽共患病调查　　扩大全球和全国范围的地方流行性和新现人兽共患病调查，以提高核心调查能力。多数国家需要建立新现疾病调查系统，但面临着许多新的问题：首先不知道怎样建立一个对未知病原的调查系统；其次建立的新系统可能会打乱已有系统和资源分配。关注地方流行性人兽共患病可避免仅关注新现人兽共患病的其他风险；同时也能使调查系统持续下去。

要注意调查系统核心能力的建设和新现变化的适应性，因为传染病威胁发生了变化。首先发达国家在全球已经建立了几个跨学科网络以应对特殊病原威胁反应。全球实验室网络通过全球脊髓灰质炎病毒清除计划，已扩展到其他新现病原，包括出血热、日本乙型脑炎、SARS 和对 H5N1、新型冠状病毒的国际反应。这类反应包括几个国际机构合作：FAO、世界银行、WOAH、WHO 和联合国儿童基金会（UNICEF）应对 H5N1 扩散时可减少人与动物交界面疾病风险范围。这些基础设施建设和运作也证明了核心能力建设的重要性及对跨物种传播病原的基本调查能力的发展；对地方流行性人兽共患病调查反映了检测新现病原的核心能力。例如，疾病暴发的早期检测和关键早期反应主要依赖于：①疾病暴发报告的警觉性；②交流系统存在，以便能及时报告给动物卫生和医疗卫生部门；③能够检测和定性病原；④训练有素的人员队伍，以便能对事件快速做出反应。

相对新现疾病而言，地方流行性人兽共患病是一类易实现控制目标的疾病，如疾病控制投资、可控工具、消费效益等都很容易评估。

2. 对报告予以适当激励机制　　对报告参与人给予激励机制可能会遇到如绩效合约、报酬、能力构建、职业进步、社会角色的满意程度等问题。对于私有牧场激励报告行为可能包括质量认证计划的合格与否或强制屠宰的补偿计划。这部分还应包括私人兽医的报告数据，对他们最好进行疾病识别、报告和信息处理技术及其他免费职业培训。

激励报告机制主要是用于利益报酬上，巨大利益刺激可能获得简单反应：包括报告信息、诊断试验结果的反馈及处理建议。鼓励使用现代化交流手段，如手机的使用提供了快捷交流手段，也跨过领导层和危险群体这样的过程，激起基层的调查兴趣。及时反馈诊断信息给家畜拥有者，能够加强兽医官员和农牧民交流及调查途径。应该鼓励个人行为和疾病报告，而不是集中调查，这样反映的问题可能更及时。

第三章 人兽共患病预防和控制原理

第一节 人兽共患病预防、控制和清除的基本原理

针对人兽共患病防治措施可以分为三个层次：预防、控制和清除。基本的步骤和完整的活动是流行病学调查的战略。

14 世纪，鼠疫曾在欧洲引起 2500 万人死亡，现在鼠疫仍在欧洲流行。美国使用幼犊免疫、成年牛屠宰的方式，明显降低了牛布鲁氏菌病流行情况，在丹麦等国家已经清除布鲁氏菌病。对于布鲁氏菌病，家畜作为传染的保藏宿主，如果减少了保藏宿主数量也就减少了人类接触和感染布鲁氏菌病的数量。这一节我们主要从预防、控制和清除三方面的技术原理简要论述。

一、人兽共患病预防原理

预防是为阻止疾病病原引入一定区域、特殊人/动物群或个体中而采取的行动。预防是防治人类/动物疾病发生和暴发源的系列措施，包括卫生规则的确定，使用驱虫剂（节肢动物源疾病），疫苗注射，边界或边远地区的兽医控制，肉、蛋、奶及皮毛工业卫生监督、卫生教育等；需要不断完善相关法规，调查微生物带染状况，进行预防性检验和加强疾病报告系统建设。

预防有时涉及"一级预防"和"二级预防"两个概念。一级预防（primary prevention）的目标是维持健康群体，如预防疾病的发生。二级预防（secondary prevention）是试图减少疾病已经发生所造成的损害。复发（relapse）是一级预防和二级预防失败后发生的，有时作为"三级预防"（tertiary prevention）的对象。在疾病预防和控制计划中经济学方面考虑是从一级预防到三级预防，每前进一个过程都将是经济耗费提高的过程。

二、人兽共患病控制原理

控制是采取系列措施将疾病减少到一个可接受的程度，并维持在这个程度水平。控制是减少疾病发生和控制流行的系列措施，包括检疫（患病人群隔离和动物隔离），医疗看护和严重患者住院，局地医疗处理，治疗或减少节肢动物群数量，减少环境污染，非生物环境和媒介物控制，动物卫生措施。术语"控制"更适合传染病原已经存在的情况，如虫媒病毒在一定区域的野生动物保藏宿主中流行，对其清除是不可能的，如果有一个良好的控制计划和免疫计划就会大大减少其对人和家畜的影响。减少非脊椎媒介生物数量的"友好环境"措施——杀虫剂的使用，使用安全灭鼠剂，既能杀灭鼠患，又能保护环境。预防和控制对减少传染病的传播极其重要。

三、人兽共患病清除原理

清除（eradication）是疾病控制计划的最终步骤，主要是从限定群体或地理区域将病原清除的全部行动，即从一个地区完全清除病原，需要非常集中地进行，如对人和动物的疫苗免疫要持续监控，第一个全球清除计划是 1767 年 Maty 博士提出的天花清除计划，目前也仅天花在全球被消灭。要想从一定区域和人与动物群

体中清除病原，需要切断其传播途径，防止新的病原传入，因为在一个区域消灭病原以后仍然受其他区域感染动物或动物产品传染的威胁。

全部清除和实践性清除之间是有明显区别的，**全部清除**是指病原在相关区域被完全清除掉。在世界范围来讲，天花是唯一全部清除的病原。**实践性清除**或**实际性清除**涉及对人或家养动物重要保藏宿主中微生物的清除，而不是全部区域性清除。全部清除的最大障碍是经济因素，如检测和屠宰计划，在流行率高的情况下针对每个动物鉴别传染病的费用是很低的；随着计划的不断发展，流行率下降，确定较少动物的感染率就会在人、财、物上花费更多，所耗费的时间也会更长。

实践性清除也有障碍，如狂犬病清除最初的限制是对野生动物保藏宿主缺乏有效的清除方法，尤其是涉及多种类保藏宿主时更是如此。当媒介利用野生动物作为宿主时，试图清除媒介源性病原就会遇到相当大的困难。在一定区域清除蚊虫可能并不困难，但对野生状态的蚊虫清除则非常困难，花费也会很大。无特殊病原这个词用来描述一个区域特殊疾病发生率或流行率下降到一定水平——通常是达到控制计划的目标以内。美国对布鲁氏菌病使用了这个定义，计划将其控制在 1.0% 以下。

人兽共患病控制和预防计划的基本原理主要集中在打破流行病学中最薄弱的传播链，包括三个因素：保藏宿主、从保藏宿主传播到易感宿主、易感宿主。

第二节　保藏宿主的无效化作用

人兽共患病传染的最终来源是感染的保藏宿主，当保藏宿主中感染减少或清除时，传染来源就会进行性减少或消失。有三种方法可用于保藏宿主的无效化作用（reservoir neutralization）：①清除感染个体；②使感染个体不再排毒；③处理环境。增强宿主的抗性也是控制方法之一，如果感染动物数量减少，也能使保藏宿主作用无效化。

一、感染个体的清除

感染个体清除通常采用两步法：①检测和屠宰；②强化治疗。

1. 检测和屠宰　　通过检测和屠宰感染的个体，从牧群中清除感染个体。这种方法已成功用于牛布鲁氏菌病、牛结核、马鼻疽、马媾疫、疯牛病。

欲使该方法更加有效，充分的敏感性和特异性检测是必需的。例如，当不能除去大量假阳性动物时，就需要检测所有感染动物，然后才能将它们清除。有些疾病如牛传染性胸膜肺炎、口蹄疫、疮疖等，在病原初级识别前就在临床鉴别出来，被清除掉。每个病例和个体鉴别必须由恰当的结果解释和鉴别来保证，血清学鉴别结果并不是绝对的。例如，牛布鲁氏菌病的凝集效价 1/100 为阳性，该数值针对的是非疫苗免疫牛，对于已经免疫的成年牛其凝集效价可能更高，实际上凝集反应不能区分自然感染或人工免疫。一旦确定动物为感染状态时就要严格控制，以保证迅速去除，除非以适当治疗或隔离保证安全。有两个因素影响方法的使用和屠宰与否，包括花费和疾病传播方式。疾病直接传播效率最高，且涉及保藏宿主种类有限。很多国家政府和工业团体在高花费情况下进行该项工作都是不情愿的。

对于高度流行的传染病来说，规定检测和屠宰前，减少保藏宿主数量和增加宿主抵抗力的最基本方法是疫苗免疫。口蹄疫患畜屠宰后掩埋或焚烧的费用太高，要达到的目标计划需时越长，所需的花费就越大。例如，布鲁氏菌病和结核清除计划需时较长，花费将非常大。如果保藏宿主是非生物性的，以屠宰方式进行宿主无效化就没有价值。如果宿主范围在间传播，屠宰方式的效果也会打折扣，对于野生动物更是如此。如果是媒介源传染病，控制媒介源生物可能更经济。无规定动物疫病区病原防控计划就是保藏宿主无效化预防疾病的一个例子。

运用检测与屠宰方式去除感染个体控制计划用于牛结核、牛布鲁氏菌病等。在布鲁氏菌病控制计划中，"卡片检验"（凝集试验）是非常敏感的（但特异性差），可用于感染动物鉴别。卡片检验阳性动物要用补体结合试验、颗粒凝集荧光免疫分析技术（PCFIA）试验进行更具特异性的布鲁氏菌病抗体鉴定。要使布鲁氏菌病检测更加有效，就要有准确的免疫记录，以便对检测结果有更准确的解释。牛结核控制计划中用皮肤检测试验，这种试验能与其他分枝杆菌和产生肉芽肿感染的机体产生交叉反应。在牛结核流行时这种检测非常有效，但低流行时易产生假阳性结果。在流行率下降时，屠宰中无可见病理损伤牛的比例将上升。检验敏感性因注射部位、所使用抗原[纯蛋白衍化物（PPD）]量、感染阶段不同而异。在控制鸡白痢计划中，可以用凝集试验检验感染禽（鸟）类。许多国家使用检验和屠宰计划方式进行疾病清除，如马媾疫、鼻疽。马媾疫清除计划中，以补体结合试验检测马媾疫锥虫感染；检测鼻疽时，以马莱因（mallein）皮肤试验检测和点眼检测。

2. 强化治疗　　第二种感染个体宿主无效化方式是**强化治疗**（mass therapy）。强化治疗限制了潜在感染动物和人的局部流行状况，这种方式并不急于鉴定感染个体。在一些不发达地区地方流行病诊断资源相对匮乏，强化治疗对控制疾病流行是很有效的方式。为达到控制目的，强化治疗不只是治疗临床疾病，还必须排除携带者感染状态。当然强化治疗也存在风险，特别是不适当的强化治疗可能增加病原菌株耐药性和副效应风险。

用抗生素治疗鹦鹉的鹦鹉热，以预防人感染 Q 热；在一定区域治疗所有犬以预防棘球蚴病，切断犬-绵羊循环，就是动物保藏宿主强化治疗的例子。以强化治疗来减少人的体内寄生虫也很有效，如利用伊维菌素治疗盘尾丝虫病；控制传播媒介，以强化治疗减少血吸虫病和非洲锥虫病的发生率。通常以症状调查作为指标，我国已报道通过强化治疗的方式基本清除了梅毒性病。

二、环境处理

环境处理也是使保藏宿主无效化的一种方式。通过减少媒介或媒介物中的病原存活率，切断感染宿主和易感宿主之间的传播链。环境是病原在脊椎动物以外存活的地方。在局部采取措施，可在控制区域内直接产生效应。在各种寄生虫控制战略中，提供适当的粪便污水处理、粪便废水消毒及牧场转换都可以减少易感宿主的接触。实施良好的卫生措施，加上良好的教育和监督，就能防止绦虫病传播。如果设施不完备，饲养者就可能使用干草堆、饲料堆放处、铺位或其他位置大小便，使牛、猪饲料受到污染。使用堆肥方式，可以有效减少病原微生物的数量。人粪尿发酵过程中，高温环境能够杀死其中病原微生物，也可以有效防止寄生虫病传播。

吸虫的中间宿主蜗牛要靠水来完成其生活史，应按季节使用杀虫剂消灭蜗牛；设水池围栏防止家畜接近；有效的排水措施等使环境清洁而减少病原，从而控制传染。如果水源是家畜必需的，就要使用灭螺剂。牧场轮转可减少对胃肠道线虫的接触机会，因牧草环境中寄生虫种类、产感染性幼虫的时间各异，在温暖季节轮牧间歇期要长一些；也可以对不同种类牲畜轮换放牧。

环境处理可以作为媒介控制的一种手段，控制效果依赖于媒介的生活史。在某些情况下（觅食点或筑巢地），环境处理可取得较好效果，但另一些情况下直接攻击媒介可能最有效，如用浸渍、喷涂、喷粉或用围脖、标签使用杀虫剂，或者用诱饵盒杀虫。这些方法也有缺点，如二联巴贝斯虫在仅一种蜱传播媒介存在的情况下，杀虫剂处理效果好，而两个、三个或多个宿主蜱媒介存在环境下杀虫剂处理效果下降；环境处理的一个缺点是节肢动物易产生耐药性，要监控这种耐药性的出现以保证有效性，一旦生成这种抗性立即换药。在暴发蚊虫源性疾病期间用作物喷粉飞机大规模喷雾，杀灭蚊虫效果很好，但是会同时杀死一些有益的节肢动物，而且一些化学物质对家畜和人有毒。使用蚊虫减少计划使宿主无效化预防蚊虫源性脑膜脑炎因宿主和虫媒不同其预防效果也会不同，如委内瑞拉马脑炎流行期间，新感染的马匹具有高病毒血症，是放大宿主，不仅使叮咬的成千上万只蚊虫带毒，而且叮咬的飞蝇也起到机械性传播和飞行"注射器"的作用。蚊虫减少计划很少有 100%有效的，也就是不能完全阻止疾病暴发。

绝育雄性的引入对清除螺旋蝇虫非常有效，但效果依其生活史和节肢动物觅食类型而异，如果未辐照的雄性比例高或雌性与一个以上雄性在一起觅食效果就差。用生物捕食者或媒介病原等生物控制方式，有些能成功控制蚊虫群体的数量。用食蚊鱼食用蚊虫幼虫，用竞争性蜗牛——苹果螺驱除血吸虫的中间宿主澳洲螺，这类技术的使用取决于媒介群密度和经济能力。

若街道上随便堆放物品，可为流浪犬提供食物来源和隐蔽场所，也为狂犬病流行奠定基础。适当的垃圾清理和食腐动物控制计划可以改变环境，减少这样的问题出现。有时进行小规模环境处理，如啮齿动物清除计划，饲料厂周围清除有病原污染的粪便即可达到目的。

如果直接传染来源不是生物环境，就要加强相关环境处理，准确一点说是媒介物处理，如水纯净化、巴氏灭菌、（动物和人的）食品保藏和消毒。饮用水消毒可消灭污染水中的微生物来源，许多疾病暴发调查发现水是病原的重要来源，如美国的贾第鞭毛虫传染，水是最常见的来源。原虫在活泼阶段容易被氯杀死，而包囊阶段则不易被破坏。城市用水是从河、水库或湖来源的，并不要求沙土滤过，而沙土滤过可以去除包囊。煮沸的水或加碘水（能够杀死原虫的包囊）用于水消毒，对保证旅行安全十分重要，特别是对抵抗力低下的个体更重要。

三、巴氏消毒法和其他食物中去除病原的方式

巴氏消毒法一开始是用来停止酒的发酵，现已用于乳源性结核的传播控制和延长乳品货架期。该方法在不断进步，从原来慢、长时间灭菌，到短时间高温系统，现代用超高温方式，仅需几秒即可达到预期目的。关键是温度和时间之间的关系要处理好，较老的方式是 61.7℃ 30min，能够杀灭结核分枝杆菌；62.8℃ 30min 能够杀灭立克次体。超高温巴氏消毒法是 138℃ 2s，主要特点是容易操作，样品连续加工性能好。近些年暴发的单核细胞增生李斯特菌主要是巴氏消毒不彻底所致。因此，巴氏消毒系统并不能保证所有乳和乳产品的安全，要有选择性地利用。

食品中病原可用几种方式进行控制，包括冷、热、脱水、辐射、防腐化学物质处理等。加热方式是现代罐装技术的基础，是保证高密度食品安全最常用的方式。不像巴氏消毒法仅以消灭病原为目标，罐装食品需要使食品全部无菌化，即消灭掉全部污染微生物。因此，很多流行口蹄疫的国家出口到美国的肉品均使用罐装方式。低温赋予食品良好品质，利用冰冻低温可以杀死牛肉中绦虫、猪肉中旋毛虫和鱼肉中异尖线虫幼虫。虽然低温是食品保藏非常有效的方式，但也有致命弱点，许多食源性疾病都是沿着冷链出现或暴发的。

脱水也是食品保藏的有效方式，水分减少使细胞内酶活性降低，延迟了自溶解变化速度，降低了潮湿度，减缓了细菌生长。用辐射方式可以灭活肉中旋毛虫和其他微生物，对于肉、鱼和海产品中病原灭活的辐射剂量是 1~10kGy；完全无菌需要达到 10~50kGy。目前美国对生鲜、包装禽肉的辐射剂量是 1.5~3.0kGy。此外，在化学保藏过程中常采用防腐剂，这些化学物质具有双重功能，一方面能够控制食品中微生物生长，另一方面也可改良食品风味、增持水分或者作为色素发色剂和固定剂。但这些添加剂如果使用量过大，如亚硝酸盐可成为潜在致癌物，应注意其风险。

这些方式也同样用于动物饲料的安全保证。为了防止病原从母畜初乳传播给子畜，刚产下的犊牛应立即与母牛隔离，然后给其喂食巴氏消毒后的初乳。适当地煮沸含猪肉碎块的饲料，能够预防猪水疱病病毒和旋毛虫经这些物质或途径传播。

四、消毒和灭菌

消毒（disinfection）有时与**灭菌**（sterilization）容易混淆。消毒是以保证病原微生物被消灭为主要目标，而灭菌是保证所有微生物被消灭的方式，两种方式都能防止病原传播。兽医用肥皂和水擦靴子，然后再用氨处理就可以起到清洁和消毒作用。外科医生将手术器械除去有机材料，然后高压进行清洁和灭菌。医务人员用肥皂水洗手，再用 75%乙醇或抗微生物试剂冲洗也是有效防止院内感染的方式。

第三节　减少接触的可能性

预防病原从感染个体直接传播到易感宿主的基本原理就是减少接触的机会。减少接触的方法有三种：①病例的隔离与治疗；②对可能感染个体的检疫；③群体控制。简单地说，隔离就是保持病原不要流出感染个体中，而这里的检疫是指将病原扣留在一个可控制的区域中。

　　群体免疫（herd immunity）是以提高宿主抵抗力为目的，也是减少接触机会的一种方式。在给定群体中免疫动物的比例足够大时，因为感染的动物和易感动物之间接触机会减少，从而降低病原直接接触进入和扩散的可能性。群体免疫涉及群体水平的个体免疫对防止病原体传播的作用，当一个群体或种群中有足够数量的动物对某种病原体具有免疫力，从而降低了患病个体和易感个体之间有效接触的可能性时，群体免疫就存在了，保持群体免疫对长期疾病控制至关重要。了解群体免疫需要考虑感染动力学、传播模式及人/动物群中个体获得免疫力。

一、隔离作用

　　隔离就是将患病动物（或人）和健康动物（人群）分开。临床上所有患病动物的隔离有两个优点：①减少易感宿主接触的可能性；②便于治疗和消毒。这种方法依赖于早期准确的诊断，按计划隔离和治疗病例以防止病原传播，该方法在潜伏期或健康携带状态下通常效果较差。一般是对可疑对象实施小群动物隔离，而布鲁氏菌病阳性牧群中使用单独产毒隔离措施，是一种较为例外的要求。

二、检疫

　　为了获得检疫的实际效果，强制检疫要超过疾病潜伏期时间跨度，以便处于潜伏期疾病发展出现临床症状或可检测出来的阶段。但是对于**慢性感染的健康携带者，这样的方式是无效的**。检疫的群体也可能是单个动物，如被疯狂状态犬咬伤的另外一只犬。在地理区域上英国和夏威夷是没有狂犬病的，对于进入这些地区的犬和猫需要 4～6 个月的检疫。

　　"封闭式牧群"实际上就是检疫的应用和减少接触的经典模式。奶牛场要淘汰奶牛，就要遵循全进全出原则，可以减少引进病原的风险。这种方式需要非常好的繁殖计划，需要保护免疫。用移动围栏将吃奶小牛隔开并留有一定的检疫空间，以避免直接接触而使病原扩散。

　　这种围栏的可移动性对控制胃肠道寄生虫非常有用，因为围栏便于有规律地移动，利于地面清洁，打破传播循环。无论是实验室动物还是农场或饲养场动物，在置换时都要牢记隔离和检疫原则，在健康、易感动物和传染来源之间建立最小接触流动模式。动物、动物产品、饲料、寝具、运输工具、水源、人员都必须进行病原潜在来源的安全评价。

三、无规定疫病区

　　《中华人民共和国动物防疫法》《无规定动物疫病区评估管理办法》《无规定水生动物疫病苗种场评估管理办法》都在法律层面明确"无规定疫病区"的理念及意义。无规定疫病区的意义就是建立了预防疾病的实际屏障。针对动物疫病控制，这个无规定疫病区有时也可能作为贸易壁垒的理由，禁止进口已知感染的动物和胴体，若引起动物缺乏无病证明，那就坚决不能引进。流行口蹄疫（FMD）的国家就不能将牛肉运到国外高利润市场，因为 WOAH 限制了这样的活动。为了帮助发展中国家，FAO 推动了一些国家无规定疫病区建设，在这些国家中有很好的无规定疫病区限定区域，在这类区域内能够保证相关动物没有规定的疾病。无规定疫病区通常与有利于控制疾病的区域或特殊地理环境有关，如岛屿、大河、山脉等，平原国家因缺少天然屏障建设无规定疫病区是十分困难的。

四、群体控制计划

　　群体控制计划是另一种减少接触机会从而达到控制疾病的方法，如产羔季节限制绵羊活动范围和按规律控制绵羊活动，可以避免气源性 Q 热、布鲁氏菌病发生。另外，当群体缩减时，由于更加分散，群体控制可能会更加困难。登革热、寨卡病毒病和疟疾等媒介传播疾病很难控制，目前可用的管理方式不足以在许多地区消除这些疾病。基因驱动有可能彻底改变媒介传播疾病的控制。近年来，由于新的、更有效的基因编辑技术的出现，群体控制迅速发展。针对难治疾病的基因遗传，基因驱动技术对疾病基因进行改造，使其成为不能传播疾病的载体群体，或破坏患病动物的生存能力或生育能力的基本基因，最终消灭患病动物群体。基因驱动的特征各不相同，如其传输效率、可确认性和可逆性，以及对驱动机制产生耐药性的潜力，各种进展更接近于将基于基因的病媒修饰作为支持全球消除病媒传播疾病努力的工具，如 CRISPR/Cas9 基因编辑技术、流浪犬群体控制等。

五、约束性法规

约束性法规（leash law）主要用来控制狂犬病和减少其粪便污染，实践证明立法的犬只控制策略可以降低犬只咬伤率。犬可能在海滩和公园中排便，这些地方有孩子玩耍的沙箱，可能隐藏蛔虫卵，如果被吃掉会产生内脏幼虫移行症（VLM）；如果是钩虫幼虫，该虫可穿透皮肤，产生皮肤幼虫移行症（CLM）。VLM、CLM和弓形虫都是来源于与犬或猫有关的土壤污染，但犬的移动控制可能更困难。约束性法规只是一种理论诉求而不具备真正的法律效力，因为公众对此并不十分关心，缺乏强制执行力度。美国 1975 年调查显示，虽然 95%的城市都有约束性法规，但仅对 52%的流浪猫是有效的。我们国家对宠物的相关法规各地差异很大，控制效果也各异。在疾病流行时，公众的警觉性和合作态度就会有所提高，甚至允许更加有效的方式，如大规模免疫计划的实施。

对于大批死亡家畜禽尸体的处理，目前国内处置模式主要是无害化焚烧填埋，《中华人民共和国动物防疫法》和《病死畜禽和病害畜禽产品无害化处理管理办法》（农业农村部令 2022 年第 3 号）已经有明确规范。德国对于由动物产生的衍生物品垃圾处理制定了《动物副产品清除法》，处理对象主要包括作为废弃物处理的各种动物尸体与动物器官组织、养殖过程中产生的家畜禽尸体。德国的**动物养殖衍生物品**分为三个种类：①第一类主要包括残留有违禁物质的动物尸体或尸块，这类衍生物对于环境来说具有高风险，必须完全作为废弃物进行无害化处理；②防止疫病扩散而捕杀的动物；③由于商业原因或某种缺陷而不适合人类消费的动物尸体或尸块，养殖过程中非疫病原因死亡的死猪尸体可归为这类。后两类可以用于生产沼气、堆肥或生产化肥。

六、缩小群体

缩小群体可用于保藏宿主群内控制人兽共患病的传播。控制犬群数量是冰岛包虫病控制计划的关键步骤，结果是控制行动获得成功。另外，也用于控制有毒性、捕食性跳蚤等媒介，可有效减少拉丁美洲吸血蝠对狂犬病的传播，捕捉和安乐死流浪犬以减少狂犬病的发生。有时这些方法的使用费用超过了所获利益。任何缩小群体计划都应该在周密谨慎地计划后再出台，以保证其有效性和最小风险。毒物、陷阱、气体或射击等灭杀动物方法都带有一定程度危险性，因此选择适用于一定区域的恰当方法非常重要，因为这些方法有可能产生不利于公共卫生的动物福利方面反应。

对于野生动物保藏宿主的生物控制在一些情况下是有效的，重要的是理解这种方法的基本概念是限制群体数目，并不是彻底清除。利用生物平衡原理进行群体缩小计划，但有效的捕食者并不能彻底清除所有猎物。捕食者的数量依赖于猎物的数量而变化，在自然条件下，相互之间的数量达到稳定状态。有时因为食物竞争不强烈促进了留下来的群体繁殖速度，降低了方法的有效性。

第四节　增强宿主抵抗力

通过**增强宿主抵抗感染能力**来控制人兽共患病。预防感染是最理想的，但多数情况下增强宿主抗性仅减轻疾病的严重程度，并没增强宿主对病原感染的抗性。在兽医学中，通过改善营养和更好的饲养环境来增加抗性的遗传选择和减少应激作用是最常用的方式。保持动物良好的营养水平不仅能增强动物对感染的抵抗力，也能增强其免疫反应能力。

在医学领域，人们的抗性遗传选择是自然发生的，如镰状细胞贫血和疟疾抗性，但并未达到疾病控制方法可接受的程度。改善生活环境和营养水平可以减少应激，增强群体生存能力从而减轻疾病流行的损害程度。

饥饿人群中疾病流行程度和致死情况肯定比一般人群严重。本节主要强调两种增强宿主抵抗力的方式：①化学预防；②免疫作用。

一、化学预防提高宿主抵抗力

化学预防（chemoprophylaxis）与强化治疗相比，对已经感染的个体服用药物可以起到预防作用，至少会减轻疾病的严重程度。与免疫作用比较，可以被动增加宿主抗性，这种抗性与药物持续时间相一致。

在实验室中偶然接触病原要用病原敏感的化学药物进行预防性治疗。预防感染与强化治疗是不同的，强化治疗是要彻底清除感染；而化学药物主要起到预防和减轻症状作用。另外，强化治疗可能舍弃了先前感染形成的免疫能力。化学预防可能引起一些副反应，可能诱导病原耐药性发生。

化学预防典型的情况是在没有更好的、更有效的保护宿主手段时才会使用。例如，人抗疟疾药物，这些药物并不能预防感染，但可以在阻遏红细胞阶段来减轻疟疾的严重程度。疟疾消灭的区域就不再使用抗疟疾药物。当出现没有免疫作用、没有适当的防护衣物、药物有效但风险很高时，化学药物也是值得考虑的选项。在家畜中使用最为广泛的化学药物是昆虫驱除剂、驱除节肢动物媒介的药物和犬的抗心丝虫药物。这些方法都存在两面性，即都有一定风险，当猫接触驱虫剂时容易引起不适或疾病，当给犬心丝虫预防剂量药物时，可以引起感染犬的成虫死亡，死亡的虫体或破碎的虫体从犬心脏排出时易产生栓塞。

二、免疫作用提高宿主抵抗力

免疫是一种主动反应，可持续几个月甚至终生，也有未引起宿主反应的，没有感染就没有特异免疫的发生。使用疫苗有两个目的：①保护易感个体防止感染或患病；②通过群体免疫防止传染病传播。免疫刺激应该达到足以预防感染和疾病发生的目的。如果仅预防传染的发生，在维持宿主群体中保藏宿主并没有减少，预防疾病的免疫水平不需要像预防感染那样高的水平。

（一）计划免疫

任何免疫程序中，第一步都是鉴定风险群体（易感且可能接触的群体），而后再决定特殊的疾病控制目标，如减少疾病发生，通过消除病原使疾病呈现零星发生的减少状态。基于相对风险来决定是否使用疫苗。针对每种疾病采用不同免疫途径时，就要针对相关问题提出疑问，在什么地点使用？何时使用？谁来使用？为什么？回答一个或多个问题就可能得出一个正确决定。

1. 实施地点　疫苗免疫一般推荐在流行地区的群体中使用，如在家畜中不建议在非流行区域中使用炭疽杆菌疫苗或其他疫病疫苗。如果有"封闭式牧群"情况，免疫作用可能用处不大。

2. 使用时机　如果疾病具有明显季节特点，如媒介源性病原，在季节来到之前进行免疫将提供最大免疫效果。在非流行趋势暴发时，免疫作用可能是最重要的保护手段。

3. 使用者　在应急状态下的个体或者是高风险职业人员建议用免疫方式来保护。螺旋体疫苗可以保护稻田操作人员免受螺旋体感染。在流行区或到流行区旅行可使用日本乙型脑炎疫苗等病毒疫苗，虫媒病毒疫苗可用于对实验室人员高风险个体的保护。狂犬病疫苗广泛用于保护实验室人员和流行区野生动物工作者、流浪犬收容站、兽医门诊等。有些疫苗可导致怀孕个体胎儿感染和死亡的风险。年龄差异对疾病易感性不同，产生免疫力的程度也不同，这是保护作用的关键因素之一。

4. 使用效益与风险　在疫苗接种程序合理的情况下，免疫成本肯定小于疾病造成的损失，与其他手段相比，免疫应该是成本效益最好的方式，这也是疫苗普遍使用的根本原因。但是在使用疫苗时，也要考虑其潜在的风险。布鲁氏菌苗 S19 能够产生高效价免疫力，在乳中都检测出高效价抗体，但人注射可能产生严重的副反应。疫苗所引起的副反应应该小于疾病引起的损伤，如大约有 25% 的人使用二倍体细胞狂犬病疫苗有轻微的副反应，但并不足以停止疫苗的系列免疫；大约有 6% 产生严重的副反应，疫苗免疫可能被迫中止。类似情况也见于新的日本乙型脑炎灭活病毒疫苗，因此建议在流行地区的居民使用，尤其是传播季节前。

（二）群体免疫

群体免疫的概念是指在限定群体中有效免疫部分的比例比直接接触传播病原的部分多得多，这个大部分

是病原不能进入和传播的，个体免疫70%以上的群体是普遍可以接受的比例。WHO天花清除计划中就是使用了"集群免疫技术"获得群体免疫现象。在完成初始大规模免疫后，就要确定方圆半英里①所有免疫个体的免疫效果；强化研究方圆2英里其他相关情况。群体免疫效果受个体免疫持续时间、病原排出的持续时间和数量、病原的传染性、种群轮换和动物群体移动等因素影响，经常遇到群体免疫的成本效益问题。

三、器械使用

对于大量个体免疫可以使用气压喷射注射器，皮内或皮下注射，特点是操作简单、快速，无痛感。其机制是通过很小的孔径将疫苗压进皮肤，对人的最合适孔径是0.013cm，而家畜为0.023～0.028cm最为合适，使用剂量为0.1～1.0mL。这种方法两个人每小时可免疫1000人，而常规注射器每小时能够免疫100人。免疫动物时的速度依赖于实践操作能力，最好的情况是每小时可免疫400匹马。气压喷射注射器其他的优点为：①避免动物损坏；②减少了注射后化脓；③没有因针头污染而引起血源性传播。

四、注意事项

免疫失败可能见于生物制品运输和保存系统失误、免疫反应失败或是起源医源性问题。

运输保藏系统的关键因素是温度控制，冷链断裂可能主要见于不发达国家，冷链条件不足时严重影响其效果。疫苗即使在合适的温度下保存，其保质期也是有限的，低温或冻干法是这些产品常用的保藏方法。容器中装载的一般都是多剂量疫苗，使用时必须一次用完，关于这一点是非常重要的。

重要的是理解专业免疫所获得保护水平的意义，实验室工作者关注疫苗免疫后的保护性，如抗狂犬病抗体的效价如何，还要关注因非常规途径将毒株吸入而感染狂犬病的风险问题。**有时疫苗能抵抗疾病，但不能抵抗感染**，如螺旋体病在疫苗免疫后动物没有临床症状，但持续携带和在尿中排出病原。重要的是要使人们知道**疫苗能够预防疾病，但不能预防感染**，结果产生健康者携带的状况。

免疫失败可能见于个体生长还未成熟、循环被动抗体的存在、遗传或获得性免疫缺陷反应等相关情况。疫苗使用途径关系到免疫效果成败，其他的失败原因包括疫苗使用剂量不够、没有足够完全系列剂量、疫苗与抗体或免疫调节剂同时使用。抗体可以阻止细菌疫苗的复制，如在抗生素治疗的同时使用炭疽芽孢苗就是错误用法。疫苗免疫失败可能因为免疫抗原与发病病原不对应，免疫激发的抗体水平较低；还可能因为病原的抗原漂移，如流感病毒；或者由于宿主因素，不能产生免疫反应。

第五节　预防措施实例——现场解剖和饲养棚舍

通过现场解剖、饲养棚舍的操作实例来说明预防传染病扩散过程中保藏宿主无效化、减少接触可能性和增强宿主抵抗力的应用。

一、现场解剖

现场解剖（field necropsy）可能在很多场合都可进行。当动物尸体过大难以运输，又没有过多的人员接触和环境污染，距离诊断实验室又太远，运输全尸费用太高（实际上仅收集和传送选定的组织和体液即可进行检验），或者要求直接假定诊断或确定诊断，这些现场观察可以做得到，至少部分能做到等情况下多采取现场解剖来采样或观察诊断。在现场解剖后流产胎儿连同胎盘一同放入容器中，运送到诊断实验室，在解剖过程中尽量不要将组织暴露于环境，以免污染周围环境。对于较小体积的动物样本容易收集，如死亡的、家养的、野生鸟类，放到塑料袋内送到诊断实验室即可。现场解剖经常见于大家畜和野生动物，当进行微生物检验时要仔细设计好，不要产生任何组织对环境的污染，也不要出现人或动物的危险接触。在现场解剖期间和随后

①　1英里=1.609km。

的过程中存在病原传播的高风险，正确指导现场解剖有三个关键步骤：①充分准备；②尸体检验和样品收集；③清洁和消毒。

1. 充分准备　　解剖前要了解病史，在解剖过程中和解剖后收集所需材料。还要仔细考虑现场解剖时的各种因素：动物种类、尸体位置、可能死亡原因、实验室分析所需要的样品要求等。在考虑送什么材料时，最重要的就是解剖过程中和其后要保持清洁，不要传染给解剖者、助手或旁边人员，也不要传染给附近的动物。在最初观察中，最好不要移动尸体。

2. 尸体检验和样品收集　　尸体检验和样品收集因情况不同而异，马的解剖要选远离饲养棚的地点，对可疑死于炭疽的牛不要过于仔细检验，以保证安全。现场解剖为了防止病原传播必须遵守一个基本原则：解剖时必须穿防护服，躯干和腿都要防护好，使用结实的橡胶手套和靴子，如有可疑气溶胶传播还要戴上面罩；其他协助人员都要有类似的防护，旁观者最好离开现场，不允许接触任何可能的感染材料。

解剖时尽量不要对尸体进行太大的破坏，以免污染周围环境。如果方便的话将塑料布铺垫于尸体下面，防止污染环境和便于清洁。如果怀疑是炭疽，就不要解剖尸体，仅收集血液样本就足够了。如果要求调查侵袭过程，首先要关注与可能病原相关的病史，要对相关器官或系统进行检验，收集相关组织。关于组织样本收集、处理和运送在第二章中已有阐述。任何样品要进入实验室检验都要进行信息确定，如果怀疑传染给实验室人员，必须发出相关警告。

3. 清洁和消毒　　当解剖完成后还必须进行清洁和消毒，才算完成现场解剖任务。如果一切做得非常好，就可以防止因解剖而传染给其他易感动物事件的发生。脱去防护服，包括面罩，放到密闭的容器中，橡胶手套和靴子要用刷子和消毒水、清水清洗干净。务必记住，实践中不可对表面泥土、血和其他干燥的动物组织消毒。解剖器械应放进带有盖子的容器中消毒、灭菌和清洁。

最后的清洁对象包括尸体和环境：正常方式是焚烧或埋葬。任何情况下都不能污染环境，即使轻微的污染病原也能在环境中存活。埋葬坑的深度要足以防止犬或其他食腐肉动物挖掘出来。焚烧后就埋在解剖点，埋葬的土层上要撒满至少一层石灰。与尸体接触的设备也要清洁和消毒。

二、饲养棚（房）

现代饲养棚生产系统，将一日龄禽放进一个大的共用室内可以饲养到屠宰阶段，生长期为 7～8 个星期，依据最终禽类生长的大小，每个饲养棚可饲养 20 000～30 000 只禽。这样的饲养方式存在潜在的大流行风险。预防最关心的是禽和环境两方面，包括饲料、水、人员、物理设施（空气流通等）。

饲养的禽类选择抗马立克病品种，禽群还要检验有无沙门菌带染。疾病控制方法举例：①用检测和屠宰、环境处理等措施促使保藏宿主无效化；引进无特殊病原禽群；环境处理（包括群组清洁和烟熏，衣物设备消毒，饲料和水贮藏、传输安全以保证来源安全，保证啮齿动物安全计划的落实）。②以全进全出方式进行，限制人员进入，减少各隔离组的接触机会。③通过饲养抗性禽、使用化学预防、免疫增强宿主抵抗力。

第六节　消费者保护战略

在现代社会环境中，"消费者保护"涉及各种各样的问题，最早提出的一个就是食源性疾病问题。在美国最早由医学乳品协会制定了非官方标准——"合格乳标准"，强调纯、洁和鲜的特点及品质。这个标准的出台减少了乳源性病原发生，通过巴氏消毒法对鲜乳进行进一步保护，加上生产卫生要求，最终使产品安全稳定。屠宰和肉品检验是保证人们食肉安全的重要措施，现在普遍使用的危害分析与关键控制点（hazard analysis and critical control point，HACCP），它既可以分析对人潜在的人兽共患病风险，也可以确定相对关键控制点。

一、动物鉴定

精确的动物鉴定是人兽共患病风险分析或家畜控制计划有效执行的关键。主要涉及两个领域：个体动物鉴定和原始发生点的识别。

1. 个体动物鉴定　　个体动物鉴定是特别重要的。例如，牛被打上标签确认了布鲁氏菌病或结核，以保证其不要离开限定区域，除非屠宰。犬的免疫记录要精确到个体，如果被野生动物咬伤，易被怀疑狂犬病毒感染，或人被犬咬伤存在狂犬病潜在传播可能性。如果没有精确的动物种类和个体动物鉴定，作为传染和疾病的回顾性研究工具的血清库将毫无价值。现代快速运输模式，没有可靠的动物健康鉴定是不可能的。耳标是反刍动物个体标识最常用的方式，马是在下唇黏膜刺花纹，犬是在耳廓内侧刺花纹。猪宰前检验发现异常时，就要在宰后检验中进一步鉴定。现在对农牧场或饲养场动物用非常小的发射芯片作为食用动物个体识别标识，这种芯片一般埋在耳廓疏松组织内，屠宰时取出。宠物也可以使用这种芯片识别码。

2. 原始发生点的识别　　如果没有有效的鉴别方式就不可能追溯动物原始来源点（涉及传染的来源）。美国布鲁氏菌病清除计划主要是依靠溯源系统，通过销售和屠宰检验就可以确定来源的牧场。牛结核的控制可以采用同样原理。这两种疾病来源的农场都是疾病控制计划的核心，包括个体牛检验和可疑感染，要严格限制其移动和外卖。

二、保持良好的卫生条件

人兽共患病控制计划的制订和实施受经济因素影响较大，一般考虑如下两种因素：①动物卫生与公共卫生疾病控制计划之间的差别；②成本效益分析。

1. 动物卫生与公共卫生　　有效的控制计划需要可靠的疾病报告系统作为基础。公共卫生部门重视的是一些具有重要公共卫生意义或通报性疫病，这就是发病率报告的动因，现在仍然是公共卫生调查程序的核心内容。实际上，为农牧业服务的兽医勤务对动物的群体统计是非常困难的，大多数食用动物只经历短暂的生命过程，很快就被屠宰了。

真正关注这些疾病是由于经济利益如结核和布鲁氏菌病，以及公共卫生影响如狂犬病。诊断技术的进步促进了公共卫生调查的发展；信息的汇集成为调查系统，调查系统呈现的报告具有普遍的公共卫生学意义。由于发展过程的差异，发病率报告成为公共卫生资料的基础，疾病流行报告成为动物卫生资料收集的基础。

2. 成本效益分析　　成本效益分析实际上就是对疾病控制计划投资与疾病经济损失减少的定量分析。最早在 20 世纪 70 年代开始进行成本效益分析研究，最初试图改善经济效益而鼓励宿主进行类似的研究。现在 50 多年过去了，成本效益分析已经成为现在处理动物疾病控制计划中的常规工作了。

在医学方面最初并不进行这样的成本效益分析，但由于医疗费用飞速上涨，预防就引起了人们的重视，效益分析也就逐渐开展起来了。动物与人类的经济成本考虑的角度是不同的，即不能以成本效益来分析人的健康问题，因为人是不能等同牛、猪来论其经济价值的，人是不能就经济价值来衡量的。很多分析是在公众志愿投资于减少健康风险的基础上进行的。

第七节　交　　流

一、卫生专家之间的交流

为使疾病控制计划更加有效，需要切合实际的机制来保障，其中通过调查系统定期有规律地获得信息机制是其中的保障之一。为了使信息来源范围更加广泛，报告系统中应包括实验室、CDC、医院、私人诊所，动物 CDC、动物诊所、宠物医院等的广大相关人员及防疫员。如果没有一个有效的反馈系统，他们当中只有很少人知道其工作区域以外的相关卫生事件。公共卫生领域的专家能够准确、及时地收集到疾病发生率和流行率的相关信息、发病率和致死率的资料。只有具备这样的信息才能及时、有效地进行疾病控制，在时间和经济上都展现珍贵优势。私人医生（动物的和人的）调查报告的主要价值就是对他们行医地区疾病类型的警觉。另外，调查报告在鉴别诊断中也是极有帮助的，他们所收集的资料可能在制订预防措施时是必要的。

通常情况下，从调查系统收集的资料能够反映地方流行状况。这种信息是相当重要的，因为在任何诊断方法中，正常的知识是鉴别不正常情况的前提，这些正常资料的散布取决于报告组织的大小和范围。报告的国际规模有 WHO 公布的公告（Bulletins）和技术报告；FAO 公布的动物卫生年鉴，美国 CDC 的发病率和致死率周报等。

任何调查系统中的关键因素都会包括能够指示从正常到异常的方法信号指向，如疾病从地方流行到大流行转变指示。基于时间曲线的回顾性资料，以当前事件与预期值相比较，从月报告中得知疾病发生率增加，就要加强每星期的监控频率，对每月筛出的风险阈值的适当分析来提供早期预警信息。

应急状态下的报告机制，经常要求现场的卫生专家直接反应，要求所建立的系统及时接触和介入。经验显示，应急状态缺乏有效的交流会出现非常弱的反应情况。这样的系统在各省、市、县的公共卫生部门已经设置；在家畜疾病方面，国家、省动物卫生机构也都有这样的设置。这个系统的基本方法就是交流，包括断电情况下的备份系统，在紧急状态到来前所有功能都应到位，包括公共卫生专家沟通的一些手段等。

国家之间关于疾病流行与控制也需要交流，在现代一些大的流行病，如 SARS、禽流感、新型冠状病毒感染等都体现了国际交流的明显特征。

二、与公众交流

在疾病控制计划中为什么必须有与公众交流内容，原因有两个：①对卫生相关问题提供准确信息；②了解公众要求并给予指导，从而取得群众配合和支持。通过调查明确存在问题后就要按已有标准加以区分，因为对一个问题的看法要完全一致是不可能的。职业专家对问题认为有必要或必须提出来的，公众对这些问题认为需要或感觉需要提出来的，相互需要重叠得越多，就会朝着解决办法的共同努力与合作方向前进得越快。疾病控制计划的最原始动机是动物业主的经济损失，进而动物疾病产生了公共卫生威胁，以及作为医学公共卫生动机的基础。当应急压力极大时，公众将要求控制计划出台。就一般需求而言，公众应该知道相关的卫生信息，这种要求的机制就是卫生专家和公众之间的交流，因为公众并不知道卫生专家之间的信息流通情况，因此，必须开辟其他交流渠道。鉴于交流手段的限制，可以通过新闻报纸、电视广播节目来实现与大众的交流，也可以通过网络加以交流，实际上实施起来并不难。如果问题急迫或需要教育投入，就要召开特殊会议或学校安排专门的教育课程，国家或地方相关部门将提供与公众交流的手段和渠道，定期进行公共卫生培训。偶尔有医生团队、兽医团队或其他卫生专家团队与公众以咨询的形式进行交流。如果问题已从局部扩展到一个大的区域或全国水平，那么与公众交流的手段就要有所改变；从当地实际情况的特殊指导到区域性或全国性问题的一般指导，信息也将发生变化。

第八节　普　及　教　育

从历史上看，卫生职业教育强调诊断和治疗，而不是控制和预防，在兽医学方面，主要强调技术服务。公共教育并不能使民众完全明白相关的卫生知识，只有专业卫生教育才会使公众完全理解最有效的疾病预防和控制策略。

20 世纪初冰岛 1/4 的犬感染细粒棘球蚴病，在人同样流行包虫病。在该病清除计划的关键步骤中，包括绵羊的宰后检验、流浪犬控制、犬的治疗，再加上普及教育的努力，政府还出版了寄生虫生活史等有关书籍及预防手段的小册子，学校设置了严格的教学计划，至 1960 年该病在冰岛被清除。类似的清除计划基本依赖于普及教育获得的成功，在新西兰、塞浦路斯的包虫病的清除，大部分是普及教育建立起的公众需求的结果。

现代高度流动的社会伴随新疾病不断出现，迫切需要更加有效的普及教育和专业卫生教育。职业风险是教育的另一个重要领域。我国羊饲养者和相关防疫人员患布鲁氏菌病已经很普遍，特别是牧区，这些地区就很缺乏这样的普及教育和个人的防护措施。

无论是自然的还是人为的许多灾难，都增加了人兽共患病暴发的潜在可能性。现在开设兽医专业的学校很少有关于灾难应急中兽医作用的课程，没有很好的教育就很难应对灾难后的疾病控制和相关人兽共患病防控。食源性疾病是卫生专家和公众更加关心的问题。要努力控制食源性疾病，就要普及教育宣传食源性疾病传播机制和控制知识。

问题是如何传递相关的人兽共患病教育和控制信息。**在专业层次上，预防医学课程必须超越免疫的概念范畴，而不要把免疫看成解决所有问题的灵丹妙药。**在专业基础课程中要阐明病原、宿主、环境之间的相互关系，并把这种关系应用到控制计划中。同样在研究层次、特殊专业领域也要宣传这样的基本专业知识。继续教育计划能够解决私人医疗者的教育问题，对相关问题定期强调是必要的，因为每个新生代并不始终记得为什么进行巴氏消毒。

无论是在私有单位还是国家行政部门工作，卫生专家都有责任对公众进行宣传教育，专家组织的教育活动针对现实的特殊问题会更加有效。地方医学和兽医学协会或学会可以针对牧场主、野生动物学家，指导其识别日常接触动物存在的职业风险。公共卫生专业人员能够帮助公众了解与食品和环境有关的卫生问题。

在教育内容方面主要是向动物主人、私人行医者等宣传人兽共患病潜在风险。在日常接触中，兽医有机会鉴别潜在风险，而后教育顾客风险所在及可能的解决办法。在私人诊所，经常是一对一的关系，这样的指导是非常有效的。必须承认专家是最好的老师，当然其职责之一就是要做好公共卫生方面的老师。

第九节　人兽共患病经济学评估

医学流行病学和兽医流行病学的平行发展对推动社会卫生事业的发展具有重要意义。医学流行病学比较集中关注慢性病与环境的关系，而兽医流行病学对传染病的流行率感兴趣，同时也关注动物生产的最优化。由于关心的重点和历史原因，兽医流行病学希望具有疾病控制和农业经济学方面的知识。当流行率与发生率混淆时，就需要经济学评估。这就引出什么是经济学？为什么要进行经济学评估？

经济学是研究一个社会如何利用稀缺资源生产有价值的商品，并将它们在不同个体之间进行分配。对资源配置优化的类型就是成本效益分析。经济学方法是优选出可有多项选择的最佳方案：①什么是兽医勤务（服务）的产出？（效益）②对这些产出如何进行排序？（效益）③输入到输出要求用什么方式？（成本）④我们必须学会失去，如有目的的输入所造成的成本。（成本）

农牧场的回报或微观经济学可以分为如下层次：①兽医/实践操作者能提供什么类型的服务？受外部环境影响如何，如诊断实验室支持力度、运输限制、职业教育和训练？②农场主如何安排这些服务？③农场主、兽医和可能的社会团体获得预期结果，对投入的要求是什么？④农场主必须放弃什么？

一、疾病控制经济学简介

（一）疾病控制经济学基本原理

经济活动的直接目的是为人们创造利益，因此人们需要什么、需要多少就是其价值所在，这些活动受可利用的程度控制。来自于这些资源的成本必须转化为其他用途，关于经济学讨论主要由两部分构成：①基本资源转变为其他物质或服务；②这些物质或服务被人们再分配，进行消费或利用。在家畜中的利用可见：家畜资源［动物、放牧（草）、饲料、饲养棚］→生产→产品（肉、乳、羊毛、可骑的小马）→消费→人（价值）。

按经济学术语来说疾病是负效益，它可以减少由原始资源生产的产品数量和质量，因此对人来说是负效益。有很多"无效投入"（极端天气、工业污染、无序管理、民间动乱等），并不是所有投入都是兽医的控制范围。

家畜患病的结果降低了人们的福利，经济学主要考虑人们承担福利的恶化方面，而不考虑动物痛苦所涉及的动物福利问题。具有重要经济意义的疾病并没有明确区分病原学或生物学性质，农场家畜疾病在经济上并不比伴侣动物疾病重要。伴侣动物具有不同社会价值和无形价值，通常没有商业产出。在一定社会中，社会收入、生活方式、文化层次决定着动物疾病的经济重要性，在生活水平好的国家不太重要的家养犬或儿童骑的小马可能比不太重要的牛死亡的经济价值高，而在一些贫穷国家则相反。损失家畜的经济价值并不一定与疾病的重要性相关，如价值千万的种公马死亡可能影响畜主的资金流动，但对赛马业经济可能影响甚微。患有疾病淘汰的母牛，如疯牛病、口蹄疫却可能危及整个国家畜牧业。

疾病是一个经济过程，它浪费了稀缺资源的使用，产生了负效益，尤其是人兽共患病直接危害人类健康。疾病控制也是一个经济过程，因为消费资源如兽医勤务、药物、管理，提供家畜的产出、改善家畜产品和更好地为公众服务过程也需要经济支持。

任何规模化畜牧业都有输入因素（如饲料、劳动力和运输等）和输出因素（如乳产量增加、产牛犊、产蛋），这就是已知的**生产函数**。一般来说，所显示的结果是线性的，如产出开始很快，随后会小幅增加，但在某一个点产量可能是下降。产量是一个不确定因素，但却是输入排列的结果，包括疾病和产出。

图 3-1 可初步证明疾病的存在或不存在能够区分两个函数，比较曲线向下位移（疾病存在曲线）的疾病函数与输入同量的健康家畜产量，能够看出疾病的影响比较。实际上这是大家熟悉的来自疾病各种发生率/流行率结果曲线。经济模型显示损失的概念是一种相互关系，但不是一个数，主要取决于生产系统。例如，在低输入-低产出特定系统中可看到图 3-1 x 轴的左侧输出损失较小，而右侧为更强的生产系统，包括更多的输入和输出。在不同农牧场、区域或国家动物疾病所占经济的重要性并不一致。类似的用来调整强化疾病控制的系统经济性控制计划，主要是针对可能并不是强化系统或不具备强化功能的系统。对于家畜生产系统，看是否是一个农牧场或一个部门所含的农牧场，从一个固定资源连续产出。这种农场的疾病产出是负影响，如生长率需要更长时间，最终影响产品品质。一个奶牛场产出函数可能是每月平均产奶量、每月平均饲料量。产蛋鸡产出就是产蛋数量和质量，输入就是饲料消耗。

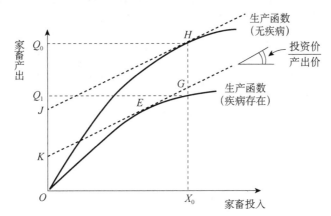

图 3-1　疾病对家畜生产函数的影响和在疾病反应中的经济调整

输入 X_0、输出 Q_0 时，假定无疾病生产系统最高生产效率为 H，用标准经济学分析计算边缘效率。图 3-1 中正切到输出曲线（表示输入的边缘产量）表示输入价值与输出价值比。疾病降低了产出，即来自 X_0 输入的 Q 结果，这样，疾病发生率 Q_0-Q_1 损失产出就有了一个成本数。这种假设是在农场主忽略疾病和原始水平 X_0 输入，甚至更少的利益前提下。另外，虽然农场主并未提出疾病控制计划，他将修改低强度疾病生产函数 E 的位置，可以节约一些输入成本或 X_0-E。这时，他的真正产出损失相当于 JK=HG，这要少于 Q_0-Q_1 产出中最原始减少的程度。这种损失很少以简单金融分析为基础进行计算或被测定。为能计算出这种损失必须依赖于无疾病基线和产量水平调节输入-输出的知识，而且在许多牧场中外来的或非常见疾病、常见疾病的发生，每天都与负产出有关。针对实际发生的或疾病确定生产系统的响应，对流行率、发生率、增加或减少等可用的调整系统进行选项。当产出的这种变化归因于疾病时，它仅能代表直接损失。

我们还是要考虑家畜疾病问题，在没有对照的情况下，群体中将有一个从零到正常稳定率的流行范围。为减少流行率将承担控制强度和成本增加的投入，如图 3-2 所示。实际上每种控制方法都有不同的成本曲线，在不同流行范围内都有最优效率函数。例如，当传染分布非常广泛时，一般是疫苗免疫最有效；但传染在局部密度较高或在很少有居民地区持续发生时则无效。在无效情况下，高靶向计划应该是最好的。疫苗免疫本身也存在较高的间接成本：劳动力、冷链、设备折旧、支持性血清试验、副反应、诉讼费和保险等。另外，疾病也是动态变化的，控制计划也应随之改变，如新的或耐药菌株出现，需要新的疫苗或药物和更大效益出现。广义上讲，流行率降低控制成本将增加。

根据定义，疾病控制和降低流行率的益处是避免疾病损失。因此，当没有疾病和零损失时出现最大效益。当疾病的影响仍然很小时，损失增加较慢，同样利益变化也是轻微的。如果患病率增加了，损失增加也会较快，利益下降速度也会惊人（图3-2B）。如果严重程度增加，损失也将更加严重，不是直接造成的损失，而是多种层次级别的影响，通过生产系统产生广泛的间接费用。

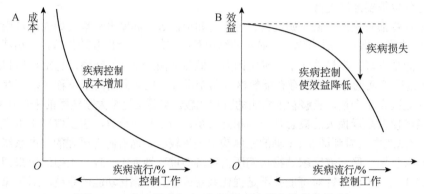

图3-2　疾病控制成本（A）和疾病控制有关效益（B）

如果我们合并两个简单的曲线（图3-3），就会清晰地看出许多疾病控制水平的收益超过控制成本，但差别较大。在疾病控制最优化经济情况下两个曲线梯度是一致的，边缘利益和成本也是一样的。在其他方面都是一样的情况下，这种控制和经济状况就是找出各种可用的替代方案。

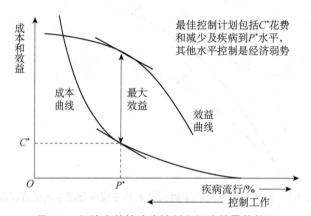

图3-3　经济有效的疾病控制和经济的最佳状况

根据这些经验教训来确定最优经济状态和设计控制方法。通过其他措施进一步减少疾病发病率是合理的经济取向。其间（政府）会计师面临非常大的风险，尤其是矢量控制。如果很少或没有明显疾病发生，那么就要讨论控制计划是不是太浪费了，如果是就要减少预算。依据流行病学潜伏期必需长度，如开始时什么都没有发生，但随后易感群体增加，突然暴发新病例，而且这些新病例可能是被医生和兽医遗忘的疾病，这些特殊性都应该在设计控制计划中留有余地。

经济和流行病学状态很少是静态的。控制计划的效率取决于生产效率，包括广泛的家畜控制计划是相对有效的稳健措施，如针对适当动物和适当季节进行疫苗免疫，对肉用小牛强化接种可以非常有效地提高免疫至最长时限，其中必须保证疫苗始终保存在冷藏条件下。随着系统的不断强化，就更要抓住时机和提高效率，最有效和敏感的可能是大型禽类企业。

疾病扩散的风险很少是一个简单流行函数，如巴贝斯虫感染发生率可能是非常不稳定的，在30%以上且有高致死率，如果流行病学状况改善就能迅速下降到5%左右。类似的情况见于特立尼达人群中的黄热病，根据低发病率的二项式测定其间接费用，一个病例相当于其他病例的10倍。经济模型必须能够涵盖疾病的各种方式，包括疾病影响牧群的经济价值，进一步影响到国家总体经济层次、微观经济和金融水平（表3-1）。

大多数但不是全部国家动物疾病控制计划的代价是农业社会福利。首先，牧群以小规模逐渐融合，这时经常是规模很小或没有疾病发生，有利可图。随后以强制性加入混群，则产生明显问题，然后进一步扩大规模以减少损失。因此，牧场主承担责任的同时要认识到社会也承担的共同责任，尽全社会能力帮助其减少成本损失，同时也是社会福利增加的方式之一。

表 3-1 动物疾病引起各层次经济损失

经济层次	每个农场存在不同程度疾病	国家/区域规模传染病突然暴发	
		外贸限制	没有外贸限制
农场/个体生产者	农场疾病发生率/流行率、发病率和损失之间成直接关系；对养猪、禽收益有严重影响	较大损失，但不影响农场生产，损失动物可能补偿	受影响农场遭受巨大损失，损失动物可能补偿；未受影响农场具有优势
部门/股份农场	市场不够大时由于价格不适应的原因疾病层次与牧场主收益没有什么关系	需求下降导致价格下降，尤其使出口产品遭受巨大损失	依据价格调整程度和可能的补偿中度损失
供应和加工工业服务和贸易	假定价格变化快速传递给消费者，但完全依赖于系统中需求和供应的弹性		
消费者	由于高价格的损失	附带优势	轻微损失
国际经济	资源没有充分利用的损失	国际损失比农场主少得多	损失比农场主多

（二）成本效益的数学比较

任何决策都是对涉及相关建议或情况进行选择后才能决定，在比较成本和效益价值时可使用多种技术。部分投资比较适合农场或企业系列子公司的慢性疾病控制计划。疾病控制方法主要关注成本效益影响的本身因素，最合适的是对简单问题有一个相对快速的反应，而又不影响农场或企业的整体管理。对不同方法进行比较，但必须要选择最佳的解决办法。利润分析（margin analysis）最适合用于复杂的地方流行情况，尤其是综合的卫生计划，这里可能有许多不同投入，也将有各种产出。这种方法能够以有限能力及时处理，以及利于没有发生问题的企业的随后扩大。当疾病表现没有规律或零星发生时，在风险和确定性存在情况下采用收益表和其他形式决策。当事件概率已知时，这种方式是一种极有价值的决策工具。

效益成本分析作为分析的一个组成部分广泛地被应用。决策标准是根据不同方面测得的净现值、成本效益比、内部回报率来确定的，并且任何决策都要使这三方面取得平衡。分析技术的效能是改进决策过程。

1. 效益成本分析（benefit-cost analysis） 今天发生的事情要比明天发生的同一件事具有更高价值，今天 1 元比明天有 1.5 元更好。折扣就是这样一种技术，将未来的成本效益流动减少到现在的价值上。就收益流动来说，如果一个人每年收益 6438 元，9 年后将全部收入为 57942 元，每年折扣 15%，现值为 30722 元。折扣率（贴现率）是资本的机会成本。可以利用政府的基金项目借贷，但将影响可能计划的选择和范围。关于金融和微观经济（农牧场）分析，贴现率是资本的利润成本，如当地的银行利率。

（1）净现值（net present value, NPV） 净现值即项目增量净效益流动现值，是收益减去成本的现值。现值是现在或支付给出的数量值，或将来某个时候收到值的量，而且这个将来价值是由未来价值乘以贴现因子结果决定的。如果净现值为正，则项目是可行的，但它并没有提供执行的排序。有时可以忽略巨大成本，这个成本虽然巨大，但成本效益比可能更好。在分析相互排斥的替代方案或项目时，就要选择最大净现值。

$$\text{NPV} = \frac{B_0 - C_0}{(1+r)^0} + \frac{B_1 - C_1}{(1+r)^1} + \cdots + \frac{B_n - C_n}{(1+r)^n} = \sum_{t=0}^{n} \frac{B_t - C_t}{(1+r)^t}$$

式中，C_t 为在时间 t 时成本的测定；B_t 为在时间 t 时效的测定；r 为贴现率或资本的机会成本；n 为项目的年限。

（2）效益成本比（benefit-cost ratio, B/C） 由成本流动的现在成本划分的利益流动现值是成本效益比。如果 B/C 值等于或大于 1 则项目可行。如果比值太高（如大于 15∶1）则应谨慎对待。使用贴现率应该是非常敏感的，因此必须包括敏感性分析。这可能对独立项目不能正确排序和不能用于互斥备选项目之间的选择。选择标准是接受所有 B/C 值为 1 或大于 1 的项目，太高比值并不是最好，目前效益成本比的控制模式并没有用于人的保健项目中。

$$B/C = \sum_{t=0}^{n}\left[B_t/(1+r)^t\right]\Big/\left[C_t/(1+r)^t\right] = \sum_{t=0}^{n}\frac{B_t}{C_t}$$

（3）内部收益率（internal rate of return，IRR）　如果项目打算收回投资、操作费用和盈亏，一个付费试用资源项目的内部收益率是最大利益，这只是使净收益流动的净现值等于零的贴现率。如果 IRR 要大于实际利润率，项目的经济价值高，它更适合短期优势项目；这是 WHO 和类似基金机构最喜欢使用的计算方式，因为从技术角度看最为准确，是一种指导决策的可靠工具。它是通过求解 r 来计算的：

$$\mathrm{NPV} = \sum_{t=0}^{n}\frac{B_t - C_t}{(1+r)^t} = 0$$

2. 社会成本效益分析（social cost-benefit analysis）　在无形社会利益和实际费用之外的项目成本中的额外分析。一些无形的收益如福利、较好的学校、农业的伸缩性、传统价值、文化和景观价值破坏的成本，都是真实的和反映真实的，但要进行评价很难。你的孩子对你来说价值是什么？是你的生命？这些都是无形的，如果可能的话，要量化，要转变为经济术语，通常使用起来也比较方便。主观评价在最终的决策中要考虑项目中的有形和无形因素，无形成本对于计划以外有形利益是有好处的。

成功疾病控制或清除的最大好处是公共利益全社会共享。依据控制疾病的性质，其价值可能包括在以前流行区移民和居住，减少公共和私人在控制疾病中的费用，减少预防消费，增加以前不使用的娱乐性资源的使用，全面改善公众对卫生保健的态度和未来信心。这些都为人力资本储蓄和投资创造了潜力；同时增加女性教育、减少儿童死亡率、增加人口增长率。

3. 成本效益分析（cost-effectiveness analysis）　成本效益分析用在收益难以定量或者是决策已经做出但需要对备选技术进行选择的项目中。在成本效益分析中体现成本流动确定其现值。分析的主要形式基于常数效应或固定成本。常数效应应用于最小投资成本分析；固定成本方法是计算每个利益单位成本或成本效益比值，如持续减少致死率的成本。

4. 疾病成本分析（cost-of-illness analysis）　疾病成本分析是依据金融性质来分析的，经常被引用和运用。成本通过直接成本和各间接部分来计算。直接成本是治疗和卫生保健的直接成本，在农业上，要减去家畜的库存和输出；无形成本因为并不直接影响输出而被忽略。间接成本是因疾病、失去劳动能力、死亡等造成的损失，以及由此引起的社会影响；在农业上，这些成本体现在生产的外部，间接损失通常都有巨大的经济影响。以分类账簿的方法，通过银行账户和农场收入很容易处理，但结果容易被误用和滥用。常见的错误是对受影响的个体忽略多种疾病问题，假如所有死亡都发生在 1 月，那么发病的数据就有各种变量；但在局部（家庭或牧场）和国家层次上获得第一个近似值和正在确定的主要成分是有用的，尤其在一个更完整的经济分析不可能时更为有用。成本效益有些与食源性疾病暴发有关，总结如表 3-2 所示。

表 3-2　食源性疾病成本效益表

成本			效益
个体成本	工业成本	公共部门成本	（中期–长期）
盛装（看医生或到医院）	产品召回	疾病调查费用	自我提醒
会诊、开处方、住院	工厂关闭	暴发调查费用	更严格标注
收入或生产损失	清洁费用	产品责任成本	重新调整目标
疼痛和痛苦	减少产品需求	医疗、医院公共成本	本地改进促进其他地区发展
失去休闲时间		救护成本，清洁费用	（牛结核清除，改善乳品货架期）
看护孩子、家庭保健费用		税收损失	提高产业素质
避险成本、避险行为成本		员工机会成本	质量好、价格高
访医和看患者路途成本		旅游减少	动物饲料改进，回馈高质量食品

要注意抓住机会，如信息滞后，所追求的潜在效益将化为泡影。处理反应越快，直接成本越低，将获得越大的中长期利益。

二、人生命价值

要想定量医疗卫生保健的收益，一个常见方法就是延年益寿。通过医疗卫生保健阶段相关的年龄、性别、种族特点来计算人生进程表。另一种方法是在正常预测之外的寿命增加。当双峰情况非常明了时显示治愈或死亡或预防条件恰当，结果也非常好解释。如果接触组群死亡率或狂犬病患病率减少，且如预期的那样活得更长，就会产生较多效益，增加社会经济产出。

当治愈不完全且具有长期后遗症或早产/发育失调新生儿、老人等不利状况，情况就会变得更加复杂，但一般会产生两种场景：乐观的和悲观的。乐观的基础在于死亡、疾病流行率和发生率同时下降；而悲观场景是仅死亡下降，但却有更高的发病率。发病率上升和严重程度增加会大大影响社会和经济环境对延长生命的卫生保健的努力，如对卫生保健的需求，对新老人群社会经济和文化地位都有影响。从经济学角度来看，预防较治疗效果更好、更经济。在乐观场景中，从正常人口统计学预测和对卫生保健服务的压力中看出，老年人希望延年益寿的愿望将带动高额公共社会保障/福利成本，但也增加了养老金计划的收入。无工作人群所占百分率、退休年龄、中老年员工劳动力的地位和现状、社会中老年人行为模式和价值，对乐观和悲观场景都有影响。良好的营养、锻炼、医学进步都能使人健康长寿。

三、兽医经济学

兽医经济学中的一个困惑问题是对不同模型和计算相关知识和信息需要了解多少。兽医经济学工作属于专业还是属于业余，如果经济上比较专业但对流行病学知识相对缺乏，反过来流行病学比较专业但经济学相对业余，就会在经济学上使用二级或三级数据，罕见有经济学家使用自己的数据，即使有自己的数据，通常也是一组牧群微观经济水平。所使用资料来源范围各异，导致结果也不同，理论上类似的研究是没有可比性的。有时疾病的社会影响太深奥或太复杂，文献不可用或差异太大，很多人试图利用复杂的分析克服这些缺点，并有大型计算机和远离农场的环境。最好的方式是经济学家应该是专家组成员，更能接近丰富信息，以便根据生产、统计和流行病学来组成一个有效和充分的论据意见。例如，许多情况下，损失可以模块化方式处理；乳房炎损失多少牛乳；死牛的价值是市场均价和从小牛到乳牛成长收益的损失价值之和。当次优产品和管理限制长期影响时，就必须分析相关因素，如 FMD 对群内影响，可能要花费相当于 2 年的工作；或者是春天产羊羔患球虫病到秋天有大量肺炎和产量不高；或者是有关布鲁氏菌引起流产的连串事件。然而，并不是所有疾病流行病学组分或卫生计划都能影响经济学评估，调查的时间越长，结果就更应该简短和真实。有意义的信息只有通过紧凑和良好的组织才能获得。

现在很少有专门的培养动物卫生经济学家的单位，只是一些兽医学家深知其社会价值而专注研究经济学，并与兽医学结合起来，他们乐于提供 B/C 值，而且必须以更宽广的视野来看待动物卫生经济学。有时兽医经济学关注自己领域的视野太窄，如全国乳品企业更关注乳房炎。成本、效益、风险的保守估计并不总是受欢迎，但它确实很精确，并具有扩展和延长项目的优势。贴现率的微小调节有时都能使不太完善的计划取得成功。当 B/C 值接近相等时，计划的使用价值就可以转变为行动了，实际情况是处罚常常被滥用。经济学不仅仅是测定，更要理解整个系统是如何运作的。相关国家和地区对人兽共患病的一些经济学研究见表 3-3。

表 3-3　相关国家和地区对人兽共患病的一些经济学研究

人兽共患病	动物	研究	地点
布鲁氏菌病	牛	成本效益分析	英国，美国，新西兰
		成本和效益	美国，乍得，喀麦隆
		成本	科特迪瓦
		控制的社会限制	阿根廷
		控制效益	吉尔吉斯斯坦
		模型计划	科特迪瓦
	人	社会经济学成本	西班牙
		综述	美国，尼日利亚

续表

人兽共患病	动物	研究	地点
美洲锥虫病	媒介	媒介控制成本效果分析	
		媒介控制的成本效益分析	
	人	社会成本	
食源性疾病	人	人类疾病综述	美国，加拿大
		棘球蚴病成本效果分析	撒丁岛
		棘球蚴病成本效果讨论	澳大利亚
		沙门菌病全部病例估计	美国
		沙门菌病私有和公共成本	美国
	猪	包虫病成本	匈牙利
		旋毛虫病	法国
	绵羊	绦虫和包虫病	新西兰
		包虫病	西班牙
螺旋体病	牛	影响	新西兰
		决策分析	新西兰
	猪	影响	阿根廷
肝片吸虫	人	公共和私有成本	泰国
	牛	控制实验	比利时
		疾病成本	牙买加
鼠疫	人	成本效益分析	美国
狂犬病	犬	成本效益分析及综述	菲律宾
	狐狸	成本效益分析	法国
	浣熊	成本效益分析	美国
结核	獾	成本效益分析	英国
	牛	成本	尼日利亚，乌克兰
		清除成本	澳大利亚，以色列
	鹿	成本	新西兰
	人	牛结核控制效益	美国
锥虫病	人	成本效益分析	
	牛	成本效益分析，成本	肯尼亚，赞比亚
媒介控制	山羊	饲养效果成本	
		成本效益分析	
		自愿支付	

第十节　人兽共患病控制与预防的一般性考虑

21 世纪初的前 10 年，城市郊区和农村与动物亲密接触的生活环境逐渐消退，如今已成模糊记忆了。随着这种生活环境的逐步消失，人们逐步提高了无健康风险的需求，人兽共患病和野生动物保藏宿主的所有预防疾病暴发的成本可能超过所获得的利益。一些流行地区每年都要面对一定发病率威胁，如布鲁氏菌病、鼠疫、莱姆病和螺旋体病等。即使对这些疾病可以控制，所涉及的人员和设备成本可能更高。

假定能够控制人兽共患病和减少发病率，措施可行且经济上又是值得的，具体又由谁来负责？动物主人（宿主）还是政府？简单回答就是取决于谁的利益。例如，家畜蠕虫病的直接损失由农场主负责，因为市场的一般规则是奖励成功，惩罚失败，因此加工厂能更有效地对 HACCP 负责。在布鲁氏菌病清除计划中，谁负责计划中的复杂问题，谁就应该从中受益最大。现实的情况更为复杂，但这将是一个良好的开端。全部责任也不能都由政府来负，全社会都有责任共同面对疾病预防。

一、看不见的利益效果

疾病预防控制产生的效果呈二项式趋势，即无效或巨大成功。最好的例子是 5 个东南亚国家给较小的禽群体饲喂活的新城疫疫苗，但最终并没有表现较好的保护效果。这些国家目前饲养条件较差的禽群和农村环境饲养禽只存在较多风险，只能饲养或只适合饲养较少数量和维持较低产量。如果进行适当的条件改善，如有疫苗使用，产量就会增加，但也会有一些额外负担。由于现在的体系或系统效率较低，单个技术创新意义不大。

20 世纪 70 年代对禽蛋业引用马立克病疫苗取得成功，这时期该病对禽蛋业威胁较大，可使美国蛋产量损失 10%～15%，德国和荷兰损失 20%，我们国家情况类似。在引进疫苗后导致产蛋过剩，并有微薄利润，蛋价下落使产蛋业受到严重冲击，利润下降。疫苗使用 2 年后企业稳步发展，英国不同，因为英国正好全国流行新城疫，导致严重的死亡率。清除和控制计划通常能够帮助企业稳定发展，索马里在 1970～1980 年成功使用山羊传染性胸膜肺炎疫苗计划，效果非常好。

大多数情况下对使用疫苗所获得效益很难直接计算出来。由于引起动物疫病的病原差异，使用疫苗的效果不同，有时不用疫苗没有造成大量死亡，而使用疫苗却引起严重损失。

二、发展中国家必须按照发达国家的经验发展吗？

理论上讲，发展中国家在疾病控制问题上应该利用已有的知识和技术来跨越历史，改善未来的防病工作。但每一个国家的情况都不相同，即使病原不存在（毒）株的差异，但生活和文化还是有很大差异的。为有效控制疾病，考虑这些因素比考虑病原本身重要得多。第一，问题决定了它们的解决方案，所有可能的因素如兽医、社会、文化、经济、农业，在提出建议前都要考虑到，就是要结合自身的实际情况和特点，设计实用的方案；第二，一步一步地找到最佳方案；第三，创新性使用新技术并灵活用于实践当中。

三、风险分析

风险分析是对来源广泛的信息综合分析所得出的对未来有害事件可能发生频率的预测。**风险分析是在缺乏可靠性资料、不确定情况下所做出的判断**，主要由三个部分组成：风险评估、风险管理和风险交流。

（一）风险评估

风险评估主要用于个体或群体接触危险材料或环境对健康影响的评估。尽管有时存在有限的数据和信息，但还必须做出明智及时的决策，这是一个组织和解释科学信息的复杂过程，包括不确定性鉴别和记录、特殊场景风险估计、简要介绍调查结果、整理信息便于决策，作为科学决策的依据；也包括可能发生错误走向的先后定性描述，以及对事件可能的定量措施及事件发生的影响；或者包括暴露于风险的潜在负效应特征：包括措施、分析技术和解释模型不确定性和风险的评估，以数字表示的定量风险评估特征。

1. 危险或风险识别　　对与事件可能有关的情况或潜在情景的全部回顾。如果不能对一个特殊危险进行识别，对其发生的概率就无法计算，也就不能采取措施来减少风险。例如，对输入一定种类动物的评价，就必须列出引进动物国家中与该种动物相关的病原目录，以及可能的传播途径。

2. 剂量反应评估或危害特征　　剂量反应评估就是接触程度和对健康影响概率之间定量关系的测定。在一些罕见情况下，二项式/阈值情况是存在的，如发生的情形看得见/看不见。

3. 暴露（接触）评估　　在有规律对照前后对人或动物接触的范围、频率和持续时间的测定。

4. 风险特征（描述）　　包括前三部分一起对接触群体各种结果的性质、规模的可能性预测，包括不确定性，对表示风险程度和范围的资料进行假设，对其代表性、可靠性、适用性进行全面分析。因为缺乏可靠的资料，置信区间无法计算出来，所以不是一个统计评估。

（二）风险管理

风险管理即风险控制措施——采取行动或不采取行动选择的评价。负责人或官员有时监督风险评估、风险控制评估、风险信息的处理，政府官员最后决定是否接受输入动物。有时对于动物产品采取减缓措施以减少对不可接受高风险引发的风险，或者是使用高敏感诊断方法来排除可能的感染动物。当风险评估不存在争议时，管理过程通常更客观量化。很明显，评估人和管理者之间需要主动交流，以便于互相弥补不足。风险管理的目的就是对风险识别、记录等制订相应措施以减少风险的发生。

（三）风险交流

风险交流即对风险危害所有相关部分共同进行交流讨论的活动。风险交流的目的在于：①通过所有参与者在风险分析过程中互相交流提高对所研究的特定问题的认识和理解；②在达成和执行风险管理决定时增加一致性和透明度；③为理解建议的或执行中的风险管理决定提供坚实的基础；④改善风险分析过程中的整体效果和效率。

风险是限定性危害事件发生的概率或频率。当估计事件的规模很明显时，风险概率的解释就能被所有人接受，如人类健康和环境风险研究中各方面都接受的可忽视风险（negligible risk）通常为 10^{-6}。另外，兽医在风险分析中提出可接受风险（acceptable risk）概念，这是一个关于危害的允许程度或监管决策安全限度的主观决策，这种决策可能涉及重大分歧和公众可接受程度的问题，但能够获得确切的决策选择。对风险可接受性有不同解释，特别是不同利益集团对风险态度是不同的。如果可能的话，对这种潜在利益和效果必须鉴别、描述和定量。可接受风险表示折中和决策的暂时性质。在专家和外部人群中误解的情况经常见到，特别是存在根本分歧的情况下更是如此，这种分歧在统一的术语和定义情况下会大大减少。一个有效的交流系统就可以解决这个问题。

风险分析必须是透明的，信息可用而且要合理组织和仔细记录；风险分析应该是动态的、灵活的，能够吸纳和利用新的信息，如对出口国卫生状况和新技术的了解和利用程度。风险评估应该不受干扰独立操作，而且要保持完整的、科学的和官方的高标准。评价标准必须始终一致。

（四）风险评估实例

以下为评估新西兰从澳大利亚进口皮张中是否有炭疽杆菌的实例。涉及的数据有未加工皮张引进炭疽杆菌的年概率（T），含有芽孢的概率（p），与芽孢接触的动物频次（n），假定芽孢接触有一个二项式分布（如是或不是）：$T=1-(1-p)^n$。

当 T 非常小时，如 0.001，这个方程式可简写为：$T=pn$。

澳大利亚输入新西兰皮张中含有炭疽芽孢的概率假定：$p=is$。这里 i 是澳大利亚绵羊或牛皮张含有炭疽杆菌的概率，在 1970～1981 年，每年报道家畜炭疽是 19 例，最高风险是 40 例，忽略该病的下降趋势。1989～1990 年，澳大利亚屠宰绵羊和牛 4023 万头，i 估计是 40/4023 万或 $9.94×10^{-7}$。s 是皮张到达目的地芽孢存活的比例（存活芽孢为 0.9），因此，$p=0.000\,000\,994×0.9=0.000\,000\,895$ 或 $8.95×10^{-7}$。

新西兰易感家畜暴露活炭疽芽孢的天数（n）可能是：$n=gtvfd$。这里 g 是新西兰农牧渔业部批准的制革厂数，设为 23；t 是这些制革厂在季节性洪水期间废水肥料污染厂区的比例（为 20%～100%）；v 是每年洪水发生的平均天数（20～30d，平均 25d）；f 是洪水季节加工污染皮张的概率（25/235 或 0.11）；d 是放牧中接触感染芽孢剂量的持续天数。因此，$n=23×0.2×25×0.11×1=12.65$。

第一次评估新西兰制革厂引进炭疽概率是：$T=0.000\,000\,89×12.65$ 或是 $1.13×10^{-5}$。

如果澳大利亚改变了动物放牧方式从而改变了感染炭疽芽孢的概率，那么皮张带染的概率一定比现在所显示的小。另外，在发达国家通过屠宰来源的皮张很少带染炭疽，但死亡动物来源的皮张除外。非洲屠宰动物炭疽常见，澳大利亚炭疽少见。

风险分析为不确定的风险控制提供了一个哲学框架。第一，国家间的贸易协定使国家之间的贸易障碍减少；第二，没有生物零风险状况存在；第三，极其严格的政策、走私或违法都可能导致不可控事件的发生；第四，感染（传染）是不分国界的，但疾病是有国界之分的。疾病病原绝不是均匀分布的，气候、地理、宿主范围、畜牧业在病原分布的边界等方面都是比较模糊的。从改善和保持动物卫生及监控系统的多数结果证明这种状态能够获得更多好处，而不是贸易利润。

风险分析中的一个缺点就是需要验证。实际上担心的事情可能并没有发生，实施后也没能确认设计和使用的处理程序正确与否。该系统对额外的间接成本或与实际不太相干的成本过于小心，需要事后调查事件是否发生、是否按预计的频率发生，甚至就不存在，调查什么是正在进行或发生过的事情也存在较大难度。

风险分析和疾病清除中问题之一是如何能知道疾病或传染何时发生，实际上这个是做不到的。人兽共患病必须存在一个传染链，在非常小的流行或风险以下水平，我们就不再使用统计学原理，而要使用流行病学的一般知识。

四、危害分析与关键控制点

危害分析与关键控制点（HACCP）主要依赖于：①危害分析的操作和位置的细节，如关键控制点；②通过技术进步或良好操作规范（GMP）控制病原污染和带染，以清除危险微生物；③通过风险评估验证 GMP 的有效性；④通过监控代表性样品来进行评价。

在食品加工系统中，HACCP 是食品工业普遍遵守的规则：①从收获到消费过程中包括危害物识别和防控措施。②控制已知危害物关键控制点（CCP）的确定，CCP 是食品安全控制和预防消除或减少可接受水平的点、步骤或方法（如烹调或快速冷却）。③建立可接受和不可接受关键值，每个 CCP 都要遇到。④适当的 CCP 监控程序，按顺序记录观察或关键阈值的测定，以评估 CCP 是否可控。⑤当 CCP 出现偏差时要建立预定和记录纠偏措施。⑥发展并实施 HACCP 验证程序计划，即确认 HACCP 工作状况。⑦以文件形式对①～⑥步骤和所有方法进行记录。

（一）HACCP实例：危害物为鱼的寄生虫

危害陈述：捕获野生鱼和水生贝壳类含寄生虫是不可避免的。控制捕获鱼的区域是可能的，但首先要知道哪些区域鱼中寄生虫少，有些鱼由于采食习惯或天然抗性，很少感染寄生虫。最好的实用措施是视检并除去寄生虫，但这类方法只能减少鱼中寄生虫，不能彻底除去全部寄生虫。

关键控制点：收获、贮藏或加工，有四个独立选项：①加工者认为接收到的鱼没有寄生虫带染；②加工者接收到高带染率寄生虫的鱼（根据以往经验每千克鲜鱼中有 1 条虫）；③确定接受的鱼来自寄生虫重疫区；④来自市场的鱼经过冷烟熏、腌制或做寿司。

那么，当选择其中一项时该如何处理，假如选择了②控制措施，就要采取以下措施：①整个生产线都要处理可见的寄生虫，将其除去，整批都要处理；②在包装前取一批代表性处理样品，以监控处理效果。

频率：每一批都要处理，监控每一批。

关键阈值：45.45kg 鲜鱼肉（鲢鱼、白鲑、白鱼等）或 3% 肉片（玫瑰鱼）中检出桡足类寄生虫 1 条或多条，并伴有脓袋出现；其他鱼、甲壳动物和软体动物可见寄生虫都应除去。

记录：对每批检验处理结果都应记录。

纠偏措施：加工后超过阈值的一批要重新加工，任何关键值的偏差都要及时加工处理或改变 HACCP，以减少偏差风险的发生及随后行动。

通过实施收获前质量控制，不仅使家畜禽有更加乐观的屠宰条件，同时也能节约检验成本。

（二）疾病控制实例：狂犬病的国际研究和政府行动

20 世纪有两种狐狸突现狂犬病流行，原因是模糊的。1935 年开始，在波兰和苏联边界上出现赤狐和獾两个主要狂犬病媒介，以离心方式扩散，主要在西南方向，随着第二次世界大战而呈暴发趋势，在苏联西部还有狼和貉。1988 年，狂热的赤狐到达法国中部和北斯拉夫地区。其他流行是 1945～1947 年在北极圈和阿拉斯加，由赤狐引起，北极狐在北部的分布非常广泛。1952 年在加拿大西北部流行，包括雪橇犬、狼和貂，1957 年在格陵兰岛也有报道。北极狂犬病流行与狐狸的周期性密度提高有关，而狐狸密度变化与旅鼠、松鸡类 3～4 年的群体周期变化、白靴兔 8～11 年的群体周期有关。北美流行的病毒株仅一株，分离株与欧洲株明显不同。

欧洲赤狐是狂犬病的主要宿主，对狂犬病毒高度易感[10^{-5} 鼠脑内半数致死量（MICLD$_{50}$）或鼠脑内注射 50% 致死量，牛为 $10^{3.5}$，犬为 10^{6}]，但对非狐狸性狂犬病毒生物型并不敏感。欧洲和北美的赤狐同样敏感，许多感染赤狐要比其他种类动物高外排病毒（≥90%）。在更广的范围欧洲赤狐又是较低感染剂量，唾液中含有较多病毒且常见，其病毒效价在平均病毒效价以上。通常很少能见到感染狂犬病的个体能分泌高效价病毒。

虽然该病毒具有不建立免疫屏障的优势，在一个高密度群体中每 4 个星期就有感染的新宿主出现以维持传播，因此传播链难以被打破。低剂量感染可产生较长潜伏期（266d 或更长）的自我毁灭和再激活，再激活是在应激条件下引发并在更长时间发生的。这种缓慢过程可将病毒传播给一个新的高密度具有机遇的狐狸群体中。赤狐的极地分布有利于病毒传播，从森林到郊区的生态适应变化，它们是极其聪明的，能够避免很多问题和越过屏障，具有较强的生育能力和较长寿命，其行为具有社会性、家庭性和与其他狐狸接触的陆生动物特点，这些特点都有利于病毒传播。狂犬病流行与狐狸性生活规律一致，1~2月是狐狸性生活最活跃期，狂犬病发生也急剧增加，到3月突然下降。欧洲存在狂犬病发病率和狐狸群体密度具有相关性，当控制狐狸群体密度在一定水平时，则狂犬病流行下降。当狐狸群体狂犬病消失时，同地区其他动物的狂犬病也消失了。总体来说，除了局部和短时期外，控制狐狸群体的行动并不成功。一个区域减少80%狐狸群体的状况在4~5年即可恢复。

对野生狐狸实施口服疫苗，产生的抗体达$10^{4.5}TCID_{50}$，诱饵方式可达10^6TCID_{50}。使用的是 Street-Alabama-Dufferin（SAD）病毒（街毒），也有亚型（ERA/BHK、SAD-Berne、B-19、P5/88-Dessau）、突变株（SAG_2）、重组病毒（VRG、HAV_5-RG）。VRG对狐狸、犬和浣熊效果很好，对臭鼬效果差，HAV_5-RG 对所有动物效果都很好。

对于野生动物要用弱毒口服疫苗：①靶向动物应该是口服免疫；②对人、靶向动物和其他动物以诱饵形式不应有致病性；③不应该外排病毒；④不能返祖，不易突变成高致病性毒株；⑤无致瘤性；⑥制品中无病原污染；⑦具有贮藏稳定性；⑧在室内几天应该稳定，但不是长期的；⑨容易生产，成本低；⑩至少带有一个遗传标记。

早期的研究证明疫苗病毒必须以口腔或咽喉组织感染才能提供免疫，因为病毒在胃中易被破坏。因此，疫苗以液体形式接触口腔和咽部黏膜。冻干和包被病毒可能安全通过胃引起肠道的免疫反应。

对诱饵的要求是：①对靶向动物具有吸引力（如气味、质地、形状），激其吃的欲望；②直接被吃掉；③其他动物包括人直接拒绝；④靶向群体中的大部分都能吃到；⑤不能把病毒灭活；⑥能够介导疫苗进入口腔；⑦能够与生物标志物共同使用，如四环素；⑧使用简单，成本低。

曾经试过汉堡包诱饵，但对人有诱惑力。鸡头既便宜狐狸又喜欢，在2000km²预防需要30 000个鸡头。脂肪和鱼肉丸既便宜又容易生产。在德国、意大利、比利时、奥地利、卢森堡、法国接受率73%~75%，有58%~74%的免疫率，抗体效价≥1：180的达57%~73%。瑞士发现诱饵不管放在森林边缘、森林中、田野中还是牧场，其捡食率没有太大差别，诱饵可以人工放置或飞机投放。正常的密度是12~15个/km²，高密度群体25个/km²。对于貂和浣熊这种小群体动物，应该48~120个/km²。通过诱饵2~6个轮次的投放，狂犬病应该消失，如果获得这样的结果，必须进行调查。

这样的调查要满足以下三个要素。

1. 流行病学　　收集狐狸不同地理位置分布信息，以单克隆抗体或其他适当技术进行病毒鉴定，非靶向动物也应该确定是否被疫苗病毒免疫，注意流行病学类型、宿主生物学、环境情况异常。

2. 群体免疫情况　　如果可能，要在1个/10km²、1000km²范围捕获狐狸或射杀、放血方式获得，成功的诱饵计划应该是≥50%的狐狸血清中和效价超过1：20，靶向群体免疫超过70%。检测并没有国际标准，一般使用ELISA方法。

3. 诱饵捡食率　　已经试用了很多生物标志物，最经济的是四环素，狐狸消化30mg/kg四环素即可在荧光显微镜下看到骨组织含有。由于组织替代代谢不发生在牙齿，牙质标记多在年轻的狐狸观察最明显，而且每天都在更新或增加新的骨质，牙质检查能看到诱饵消化后的新成分，这些成分与特殊的诱饵成分有关。如果狐狸在1岁以上，牙质四环素沉积就不明显，很难看出来，这时看骨骼更可靠。

总之，从以上可看出，设计、计划和实施野生动物口服疫苗计划是极为复杂的，要考虑如下因素：①所覆盖地区性质和大小，是否清除或有边境保护；②诱饵的数量；③依据疫苗和诱饵的稳定性质、宿主群的动力学特点，来使用不同诱饵；④根据宿主群动力学性质，调节诱饵使用间歇；⑤使用诱饵疫苗的类型，要注意宿主是否喜欢、竞争性和安全性；⑥诱饵投放技术要可靠；⑦调查的组织。

五、遥感和地理信息系统

地理信息系统（geographic information system，GIS）包括注册、涉及地理的数字资料分析和展示。遥感（remote sensing，RS）资料是以卫星和飞机方式收集的专家资料库，但是在GIS资料范围内。因为数据是共注册，有关定性和定量的数学开发都是共同建立的，这些可以弥补遥远的距离和各地区的巨大差异。虽然地图是 GIS 和 RS 的基本工具，但这两种方式不是操作地图。GIS 是将不同时期发现的各种特征性信息放到一张地图上的一种工具。RS 数据反映的是地表发射的能量状况，在疾病控制中，可以用此技术测量和显示地下水温度、水沉积水平、土壤水分、生物量（植被指数）和植被类型。

GIS 在流行病和疾病控制上的应用属于起步阶段，相关的软件专家和统计学工具还很缺乏，因此使用范围还很有限，目前主要用于：①卫生服务和优化，如医院和诊所选址。②物流和运输网络，如救护车和运输家畜的路径。③环境和流行病学研究，如疾病生态学、禽流感全球传播趋势。④新现疾病的反应，如家畜疾病的流行病学信息系统 EPIMAN 系统。⑤在疾病调查和控制程序中改善战略和操作效率。⑥实时环境监测，如牡蛎养殖水质和赤潮发生。⑦区域战略政策制定，如高/低风险区域监测。

我国在人兽共患病监测净化行动中实施直联直报系统，以牧运通 APP 及省级畜牧兽医信息平台等为支撑，建立健全养殖、运输、屠宰全链条防疫、检疫监管智慧信息系统，能够在较大程度上达到畜间源头防控和预测预警的目的。

六、动物农场的永久性/暂时性标识

控制和清除疾病至关重要的组成部分是追踪动物移动轨迹，也就是追溯感染动物来源或者是对控制区域或牧群进入的动物的准确识别。用于动物识别的极小芯片装置已经研制成功并应用于实践当中。最初开发的相关芯片主要是针对奶牛，而且技术精确，对市场动物如赛马、鹦鹉和平胸鸟类、动物园动物、家畜、犬等也适用。家畜还有耳标，这个耳标在屠宰场屠宰后去掉，也就完成了芯片的使命。这种耳标芯片在马耳他是成功根除布鲁氏菌病的关键因素，可见在疾病控制中芯片起到了巨大作用。

动物刺身（文身）也是常用标识的一种，是家畜标记的大众化方式之一，具有标识明显、比芯片便宜、便于释读等优点。芯片目前市场价值为 20～50 元/个，对于高价值动物来说属于便宜的，但对于大众养殖动物相对偏贵。普通卡扣耳标适合普通家畜，打号耳标可用于国家疾病控制/清除计划，发达国家已经使用很多年了。牛的耳标在现场实践中发现多数并不能保持长久，这主要依赖于环境因素，如果个体动物标识在一定时期（如三年计划）非常重要，就要使用多耳标方式。澳大利亚农场尾标标识系统能够很好地工作近 20 年，类似的标识系统在欧盟的绵羊和猪中使用，但每个成员国都有自己的标准，在欧盟法规指导下每头牛都有独特的标识。

七、未来新技术需求

技术不是科学，而是工程。技术的主要目的是使操作更好、更快和简便；但改进十分困难，创新性技术更是难上加难。现代技术能够比传统技术产出更加精确的结果。

1. 疫苗 不断创新疫苗生产技术是预防控制人兽共患病的关键技术之一。在已经有可用疫苗的前提下，还要发展新的疫苗可能有如下原因：①因为弱毒疫苗偶然能引起临床发病；②灭活疫苗有时含有活的微生物，FMD 灭活苗曾引起大量流产实例；③在培养和加工过程中能够减少或除去脂类、热原性脂多糖和其他物质；④疫苗的保存和运输必须经过冷链环境；⑤降低生产费用；⑥延长货架寿命；⑦减少疫苗生产工人暴露风险，尽量不用致病病原生产疫苗，减少因为不适当离心或暴集冷冻干燥而产生气溶胶的超敏原；⑧有些病毒株难以产生高效价商品疫苗或者灭活的安全性差；⑨要提高疫苗保护水平和持续时间，炭疽Ⅱ号苗的免疫效果虽然很好，但仅保护 12 个月，需要延长保护时间；⑩减少运输成本，注射疫苗成本是所有使用方法中成本最高的一种，口服疫苗最便宜；⑪疫苗能提供保护，同时又不干扰自然感染、携带者的血清学筛查。

如果能满足上述条件中的全部或部分，新的疫苗生产条件就基本具备。在有效前提下，人类的疫苗主要考虑的是安全，而兽用疫苗在安全前提下主要考虑的是效益，即效益成本比。

2. 先进的诊断技术 先进的诊断技术是人兽共患病防控必不可少的手段或工具，是人兽共患病防控必须关注的领域。当作为人兽共患病筛查或传染病诊断技术时需要考虑如下标准：①能满足实际需要；②足够好；③快速；④经济简便。从常规的简便技术，如革兰氏染色和其他简单染色技术、血清学鉴定技术、电镜直接观察病毒等，到现代蛋白质检测技术，如 ELISA、免疫荧光技术、胶体金试纸条技术，还有核酸检测技术，如探针、PCR、荧光定量 PCR 等技术。新技术层出不穷，在未来的人兽共患病诊断、检测、鉴定中，都将发挥巨大作用，如全基因组分析技术的快速发展，对快速确定人兽共患病病原和未知病原的快速分析与鉴定都会起到至关重要的作用。

3. 恐怖手段的防范　　现代社会病原微生物的抗生素耐药性威胁与气候变化和国际恐怖主义同样重要和致命。未来有利用耐药性来隐蔽性实施生物恐怖袭击的可能。这也为今后人兽共患病病原的耐药性与潜在生物恐怖活动关联性提高警觉，一旦实施，社会危害性极大。

八、人兽共患病控制的综合考虑

疾病控制和经济是两个问题，但相互关系又十分密切，疾病控制离不开经济。美国芝加哥大学 Richard Shwerder 教授提出三个构建的数学模型，用于对正在发生或可能发生状况的理解。"有害生物"（pest）是因为人兽共患病而产生的名词，有时涉及媒介控制来防控病原或疾病控制；有害生物在这里是指所有方面，包括个体有害生物媒介和集合体。我国强调坚持监测净化、智慧防疫、完善监测预警体系。

根据 Richard Shwerder 教授的模型选择计划时，要注意如下问题。

（一）有害媒介生物的强度

1）测定：①正常季节循环；②在一年内和不同地区的正常变化；③媒介和病原的多种类复杂情况；④有害媒介的环境和管理因素。

2）开发和验证气候、生态和管理系数的数学模型或流行病学模型。

（二）定性损失和定量损失

1. 与有害媒介有关：媒介或病原侵袭的频率和强度　　包括：①哪种有害媒介产生哪种模块损失；②与年龄和季节相关的关键时间；③家畜/宿主，因有害媒介强度引起的媒介反应；④保藏宿主识别和分布。

2. 疾病　　包括直接和间接侵袭损失的结果。

直接损失（专性和兼性媒介）：①病原保藏宿主的识别和量化；②传播速率和传播阈值；③疾病损失的识别和量化；④特殊损失；⑤控制反应、预防效果和疫苗损失。

间接损失（传染结果或其他疾病）：①损失的识别和量化；②特殊损失；③控制反应、预防效果和疫苗损失。

与有害媒介相关的损失：①危害严重疾病的病原和其他病原来源或保藏宿主；②引起流行的媒介阈值；③引起流行的宿主阈值；④流行风险。

3. 伤害阈值　　各种损害：①针对有害媒介数量的损失和伤害阈值；②暂时和季节性变化；③宿主的营养状况直接和间接影响；④宿主因有害媒介引起的饲养差别；⑤治疗费用；⑥牧群操作的伸缩性。

4. 数学/生产模型（Ⅱ）　　它整合疾病直接损失、疾病间接损失、与有害媒介相关的损失；也可能利用模型Ⅰ（图3-3）。

（三）控制费用

人兽共患病的控制费用是一个涉及多方面因素的复杂问题，要综合考虑，包括如下四大方面。

1）控制选择：①非控制性和替代土地使用能力和容量；②维持现状；③备选控制计划；④可能的清除计划。

2）可能计划的操作元素：①职工的利用、能力、培训费用等；②主要设备费用、折旧、运输和运用等；③各种费用，如燃油、化学物质、保养、空置、药物等；④调查系统和费用，报告周期和延迟等；⑤疾病和传染调查；⑥政治变化。

3）个体或区域计划：①牧群（动物）主人的社会责任；②成本分摊；③牧群主人的经济承受能力；④空置经济的可转移性；⑤交流需求、靶向、靶向反应评价。

4）与有害媒介强度有关的控制费用：①针对不同阶段、季节和管理强度下的有害媒介强度的控制曲线；②识别可控制模块的可行性试验；③模型预测的程序性评价；④利益的计算，成本比例、内部回报率、净现值；⑤成本计算，如可能场景的效益比；⑥关于贴现率、价格变化、实施延迟、费用超标、估计产量的敏感性分析。

（四）决策

决策是综合考量后选择的人兽共患病防控最终行动目标，以达到最佳控制效果。

1. 社会评价　　包括：①无形成本和利益识别；②社会、应用成本和利益评价。

2. 替代方案分析　　包括：①社会利益，如可能方案的成本估计；②决策和风险分析；③控制或清除目标的限定。

3. 决策文件　　包括：①决策文件准备和提交；②包括资金和金融约束的可用性。

4. 决策　　确定最终决策。

（五）保护行动

一旦确定最终决策，就要采取相应行动。

1. 组建　　包括：①疾病控制组织的组建；②最初的试点项目和随后的调整；③有关目标的资金和时间表；④经济和流行病学调查的附加插入。

2. 运行　　包括：①调查和常规项目的再调整；②计划的发展和演变；③计划目标的时间表。

3. 终止　　包括：①经济计划和流行病学回顾性评价；②通过项目的终止日期。

第十一节　人兽共患病预测

新的流行病病原出现似乎是不可预测的，没有一个病原在第一次出现前就被预测。但新病原体的来源和传播模式是可以观察到的，这也是调查策略的一部分。从 1940 年以来所确定的 400 多种新现传染病中 60% 以上都是人兽共患的，而且这些病原都受到公共卫生重点关注。类似的还有在人、野生动物、家畜和环境之间特殊地理区域或交界面被确定为最近新现传染病的来源，我们可以将其作为靶向来源进行强化调查。以往新现事件分析使我们对新现原因（也称为驱动源）有了更深入的了解和理解，这些进展再加上病原传播动力学、新现和传播的生态学及进化数据资料，给我们预测疾病流行趋势带来希望。

近些年流行的 AIDS、SARS、流行性感冒的病原都是病毒，属于人兽共患病性质，来自野生动物。这样的传染通常是由生态学、人类行为或社会经济方面的变化所驱动。数学模型、诊断、交流和信息技术的进步，能够多靶向对人和动物新现和以前不知道的传染进行调查。风险评估方式也能对这种潜在流行进行预测，但需要更好的发展和完善。

一、流行性人兽共患病的来源和动力学

当新现传染病来源追溯到人群的第一次出现时，就可以知道其特点类型，并使之应用于疾病控制当中。新病原新现频率增加时，第一，要考虑全球的互相合作以便及时进行调查；第二，新现传染病大部分与人口密集度，如农业扩张、旅游、贸易和土地使用等有关，或者是受这些因素驱动；第三，野生动物迫于环境压力而外溢病原导致传染新现。空间显示模型可用于识别最有可能出现新现人兽共患病的区域（新现**热点**）。**这些人兽共患病新现热点最可能在人类活动的野生动物多样性伴有微生物多样性一致的区域**。对这些区域靶向调查就能很好地预防新现传染病或快速处理暴发。

Daszak 所建立的模型用以评估潜在流行：模型将新现流行分为三个阶段，第一阶段没有人的感染；第二阶段是侵袭人群的阶段（病原外溢）；第三阶段是广泛传播和全球扩散。第一阶段和第二阶段发生的频率并不知道，但可能很高。

人群广泛地连续接触各种病原，那就要评估新现疾病中病原生物学作用，调查人群接触多少种病原和多少种病原成功跨物种传播。在 1000 种家畜和宠物病原中大约 50% 属于人兽共患病性质的，其意义在于人类和宿主之间的任何障碍都会被不同病原突破。人类超过 50% 的已知病原可感染其他脊椎动物宿主，许多人类病原能够传染几种宿主，不同动物宿主之间的病毒转移就会引起其他种类动物疫病暴发。病原可以从人转移到动物和不同动物种类间互相传播，再传播回给人类，允许再混合和外溢回来的进化作用，

潜在地增强了致病性。

第一阶段（新现前），假定流行病原仍然在自然保藏宿主中，生态学、社会或社会经济的驱动改变了宿主内、宿主间的传播动力学，使病原在宿主间扩散，扩展到新的区域或转移到另一个非人类宿主群中或动物种类中。每一种变化都增加了病原接触和外溢到人类的可能性。

第二阶段（局限性新现），野生动物或家畜病原初始外溢到人群中，结果是多样性的，如从小群体到大规模暴发，有限的人传人，有些没有人传人等。

第三阶段（全流行新现），维持人传人传播，大规模扩散，常由国际旅行、贸易使保藏宿主或媒介动物增加扩散机会并促进传染发生。这一阶段发生流行非常罕见，即使人传人，但不会维持多久。

这些群体生态学改变了微生物传播动力学，导致病原外溢到其他野生动物或家畜的宿主中。虽然被认为新现或再现的病原相对于传统的人兽共患病可能较少，但它们的保藏宿主却与非新现人兽共患病类似。进入第三阶段后病原的情况就不同了，病毒比其他病原可更快速地传播。虽然第三阶段许多仅感染人的病原对保藏宿主特异性并不严格，但多数来自动物并具有人兽共患病性质，包括类人猿。与此形成强烈对比的是类人猿虽然群体小、分布局限，但却能作为一般保藏宿主；如果接触频率函数和成功适应人类概率达到危险程度，人类从类人猿获得病原的概率要大于其他动物。

二、病原的发现

人兽共患病病原鉴定技术正在快速进步，特别是分子生物学技术的进步使我们能够识别一些自然存在的未知病原。这个过程包括传染病的鉴别诊断、已知或未知微生物调查。分子生物学技术首先证明尼帕病毒、西尼罗病毒、SARS 冠状病毒和 Lujo 病毒［非洲发现的一种新的致命病毒，5 名感染者中已有 4 人死亡。由于 5 名感染者分别来自赞比亚和南非，病毒因此由赞比亚首都卢萨卡（Lusaka）和南非首都约翰内斯堡（Johanesburg）的前 2 个英文字母组合而命名］的存在。现在已经发展了纠偏分子生物学方法，应用可见技术来确定病原或疾病的存在，确定病原在体内的位置。

快速有效而又经济的分子技术可以对样品进行规模化筛查，野生动物中的病原可以在其流行前被发现。对高度外溢风险区域进行靶向筛查时，热点模型可能更为有效。过去的多数调查主要设计针对自然保藏宿主、媒介动物、存在风险人群的单个病原，以单种 PCR 方法或血清学方法进行调查。多重 PCR、微阵列和高通量序列扫描技术已经成为综合调查和微生物多样性鉴定的基本技术。已知 5000 多种哺乳动物和 10 000 多种鸟（禽）类的每一种类都有几种特定的病毒流行，因此有待发现的病原可能要多于 3000 种。如果再将其他与脊椎动物有关的微生物都考虑在内，即使是高通量技术也未必能解决筛查问题。因此，病原识别应直接指向保藏宿主、人与动物交接面的媒介生物或其他传播风险高的环节。近年**分子序列数据的丰富和可利用度的增加使其能够识别未知但与已知类似的微生物，这种方式在疾病新现的早期具有重要价值**。基因序列分析在快速诊断、传染来源鉴别和病原鉴定等方面具有无限的价值，但对大规模扩展前新病原的测序和鉴定还存在一定的不足。

媒介源性人兽共患病更为复杂，宿主种类和媒介源性多样化，还有多种虫媒病毒、生物学和环境因素等使病原鉴别更加困难。野生动物和家畜贸易在疾病新现或传播作用的风险评估中相当有用。对保藏宿主种类群体动力学的深入理解，对疾病新现的风险评估和预测能力的发展都有好处。家畜和野生动物疾病的资料多数是有限的，造成对野生动物在疾病传播中的作用认识不足。连续监控暴发性人兽共患病在实际操作中是非常重要的。模型工具在预测方面非常有用，但模型过多依赖于数据和信息的能利用程度及对疾病流行病学的理解程度，也依赖于对预测事件适当的及时反应能力。例如，全球范围有 1200 余种蝙蝠，对蝙蝠群控制或消灭措施效果很差，这就要了解从蝙蝠群传播到家畜群或人群疾病的关键激发点，以便在预防新现疾病中采取有效干预措施。

三、新微生物流行可能性的预测

预测不是预防，还不能代替常规的公共卫生规程，但却能给未知世界缩小靶向范围，经过实验室确定，有可能变成实践性措施。随着计算机智能技术与流行病学结合，产生了"人兽患病风险技术或预测模型"——机器学习算法，通过数据平台，早期识别人兽共患病共有粗略特征，如广范围宿主，溢出病毒风险排列平台；

基因组大小与人兽共患病风险成正比，演变为简单核苷酸序列相似或差异，基因组数据预测意义大；病毒细胞质复制预测人兽共患潜在性或推测起源和逃避免疫问题。数据越大，偏差越小，预测数据的进一步表征需要实验室验证，从而推动预测转变为实际性预防。

对于人兽共患病风险，一个模型可能会识别出一些广泛可转移的共同进化适应的组合，这些适应使病毒更容易在广泛的群体内跨越物种屏障，以及随机的基因组模式，这些模式恰好增加了感染人类宿主的概率。例如，包括病毒基因组与人类管家基因和干扰素刺激基因的相似性似乎可以显著提高人兽共患病潜力的预测。随着时间的推移，基因组方法可能会超越相似性，并开始重新确定病毒与人类细胞相容性的预测因素。分解病毒基因组，并确定与人兽共患病最相关的区域，可以为超越模式识别的高级建模开辟新的途径。

病原体在多个宿主之间的种间传播是一个复杂的动态过程，早期检测和报告是预防传染病从局部向大面积扩展及暴发的关键措施，在疾病传染前，即处于潜在传入人群的潜伏状态时，对传播途径或新现途径中动物宿主和动物群体进行病原存在情况调查，这种方式是目前最普及的使用方式。元基因组（metagenome）技术的进步使分子数据具有前瞻性，可用来确定其他物种中潜在的人类病原体。人们进行相关研究的目的就是定性微生物特征、评估人群中微生物毒性和传播的可能性。其中最关键的是对这些微生物影响的预测，尤其是毒性预测。一些情况下（如冠状病毒）可以根据受体特异性和其他因素预测宿主范围。当毒性因子已知时，这些因子的元基因组分析是非常有用的，在病毒微生物中进行这样的分析难度更大。在 H5N1 突变进展试验中，该病毒感染雪貂的模型显示病毒已经具备更强的传播能力了，该模型可用于人群分离病毒的靶向调查。有些人类病原能够侵袭人细胞培养物，但却不能感染人体，这可能是没能模拟人体的真实环境。遗传化鼠源模型用于 SARS 冠状病毒和丙型肝炎病毒（仅感染人和猿）的筛查，人源化的鼠或其他模型系统都能够用于从野生动物保藏宿主传染人的新微生物筛查，还有鼠脑内接种，也许这种方式是最敏感的，但人源化鼠的筛查并没有被普及使用。尽管可以用人细胞中超级炎性细胞因子反应作为毒性预测指示器，但现在还没有在实际上使用，多数情况下以分子数据或系统发育数据来预测微生物对人类的毒性和传播。随着全球基因组数据资料的扩展，分子生物学资料的预测价值在逐步提升，将来能够进行更广泛的群体比较和鉴别。如果分子生物学资料与流行病学和临床数据相关，则预测价值进一步提升。目前，对野生动物病原鉴定计划的需求越来越多，因此风险评估标准的建立就显得更为重要了。以下几个方面可能具有预测价值。

1. 宿主相关接触频率的相对重要性　　证据显示与相关宿主种类密切的病原可能更好地从一个宿主外溢到另一个宿主，即人接触频率较高的宿主所带染的病原更容易传播给人群。

2. 病毒相关性作为新现预测指示器　　与已知人类病原密切相关的野生动物病原相比，非类人猿病原更容易传染人，但正黏病毒和副黏病毒可能是例外。病毒新特性和系统发育分析及病毒外溢后的致病性分析都是非常关键的。

3. 宿主范围和可塑性　　新现病原常有广泛的宿主范围，在不同宿主间具有较强传播动力的病原可能传染给人，如果弄清楚这些机制，就能够很好地预测其相关性。

4. 病毒进化能力的评估　　病原跨物种传播的因素并不十分清楚，但可能包括突变能力和校正突变能力的缺乏，这在负链 RNA 病毒的新现病毒中占有高比例，所谓的进化能力可以帮助理解一些病原具有宿主跨越的高倾向性。

5. 关于宿主受体的特异性　　受体结合是细胞感染的第一步，也是最关键的一步，与宿主和组织嗜性有关。受体结合预测要理解受体结合反应或受体特异性病毒对新宿主的适应性停止，即保守特异性开始出现。人类病毒 50% 以上的细胞受体仍然不清楚，宿主高特异性受体的结构是传染新宿主的一个障碍。受体结合是病毒进入细胞和复制过程的必需条件，受体亲和性变化（从禽型到哺乳动物型）是 H5N1 禽流感病毒到哺乳动物传播的第一步，但也需要其他突变。细胞内障碍和宿主抗性因素也存在于许多病毒中，干涉这些病毒功能基因的结果也可以进行病毒鉴别。

6. 开发新传播途径的能力　　广泛的暴发与高传播效率有关，部分与传播途径和传播频率有关。人类行为是重要组成部分，应该成为任何模型中的一个指标，但属于病原传播模式的行为方面。

7. 对人类毒性的预测　　对人群传播能力的预测，最大的挑战就是对野生动物或家畜中的病毒能够引起人类感染的可能性评估。相对于病原传播能力，人类真正的风险是疾病的严重性，许多人兽共患病病毒感染人但不表现临床症状（如猴泡沫病毒）或表现轻微症状（如梅那哥病毒）。为什么一些病毒在它们自然宿主中不发病，而在新宿主中却能引起严重疾病或致死性超级炎性反应（埃博拉病毒），目前对此了解得并不多。病原成分或结构是需要研究清楚的，而且要进一步阐明宿主特异性机制。

8. 宿主-病毒共进化类型　对于相关病毒群和它们野生动物宿主共进化（或协同进化）的相互关系，用分析遗传序列的方式很容易评估。在最近的进化时间段共进化的最强类型给予我们的是相对稳定长期的病毒与宿主相互关系，但经常从一个宿主转移到另一个宿主的病原，并没有很好的线性进化树。对病原转移的机遇需要预测。

这 8 个方面因素是疾病流行调查预测所急需的基础性研究项目。病原外溢的前期证据是将来可能新现的简单预报器，人和动物之间的活动界面是必要条件。新病毒传播给人类的能力，尤其是引起疾病的能力，是能够在人体中很好复制的线索，即病原获得了继续传播的性质。外溢传染正好维持人群传播在阈值以下，尽管这在事先难以确定，但却提出了**"主要流行等待"**的观点（或者是"蓄势待发"），因此不管外溢规模如何都要仔细监测。H5N1 在流行国家每一个外溢例子的强化监测都是对第二阶段到第三阶段关键的预测。另外，因为流行性人兽共患病对全球公共卫生构成严重的威胁，所以理解生态学、病毒学和社会规则对新现疾病的驱动作用是非常重要的。现在各个国家都在继续协调跨学科攻关，对疾病新现过程进行集中研究。

四、调查和预防的全球战略

关于新现传染病，强化的公共卫生调查的全球行动能够提供早期预警。虽然这方面有些进展，但公共卫生调查能力仍然是有限和局部的，还不能达到覆盖全球的水平。WHO、FAO 和 WOAH 都有相关网络系统，如 WHO 的全球预警和反应系统（GLEWS）、全球疫情警报和反应网络（GOARN）。

预防人兽共患病传入人群或减少传入人群的计划是最佳预防措施，已经有这样的计划开始实施，这就可能形成一种模式和成为全球合作预防战略。例如，流感和 SARS，这种模式集中到当外溢人群存在高风险时调查动物的识别阶段作为调查方法。野生动物的广泛调查包括靶向病原的发现，先于人兽共患病新现的野生动物调查计划。2009 年 10 月，美国国际开发署启动"新发传染病威胁计划"（Emerging Pandemic Threats Program），这个计划适合对威胁公共卫生新现病原的快速鉴定（和最终预测）及提高国家缓冲这些威胁的潜在能力。这个计划强调公共卫生及人、动物福利与环境密切相关；促进横跨动物、公共卫生、环境和社会的"同一健康"方式实施；靶向促进了识别和减少一些新现疾病政策和能力发展。应用基于风险评估方法靶向调查最可能新现的区域。我国农业农村部颁发的《全国畜间人兽共患病防治规划（2022—2030 年）》，充分体现了习近平总书记强调的"要实行积极防御、主动治理，坚持人病兽防、关口前移，从源头前端阻断人兽共患病的传播路径"。

"新发传染病威胁计划"通过一个"PREDICT"（预测）组件建立一种预测模型，来鉴别最可能传播的下一个新现人兽共患病区域、野生动物宿主和人与动物交界面。该方法将专业人员和专家组合于人兽共患病防控当中，是一个新现疾病全球早期预警系统。该系统首先的目标是及时获得人兽共患病威胁的可靠资料，通过热点国家罕见事件报告的国际网调查，分析病原新现的能力和预测在不同社会系统扩展热点的可能性、样本的收集。对收集的样本进行分析鉴别确定是已知病原还是新病原。

在自然宿主或保藏宿主中感染常无症状表现，因此**对看起来是健康的动物进行检测也是必需的，但随机操作可能是面对资源丰富的海量动物或没有任何结果的局面**。为避免这种情况出现，该组件将风险模型结合到靶向局部化、交界面、宿主和计算数据收集、分析、高风险野生动物现场活体采集和病毒的鉴定过程中。这个计划的合作伙伴包括国家和地方政府、国内科学家，以及活跃在暴发报告、微生物特性鉴定、病原发现等的地方专家。在"新发传染病威胁计划"的头两年，有 20 个国家对 20 000～100 000 个动物样品（主要是蝙蝠、啮齿动物、类人猿动物）进行分析（采用元基因组或宏基因组的方式），结果呈现新的人兽共患病病毒（从熟悉到隐藏）150 种之多，这将进一步促进全球热点地图、模型战略和关于人兽共患病传播检验等的发展。在选定的高风险地区病毒多样性、生物多样性的相关性、人与野生动物及家畜接触的类型、土地使用变化等方面，探讨解释控制疾病新现的规则。计划的最终目标是建立预防新现疾病在人群中流行的全面机制。

第十二节　水源性人兽共患病和一般控制原理

人兽共患病在人类新现传染病中起到核心作用，人类与人兽共患病病原接触在流行病学上有两种类型：一种是人接触到人兽共患病病原点源，以此点为核心而后在人间传播，并维持人群传播（如 HIV）；另一种是动物作为病原的保藏宿主，传染外溢到人类，在人类之间温和传播。但后一种情况在人类之间传播多数是该病的死亡终端。

一、畜牧业和潜在的环境影响

现在全球约有 12 亿头牛、8 亿头猪、100 亿只鸡，在家畜禽数量增加的同时，可利用土地却在减少，因为城市化和商业化压力使土地退化，大约以每 10 年 7%的速度在减少。家畜饲养最大密度在印度、中国和欧洲。动物集约化养殖的粪便处理是一个大问题，多数养殖企业具有系统处理粪尿或循环处理的功能，但还要考虑环境和卫生问题。现场应用是由来已久的有机肥处理方式，但也可能因冰冻、过量雨水或土壤中沙粒过多引起氮的泄漏。肥料流入水床能引起微生物繁殖和高生化需氧量，从而改变水的微环境。每年全球约产生 70 亿吨粪尿等动物农业废产物，而且每年大约以 4%的速度增长，我国目前估计每年有 40 亿吨动物农业废产物。大量的动物废产物流入土壤和水资源中，产生潜在的微生物与人兽共患病传染风险。人和动物粪尿可能是水源性疾病传播有关病原的环境载荷的最大来源（图 3-4）。

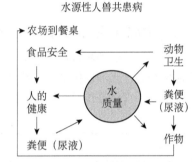

图 3-4　人与动物粪便污染水的相互作用关系

现在对人类肠道细菌的一半以上、环境细菌的 99%以上都没有或不能够进行培养和特性鉴定，对家畜和野生动物更是如此。因此，始终存在未知病原新现的风险，这也代表着对公共卫生和动物卫生的真正挑战。

二、水源安全的风险评估与对策

水源同样存在人兽共患病风险，因此现代社会水源处理的风险和脆弱性评估对饮用水更现实的指标是微生物安全，做到或控制无病原微生物是最现实指标，达到可接受风险指标的程度就基本能保证饮水安全和控制水源性人兽共患病。美国环境保护署提出携带水可接受水平是每年食品安全平均风险水平的 1∶10 000。对于风险评估这种指导类型要求知道关键风险信息或者是基于这种数学模型至少可以预测：①对水源中关心的病原感染剂量做出正确反应；②在水中能够检测到的病原浓度；③各种减少病原处理系统的影响。

虽然我们对这些常见水源性疾病相关因素有合理的评估，但我们现有的知识还不能满足应对未来水供应中新现传染病的风险，特别是人兽共患病风险需求。家畜禽和野生动物群体对水源供应的生物学影响评估需要新的手段和方法（如溯源追踪能力），人和动物粪尿中微生物的多样性使其污染水源和在水源中生存的风险保持在一个较高水平，降低这些风险主要是关注农家肥的处理方式、降低病原风险的效果和保证饮水安全的新手段与方法。

三、与水源有关的人兽共患病

（一）病原的环境传播

病原进入环境是一种必然趋势，许多因素影响病原通过环境的传播能力。许多水源性病原通过人或动物粪便进入土壤或水中而进入环境，有些是经人或动物尿进入环境。其他的有可能直接排入水中，如几内亚蠕蚴虫经皮肤排出体外而进入水中。经蚊虫卵传播是因蚊虫卵浸入水中，污染水源。微生物进入环境的量依赖于人或动物群体传染流行情况、粪尿中病原浓度、感染人体排出病原体持续时间等因素。

影响环境中疾病传播给人的因素有如下几种。

1）环境中病原在成为传染源之前进一步发展所需要的时间。许多肠道病毒、细菌、原虫没有潜伏期，被排出后直接感染。有些微生物如蠕虫需要在环境中发育到感染阶段，可能通过一个或多个中间宿主。

2）微生物在环境中的持续生存能力是其传播的关键。持续时间越长就越有机会与易感宿主接触。水中病原存活时间依赖于许多物理因素（pH、温度、阳光）和微生物特性，从几小时到几年。有些病原如沙门菌、空肠弯曲菌和霍乱弧菌等进入一种休眠状态，使这些病原在水环境不利状态下存活更长时间，而且可维持其致病性。一些病原具有生活史的不同阶段，如孢子或卵囊，在环境中有坚强的抵抗力。水中霍乱弧菌聚集在浮游生物表面，有利于该菌在水中存活更长时间。水处理过程对水中微生物生存影响很大。

3）环境中微生物的复制能力也是非常重要的。在水环境中，一些病原在合适的条件下能够繁殖，而专性寄生虫却不可能在水中繁殖。肠道和水生细菌能够繁殖并可达到一个较高浓度，一些蠕虫可以通过水中中间宿主而扩大增殖。

在传播过程中最终因素是感染剂量或传染所需要的暴露程度。不同微生物感染剂量是不同的，难以测定。来自于人的剂量反应的信息非常有限，剂量表示所有接触个体中有50%感染，通常以 ID_{50} 的中等感染剂量来表示。

（二）水源性相关疾病的布拉德利分类

水源性相关疾病的布拉德利分类（Bradley's）有利于水源性人兽共患病预防和控制，主要有四种分类方式：水源性传染、水冲性传染、水性传染和与水有关的昆虫媒介传染。有些传染不只适合其中的一种分类，有些情况下水不仅仅是传播途径，而且可能是主要传播途径（表3-4）。

表 3-4　与水相关的人兽共患病分类

分类	人兽共患病举例	相关控制方式
经饮水中的水源性病原引起	沙门菌病，大肠杆菌病，隐孢子虫病，贾第虫病，空肠弯曲菌病，微孢子虫病，弓形虫病，耶尔森菌病，土拉菌病，囊虫病，小袋纤毛虫病	改善水质；保护可能被动物粪便污染的饮用水源
经娱乐水引起	军团菌，贾第虫病，隐孢子虫病	保护可能被动物污染的水源
经水冲洗引起	隐孢子虫病，贾第虫病，戊型肝炎，小袋纤毛虫病	增加洗手水量，改善卫生条件，多洗手
水源性疾病	血吸虫病	保护使用者，控制媒介，表面水处理
经水相关媒介昆虫引起	西尼罗病毒性脑炎，裂谷热，睡眠病，黄热病	保护使用者，控制媒介，表面水处理
经水、废水气溶胶引起	结核	保护职业个体接触，限制有气溶胶地区人接触
经水产食品引起	并殖吸虫病	不要生食水产品

1. 水源性传染　是对经典水源性疾病的认识，如伤寒和霍乱，主要是指通过粪便污染而使肠道微生物进入水源，再通过饮用水源而传播。这种传播途径取决于：①水中粪便污染的量及病原浓度，水中病原的存活能力；②微生物的传染能力；③个体摄入污染水的多少。对这类传染的预防主要是改善水供应中微生物水平，达到控制传播的目的。

2. 水冲性传染　是由不良的个人卫生或不良的家畜卫生引起。对手、餐具没有洗净，而使病原传播，如志贺氏菌。感染的个体通过粪便排出感染菌，再污染到手和物体表面，微生物持续存在于物体表面。由于缺乏水冲洗，疾病传播影响眼和皮肤，如沙眼、结膜炎等。预防主要是提供充足的水和强调个人卫生和动物卫生。

3. 水性传染　病原在水中是其生命循环部分的蠕虫感染。这种分类是由于摄入水和接触而感染。此型感染的原型是麦地那龙线虫病，因为摄入污染该虫的水而感染，血吸虫病是因接触有血吸虫的水而感染。感染人的血吸虫尿和粪中排出的虫卵进入水环境中，犬、猫、猪、黄牛、水牛、马和野生啮齿动物都可能作为日本血吸虫的保藏宿主，卵在水中孵育为毛蚴，感染钉螺，再发育为感染虫体。钉螺排出感染性虫体进入水中，此过程持续一个月，当人游泳或在水中劳动时虫体穿过皮肤进入人体。控制和预防措施是保护水源的清洁卫生，减少接触危险水域和清除中间宿主。

水接触感染在发达国家常见，如娱乐用水、污染的海水、淡水湖泊、池塘、河流，偶然游泳池、波浪池、热水浴缸、厨房洗涤槽等水的接触。而发展中国家经常见于洗浴或水污染衣服而接触感染。水接触性疾病常与职业接触水有关，常见的是与肠道微生物污染水接触和粪便污染水摄入有关，一些耳、眼和皮肤感染与急性水接触有关，或者是病原通过伤口、脓肿穿透皮肤而造成身体系统感染。娱乐水源疾病暴发有贾第鞭毛虫、隐孢子虫、宋内志贺氏菌、大肠杆菌 O157:H7 感染，都可能是摄入后经胃肠道感染。其他经娱乐水源疾病暴发包括摄入、接触、吸入固有水生微生物，如假单胞菌、军团菌、毗邻单胞菌、纳氏虫、一些弧菌和几种非典型分枝杆菌，金黄色葡萄球菌皮肤和耳部感染常与娱乐水有关。创伤弧菌由接触海水而感染，如钓鱼刮伤、捕鱼划伤、游泳划伤而感染严重疾病。蓝藻毒素中毒也与海水或淡水藻类的接触有关。感染动物的尿液螺旋体污染也能引起水接触性感染，**螺旋体病可能是全球分布最为广泛的人兽共患病，无论是发达国家还是发展中国家的城市或农村都是如此**。螺旋体病临床上没有特异症状，相信误诊的概率特别大，漏报的也会很多。

4. 与水有关的昆虫媒介传染　　由水中滋生的昆虫传播，如疟疾的蚊虫媒介或近水昆虫叮咬，传播睡眠病的舌蝇。控制措施主要是使用杀虫剂、破坏媒介滋生地、管道水网的构建。

（三）其他与水有关的传播途径

另外两个与水有关的病原传播模型，即气溶胶吸入，以及生或未熟透水生贝壳类、污染鱼的传播两种类型。水的气溶胶传播主要有嗜肺军团菌，引起军团菌病，军团菌在水和土壤中具有独特性质，能够在水环境中长期存活和繁殖；在独立生存的阿米巴虫体中能够提高其生存能力，免受常规消毒剂破坏。卫生部门经常从环境和处理水系统中分离到军团菌。军团菌病与医院和宾馆等机构冷热塔蒸汽的气溶胶吸入有关，该菌可以在 30～54℃水槽中增殖，接触淋浴头的气溶胶存在一定风险。控制措施主要是减少与污染气溶胶接触，水系统的氯、氯胺消毒和臭氧清洁及消毒，水质量安全指标包括军团菌。

禽结核分枝杆菌存在气溶胶传播风险，对免疫抑制个体风险较高。研究者曾在河边的气溶胶中分离到非结核分枝杆菌，非结核分枝杆菌在热水系统也分离出过，像军团菌一样，也能在其培养原虫中存活。

双壳贝类也可以作为肠道疾病传播媒介，因为这类水产生物能浓缩病原微生物，食用生或未熟透的牡蛎、蛤、贻贝暴发感染，许多病原如甲型肝炎病毒、戊型肝炎病毒、诺如病毒、致病性大肠杆菌、伤寒沙门菌、志贺菌、弧菌、类志贺毗邻单胞菌、气单胞菌都曾发生过水生贝壳类传播的疾病。水生贝壳类和一些鱼是藻类毒素的传播媒介。并殖吸虫病就是因为食用生的、腌制的、半生的蟹、龙虾而感染。

（四）水源性人兽共患病标准

既属于人兽共患病且与水源性有关的标准，有如下几条供参考。

1）病原必须在一个或多个动物体内作为生命周期的一部分。在人和动物宿主体内应该能够复制或经历发育，在宿主中并不一定引起症状。这个标准严格限定了一些动物，那么感染水生动物或鱼、侵袭性桡足类或蜗牛也包括吗？这个需要其他综合条件来支持，即是否传播病原。

2）在病原生命周期内，有的阶段可能进入水中。经粪尿感染动物或人的组织，病原本身就属于水生微生物或者生存于昆虫媒介的卵中，这些微生物至少在水中存活几小时或几天，水中复制不是必需的。病原在水中的主要生命阶段与不同动物或人宿主的主要生命阶段相关。这种类型的（严格）标准是在水中必须能检测到。

3）从动物源到人的病原（或毒素）的传播必须通过水相关途径：①水摄入；②水接触；③水或气溶胶摄入；④动物或动物废弃物影响的水或水生贝壳类或其他海产品被食用；⑤含有病原污染的海产品被食用。

（五）实例

SARS 冠状病毒可能经污染水气溶胶（如下水管道）引起传播。费氏藻（*Pfiesteria* sp.）可以在水和死鱼中检测到，能够引起鱼溃疡、昏睡和不稳定状态、死亡。费氏藻对人与动物造成伤害主要见于杀鱼费氏藻（*P. piscicida*）和 *P. shumwayae* 两个种类产生的毒素，该菌可能引起公共卫生问题，直接接触杀鱼费氏藻水环境的实验室人员可引起手、脚、皮肤损伤，呼吸道和眼睛刺激，头痛，腹部痉挛，精神集中和记忆困难，个体变化较大。接触停止后几个月严重的症状还在持续。

四、水源性人兽共患病综合控制措施

水源性人兽共患病与已知经典人兽共患病有明显不同，针对水源性人兽共患病提出的"控制一揽子计划"

是评价不同于经典人兽共患病新类型的人兽共患病威胁的框架。应用这个综合控制计划可以对水源性人兽共患病病原进行风险评估：①可以在这个控制计划内实施，而且不构成独特的管理挑战；②在综合控制计划边缘，如关注，并经合理的方式能够处理；③在该计划外，但要求采用新方法能够处理相关风险。

许多新现病原都有与已知病原类似的特性，都可能用现代处理方法、技术和基础设施获得适当控制。这种一揽子干涉措施就设计为"**综合控制措施**"（control envelope），包括有关健康结果的严重性，可能用于疾病控制技术和官方反应。综合控制措施因许多不同因素在不同国家会有明显不同，包括气候、技术发展水平、水供应和卫生条件、农业实践等。例如，水源处理得好，大肠杆菌和沙门菌问题并不严重，反之，则可能引起严重的公共卫生问题。

1. 家畜和人的管理　　家畜和人的管理是综合控制措施的关键步骤，因为这是对污染源的预防。对家畜和动物管理的重点是考虑病原宿主特异性，是感染广泛宿主还是少数宿主。同样动物保藏宿主地理分布也是一个关键因素，不同地理区域环境中病原耐药性存在较大差异，耐药性病原菌扩散并使其耐药质粒在菌株间转移。人与动物保藏宿主接近将增加新现水源性人兽共患病暴露风险。

技术和管理的干涉：对家畜和动物管理涉及许多技术和控制疾病的干涉措施，包括：①预防或治疗动物感染；②预防病原进入水中（如废水处理）。

可能导致"综合控制措施"失败的因素：感染人的耐药性空肠弯曲菌又转回到禽类中。据观察空肠弯曲菌可经污染的水源快速从一个鸡群转移到另一个鸡群；大肠杆菌也可通过水在不同牛群中转移；禽结核分枝杆菌通过人克罗恩病再传播到绵羊和山羊中。

2. 水源防护　　在汇水盆地，由于水源来自不同方向，如不同地区牛带染大肠杆菌 O157:H7，不同动物带染率不同，形成病原来源的复杂局面，导致水源性病原集中，易导致感染动物的流行和地理扩散，同时，这些病原在环境中的持续和抗性也是管理方面的挑战。水源防护包括管理和技术因素，管理上可把动物从汇水区移出，建立一个缓冲带。技术方法包括装置水处理设施。大雨引起大量污染，包括动物粪便进入各种水环境，这些恶劣的天气事件经常引发水源性疾病。美国 1948～1994 年各种资料统计分析表明 **68% 的疾病暴发都与大雨有关，大雨过后两个月的地下水还能引起疾病暴发。**浅水井也容易被污染。

3. 水的贮藏、处理和分送　　水的贮藏、处理和分送既是水供应的核心问题，也是公共卫生防护的核心问题之一。病原对处理的抗性和环境的持续能力是病原重要特性和必须关注的要点，隐孢子虫和贾第鞭毛虫对氯都有很强的抗性。禽结核分枝杆菌对氯也有抗性。如果短期防护功能不力，则结果可能更严重。安全水供应要求多屏障方式，要经常调查和监测处理的效果如何。实施卫生调查对识别潜在污染来源是非常重要的步骤。通过监测可知最好的水处理方式，从而选择最佳处理方案。有盖贮水或承压贮水可以减少污染物进入。要把配水系统维护好并保持正压，以生物膜控制病原菌。

卫生安全的基础设施对供水系统来说十分必要，但有时暴雨、系统过载、短路、膜破坏、滤池反冲不经意的回收等都可能使病原进入。例如，2000 年 5 月加拿大的沃克顿饮用水不能进行消毒，实验室检测结果没有上报给公共卫生官员，结果导致 2000 人感染大肠杆菌 O157:H7。1993 年美国密尔沃基供水系统处理失当导致 403 000 人感染隐孢子虫病。

4. 饮用水用户和家庭　　用户和家庭是综合控制措施的另一个因素，不良的卫生条件影响水用户的水源性人兽共患病传播（包括医院和其他单位）。家庭宠物感染或其他动物感染的病原（如鼠感染军团菌或戊型肝炎病毒）是水源污染的重要风险来源。

5. 影响综合控制措施的病原性质　　病原性质对综合控制措施的各种系数影响很大。许多病原特性影响现代综合控制措施模式，不同菌（毒）株有不同的毒性和传染性，许多新现病原具有低感染剂量。微生物能力的改变是一个重要特征，一些微生物快速发展一些新特性，如新的表面蛋白、侵袭宿主免疫反应或耐药性等。

对于新现水源性人兽共患病风险控制，常要针对特定微生物来制订具体措施：①开发快速简单的分离、识别和培养技术；②改进可能新现病原识别的人和动物调查方式；③减少促进动物生长的抗生素使用；④开发新的人用及动物用疫苗和药物；⑤有效培训和提升风险评估能力；⑥病原的灭活方法和措施的进步。

6. 人类特征和对综合控制的影响　　人类特征包括遗传、社会经济、行为因素等，都对水源性人兽共患病有重要影响。与人兽共患病有关的人类特征还包括免疫状态、年龄、医疗状况、其他疾病状况、病原高循环、病原低循环、环境、遗传易感性、营养不良、改善水供应、卫生状况和食品卫生、行为、接近动物保藏宿主等。病原性质和人的特征相互交叉决定疾病传播，人类免疫状态依赖于环境，它是一个关键因素。

五、风险管理

水源性人兽共患病风险管理战略包括 HACCP 的鉴别控制点和流行病学资料（已经有的）分析、水和食品的微生物评价、定量微生物风险评估（QMRA），基于多屏障原则建立水安全计划（water saftety plans，WSPs）。

综合控制措施除了从农场到餐桌安全控制外，还有疫苗和其他过程改变人和动物免疫状态等。有效的管理战略要求有广泛的知识和各领域人员参与，包括兽医、广泛的管理专家、农民、水资源管理者、水文地质学家、市民工程师、卫生专家和其他方面人员。水源污染预防是最有效的解决办法，管理战略也是重点减少动物保藏宿主中的病原或处理影响水质安全的废弃物。

1. HACCP　　美国海产品实施 HACCP 后减少了 20%～60% 食源性疾病，4 年间同样减少美国李斯特菌病发病率和死亡率 44% 和 49%。而 HACCP 样的 WSPs 减少水相关疾病发病率的证据还较少，但也有一些，如美国地表饮用水供应有关疾病暴发从 1995～1996 年的 31.8% 下降到 1997～1998 年的 11.8%，下降的主要原因是相关水务公司采用了 HACCP 样处理方式。

2. 流行病学证据和 QMRA　　QMRA 为识别来源到受体的特殊病原限定途径相关风险提供流行病学实施框架。QMRA 可以解释环境中病原引起感染的概率（微生物风险），而且在识别风险中可能提供更敏感性的分析。QMRA 使用主要依赖于描述发生、持续和人对环境中病原剂量反应的可利用数据的定性和适当使用。

对于新现病原，环境发生的数据非常有限，在 QMRA 作为管理风险的有效工具前，需要发展识别、定量和评估病原数量的技术和技能，也需要研究对新现水源性人兽共患病的适当指示微生物和其他监控等**关键参数**。

在免疫状态和变化的资料比较模糊的情况下，QMRA 能够预测特殊病原和途径的可能风险。因此，限定的剂量反应数据是可用的，尤其是可能的动物保藏宿主，在一些情况下，同一病原的不同株的数据差 1000 倍以上。QMRA 暂时还不能直接与流行病学数据比较，但可以作为评价治疗中变化的敏感性工具和识别主要风险群、风险途径的工具。

3. 水的安全计划　　WSPs 用于一个流域的水到用户的保护水质系统计划的实施。对于水源性人兽共患病，计划的重要元素包括管理动物的疾病保藏宿主，预防污染是关键点，很大部分动物可能是病原的携带者。类似的还有在水汇集地感染的动物分布广泛，WSPs 可以扩展到为家畜提供高质量用水。

HACCP 和 WSPs 应该包括罕见的灾难系统事故对有关卫生健康的影响分析，完善管理方法，以利于控制对卫生事件的影响，如 WSPs 应该在紧急情况下通知卫生当局。

供应水的水质管理是关键，在水源水和水配送到消费者过程中，对水源性人兽共患病病原的检测常常是很慢的、复杂的和昂贵的，对其早期预测能力也是有限的，水质监测的可靠性也不充分。最有效和具保护性的措施是质量保障网络的应用，这样的网络具有管理水质、周期运行、公共卫生评估、风险评估、建立卫生质量为靶向和风险处理等功能。进入这个周期性环境暴露水平的测定用于人、动物和可接受风险评估。水质控制系统应主要关注如下 5 个关键因素：①基于卫生质量关键评价的水质靶向；②配送水的供应链水质系统评估；③水供应链中关键控制点的监控；④管理计划文件系统评估和监测，描述正常或偶然条件下行动；⑤独立的调查系统验证上述操作是否合适。

4. 疾病调查和靶向研究　　公共卫生专题和发展趋势调查是风险管理的重要工具，虽然对疾病传播特征已经很了解，但还要进行控制方法研究。将水源性疾病的责任放在整体社会里，这样就把监测放在风险管理的优先位置上了。调查能够回答许多问题：人群和动物群体中是否存在疾病？如果群体中有疾病或严重疾病，是否有经水传播的证据？调查系统对新现疾病监测能力如何？敏感性如何？

现在美国对水源性人兽共患病常规调查重点是隐孢子虫和大肠杆菌 O157:H7，但也应该注意免疫抑制群体和无症状动物、病原的深入调查。**在某些方面，免疫抑制个体是新现人兽共患病感染的预警个体。**

近些年鉴定的新现人兽共患病有一些类似特征：①在动物宿主中引起无症状感染；②动物宿主长期携带病原；③对人可引起相对低剂量感染；④能通过水或食品传播，多为生或未熟透食品。

第四章　家畜禽源性人兽共患病

家畜禽传递的人兽共患病数量及种类是最多的，许多经典的人兽共患病都来自家畜禽。家畜禽除了人们直接接触及污染环境引起人类具有较高人兽共患病风险，家畜禽也是人类赖以生存的主要食品供应来源。这些动物产品在加工、销售、运输、食用等过程中都会经过多途径引起人兽共患病，如我国食用羊长途运输占98%、牛占16%，这种长途运输增加了人兽共患病传播风险。

农业农村部公布《全国畜间人兽共患病防治规划（2022—2030 年）》的防治目标：到 2030 年，逐步形成有效保障畜牧业高质量发展和人民群众身体健康的畜间人兽共患病防治能力，动物防疫机构队伍、法律法规和基础设施更加完善，应急响应机制更加健全，快速感知和识别新发突发疫病能力不断提高，全社会协同防范能力和水平显著提升。重点防治病种得到有效控制，畜间布鲁氏菌病、牛结核、包虫病等病种流行率明显下降（表4-1），高致病性禽流感稳定控制，炭疽疫情保持平稳，马鼻疽实现消灭，犬传人狂犬病逐步消除，日本血吸虫病实现消除。常规防治病种流行率稳定控制在较低水平。重点防范的外来疫病传入和扩散风险有效降低。

表 4-1　《全国畜间人兽共患病防治规划（2022—2030 年）》实施防治防范的主要畜间人兽共患病

病种分类	病种
重点防治（8 种）	高致病性禽流感、布鲁氏菌病、牛结核、狂犬病、炭疽、包虫病、日本血吸虫病、马鼻疽
常规防治（14 种）	弓形虫病、钩端螺旋体病、沙门菌病、日本脑炎（流行性乙型脑炎）、乙型猪链球菌感染、旋毛虫病、囊尾蚴病、李斯特菌病、类鼻疽、片形吸虫病、鹦鹉热、Q 热、利什曼原虫病、华支睾吸虫病
外来防范（2 种）	牛海绵状脑病、尼帕病毒性脑炎

第一节　家畜源性人兽共患感染性疾病

这里所指的家畜主要是指食草类动物，如牛、羊、马，也包括杂食兽猪等，家畜禽中的人兽共患病是人类人兽共患病病原的主要来源（图 4-1）。

一、家畜常见人兽共患细菌病及病原

细菌性人兽共患病是常见的、种类较多、涉及面广的一类家畜传染病。在人兽共患病认识、危害和防控及研究中属于最为透彻的一类疾病。但由于细菌普遍存在、种类复杂、对环境适应能力的多样性，目前仍然是家畜中难以防控的病种之一。

（一）家畜常见人兽共患细菌病

家畜中常见的人兽共患细菌病包括结核、炭疽、布鲁氏菌病、鼠疫、链球菌病、大肠杆菌病、莱姆病、军团菌病、幽门螺杆菌病、空肠弯曲菌病、鼻疽、类鼻疽、耶尔森菌病、李斯特菌病、金黄色葡萄球菌病、破伤风、沙门菌病、猪丹毒、棒状杆菌病、巴氏杆菌病、黄杆菌病、克雷伯菌病。

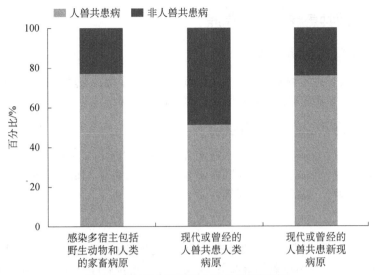

图 4-1　家畜禽病原和人兽共患病相对比

（二）家畜常见人兽共患细菌病病原

包括嗜皮菌、产气荚膜梭菌、绿脓杆菌、螺旋体、支原体、鹦鹉热衣原体、贝纳柯克斯体、化脓性放线菌。还有一些新近认为具有人兽共患性质的，如微气杆菌、弓形菌、鲍曼不动杆菌、马红球菌。

（三）传播方式

家畜的细菌性人兽共患病的传播途径主要有消化道、呼吸道、经皮肤接触和经节肢动物传播等，从动物到人类传播的主要方式有：人食入了发病动物的或被病原体污染的肉品而引起食物中毒或发病；钩端螺旋体病、布鲁氏菌病等可经皮肤或黏膜的创伤而感染人类；病畜通过飞沫传播给人，如结核、布鲁氏菌病等，部分家庭养羊户在棚户中饲养羊，由于空间狭小和空气寒冷，不开窗，室内又十分干燥，灰尘和气溶胶混杂的布鲁氏菌感染人的情况很常见；动物的毛和皮肤脱落物因内含各种细菌，直接接触和吸入而获得病原。羊和牛可以使人患上皮肤炭疽、吸入性炭疽和胃肠型炭疽。在有些地方，水牛和其他牛一样可以传播人炭疽。动物制品也能造成炭疽流行，100 多年以前就发生过用动物毛发制成发梳而导致皮肤炭疽的病例。牛分枝杆菌感染常见于屠宰工人。

猪链球菌，特别是 Z 型猪链球菌，是亚洲等地区接触猪的工人导致菌血症和脑膜炎的常见病因，越南 70% 猪携带猪链球菌。猪还能传播钩端螺旋体病，牛、羊也是本病潜在的传染源。

（四）流行特点

细菌性病原仍然是畜牧养殖业和公共卫生安全的主要威胁之一。家畜细菌性人兽共患病具有如下流行特点。

1. 混合感染较多　家畜的传染病中细菌感染单独由细菌引起已经很少见到，多数由多种病原引起，因此病情复杂。

2. 耐药菌株多见　金黄色葡萄球菌、鲍曼不动杆菌、沙门菌、克雷伯菌都有超级耐药菌株出现。由于饲料添加普遍和过量使用、普遍使用抗菌药物治疗等，产生耐药性，而且耐药性越来越普遍，非致病菌具有耐药性后可能就是致病菌。

3. 多不表现临床症状　很多家畜感染细菌不表现明显的临床症状，有些还是机会致病菌，主要是在机体抵抗力下降时感染。

4. 新现特点　大肠杆菌 O157:H7 吸收了新的毒性质粒从而获得新的毒性特点，能够引起肾出血综合征等严重病症，与原来的大肠杆菌具有明显区别。不动杆菌和克雷伯菌原来只是人类的致病菌或机会致病菌，现在动物致病也非常普遍，也是因为从环境中获得了一些新的毒性特性而改变了致病机制，形成了致病性的跨物种传播。

二、家畜常见人兽共患病毒病及病原

（一）家畜常见人兽共患病毒病

包括口蹄疫、流感、流行性乙型脑炎、狂犬病、疯牛病、伪牛痘、克里米亚出血热、牛痘、羊传染性脓疱、病毒性腹泻、裂谷热、新疆出血热、森林脑炎、梅那哥病毒病。

（二）家畜常见人兽共患病毒病病原

包括尼帕病毒、梅那哥病毒、盖他病毒、水疱性口炎病毒、戊型肝炎病毒、诺如病毒、脑心肌炎病毒、疱疹病毒、痘病毒、跳跃病病毒（传染性脑脊髓炎病毒）、博尔纳病毒（Borna disease virus，BDV）、环状病毒、亨德拉病毒、亨尼帕病毒、基孔肯亚病毒等。

（三）传播方式

家畜病毒性人兽共患病主要有消化道、呼吸道、经性、皮肤接触、垂直和经节肢动物等方式传播。经媒介生物传播也是常见途径。猪捡食果蝠吃剩的带毒果实可以感染亨德拉病毒和尼帕病毒，经猪放大，再传播给人。

（四）流行特点

1. 多经动物产品——食物途径传播　人通过接触和食用被污染的食物而感染。也常见家畜污染环境、物品、水源等，接触后感染。由于家畜数量巨大、分布广泛，对环境的污染常见，也是人们主要的食物来源，传播给人的人兽共患病毒病也相对常见。混合感染也较为常见，如流感与伪狂犬病共感染。

家畜也是人兽共患病病毒的混合器，猪就是流感病毒的混合器，对不同动物来源的病毒与亲和性流感病毒在猪体内混合后，形成具有侵染人类的流感病毒。

2. 隐性感染　流行性乙型脑炎的隐性感染率很高，曾有调查报道，**每有一个发病者，便会有200~1000个隐性感染者**。发病的多为免疫力低下的儿童和幼龄动物。猪最易发病，是重要的扩增宿主，同样在临床上多呈隐性感染，不易发现。本病的发病率与种猪的来源、猪群更新情况、猪场规模大小等有一定的关系。

3. 扩散快，长距离散播　现代化交通或运输工具十分快捷，也使家畜中人兽共患病毒病快速传播，播散极快。

4. 季节性和周期性　媒介生物传播的家畜源性人兽共患病毒病的传播，依赖于媒介生物活动规律而变化，具有明显的季节规律。

5. 跨物种传播　尼帕病毒曾在马来西亚和新加坡引起人病毒性脑炎的流行，该病毒先引起猪的感染和发病，再传播到人。现已查明，该病毒的天然贮存宿主是蝙蝠。猪和人之间的异种器官移植的开展，引起人们对由猪的内源性猪反转录病毒感染人类并致病的担忧。有资料表明，部分此类病毒能够在人的细胞系中增殖，而且在实验研究体系中出现了导致宿主免疫功能缺陷的可能。博尔纳病毒国内已经发现，主要在马和绵羊中流行，在人的基因组中也发现有该病毒DNA。但人兽共患病性质还不清楚，在人的一些精神病患者中抗体检出率高。

三、家畜常见人兽共患寄生虫病及病原

（一）家畜常见人兽共患寄生虫病病原

包括日本血吸虫、姜片吸虫、华支睾吸虫、旋毛虫、猪囊尾蚴、牛囊尾蚴、棘球蚴、弓形虫、卡氏肺孢子虫、隐孢子虫、蓝氏贾第鞭毛虫、肝片吸虫、大片吸虫、阔盘吸虫、双腔吸虫、长菲策吸虫、克氏假裸头绦虫、细颈囊尾蚴、细粒棘球绦虫、多头绦虫、毛圆线虫、美丽筒线虫、后圆线虫、结节线虫、锥虫、巴贝斯虫、结肠小袋纤毛虫、猪巨吻棘头虫、肉孢子虫、新孢子虫、兽比翼线虫、螨、蜱、蝇蛆（胃蝇、羊狂蝇、蛆症金蝇、黑须污蝇、皮下蝇）、舌形虫、贝氏等孢子虫等。

（二）传播方式

主要有消化道、经皮肤接触、水源和经节肢动物等传播途径。从动物到人类传播的主要方式有：人食入

了发病动物的或被病原体污染的肉品而引起食物感染或发病，1993 年在美国威斯康星州曾发生过由于公共水源受到污染而导致 4000 余人隐孢子虫感染的暴发流行事件。羊的棘球绦虫病可以通过间接方式传播给人，即犬吞食了病羊的内脏，然后从粪便中排出感染性虫卵，再使人感染。已有人感染猪蛔虫的报告。人进食了未煮熟的猪肉可以感染猪囊虫，进食未煮熟的牛肉可以感染牛肉绦虫病。进食未煮熟的羊肉或饮用污染了的羊奶，均可能感染弓形虫。

很多家畜寄生虫要经过节肢动物传播媒介来传播，如日本血吸虫经过螺类再传播给人。

（三）流行特点

1. 直接接触传播　很多家畜寄生虫在人与其接触的过程中感染，如螨、蜱直接感染。

2. 经食物传播　家畜是寄生虫生活史的必需环节，同时也经过这个环节传播给人，如旋毛虫、囊尾蚴等。

3. 家畜为保藏宿主，起到放大和传播作用　很多寄生虫寄生在家畜体内或体表，呈隐性状态。家畜寄生虫在家畜体内生存和繁殖，持续向环境排泄或增加数量，家畜起到了放大和传播作用。

4. 水源传播　家畜寄生虫有的经过水源或水生媒介传播，如隐孢子虫、血吸虫、贾第鞭毛虫。

5. 经媒介生物传播　例如，家畜的锥虫经舌蝇吸血，在刺人过程中将带虫血液传染给人。巴贝斯虫经蜱的吸血过程将虫卵吸入体内，在蜱体内增殖，然后再传给其他宿主。

四、家畜常见人兽共患真菌病及病原

真菌病的病情复杂，涉及的真菌范围广泛，有很多偶然发生，在多数地区并不广泛流行。最常见的是皮肤真菌病，动物传播到人的皮肤真菌感染包括从牛到人的牛发癣菌病和从马到人的马发癣菌病等。

（一）家畜常见人兽共患真菌病病原

发癣菌（疣状发癣菌、马发癣菌、须发癣菌）、小孢子菌（猪小孢子菌、犬小孢子菌、石膏样小孢子菌、扭曲小孢子菌、侏儒小孢子菌、桃色小孢子菌、马小孢子菌）、新型隐球菌、念珠菌（牛念珠菌、猪念珠菌）、组织胞浆菌、申克孢子丝菌、球孢子菌（厌酷球孢子菌、粗球孢子菌）、毛霉菌、芽生菌、单孢子囊菌（伊蒙微小菌或微小金孢子菌）、新月金孢子菌（*Emmonsia crescens*）、着色真菌、鼻孢子菌等。

（二）传播方式

以接触、吸入和食入为传播途径，直接接触感染居多，如皮肤真菌以接触为主。

（三）流行特点

1. 皮肤真菌病居多　皮肤真菌病多数呈癣样疾病，也称为皮肤癣菌病。有浅部和深部两种类型。马、牛、羊、猪等都能感染皮肤真菌病，导致头癣、体癣、股癣、手足癣、甲癣和脱毛等。

2. 散发常见　由于动物和人所处的环境、职业、接触等存在很大不同，真菌病往往是散发的，大面积传播的病例很少见。以直接接触多见。

3. 与环境有关，多属条件致病菌　很多真菌感染是伤口接触了环境中的真菌或长期接触类似环境而感染。也有的由于吸入气溶胶而感染。

4. 难以防控和治疗　由于真菌多数对抗生素不敏感，侵害的皮肤和组织的伤害或病理变化难以清除和治疗，往往属于迁延型，久治不愈，如癣、脱皮、脱毛、深部感染等。

第二节　家禽源性人兽共患病

家禽主要是指鸡、鸭、鹅及饲养的其他禽类、鸟类。

一、家禽常见人兽共患细菌病及病原

（一）家禽常见人兽共患细菌病病原

大肠杆菌 O157:H7、空肠弯曲菌、小肠结肠耶尔森菌、沙门菌、金黄色葡萄球菌、李斯特菌、肉毒梭菌、绿脓杆菌、禽结核分枝杆菌、产气荚膜梭菌、土拉热弗朗西丝菌、猪丹毒丝菌、类志贺毗邻单胞菌、假结核耶尔森菌、气单胞菌、巴氏杆菌、肺炎克雷伯菌、弓形菌、隐球菌、衣原体、支原体，还有幼禽螺杆菌等。

（二）传播方式

1. 直接接触　畜禽之间、畜禽与人直接接触传染，接触到禽类分泌物、排泄物等直接获得病菌感染，人由动物咬伤或抓伤感染。动物可能常带染，由于各种原因抵抗力下降时发病。

2. 呼吸道吸入　饲养禽类等场所的气溶胶，或在市场或接触禽类产生的气溶胶通过呼吸道感染。

3. 消化道　由污染饲料、饮水、用具和外界环境经消化道感染健康禽类。

4. 吸血昆虫　通过吸血昆虫媒介传播。

（三）流行特点

1. 隐性感染和持续感染　禽类细菌病往往呈隐性感染，在抵抗力下降时才表现临床症状。

2. 传播快，死亡率高　禽类属群养动物，细菌感染后发病快，死亡率高。

3. 通过气溶胶传播给人　气溶胶途径传播给人风险大。

4. 混合感染增多　细菌病与病毒病同时发生，或者几种细菌病、细菌病和寄生虫病、病毒病与寄生虫病同时发生，这些多病原的混合感染给诊断和防治工作带来了难度。

二、家禽常见人兽共患病毒病及病原

（一）家禽常见人兽共患病毒病病原

禽流感病毒、新城疫病毒、西尼罗病毒、克里米亚-刚果出血热病毒、戊型肝炎病毒等。病禽和带毒禽是主要来源，通过鼻分泌物和粪便排毒。

（二）传播方式

1. 呼吸道　禽饲养场所、环境产生的气溶胶是常见传播方式。

2. 消化道　通过食用其他禽、畜分泌物和排泄物、污染的水和环境物质而感染。接触污染的禽、产品和污染物而感染人。

3. 创伤和交配　禽类的创伤和交配也能互相传染。

4. 通过寄生虫、人畜等机械传播　寄生虫、人畜的机械性携带促使禽类动物传染也有发生。通过饮水、饲料、蛋筐、蛋盘、运输工具也可机械传播。

（三）流行特点

1. 季节性　四季均可发生，但冬季高发。

2. 远距离传播　通过飞禽（鸟）类远距离传播。

3. 能够跨物种传播　高致病性禽流感病毒近些年突变明显，能够跨物种传播到人、猪等。而且能够以气溶胶经呼吸道传播。

三、家禽常见人兽共患寄生虫病及病原

（一）家禽常见人兽共患寄生虫病病原

包括棘口吸虫、裂头蚴、艾美耳球虫、贝氏等孢子虫、异形吸虫（横川后殖吸虫、台湾棘带吸虫、钩棘

单睾吸虫、多棘单睾吸虫、扇棘单睾吸虫、镰刀星隙吸虫、施氏原角囊吸虫)、东方次睾吸虫、鄂口线虫、弓形虫、隐孢子虫、微孢子虫、全沟硬蜱、波斯锐缘蜱、翘缘锐缘蜱等。

(二)传播方式

1. 经消化道　　经污染的水、环境传播,以及禽类食用螺、鱼等水生生物,通过粪-口、手-口、肉途径传播。

2. 经呼吸道　　经饲养场所、环境的气溶胶以呼吸道途径感染。

3. 经皮肤、黏膜感染　　例如,弓形虫可以经皮肤或黏膜途径感染。

(三)流行特点

1. 与水源丰富的环境有关　　禽类感染和传播多与水源丰富的环境有关,因为很多寄生虫的中间宿主生活在水环境,禽类吃这些生物时可感染。人感染也多与水源附近的禽类有关。

2. 广泛的污染来源　　弓形虫的宿主分布广泛,对环境污染也严重,禽类带染率也很高。

四、家禽常见人兽共患真菌病及病原

(一)家禽常见人兽共患真菌病病原

包括念珠菌、新型隐球菌、霉菌、鸡小孢子菌、孢子丝菌、毛霉菌等。

(二)传播方式

1. 直接接触　　人与禽类、鸟类和环境的直接接触是最常见传播途径,皮肤、黏膜伤口可使病原直接侵入而感染。

2. 呼吸道　　经呼吸道吸入感染也是常见途径之一。

3. 经消化道传播　　禽类吃了被污染的饲料、饮用被污染的水,环境污染物经消化道感染。

(三)流行特点

1)主要是接触感染,具有职业特征。

2)散发居多。

3)与环境卫生条件有关。

五、禽流感高危人群防护原则

当禽流感暴发时,与禽相关的工作人员因接触感染禽或污染材料可能引起严重疾病或死亡。禽饲养、加工等相关工人、场主和管理者应根据如下规范实践操作,防止感染禽流感。

1. 禽流感暴发前的实践操作

1)确保特殊区域、国家和行业禽流感反应计划的制订。

2)根据生物安全实践来防止禽流感和其他疾病远离禽群:①禽群要与外部环境隔离;②防止禽群与野生鸟、野生禽和它们可能污染的水源接触;③仅允许本单位职工和车辆进入牧场和禽舍;④为饲养工人提供清洁的保护服、设备和消毒设施;⑤出入厂房车辆、设备要彻底清洁和消毒,包括轮胎和车盘;⑥不要从其他牧场借设备和车辆,也不要把自己的借与别人;⑦不要让其他人参观禽舍;⑧如果要参观另一个牧场或活禽市场,要穿专门的鞋靴和衣服,出来后要彻底消毒;⑨不要带回宰杀禽鸟,尤其是市场活禽到农场来。

3)要使全体人员了解禽流感症状:①禽只没有临床症状,突然死亡;②禽只不合群;③禽只不活跃和食欲不强;④产软壳蛋;⑤产蛋量下降;⑥腿、趾、鸡冠、肉垂紫色变淡;⑦头、眼睑、冠、腿关节、肉垂肿胀;⑧腹泻;⑨鼻分泌物增多;⑩咳嗽,打喷嚏。

4)立即报告(如见可疑发病或死亡鸡):如果饲养的鸡群有可疑发病或死亡现象发生,立即报告相关部门。

5）人感染禽流感的症状：发热，咳嗽，呼吸短促，喉痛，肌痛，结膜炎，腹泻。

6）考虑使用季节性流感疫苗。

7）要对工人进行安全知识培训。

2. 禽流感暴发当中的实践操作

1）要遵循禽流感反应计划的操作程序。

2）要咨询医生关于抗病毒药物的使用方式。

3）穿防护服（从头到脚都要防护）：①选一次性、防漏、轻质的防护服；②穿戴防水手套；③穿一次性靴子或耐处理的靴子；④戴一次性头罩。

4）戴好眼防护罩。

5）戴呼吸防护口罩。

6）制订一个呼吸保护计划和实践操作。

7）除去个人防护服和防护设备后的自我保护：①除去防护服装后要放在安全的容器中等待处理；②脱下手套放到安全容器中，用肥皂水全面彻底冲洗手，如果无洗手设备，可用酒精等清洁剂；③仔细除掉护目镜和呼吸防护装置，彻底用肥皂水冲洗手或用酒精等清洁剂。

8）良好的手卫生和去污染方式防止感染、防止扩散。

9）脱去全部衣物后淋浴。

10）参加卫生调查和监控计划：①对接触感染禽、病毒污染材料、环境10d后的工人进行症状鉴别；②如果有症状，立即就医；③在到达医院前，要告知医院流感接触情况；④迅速报告。

第三节　经济动物与人兽共患病

经济动物是指一些稀有的人工饲养的半野生动物，一般市场价位比较高，但是饲养条件比较苛刻。

一、经济动物分类

目前，我国特种养殖动物从种类上可分为"四类"，即特种兽畜类、特种珍禽类、特种水产类、特种昆虫类；从用途上可分为"六型"，即肉用型、药用型、皮羽型、蛋用型、玩赏型、特用型。但"六型"分类不是十分严格，有时一种动物包含多种类型。

特种兽畜类：肉用型的有黄牛、驴、熊、果子狸、肉犬、蛇、小香猪、獭兔等；药用型的有鹿、穿山甲、刺猬等；毛皮型的有水貂、狐狸、水獭、黄鼬、貉、海狸鼠、麝鼠等；玩赏型的有猫、倭狨、毛狨、猴、松鼠等；特用型的有奶牛、白鼠等。

特种珍禽类：肉用型的有山鸡、野鸡、鹧鸪、肉鸽、火鸡、珍珠鸡、鸵鸟、红腹锦鸡等；药用型的有黑凤鸡、乌骨鸡、鸽、野鸭等；蛋用型的有鹌鹑、黑凤绿皮蛋鸡等；羽毛型的有孔雀、雉鸡、锦鸡等；玩赏型的有斗鸡、鸳鸯、黄雀、鹦鹉、八哥、画眉、百灵等；特用型的有信鸽、鹰、骡鸭等。

特种水产类：肉用型的有牛蛙、蟹、鳗鱼、黄鳝、虾、大黄鱼、鳜鱼等；药用型的有甲鱼、龟、泥鳅等；玩赏型的有金鱼、热带鱼等。

特种昆虫类：药用型的有蚂蚁、蜘蛛、蚂蟥、地鳖虫等；肉用型的有蜗牛等；特用型的有苍蝇、黄粉虫、蚯蚓等。

由于这些特种动物养殖投资少、产出多、成本低、效益大，风险相对比较小。它们不仅适于大规模集约化的养殖，也适合一家一户的小规模养殖。因此，大力发展特种兽禽养殖是一项极具潜力与竞争力的新兴产业。但在大力发展特兽禽养殖的同时要注重市场、引种、技术、质量、疾病风险和人兽共患病风险等问题。

二、兽类经济动物人兽共患病及病原

（一）貂

1. 细菌　炭疽杆菌、巴氏杆菌、大肠杆菌、沙门菌、产气荚膜梭菌、李斯特菌、链球菌、绿脓杆菌、嗜水气单胞菌、鼻疽杆菌、克雷伯菌、土拉热弗朗西丝菌、猪丹毒丝菌、空肠弯曲菌、结核分枝杆菌、钩端螺旋体等。

2. 寄生虫　弓形虫、膨结线虫、麦地那龙线虫、旋毛虫、棘头虫等。

3. 真菌　念珠菌、隐球菌、皮肤真菌等。

（二）狐狸

1. 病毒　狂犬病毒、H5N1 等。

2. 细菌和真菌　李斯特菌、巴氏杆菌、炭疽杆菌、大肠杆菌、沙门菌、布鲁氏菌、肉毒梭菌、嗜水气单胞菌病、绿脓杆菌、加德纳菌、结核分枝杆菌、钩端螺旋体、发癣菌、犬小孢子菌等。

3. 寄生虫　弓形虫、巴贝斯虫、蛔虫、钩虫、后睾吸虫、螨虫等。

（三）貉

1. 病毒　狂犬病毒。

2. 细菌及真菌　炭疽、结核、巴氏杆菌、大肠杆菌、沙门菌、梭菌、嗜水气单胞菌、链球菌、钩端螺旋体、皮肤真菌（发癣菌）等。

3. 寄生虫　螨虫。

（四）其他

1. 鹿　狂犬病毒、结核分枝杆菌、巴氏杆菌、大肠杆菌、钩端螺旋体、放线菌、鹿脱发癣菌、螨虫等。

2. 兔　巴氏杆菌、沙门菌、葡萄球菌、密螺旋体、产气荚膜梭菌、李斯特菌、结核分枝杆菌、大肠杆菌、绿脓杆菌、链球菌、肺炎克雷伯菌、棒状杆菌、癣菌、弓形体、螨虫等。

3. 麝鼠　巴氏杆菌、大肠杆菌、副伤寒沙门菌、土拉热弗朗西丝菌、克雷伯菌、产气荚膜梭菌、链球菌、螨虫等。

4. 麝　巴氏杆菌、坏死杆菌、大肠杆菌、产气荚膜梭菌、钩端螺旋体等。

5. 刺猬　皮癣菌。

三、禽类经济动物人兽共患病及病原

禽类经济动物人兽共患病病原主要包括禽流感病毒、新城疫病毒、大肠杆菌、巴氏杆菌、弯曲菌、链球菌、葡萄球菌、绿脓杆菌、禽结核分枝杆菌、李斯特菌、螺旋体、耶尔森菌、支原体、衣原体、曲霉菌、念珠菌、隐孢子虫、异尖线虫、螨虫等。

四、流行特点

1）经济动物养殖密度大，群发可能性高，流行快。一旦发生迅速波及全群，对养殖人员易造成人兽共患病传染。

2）经济动物养殖条件和环境有时较差，与养殖人员接触频繁，易感风险大。

3）经济动物多数为半野生性质，携带病原复杂；多为速成型养殖，动物抵抗力差，混合感染居多，防控难度大。

第四节　牧场中的危险人群

农业人群始终处于感染动物和人的疾病等高风险环境中，动物作为保藏宿主能够放大和扩散病原进入环境中。与家畜接触风险高的人群包括工作和生活在农场的人群，农场访问者，服务人员，兽医，农牧产品加工人员如屠宰工人、肉品加工厂工人、皮毛加工厂工人等。并不是所有接触者都有同样的人兽共患病风险，风险较高的人群包括年龄较大、怀孕和免疫状态不高的个体。

我国农业人群卫生防护设备和措施相对较差，而牧场人员风险更高一些，有些人甚至不知处在风险环境之中。很多都是应季节而工作的季节工，风险意识更差。其他风险还有缺少医疗条件、缺乏医疗保险、经济条件有限等。许多农场工人对感染人兽共患病并不知道，农工没有赔偿金，也不进行职业卫生调查，也不报告农场相关疾病或发病趋势。我国劳动卫生和职业卫生法规对农业职业卫生的关注度还不够，需要进一步加强。

一、妇女

农牧业生产中妇女的比例很高，包括家庭动物饲养，特别是奶牛饲养、禽的饲养中妇女占有重要比重。与动物接触而感染的事件很多，如医院护士患海德堡血清型沙门菌感染，溯源到护士母亲，因为护士母亲新购买了一头小牛，护士怀孕时接触了这头小牛而感染。她的婴儿作为传染源又传染给相邻的另外两个婴儿。另一个例子是住院感染沙门菌，因为患者母亲喝了生鲜奶，同时她的产奶羊群也暴发了伤寒沙门菌。

怀孕妇女在牧场工作是极危险的，如美国一名怀孕妇女在怀孕绵羊牧场中工作，虽然穿着防护服，但未戴口罩，结果感染了鹦鹉热。立克次体在牧场可通过气溶胶方式传播，一个怀孕 2 个月妇女在牧场工作，结果感染 Q 热立克次体。怀孕妇女和免疫耐受个体具有人兽共患病高风险。我国家庭养羊户妇女通过接触、气溶胶感染布鲁氏菌病的也不少。

二、儿童

拥有家畜的家庭儿童多半参与饲养过程，儿童在参与过程中存在很高的人兽共患病风险。因为儿童缺乏安全知识和意识，没有相应的培训，参与与年龄不相符的零活，易忽视不卫生的工作条件，没有很好的防护设备。孩子的免疫系统正在发育，经常接触粪便有关的微生物和具有耐药性微生物的环境，因此感染的机会特别多。例如，一个 5 岁男孩住在猪场和牛场内，很自由地接触动物及设施，后感染肠炎沙门菌伤寒型，从猪、牛和儿童体内都分离出该菌。一个 2 岁大婴儿在访问邻近牧场后感染大肠杆菌 O157:H7，后在孩子、牧场的几头小牛、山羊分离出同型菌株。除了农业活动外，农业观光也越来越普及，参加活动感染大肠杆菌 O157:H7 有很多实际例子。

三、老年人

50 岁以上的牧场工人很多，接触人兽共患病环境是经常现象，对这些人群调查有如下现象：背部问题，糖尿病，皮肤癌，白内障，心脏病等。由于老年人免疫力下降，易感染，美国的相关报告指出这些老年人多见于布鲁氏菌、螺旋体、立克次体、弓形虫、衣原体和汉坦病毒等感染。牛场中有感染隐孢子虫、沙门菌等诸多例子。

四、家畜人兽共患病的传播动力学

引起人类传染病的几乎 2/3（67%）病原都是人兽共患病，家畜病原的 616 种中的 243 种（39.4%）能感染人。农业环境中的人兽共患病受饲养动物种类、兽医卫生水平、管理方式、农场位置、农业实践的影响。人通过口、呼吸道、直接/间接与动物接触、媒介生物或污染环境等途径感染。通常情况下，感染的动物并不表现症状，农工并不知道动物隐藏病原。例如，钩端螺旋体病在美国的屠宰牛中检出率为 44%（PCR 和血清学方法），养牛工人、屠宰工人、运输工人因接触牛的尿液而易感染钩端螺旋体病。动物产品如乳、肉和皮污染可导致食源性疾病或污染食品加工环境，有时能见到炭疽。

要有效处理动物污染环境、相关设施。气溶胶传播是重要途径，如禽流感。职业皮肤病和皮肤创伤也是农业工人常见病种，接触传染性致病因子包括皮肤、浆膜、黏膜，这些裸露的部分直接接触污染的皮、毛、尸体、羽毛、粪、尿、唾液、生殖分泌物、芽孢（孢子）、疫苗、动物口腔等物体和环境。当动物排泄物污染环境时就可能出现间接接触。

贫穷及经济条件也是家畜人兽共患病促进因素： 贫穷意味着饲养条件差，环境卫生差，没有废弃物处理能力；控制动物能力不足，不同种类动物之间接触复杂；缺乏必要的卫生知识、条件、防护条件与措施；社会经济条件、生态环境都不能满足需求；个人、家庭和社会环境都恶劣。这样的社会和饲养环境会比条件好的社会环境人兽共患病发生机会多（图4-2）。

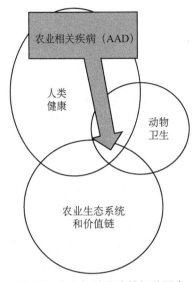

图 4-2　农业相关疾病的相关因素

就不同国家贫穷交界面、新现市场交界面和人兽共患病交界面的分析，可看到 19 个相对贫穷国家占有全球 75% 的人类传染病或人兽共患病，热点包括尼日利亚、埃塞俄比亚、坦桑尼亚、多哥、印度等。在表 4-2 中出现多次的国家有中国，中国伴随着进入新兴市场过程，也同样面临新现人兽共患病的风险。

表 4-2　根据不同测量方式得到的贫穷交界面、新现市场交界面和人兽共患病交界面的前 20 个国家

贫穷交界面		新现市场交界面		人兽共患病交界面		
贫穷国家的家畜饲养	家畜蛋白质缺乏	单胃动物快速变化（2010年）	单胃动物快速变化（2010～2030年）	人兽共患病发生比例（全球）	地方流行性发生	新现人兽共患病事件
印度	印度	中国	缅甸	印度	尼日利亚	美国
尼日利亚	埃塞俄比亚	巴西	布基纳法索	尼日利亚	埃塞俄比亚	英国
埃塞俄比亚	尼日利亚	印度尼西亚	印度	刚果	坦桑尼亚	澳大利亚
孟加拉国	中国	印度	巴基斯坦	中国	多哥	法国
刚果	刚果	越南	加纳	埃塞俄比亚	印度	巴西
巴基斯坦	孟加拉国	伊朗	阿富汗	孟加拉国	马里	加拿大
肯尼亚	巴基斯坦	菲律宾	孟加拉国	巴基斯坦	越南	德国
苏丹	印度尼西亚	泰国	利比亚	阿富汗	苏丹	日本
中国	安哥拉	尼日利亚	中非共和国	安哥拉	孟加拉国	中国
坦桑尼亚	阿富汗	乌克兰	乍得	巴西	布基纳法索	瑞典
印度尼西亚	坦桑尼亚	巴基斯坦	柬埔寨	印度尼西亚	喀麦隆	意大利
马达加斯加	巴西	缅甸	贝宁	尼日尔	乍得	马来西亚
尼日尔	菲律宾	孟加拉国	老挝	坦桑尼亚	卢旺达	瑞士
乌干达	乌干达	秘鲁	泰国	肯尼亚	乍得	刚果
土耳其	马里	哥伦比亚	津巴布韦	科特迪瓦	莫桑比克	苏丹
菲律宾	苏丹	厄瓜多尔	埃塞俄比亚	乌干达	南非	阿根廷
阿富汗	莫桑比克	摩洛哥	圭亚那	苏丹	刚果	印度
埃及	马拉维	南非	几内亚比绍	布基纳法索	埃及	以色列
莫赞比克	南非	玻利维亚	中国	马里	冈比亚	秘鲁
布基纳法索	越南	埃及	马里	伊拉克	科特迪瓦	秘鲁

第五节　水源和环境中的人兽共患病病原

许多新现人兽共患病是间接接触途径引发的，而不是通过人与动物直接接触引起的。这些间接途径引起的新现人兽共患病也可能与病原毒性增加有关。所涉及的水包括饮用水（井水、河水、湖水、水库水、雨水等）、娱乐水（游泳池水、江河湖泊、娱乐场所水源及其他水源）、各种污染水环境等，有时是人将病原通过水传播给动物或动物之间的传播等。

一、水源中的人兽共患病病原

在各种水体，特别是污染水体中存在着大量的有机物质，适于各种微生物生长，因此水体是仅次于土壤的第二种微生物天然培养基或培养库。水体中的微生物主要来源于土壤，以及人类和动物的排泄物，其数量和种类受各种环境条件的制约，变化很大。水源中的人兽共患病病原如螺旋体、弧菌、非结核分枝杆菌（nontuberculous mycobacteria，NTM）、隐孢子虫、蓝氏贾第鞭毛虫、疟原虫、肠道病毒、轮状病毒、戊型肝炎病毒、真菌等。水相关性疾病是指通过在水中繁殖（如传播疟疾的蚊子）或靠近水边生活（如传播丝虫病的苍蝇）的某些昆虫传播的人兽共患病，如黄热病、登革热、丝虫病和昏睡病等。

非结核分枝杆菌是指结核分枝杆菌复合群（结核分枝杆菌、牛分枝杆菌、非洲分枝杆菌、田鼠分枝杆菌）和麻风分枝杆菌以外的其他分枝杆菌。非结核分枝杆菌广泛存在于自然界的土壤、尘埃、水、鱼类和家禽中，传播途径主要从环境中获得感染，如污水。而人与人之间的传染极少见，根据非结核分枝杆菌的生长速率，《伯杰细菌鉴定手册》将其分为快速生长型和缓慢生长型。Runyon 分类法则将非结核分枝杆菌分为四群：Ⅰ群为光产色菌，如猿分枝杆菌、堪萨斯分枝杆菌（*Mycobacterium kansasii*）、海分枝杆菌（*M. marinum*）；Ⅱ群为暗产色菌，如苏加分枝杆菌、蟾分枝杆菌、瘰疬分枝杆菌、戈登分枝杆菌；Ⅲ群为不产色菌，如鸟分枝杆菌复合群（*M. avium* complex，MAC）、玛尔摩分枝杆菌、土地分枝杆菌、溃疡分枝杆菌、嗜血分枝杆菌；Ⅳ群为快生长菌，如偶然分枝杆菌、龟分枝杆菌、脓肿分枝杆菌、耻垢分枝杆菌。对人致病的有堪萨斯分枝杆菌，引起人类肺结核样病变，常有空洞形成；海分枝杆菌在水中可通过皮肤擦伤处侵入，引起皮肤丘疹、结节与溃疡。非结核分枝杆菌对人致病，90%以上发生非结核分枝杆菌肺病，引起肺外疾病较少见。

非结核分枝杆菌广泛分布于自然界。Gruft 等（1982）报道，美国沿东海岸各地 520 份水样中，319 份（61.3%）检出非结核分枝杆菌，其中 128 份水样中检出鸟-胞内-瘰疬分枝杆菌复合群（*M. avium*-intracellulao-*scrofulaceum* complex）158 株，191 份为其他非结核分枝杆菌；9 份气溶胶标本中，4 份分离到鸟分枝杆菌。近年世界各地肺病患者痰标本中，该菌的分离率为 1%～10%（日本为 5.8%，加拿大为 4.8%，中国为 4.3%～4.9%）。1999 年上海第一肺科医院报道，15 年间 5592 例痰抗酸杆菌阳性患者中经鉴定为非结核分枝杆菌者有 173 例，其中有咳嗽症状者占 78%，咯血者占 58%，发热者占 26%，肺空洞者占 40%。表明非结核分枝杆菌有一定的致病性。我国非结核分枝杆菌从结核样患者分离的阳性率为 3%～15%。

缓黄分枝杆菌（*M. lentiflavum*）对人的致病罕见。非结核分枝杆菌只有 26.6%有临床症状，在澳大利亚昆士兰 206 处饮用水源分离出 13 株缓黄分枝杆菌，澳大利亚水源分离率为 6.3%；芬兰的饮用水源分离也较为普遍，水源分离率达 38%；韩国水源分离率达 65%。该菌引起人的疾病，主要来自水源，特别是瓶装水风险更高。其感染途径如下：①环境。公认的感染途径，非结核分枝杆菌广泛存在水、土壤与灰尘中，水产生的气雾颗粒、土壤与灰尘颗粒，都可能形成带菌颗粒，被健康人群吸入，进入人体的上呼吸道，从咽淋巴组织中分离出非结核分枝杆菌而得到证实。且在水池、海洋和自来水中也已分离出胞内分枝杆菌、戈登分枝杆菌、蟾分枝杆菌和堪萨斯分枝杆菌，所以非结核分枝杆菌又曾命名为环境分枝杆菌（environmental mycobacteria，EM）。②动物。从巴氏消毒法消毒的奶中分离出堪萨斯分枝杆菌、鸟-胞内分枝杆菌、戈登分枝杆菌和淋巴结分枝杆菌，从感染鸟分枝杆菌的母鸡所生的蛋中分离出鸟-胞内分枝杆菌，从动物的肉或体内如牛、猪、鸡、马、鼠、类人猿等能培养出鸟-胞内分枝杆菌，家禽饲养者患鸟-胞内分枝杆菌病较多，但也有人持不同意见。③人传染人。有报道感染堪萨斯分枝杆菌而发病的患者，其接触者对堪萨斯菌素（PPD-Y）反应的阳性率升高，也有报道指出在同一家属中有相互传染的病例，有的认为不存在人与人之间感染的更多确切证据。

另外，饮用污染非结核分枝杆菌的水，非结核分枝杆菌也可侵入扁桃体、咽淋巴结及颈淋巴结，引起非结核分枝杆菌扁桃体炎、咽淋巴结炎及颈淋巴结炎，海分枝杆菌侵入皮肤的小伤口，也可引起皮肤非结核分枝杆菌病。

在人类非结核分枝杆菌病中，以鸟-胞内分枝杆菌引起者最为多见，主要为肺部感染，好发于慢性肺疾患者（如尘肺病、肺结核、慢性支气管炎、支气管扩张等）。英国89例鸟-胞内分枝杆菌病中，约50%为尘肺病患者。日本肺结核患者的鸟-胞内分枝杆菌病的年发病率为0.0187%，比正常人群约高10倍。此外，鸟-胞内分枝杆菌可引起儿童的颈淋巴结炎、泌尿系统感染、脑膜炎及全身播散性感染。鸟-胞内分枝杆菌感染小鸡后，可于4个月内使小鸡死亡，肝脏出现病变，小鼠感染后引起脾肿大，使脾重与体重之比（SBR）从正常的0.3%上升至2.25%以上，少数菌株对家兔及小牛也可致死，小牛肺部有病变，并可分离出同型菌株。

瘰疬分枝杆菌（*M. scrofulaceum*）可在土壤、水、生牛乳、乳制品和牡蛎中发现。瘰疬分枝杆菌接种家兔后，可发生致死性疾病，但小鼠与豚鼠对该菌有抵抗力。在人类主要引起儿童颈淋巴结结核，常为单侧性。

捷克斯洛伐克北摩拉维亚地区从1968年出现**堪萨斯分枝杆菌**感染的地方性流行，从煤矿淋浴器出水口的水和淋浴器发生的气溶胶，以及煤矿和该地区的供水中，多次查到堪萨斯分枝杆菌，说明该菌污染的供水系统与地方性流行密切有关。堪萨斯分枝杆菌一部分菌株对小鼠及仓鼠有致病性。在世界某些地区，该菌引起的肺病在数量上仅次于结核分枝杆菌引起的肺结核，好发于已有某些类型的肺部病变患者，如83名患硅肺的喷砂工人中，9例为堪萨斯分枝杆菌感染，堪萨斯分枝杆菌的肺部感染与肺大泡有关。

龟分枝杆菌（*M. chelonei*）对小鼠有致病性，产生特殊的肾脓疡，但不发展为全身性疾病。在人类主要引起软组织感染和创伤感染。Wallaee等观察53例偶发分枝杆菌（*M. fortuitum*）感染，其中48例为皮肤软组织感染，2例为手术后并发症，其他尚有肺部感染、心内膜炎、角膜炎及播散性感染等，68%的皮肤软组织感染由偶发龟分枝杆菌引起，14例肺部感染及10例皮肤软组织感染由龟分枝杆菌脓肿亚种引起。

溃疡分枝杆菌（*M. ulcerans*）对豚鼠、家兔及小鸡无致病性，但对小鼠和大鼠致病性强。大鼠腹腔内接种可引起腹膜炎、附睾及阴囊发生溃疡，最后死亡。人类感染后主要发生皮肤慢性溃疡，一般始于肢体，以后波及躯干，多发生于非洲及太平洋岛屿的部分地区。

蟾分枝杆菌（*M. xenopi*）菌体纤长，两端呈锥形。最适生长温度为43℃，鸟类为其保藏宿主。小鼠部分死亡，我国也有分布，已报道50余例人患肺部蟾分枝杆菌感染。

海分枝杆菌（*M. marinum*）缓慢生长，能产生色素，31~33℃生长最佳。由于病鱼及其他海中生物的污染，可在淡水及咸水中发现该菌，发病与养鱼等职业有关，引起"游泳池肉芽肿""鱼池肉芽肿"，病变多见于肢端及体表等体温较低部位。

猿分枝杆菌（*M. simiae*）由印度猴分离获得，缓慢生长，能产色素。很少引起人类疾病。曾有1例多年研究猴工作的妇女患慢性肺病，从其体内多次分离到猿分枝杆菌，在易感体内也可引起进行性肉芽肿性肺病。

戊型肝炎病毒：1955~1956年印度新德里发生一次水源性传染性戊型肝炎大流行；1986~1988年在我国新疆南部发生水源性戊型肝炎流行，12万人发病，发病率为3.0%。

钩端螺旋体：螺旋体是水源传播主要的病原之一，水体中分布广泛。

霍乱弧菌：2001年对来自台湾的牛蛙检疫时检出非O1和非O139霍乱弧菌，对小白鼠具有致病性，引起死亡，也有人兽共患新倾向。还有**产黑色素拟杆菌**也可以引起人兽共患病。

二、环境中的人兽共患病病原

很多人兽共患病病原存在于环境或水源中，依靠环境中的营养物质繁殖和存活。当人或动物接触相应的环境、身体又有伤口、免疫力低下等情况下，就容易感染。例如，炭疽杆菌可以在环境中自然生存10~30年；肝片吸虫、钩虫也属于这一类型病原。流浪宠物、鼠、野生鸟类及其他野生动物的尸体等，是腐生性人兽共患病的潜在温床，大量老鼠死在洞外的马路上、角落里。道路上死鼠只要清理不及时经常被机动车辗轧造成血肉喷溅，其自身携带的细菌、病毒、寄生虫等，会随之扩散造成一定面积的污染，影响公共卫生。

　　人兽共患性真菌病多数与环境及皮肤黏膜伤口有关，如组织胞浆菌、新型隐球菌、地丝菌、球孢子菌、孢子丝菌、芽生菌、毛霉、马尔尼菲篮状菌、着色真菌（如外瓶霉属、枝孢霉属、瓶霉属等）、鼻孢子菌、足分枝菌、原藻菌等。有些自然疫源地如炭疽曾经发生的地域，经大雨等水的冲刷再次暴露出病原，也能引起该类疾病再发。都市家庭中饲养宠物，人与动物之间长期密切接触，使人兽共患病从牧区、农村进入城市，改变了原生态环境，人们在尽享宠物带来快乐的同时，也增加了患疫病的风险。

第五章　宠物（伴侣动物）源性人兽共患病

宠物在全球的数量逐步增加，美国有57%的家庭饲养宠物，我国家庭宠物拥有率已达17%。宠物和伴侣动物一方面带给人们精神依托和欢乐，成为生活中的得力帮手；另一方面也给人们带来人兽共患病和疾病传播等风险，有时甚至是致命的病患。宠物也可以作为预警动物，为人类健康创造福祉。截至2021年，我国饲养犬、猫的人群数量达到6844万人，其中近一半是"90后"宠物主；国内"宠物"相关企业有180多万家，城镇宠物（犬猫）消费市场规模接近2500亿元。养宠人群中养水族类占比为8.3%，爬行类宠物的占比为5.8%，啮齿动物占比为4.5%，鸟类占比为3.6%。在所有宠物中，养猫和犬的人群数量仍然占比最大，均超过50%。

第一节　宠物（伴侣动物）在当今社会中的重要性

伴侣动物也称为"宠物"。宠物定义为用于观赏、作伴、舒缓人们精神压力的动植物或其他物品、方式。勤务动物（service animal）是指经过训练的动物（犬）可以帮助残疾人员执行一些有益工作，如帮助身体缺陷、感觉缺陷、精神障碍、智力障碍或其他精神残疾个体做一些协助工作。其他未经训练的动物不能作为勤务动物，勤务服务必须与残疾人员有关。宠物相对家畜而言，是一类陪伴人们生活及以娱乐为目的的动物，而宠物以外的其他动物，包括农场动物、实验动物、工作动物、野生动物和娱乐（体育）动物等，主要是经济目的和科学研究等目的。由于宠物具有华美的外表、娱乐特性和对主人的忠诚，深受人们的喜爱。一些伴侣动物能够帮助老、残个体与其他人交流和帮助做一些工作，提供精神帮助而利于疾病治疗。最常见的宠物是犬和猫，也见于啮齿动物，如沙鼠、南美洲栗鼠、豚鼠，以及鸟类宠物、爬行类宠物、水生动物、节肢动物、马。

一、宠物给予人们精神依托

压力、焦虑和孤独等情况，会导致交感-肾上腺-骨髓系统和下丘脑-垂体-肾上腺轴活跃，使儿茶酚胺类激素和糖皮质激素释放增加，减少心肌灌注，这就产生许多系统效应，如免疫功能不良、心血管系统疾病等。宠物有能力给予主人，特别是老龄人一些照顾、一些锻炼身体的机会、一些身体和精神上的治疗作用，对患有精神障碍的人员提供帮助，使这些人获得健康效果，如降低血压、胆固醇，减少精神压力或获得快乐。有证据显示，宠物可以使人健康长寿，对92个冠状动脉硬化症住院患者的调查显示，一年内没有宠物陪伴的29人中11人去世，有宠物陪伴的52人仅3人去世。儿童与犬猫的相处锻炼了表达和相处能力，对患有孤独症的儿童大有益处，儿童与宠物玩耍时要比没有宠物陪伴获得较多的社会技巧、自我尊重和感情表达。犬是孤独人群和压力过大人群的缓冲剂，避免人们产生过多的焦虑。勤务动物可以防止精神病患者受刺激或破坏行为，为人们并提供精神支持和伴侣作用。随着人们生活水平的提高，我们国家饲养宠物数量也在逐步增加，因此宠物与人们的生活和健康也越来越密切。需要我们公共卫生工作者关注相关的问题。

二、宠物是人们生活的帮手

勤务动物或助手动物（assistance animal）是指经过训练的动物，如导盲犬可以帮助残疾个体，牧羊犬也能帮助残疾人做好多有益事情。有证据显示犬可以帮助人们发现肿瘤，据 *The Lancet* 报道的 1989 例研究发现，犬经常发现人们腿上的痣，并试图将其咬掉，这就促使人们就医和发现恶性肿瘤。犬不仅能够发现皮肤性肿瘤，还能够帮助发现膀胱癌、肺癌、乳腺癌、卵巢癌和结肠癌等。据加拿大维多利亚大学一项研究显示，拥有宠物的人群比没有人群获得更多锻炼身体的机会，这些人群的血糖一般不高。犬还可以发现主人的肌肉颤抖、气味改变等变化。训练宠物的一些特殊技巧，如识别低血糖症等能力就可以帮助人们识别相关疾病。西方人种对花生等易产生过敏，很多人训练宠物犬寻找家里遗留在不易发现地方的花生，防止家人过敏。犬既可以作为伴侣动物，又可以做一些保护人类的有益事情，犬可以非常恰当地配合人完成各种任务，包括执行法律任务、搜救任务、使役，作为助手动物的犬可以为残疾人员提供视力和听力帮助，也可以为运动障碍人员提供动力帮助。其他如鸟、猴、猪和马等动物都可以作为助手动物。美国海岸警卫队驯养的鸽子，能在茫茫大海里搜寻遇难的飞行员。鸽子发现遇难人员的准确率高达 96%，而人仅有 35%。

动物辅助治疗（animal-assisted therapy，AAT）是一种以动物为媒介，通过人与动物的接触，改善或维持虚弱或残障人士的身体状况，或帮助他们加强与外部世界的互动，进而适应社会、促进康复的过程。动物辅助治疗其实是个多元专业整合的治疗方式，因此一套周密的施行标准及规范格外重要，这份标准应包括动物及治疗对象的进入路径，专业人员的评估及训练，场所的筛选与架构、感染控制及意外呈报流程等。动物辅助治疗能够起到这些功能：①提升病患生活品质；②促进病患恢复健康的方式之一；③改善照护者的照护品质；④强化身心障碍者的疗效；⑤成为身心障碍者疗育过程中有效的教育媒介，减轻疗育人员的工作负荷。

20 世纪 80 年代早期，动物辅助治疗方法受到大众关注。此后，不少心理学研究表明，与动物共同生活可能会对人类身心健康带来好处，如减少孤独感和舒缓抑郁情绪、提供社会支持、减缓压力、提高生活幸福感等。2012 年，动物辅助疗法已应用于多种疾病的治疗中，如抑郁症、焦虑症、孤独症等，动物辅助疗法可在一定程度上缓解部分病患的压力，使其身心愉悦。有用犬和马治疗的尝试，2013 年 4 月美国波士顿发生爆炸袭击事件，爆炸的恐怖场景给不少波士顿居民的心中蒙上了阴影。案发后，5 只受过专业训练的金毛猎犬来到波士顿爆炸案受伤者所在的医院，陪伴伤者，并聆听他们的倾诉。用马对创伤后精神应激性障碍治疗的尝试，效果不明显。

三、宠物数量增加与患病风险

由于饲养宠物的人群越来越多，饲养水平、卫生水平都参差不齐，我国对宠物交易市场的管理还不很规范，交易范围又非常广泛，人兽共患病风险始终存在。宠物数量巨大，与人们密切接触机会多，由宠物带给人类的传染性疾病呈现出高发的趋势，宠物对人类健康构成了严重威胁，防控形势越来越严峻。与宠物相关的疾病风险有过敏、哮喘、超敏性肺炎，咬伤、抓伤引起的感染，美国每年有 100 万～200 万次犬咬伤和 40 万次猫咬伤，多数产生细菌感染，感染发生与犬有关的约占 5%，与猫有关的占 16%～35%。细菌包括葡萄球菌、链球菌、棒状杆菌、多杀性巴氏杆菌、犬咬二氧化碳嗜纤维菌及厌氧菌。感染病犬的耐药菌株急剧上升。伴侣动物的人兽共患病风险与人群和动物种类有关，风险因素包括动物年龄和来源、动物所处环境类型、宠物主人生理状态和年龄等。家庭饲养犬和猫获得病原的机会少，但犬和猫能够杀死小的啮齿动物，食用野外动物的腐肉、人们捕获的动物内脏或其他动物废弃物，这就有机会获得病原菌。犬和猫的嘴和爪常被病原菌污染，猫、犬喜欢舔抓人的皮肤，人可通过与宠物玩耍和直接接触而被感染。宠物嘴里的病原比爪上存留的时间长，如从健康宠物口中分离的多杀性巴氏杆菌达 50%～70%，通常在咬伤处感染，也可能随后引起更严重的后果，如脑膜炎和猫抓病。犬和猫可能携带虱和叮咬昆虫，这些节肢昆虫可能携带病原，在家庭内传给其他人，虱可传播土拉菌病、落基山斑点热、莱姆病、鼠疫、杆菌性血管瘤病、疥疮、螨病等。要经常检查宠物身上有无虱，减少对人潜在感染原。家庭犬可能感染贾第鞭毛虫，其粪便可能隐藏寄生虫卵并存留很长时间，如果不定期清除庭院内的宠物粪便，宠物就可能经粪-口途径传播一些病原，钩虫、弓形虫和蠕虫都是如此。犬和猫均常见钩虫皮肤移行症，弓蛔虫内脏移行症，一般是由粪便污染土壤所致。

据调查，90%以上的健康猫都带有病原，宠物多样化导致人兽共患病防范复杂化。流浪犬、流浪猫的数量巨大，据不完全统计，天津市中心城区有 1.5 万只流浪犬，武汉市中心区也约有 1.5 万只流浪犬，很多流浪犬咬伤路人，具有传播狂犬病风险。

随着生活水平的提高，人们对健康的关注度越来越高，但部分群体特别是农村地区的人群缺乏饲养宠物的安全知识，自我保护意识差。有关部门统计，犬群中只有 10%登记注册，农村犬几乎没有登记注册，且几乎均为散养；在咬伤人的犬中，免疫率只有 4.6%。北京市门头沟区宠物喂养现状及对宠物传播疾病的认知调查显示，养猫或养犬者有 40.8%的人没接种疫苗或不清楚是否接种过疫苗，而同时有超过 1/4 的人受过宠物的伤害，6.2%的人认为宠物不会传播疾病或对此认识模糊。

四、流动人口和老年人数量增加与患病风险

流动人口增加，特别是与宠物接触较多的人群流动，对防范人兽共患病十分不利。有些人外出时将宠物携带或寄养在别人家或很远处，这有利于疾病传播。流动人群、旅游人群与当地宠物、流浪犬、猫等动物接触机会也会增加。在宠物生活环境中，宠物脱下的毛发、尘螨等过敏物质及沾染微生物等都会对人健康造成威胁。人口老龄化，使免疫力低下群体数量在增加，同时老龄化人群饲养宠物的数量也在增加，感染人兽共患病的概率也同时增加。

宠物与人兽共患病相关风险因素包括动物种类、饮食、年龄、免疫状态、先前的抗生素使用情况、接触机会（如旅行、住院情况、拘束情况）和免疫抑制情况等。人的人兽共患病相关风险因素包括饮食、年龄、免疫、先前抗生素使用情况、接触机会、个人卫生和免疫抑制情况等。

五、宠物与免疫功能低下个体的相互关系

所谓免疫功能低下是一种病理特征。根据发病原因不同，可将免疫功能低下分为原发性和继发性两类：原发性是先天发育不全所致，大多数与遗传有关，多发生于儿童；继发性则由病毒、细菌、真菌等感染或药物、肿瘤、疲劳、失眠、营养不良、压力过大等原因引起。多数病后体弱，易发感染性疾病者属继发性免疫力低下。

现代社会免疫功能低下人群增多主要原因还包括：免疫缺陷病毒侵袭；一些治疗引起，如细胞毒性化疗；外科手术、器官移植后的免疫抑制治疗；其他因素，如并发病（并发症）、高龄化等。美国免疫低下人群占 20%左右，我国没有这方面的精确统计，但对一些医院患者感染疾病的统计结果分析，免疫低下患者构成比为 30.58%。艾滋病患者沙门菌病发病率是正常人群的 19.2 倍，空肠弯曲菌为 32 倍，结核杆菌病扩散增加 30%～50%。与这些特殊人群有关的疾病并不多，如弓形虫病、隐孢子虫病、沙门菌病、空肠弯曲菌病、汉塞巴尔通体病、肠贾第虫病、支气管败血鲍特菌病、犬咬二氧化碳嗜纤维菌病等，隐球菌病和霉菌性感染对免疫力低下个体往往是致命的。防止免疫缺陷个体感染人兽共患病的一个有效方法就是这类人群不要饲养宠物和接触宠物，注意个人卫生。

六、职业风险的认识

涉及与动物有关工作的人群接触人兽共患病病原的风险相对高，如兽医临床和兽医院、宠物商店、动物福利和动物收容所等的工作人员，野生动物保护和研究者，动物处理者如屠宰工人、剥皮工人、皮张处理者、动物饲养者、动物园动物管理者。经常接触伴侣动物和动物组织的实验室人员也具有高风险。因宠物原因的摔伤、绊倒，对老龄人和残疾人都是严重损伤，甚至引起致命性伤害和骨折。

七、动物抓咬伤与疾病传播

被动物咬伤后最常见的并发症是伤口感染，这种感染往往是多微生物的，包括主要来源于口咽的需氧菌和厌氧菌。全球每年有超 470 万人被犬咬伤（不含我国），有 80 万人寻医治疗，动物咬伤是一个严重的全球健康问题，占急诊科就诊人数的 1%～2%；儿童是主要受害者，主要是 15 岁以下，特别是 5～9 岁儿童，超过 42%。犬咬伤占 70%～90%，猫咬抓伤占 3%～15%，猫咬伤平均严重程度高于犬。动物咬伤可表现不同形

式，从浅表裂伤到深部撕裂伤、骨折和挤压伤等，有些甚至伤及关节腔或体腔。3%～18%的犬咬伤和20%～80%咬抓伤引起感染，对免疫力低下个体感染常见，甚至引起死亡。

1. 犬咬伤 犬咬伤是一个重大的全球公共卫生问题，也是动物造成的最常见伤害类型。虽然大多数犬咬伤只会造成轻微伤害，但也可能导致严重甚至致命后果。我国每年大约4000万人次被犬咬伤，犬咬伤多发生在夏季和平时的周末。手部咬伤约占犬咬伤的一半，咬伤头颈部占15%，下肢及脚咬伤占20%，上肢咬伤占15%。从咬伤的程度来看，60%为单纯局部犬牙咬伤，10%为撕裂伤，另30%为前两种并存的复合伤。无论体格大小，犬咬伤都有潜在感染的风险，大型犬咬伤可能造成严重撕裂伤、深及体腔或关节腔的伤害。儿童多伤及头部或身体上部，而成年人更多地伤及手，从犬咬伤者感染伤口分离出的常见需氧菌有巴氏杆菌属（50%）、链球菌属（46%）、葡萄球菌属（46%，半数为金黄色葡萄球菌，注意MRSA菌株）及奈瑟菌属（16%）的超级耐药菌株。常见厌氧菌有梭菌属（32%）、类杆菌属（30%）、卟啉单胞菌属（28%）、普氏菌属（28%）细菌和脓链球菌（16%）。具有临床意义的应属犬咬二氧化碳嗜纤维菌，还有动物溃疡伯格菌（*Bergeyella zoohelcum*），是猫犬上呼吸道共生菌，能引起猫和犬的蜂窝织炎、腱鞘炎、败血症、脓肿、肺炎、脑膜炎，人感染非常少见。

2. 猫咬伤 猫咬伤能将一系列疾病传播给人。被猫咬伤的通常是猫的主人，妇女占72%，往往在其抚弄猫时被咬伤。猫咬伤大多较轻，常见手臂和脸部，现在还不清楚哪种猫更具攻击性。就诊时非化脓性蜂窝织炎最为常见，但伤口也可能发展为化脓性蜂窝织炎，甚至形成脓肿。猫的牙齿小而尖，伤口容易累及手部的骨、肌腱和关节，导致骨髓炎、肌腱炎和化脓性关节炎。猫咬伤创口分离出的细菌主要是猫口腔正常菌群。巴氏杆菌属见于75%的病例，其中多杀性巴氏杆菌和败血巴氏杆菌分别占54%和28%。这两种细菌易引起较严重感染，有可能发展至菌血症和中枢神经系统感染。其他常见的需氧菌有链球菌（46%）、葡萄球菌（35%），但金黄色葡萄球菌仅4%，要警惕MRSA菌株、奈瑟菌、莫拉菌（35%）及棒状杆菌属细菌（28%）。厌氧菌见于63%的病例，一旦存在，往往形成严重感染或脓肿。猫抓伤比较危险，可能传播致命性汉塞巴尔通体病。

3. 啮齿动物咬伤 还没有统计过啮齿动物咬伤的发生率，局地可能发生率很高。啮齿动物通常体格较小，不可能引起严重的咬伤伤害，但咬伤后可能造成的结果需要认真对待。鼠咬伤引起鼠咬热，是由念珠状链杆菌（*Streptobacillus moniliformis*）或鼠咬热螺旋体（*Spirillum minus*）引起，仓鼠咬伤可见于淋巴细胞性脉络丛脑膜炎病毒。咬伤后的继发感染主要见于鼠的皮肤和口腔菌。实验鼠有时会有出血热病毒感染风险；鼠疫、钩端螺旋体病、鼠型斑疹伤寒、恙虫病也有可能。撕咬动物（人）的口腔常见微生物群见表5-1。

表 5-1　撕咬动物（人）的口腔常见微生物群

动物	口腔微生物
犬	巴氏杆菌，金黄色葡萄球菌（包括MRSA）、假中间型葡萄球菌，链球菌，莫拉菌，奈瑟氏菌，狗咬二氧化碳嗜纤维菌，梭形杆菌，多形杆状菌，单胞菌，普雷沃菌属，梭菌属
猫	多杀性巴士杆菌，其他巴氏杆菌，链球菌，葡萄球菌，莫拉菌，梭形杆菌属，单胞菌
鼠	混合需氧和厌氧菌：念珠状链杆菌，鼠咬热螺旋体
类人猿/人	链球菌（化脓性链球菌），肠杆菌科，侵蚀艾肯菌，奈瑟氏菌，肠球菌，葡萄球菌，厌氧革兰氏阴性菌（如梭杆菌），疱疹病毒
鱼/海洋动物	弧菌，气单胞菌
爬行动物	混合型需氧和厌氧菌（如沙门菌）

4. 预防和处置 根据咬伤的位置和深度需要临床诊断和实验室辅助诊断，除常规外科处置外，还需要抗菌和防感染处置。

预防宠物咬伤，可以选择适合自己生活方式的宠物，最好选择攻击性差的动物，如果可以的话，在购买前要与其适应一下。预防犬咬，可进行一些行为训练，不要进行攻击性游戏。如果儿童害怕的话，尽量晚一些时间购进；家里有儿童，要小心饲养宠物，绝对不要使儿童与宠物独处。

八、宠物潜在的疾病传播途径

饲养宠物可以通过直接接触（通过皮肤、黏膜、结膜、消化道和呼吸道）感染动物身上、口腔、分泌物、排泄物中的病原；通过咬伤直接将身体中原有的、沾染的病原传播给人，造成感染；通过气溶胶方式传播病原；冈田氏绕眼蝇传播结膜吸吮线虫，当这种眼蝇停留在动物或人眼睛周围时，会放出结膜吸吮线虫幼虫寄生于眼部，在我国也属常见病种；动物脱掉的毛发、皮屑、尘螨等引起人的过敏和感染。与宠物近距离相处，容易受到媒介物（如舌形虫、环节动物、节肢动物）机械传播方式传播（表 5-2）。

表 5-2 一些宠物人兽共患病可能的传播途径

疾病	直接接触	污染物	气溶胶	口腔	媒介源性
疥疮	√	√			
炭疽	√		√	√	
禽流感	√	√	√		
巴尔通体病	√				√（跳蚤）
蛔虫		√		√	
布鲁氏菌病	√	√	√	√	
弯曲菌病	√	√		√	
美洲锥虫病					√（猎蝽）
衣原体病（鸟）	√	√	√	√	√（叮咬昆虫）
衣原体病（哺乳）	√		√	√	
隐孢子虫病		√	√	√	
隐球菌病			√		
皮肤癣菌病	√	√			
贾第虫病		√		√	
鼻疽	√	√		√	
汉坦病毒肺综合征	√	√	√	√	
幼虫移行症					
钩虫病	√	√		√	
蛔虫病		√		√	
鞭虫病		√		√	
利什曼病					√（白蛉）
螺旋体病	√	√	√	√	
莱姆病					√（蜱传）
类鼻疽	√		√	√	
耐甲氧西林葡萄球菌感染	√	√			
新城疫	√				
鼠疫	√		√		√（跳蚤）
Q 热（立克次体）	√	√	√		√（蜱传）
狂犬病	√		√		
裂谷热	√	√	√		
落基山斑点热					√（蜱传）
弓形虫病		√		√	

九、宠物医院、诊所的作用

宠物医院和诊所是指导人们培养良好饲养习惯的主要场所之一，同时也是最直接了解宠物疾病发生情况的第一场所，因此对宠物人兽共患病防治具有重要意义。宠物医院常规工作是保健动物，减少疾病发生，如进行相关疫苗注射、提高动物抵抗力。对进入宠物医院的每一个动物，兽医能够仔细观察动物的健康情况，进行非常专业的检查和诊断，对所发生疾病能够正确治疗和处置，减少人兽共患病进一步扩散的机会，同时也会对宠物主人适当指导。能够第一时间了解宠物疾病发生的具体情况，以便于卫生防疫部门及时了解信息，便于防控。

十、宠物的预警作用

宠物患病可能预示着与其他动物接触、与环境接触等存在危险因素，同时也可能预示着人兽共患病进一步传播的可能性。家庭的室内装修可能产生一些有害化学物质，或者环境存在着危险因素，动物比人敏感，首先表现出异常。通过这些异常变化，可以对人们进行危险因素预警。宠物还可以指示人类所患某些疾病，如动物辅助治疗和勤务动物的作用。宠物在"同一个健康"措施下，其"哨兵"作用不可忽视，宠物可以帮助早期识别食品污染、传染病传播、环境污染，甚至生物恐怖主义或化学恐怖主义事件。世界小动物兽医协会（WSAVA）认为，伴侣动物的"同一个健康"主要表现在三个关键领域：①人与伴侣动物的关系；②比较和转化医学；③人兽共患病。

第二节　宠物犬源性人兽共患病

宠物犬源性人兽共患病主要包括犬布鲁氏菌病、炭疽、弯曲菌病、产气荚膜梭菌病、李斯特菌病、链球菌病、犬绦虫病（瓜实绦虫）、弓形虫病、犬复孔绦虫病、犬棘球绦虫病、钩虫病、克氏锥虫病、犬恶心丝虫病、隐孢子虫病、狂犬病、（北美）芽生菌病、埃立克体病（Ehrlichiosis）、莱姆病、毛囊虫病、狐毛首线虫病、比氏肠微孢子虫病、抗甲氧苯青霉素金黄色葡萄球菌感染。犬咬感染病原有狗咬二氧化碳嗜纤维菌（*Capnocytophaga canimorsus*）、犬咬二氧化碳嗜纤维菌（*C. cynodegmi*）、多杀性巴氏杆菌、犬奈瑟球菌（*Neisseria canis*）、织布鸟奈瑟球菌（*N. weaveri*）和伯格菌属（*Bergeyella*）细菌、艰难梭菌、皮肤/内脏利什曼原虫、钩端螺旋体、胃螺杆菌、人胃螺旋体（*Gastrospirillum hominis*）。其他如共尾绦虫病、胞虫病（棘球蚴病）、内脏幼虫移行症、落基山斑点热、疥癣虫病、贾第虫病、犬蛔虫病、浣熊拜林蛔线虫（*Baylisascaris procyonis*）病、姬螯螨（*Cheyletiella* spp.）病、埃立克体病、粪杆线虫病、皮肤幼虫移行症、蠕形螨病、沙门菌病、皮癣菌病、霉菌病、马拉色菌毛囊炎、肠球菌病、嗜气杆菌（*Capillaria aerophila*，*E. aerophilus*）病、厌氧螺菌属感染、棒状杆菌病、嗜吞噬细胞无形体感染、小肠结肠炎耶尔森菌病、链球菌病、球孢子菌病、啮蚀艾肯氏菌病等。犬可以通过咬、抓伤和舔途径将免疫缺陷病毒传播给人，但人不能传播给犬和猫。我国多次从儿童眼中发现结膜吸吮线虫或东方线虫，虫卵一般通过猫、犬等宠物传染给人。

由于采取各种预防措施，我国在新中国成立后狂犬病发病率曾明显下降。但近些年因养宠物犬的家庭逐渐增多，而各种预防措施未能及时跟上，因此发病率有上升趋势，每年死于狂犬病的人数约2000人，死亡人数在法定传染病中居第二位。家犬密度大的地方狂犬病多发，如广东、福建、江苏等地区。本病全年都有发生，但冬季发病略少。患者以接触家犬或野兽机会多的农村青壮年和儿童居多。因为对被犬咬伤口而感染狂犬病毒死亡的病例也不少。卫生部公布的"全国法定报告传染病疫情"中统计，2008年全年（缺4月数据）狂犬病发病人数2413例，死亡2196例，仅次于艾滋病，排在第二位。2022年全国狂犬病死亡率为0.011/10万，2021年死亡150人，发病率高，死亡率接近100%。

2004年亚洲高致病性禽流感（HPAI）疫情暴发时，泰国从大量犬的血清中检出H5N1亚型禽流感抗体，2006年泰国中部素攀武里府的一只犬在吞吃了患有禽流感病的死鸭生肉后染病，从犬分离到H5N1亚型禽流感病毒。2006～2009年我国上海闵行区也在调查中证明犬感染禽流感病毒，还有西尼罗病毒、戊型肝炎病毒和结核分枝杆菌。

第三节　宠物猫源性人兽共患病

我国宠物猫有 0.5 亿～0.8 亿只，90%以上的健康猫都带有病原菌。宠物猫源性人兽共患病，如猫抓病、鼠疫、弯曲菌病、艰难梭菌病、粪类圆线虫病、内脏幼虫移行症、皮肤幼虫移行症、胎儿三毛滴虫病、皮肤/内脏利什曼原虫病、Q 热、猫立克次体病、狂犬病、疥癣虫病、猫耳螨、弓形虫病、肺孢子虫病、孢子丝菌病、类志贺（氏）毗邻单胞菌感染、钩端螺旋体病、巴氏杆菌呼吸道感染症、皮癣菌病、沙门菌病、动物鹦鹉热衣原体（*Chlamydia psittaci* 猫株）病、猫立克次体感染症、嗜吞噬细胞无形体病、牛痘、孢子丝状菌病、霉菌病、皮肤癣菌病、球孢子菌病、假结核耶尔森菌病、产气荚膜梭菌病、李斯特菌病、棒状杆菌病、欧洲蝙蝠狂犬病（EBLV）。猫可以通过咬、抓伤和舔途径将免疫缺陷病毒传播给人，但人不能传播给犬和猫。

猫抓病呈全球性分布，在温带地区秋冬季多发，经猫抓咬或经猫蚤传播，病原体是巴尔通体。一般在暴露后一周 25%～60%患者出现原发损伤处丘疹，有的形成小疱并结痂。约 2 周时出现疼痛和局部淋巴结肿大，半数病例局部淋巴结病变为唯一临床表现，常持续 3 周左右，而后自行缓解。也有约 15%的病例出现局部化脓。伴随症状有疲乏无力、发热、皮疹、腮腺肿胀及癫痫发作（<1%）。其他表现有眼肉芽肿、结节性红斑、血小板减少性紫癜和骨髓炎。免疫虚损患者特别是 HIV 感染者感染巴尔通体后常表现为杆菌性血管瘤，为酷似卡波西肉瘤的紫色皮损或为无色的皮下结节。我国的宠物猫带染弓形虫是比较严重的，孕妇感染是直接接触了猫粪便或污染的物体。儿童接触猫也是易感对象。

第四节　观赏鸟源性人兽共患病

观赏鸟类一般外表华丽，羽色鲜艳，体态优美，活泼好动，主要有寿带、翠鸟、三宝鸟、红嘴蓝鹊、蓝翅八色鸫、金山珍珠、白腹蓝鹟、牡丹鹦鹉、高冠鹦鹉。还有一些体型较大的如孔雀、山鸡等。实用型鸟较聪明，经训练可能掌握一定的技艺与表演能力，如鹩哥、绯胸鹦鹉、蓝歌鸲、白腰文鸟、棕头鸦雀、黑头蜡嘴雀等。这些鸟，有的能模仿人语，有的能依照人指示叼携物体，有的甚至能帮人打猎，如猎鹰、猎隼等。鸣唱型善于鸣叫，如画眉、柳莺、金翅雀、云雀、树莺等。观赏鸟类源性人兽共患病主要包括禽流感、弯曲菌病、鹦鹉热衣原体病、丹毒丝菌感染、新城疫、巴氏杆菌病、沙门菌病、组织胞浆菌病、西尼罗热、耶尔森菌病、结核、微小脑内孢虫病、新型流行性感冒、隐球菌病、立克次体病等。

一、鹦鹉热

无论是家鸟、野鸟还是鹦鹉，鸟儿都可以携带鹦鹉热衣原体，所有携带该病原的鸟类都可以使人感染，因此本病称为鸟疫更恰当。人经鸟而感染的，多表现为呼吸道症状。也有人传染人的报道，但很罕见。当呼吸道症状较轻时，往往不能被诊断出来。即使发生了肺炎，诊断的确定也需要感染急性期与恢复期血清抗体效价有 4 倍以上升高。临床上对疑似患者，应予经验治疗。如果有病鸟接触史，应高度怀疑本病。鹦鹉热肺炎时病情较重，常有高热、寒战，肺部有大叶性炎症病变，咳脓痰。

二、隐球菌病

新型隐球菌能在鸽粪中存活。血清学检测发现，信鸽爱好者比一般人群的感染率高，总患病率并不高。进一步观察发现，辅助性 T 细胞缺陷者容易发病。感染常先表现为呼吸道感染，但随后可播散至多种组织器官，包括中枢神经系统。如不及时治疗，死亡率可高达 59%，存活者可留有后遗症。

三、禽流感

欧洲每年进口 100 万只野生活禽类，主要作为宠物出售，其交易量占全球的 4/5。2005 年在英国发现一只鹦鹉感染禽流感病毒死亡。野禽贸易和走私"造成了在工业国家传播禽流感病毒的主要风险",这种贸易比候鸟迁徙更容易传播禽流感病毒。宠物鸟、走私的野生鸟类、家禽市场交易、斗鸡等可能是禽流感的主扩散渠道,因为有些资料并不赞同野生鸟类长途传播学说。科学家认为,活鸟市场、四处游走的家禽工人、家禽的流动及斗鸡表演,很可能是传播禽流感灾害的最主要因素。

第五节　其他宠物源性人兽共患病

一、啮齿类来源的人兽共患病

啮齿类宠物可包括龙猫(南美洲栗鼠)、仓鼠、花栗鼠、豚鼠、松鼠、宠物貂、小白鼠、小白兔、短耳兔、垂耳兔、狮子兔等,都可以在中国饲养。啮齿动物传播汉坦病毒,南美洲栗鼠、大鼠、小鼠传播单纯疱疹、钩端螺旋体病、臭鼬传播狂犬病、蜱媒回归热、鼠疫、玻利维亚出血热、汉坦病毒感染症、李斯特菌病、立克次体病、皮癣菌病、委内瑞拉出血热、贾第虫病、肺孢子虫病、拉沙热、恙虫病、地方性斑疹伤寒、土拉菌病(兔热病)、兔脑炎原虫病、淋巴细胞性脉络丛脑膜炎、耶尔森菌病、膜壳绦虫病、短小绦虫病、螺杆菌感染、猴痘、牛痘、沙门菌病、查菲埃立克体病、毛细线虫病、隐孢子虫病、旋毛虫病等。

二、两栖爬行动物来源的人兽共患病

两栖爬行动物也是人们喜欢的宠物,如树蛙、角蛙、金蛙、东方蝾螈(娃娃鱼)、金麒麟、乌龟、各种蟹类、蛇等。

两栖爬行动物可通过节肢动物媒介传播细菌、原虫和病毒等人兽共患病病原,如沙门菌、蛇螨(*Ophionyssus natricis*)、嗜水气单胞菌、大肠杆菌、裂头绦虫、溃疡分枝杆菌、梭状芽孢杆菌、舌形虫病(pentastomiasis)、迟缓爱德华菌(*Edwardsiella tarda*)、弯曲菌、疏螺旋体属细菌、柯克斯体属、埃立克体属和立克次体属菌等。

三、鱼来源的人兽共患病

鱼类来源的人兽共患病有霍乱、肉毒梭菌中毒、膨结线虫病(又称巨肾虫病,由 *Dioctophyme renale* 引起)、弧菌食物中毒、类丹毒、横川吸虫病、异尖线虫病(anisakiasis)、棘口吸虫病(echinostomiasis)、华支睾吸虫感染、类志贺毗邻单胞菌感染等。

第六节　宠物重要人兽共患病流行现状

随着人类文明的发展和生活水平的不断提高,人类与动物的关系越来越密切,许多人将各种小动物(包括鸟类)作为宠物饲养与观赏,这无疑增加了许多人兽共患病由动物传播给人类的机会,也包括由人传播给动物,进而扩大蔓延的可能性。宠物带染的很多细菌类微生物由无害的共生体、机会致病菌和主要致病菌组成。一些细菌是宿主适应性病原,且能感染许多动物和人,结果引起轻微疾病到快速产生死亡的疾病。也有一些就是单一的宿主,很少引起跨物种传播或疾病,即非人兽共患性。宠物携带耐药特性的病原对人健康也是严重威胁(表 5-3 和表 5-4)。应高度重视和预防宠物在人兽共患病的发生及扩散中的地位与作用。

表 5-3　宠物的真菌病和寄生虫病

| 疾病 | 宠物 | | | | | | | | | | | |
---	狗	猫	雪貂	兔	仓鼠	啮齿动物	马	鹦鹉	鸽子	鸟类	乌龟	鱼
真菌病												
隐球菌病	○	○	○	●	○	○	○	○	●	●	◐	○
癣	●	●	●	●	○	●	●	●	○	○	○	○
孢子丝菌病	●	●	○	○	○	◐	○	○	○	○	○	○
寄生虫病												
隐孢虫病	●	●	●	○	○	●	○	○	○	○	○	○
皮肤幼虫移行症	●	●	○	○	○	○	○	○	○	○	○	○
内脏幼虫移行症	●	●	◐	○	○	○	○	○	○	○	○	○
包虫病	●	○	○	○	○	○	○	○	○	○	○	○
疥癣和恙虫病	●	●	○	●	○	○	○	○	○	○	○	○
弓形虫病	◐	●	○	○	○	○	○	○	○	○	○	○
贾第鞭毛虫病	●	●	○	○	○	○	○	○	○	○	○	○

注：●经常；●常见；◐罕见；○无报道，下表同

表 5-4　宠物传染给人的例子

| 疾病 | 宠物 | | | | | | | | | | | |
---	狗	猫	雪貂	兔	仓鼠	啮齿动物	马	鹦鹉	鸽子	鸟类	乌龟	鱼
病毒病												
狂犬病	●	●	●	○	○	○	○	○	○	○	○	○
淋巴细胞性脉络丛脑膜炎	○	○	○	○	●	●	○	○	○	○	○	○
细菌病												
空肠弯曲菌病	●	●	○	○	○	○	●	○	○	○	○	○
犬咬二氧化碳嗜纤维菌病	●	◐	○	○	○	○	○	○	○	○	○	○
螺旋体病	●	◐	○	○	○	●	○	○	○	○	○	○
莱姆病	●	○	○	○	○	○	○	○	○	○	○	○
类鼻疽	○	○	○	○	○	○	○	○	○	○	○	◐
禽分支杆菌病	○	○	○	○	○	○	○	○	○	○	○	●
多杀性巴氏杆菌病	●	●	○	●	○	○	○	○	○	○	○	○
鼠疫	○	●	○	○	○	○	○	○	○	○	○	○
鼠咬热	○	◐	○	○	●	●	○	○	○	○	○	○
沙门菌病(伤寒型)	◐	◐	●	●	●	●	○	○	○	○	●	○
破伤风	●	●	○	●	○	○	○	○	○	○	○	○
土拉热	●	●	○	●	○	○	○	○	○	○	○	○
耶尔森菌病	●	●	○	●	●	○	○	○	○	○	○	○
衣原体病和立克次体病												
猫抓热	◐	●	○	○	○	○	○	○	○	○	○	○
衣原体病	○	◐	○	○	○	○	○	●	●	●	○	○
落基山斑点热	●	○	○	○	○	○	○	○	○	○	○	○

一、重要宠物人兽共患细菌病流行现状

目前，关于国内重要宠物人兽共患细菌病的流行病学研究资料较少，大多是些零星报道。

1. 沙门菌病　　沙门菌病是最常见的与宠物主人相关的细菌性传染病。沙门菌感染猫、犬、家禽、爬行

动物较常见。由宠物引起的人类沙门菌传染已成为一个重要的公共健康问题，对于儿童来说尤为严重。

美国每年约有 140 万人患沙门菌病，其中住院约 14 800 人，死亡约 415 人，14%沙门菌感染由宠物龟传染。接触粪便中含大量沙门菌的动物会增加人患病危险，如爬行动物、幼小动物、腹泻的动物。患者主要接触的动物有宠物小鼠、大鼠和仓鼠。非洲侏儒刺猬是受人们喜爱的宠物，有伤寒沙门菌、肠炎沙门菌等带染。

河南省南阳市畜牧兽医站对 300 条犬的抽样调查显示，沙门菌携带率为 3%。对 625 只猫进行检测，发现 3%携带有沙门菌。宠物饲料中细菌污染是宠物感染的重要原因，史思等（2001）参照国家卫生标准规定方法检测了我国某地区 6 家工厂宠物饲料的大肠菌群、沙门菌，结果宠物饲料半成品的大肠菌群不合格率为 49.06%，沙门菌阳性率为 7.55%。

2. 弯曲菌病　弯曲菌（*Campylobacter sp.*）是全球范围内主要的人兽共患性肠道病菌之一，对人致病的弯曲菌中 95%以上的是空肠弯曲菌，其次是结肠弯曲菌、乌普萨拉弯曲菌（*C. upsaliensis*）、纤细弯曲菌（*C. gracilis*），其他弯曲菌偶尔致病。乌普萨拉弯曲菌主要宿主是犬和猫，纤细弯曲菌在人和犬都致病。特定血清型空肠弯曲菌引起的肠炎是人吉兰-巴雷综合征（Guillain-Barré syndrome，GBS）的重要前驱因子。

弯曲菌是包括猫、犬在内的许多野生、家养动物的正常寄居菌，宠物中高流行，感染的动物通常无明显病症，但可长期向外界排菌，通过排泄物或分娩污染食物和饮水，从而引起人类感染。这种通过宠物—人（以粪—口途径传播为主）的弯曲菌感染每年大约导致 20 万例胃肠炎的发生。

2007～2009 年，扬州大学江苏省人兽共患病学重点实验室对部分地区宠物门诊及饲养场样品进行了监测研究，在 336 份宠物门诊样本中，空肠弯曲菌平均阳性率为 5.36%，结肠弯曲菌平均阳性率为 1.79%；在 174 份宠物饲养基地及宠物犬样品中，空肠弯曲菌平均阳性率为 1.75%。有腹泻症状的宠物犬空肠弯曲菌阳性率为 6.67%，结肠弯曲菌阳性率为 1.82%；非腹泻症状的宠物犬空肠弯曲菌阳性率为 4.09%，结肠弯曲菌阳性率为 1.75%。腹泻和非腹泻的宠物犬之间弯曲菌的检出率没有明显差异（$P>0.05$）。城市宠物样品空肠弯曲菌阳性率为 2.28%，结肠弯曲菌阳性率为 0.40%；郊区宠物样品空肠弯曲菌阳性率为 13.64%，结肠弯曲菌阳性率为 4.55%。郊区宠物样本空肠弯曲菌和结肠弯曲菌的检出率要极显著高于城区（$P<0.01$）。幼年犬（1 岁以下）样品空肠弯曲菌阳性率为 10.42%，结肠弯曲菌阳性率为 2.78%；成年犬样品空肠弯曲菌阳性率为 1.57%，结肠弯曲菌阳性率为 1.05%。幼年犬空肠弯曲菌的检出率要极显著高于成年犬（$P<0.01$）。

3. 结核病　结核病是由结核分枝杆菌（*Mycobacterium tuberculosis*）、牛分枝杆菌（*M. bovis*）等引起的人、畜、禽及伴侣动物的一种慢性传染病。虽然对人类及畜牧业生产中的结核病给予了较多的关注，但在犬、猫、孔雀、鸽、鹦鹉、八哥等伴侣动物中，结核病的危险性尚未得到充分的重视。犬结核病主要是由人型结核分枝杆菌和牛分枝杆菌所致，也有鸟型结核分枝杆菌感染的报道。而犬结核病多为亚临床表现，易与其他呼吸道疾病混淆，患犬是人类结核病最隐蔽、危险的传染源。

上海市动物 CDC 等对 352 份犬、猫鼻液、痰液、尿液及宠物饲料样品进行检测，结果显示：非健康犬、猫样品 DNA 中，结核分枝杆菌毒力因子 *ESAT-6* 和 *CFP-10* 基因检出率分别为 43%和 38.6%，而致病性分枝杆菌特异引物 *Rv3878*、*IS6110* 和 *IS1081* 基因不能被检出；在健康犬猫样品 DNA 中，所有基因的检出率均很低。犬、猫可能携带有非结核分枝杆菌，并且患病的犬、猫带染概率较健康犬猫更大。

4. 大肠杆菌 O157:H7 感染　大肠杆菌 O157:H7 是 1982 年被发现和识别的一种肠道新病原体，是肠出血性大肠杆菌（EHEC）的主要病原血清型，可引起腹泻、出血性肠炎，极易继发溶血性尿毒综合征（HUS）和血栓性血小板减少性紫癜（TTP）两种严重的并发症。这两种并发症是该菌与其他大肠杆菌的重要区别，HUS 和 TTP 的病情凶险，病死率达 30%。人群普遍易感，男女均发病，病后无持久免疫力，儿童和老年人的发病率和病死率明显高于其他年龄组。据美国 CDC 估计，在美国大肠杆菌 O157 每年大约导致 2 万人感染，约有 250 人死亡。我国 1999～2000 年，在江苏、安徽两省发生两起大规模的暴发流行，发病人数达到 2 万多人。大肠杆菌 O157:H7 的保藏宿主主要是牛，其他的反刍动物及家禽、家畜、宠物，如骆驼、羊、马、鹿、猪、犬、家兔、鸟类等为潜在的宿主，能够长期寄居在健康携带者和健康的牛、羊等动物的肠道中。因此，无症状带菌者和动物都可能是传染源，被污染的食物、水及日常用品都可能成为传播因子。被污染的娱乐场所用水和农田灌溉水均可引起大肠杆菌 O157:H7 感染疫情。

国家 CDC 和江苏省徐州市 CDC 系统收集徐州市 1999～2000 年和 2001～2006 年全国大肠杆菌 O157:H7 感染疾病监测点宿主动物 3608 例进行相关研究表明，平均带菌率为 4.02%，宿主动物带菌率依次为牛 2.35%、羊 6.44%、猪 4.69%、鸡 3.70%。而郑州市 CDC 监测的 475 份动物数据也显示，牛、羊大肠杆菌 O157:H7 检出率分别为 6.48%、9.10%。

5. 犬布鲁氏菌病 目前已知有 60 多种家畜、家禽和野生动物是布鲁氏菌的宿主，也能够通过犬、鹿等宠物传染给人类。犬布鲁氏菌病占总体布鲁氏菌病的 2.21%，但犬布鲁氏菌感染人的证据目前还不充分。大多数犬呈隐性感染，主要表现为生殖器官发炎，引起流产和各种组织的局部病灶。人主要通过食入被布鲁氏菌污染的肉或处理因布鲁氏菌引起的流产和分娩的犬而感染，感染布鲁氏菌后，高热的症状会反复，布鲁氏菌还造成睾丸等其他器官的严重损害及畸胎等。

中国兽医药品监察所报道，我国从南到北犬群普遍存在布鲁氏菌病，南方犬布鲁氏菌阳性率可达 20%，北方牧区阳性率可达 90% 以上。北京的宠物动物医院 2008～2009 年对来自北京市观赏动物医院收治的患犬、出入境检测犬和北京市郊区犬养殖场的繁殖犬及少量流浪犬共计 1200 只的血清样品进行了血清学检测，结果显示北京市犬布鲁氏菌病疫情呈回升趋势。2021 年张雅为等对辽宁省不同来源的犬血清进行检测，犬群布鲁氏菌感染总体阳性率达到 8.48%，流浪犬布鲁氏菌血清阳性率高达 17.94%。2022 年兰州市犬感染率达 6.4%。

6. 厌氧螺菌属感染 厌氧螺菌属（*Anaerobiospirillum*）为厌氧革兰氏阴性螺旋菌，能引起人的腹泻和败血症。从与患腹泻儿童玩耍的健康犬分离到厌氧螺旋菌，但该菌继代培养较为困难。在其他健康犬和猫都分离出该菌，因此人们认为该菌是人兽共患病病原菌。

7. 嗜吞噬细胞无形体 嗜吞噬细胞无形体（*Anaplasma phagocytophilum*）能引起人、犬、猫、马和其他哺乳动物的嗜粒细胞无形体病。这种细菌具有广泛的自然宿主，包括人、犬、猫、马、绵羊、鹿、各种啮齿动物。经几种蜱传播，特别是肩突硬蜱、太平洋硬蜱、篦子硬蜱和全沟硬蜱。动物之间、动物与人之间不能直接传播，动物机械携带蜱与人直接接触传播是可能的，但极少见。

8. 弓形菌 弓形菌（*Arcobacter* spp.）由布氏弓形菌（*A. butzleri*）、嗜低温弓形菌（*A. cryaerophilus*）、食物弓形菌（*A. cibarius*）和斯氏弓形菌（*A. skirrowii*）4 个致病种和其他非致病种组成，这 4 种菌能引起人和动物不同疾病。该菌是革兰氏阴性螺旋形细菌，与空肠弯曲菌接近，但能在有氧和低温下生长。动物致病报告包括农场动物，如牛、猪（野猪）、马、绵羊和鸡，引起流产、乳房炎和肠炎，肉也有污染。人主要引起肠炎，经水和食品的粪-口途径传播。伴侣动物的调查资料较少，健康猫口腔布氏弓形菌和嗜低温弓形菌检出率 77%，犬为 50%，但另一个调查为猫 25%。有报告犬粪和口腔布氏弓形菌和嗜低温弓形菌检出率分别为 1.9% 和 0.7%。目前关于弓形菌的公共卫生意义并不十分清楚，其可能是一个独特的细菌，在动物、水、食品、水生贝壳类和环境中都能检出。弓形菌作为人兽共患病病原并不完全清楚。

9. 二氧化碳嗜纤维菌 二氧化碳嗜纤维菌有 7 种，并不常见，但很重要，发病率低，一旦感染迅速死亡。其中狗咬二氧化碳嗜纤维菌（*Capnocytophaga canimorsus*）和犬咬二氧化碳嗜纤维菌（*C. cynodegmi*）是两种重要的人兽共患病病原菌。该种类菌具有独特性质，不易培养，厌氧，嗜二氧化碳，革兰氏染色阴性。是犬和猫口腔常在菌，分离率分别是犬 26%～74%、猫 18%～57%，PCR 检测在 84%～86%。感染动物一般不表现临床症状，犬咬二氧化碳嗜纤维菌在犬表现为支气管炎和肺炎，猫为肺炎。犬咬二氧化碳嗜纤维菌对无脾和免疫低下人群可引起明显感染，但感染率低，估计为 0.67/百万人。主要传播途径是犬、猫的咬、抓，舔咬溃疡处。人从局部症到蜂窝织炎、脓性分泌物、淋巴管炎、淋巴结病，可快速（24h）引起系统病理表现，发热、寒战、肌痛、呕吐、腹泻或腹痛、心神不安、呼吸困难、眩晕、头痛，快速发展为多器官衰竭和弥散性血管内凝血（DIC）。

10. 支气管败血鲍特菌 支气管败血鲍特菌（*Bordetella bronchiseptica*）是革兰氏阴性球杆菌，与百日咳杆菌和副百日咳杆菌关系密切。猫、犬、兔和鼠都是宿主，主要在动物口腔和鼻腔生存，以直接和间接途径传播，犬和猫之间通过呼吸道直接传播，儿童与宠物亲吻从呼吸道感染。该菌是犬和猫或其他动物机会致病菌，犬感染主要引起支气管炎，是犬舍咳综合征的常见原因；人感染少见，免疫力低下者感染会严重一些，主要是呼吸道感染，从轻微的鼻窦炎、支气管炎到肺炎。

世界范围分布，猫分离率为 24%～79%，犬分离率为 22%，健康动物排菌率非常低。

11. 巴尔通体 巴尔通体是嗜血性革兰氏阴性变形菌，有 20 多种。在哺乳动物体中可长期生存，其中几种能引起人的疾病，有三个最重要：汉赛巴尔通体（*Bartonella henselae*）、杆菌状巴尔通体（*B. bacilliformis*）和五日热巴尔通体（*B. quintana*）。汉赛巴尔通体是伴侣动物病原菌；杆菌状巴尔通体与宠物关系不大；五日热巴尔通体呈世界性分布，表现战壕热。克氏巴尔通体（*B. clarridgeiae*）和文氏巴尔通体伯氏亚种（*B. vinsonii subsp. berkhoffii*）在人少见，但可从宠物传染给人。科勒巴尔通体（*B. koehlerae*）在健康猫血液中见到，少见引起人的心内膜炎。巴尔通体主要通过人虱传播。

汉赛巴尔通体主要与猫抓病有关，引起杆菌性血管瘤和杆菌性紫癜。该菌嗜血、生长慢，家猫是自然宿主，分离率为 1%～81%，跳蚤促进扩散。菌体主要存在于猫的红细胞中，动物一般无临床症状，猫可带染菌血症 22～33 周，有的甚至 1 年以上。美国每年约 22 000 人感染，各种年龄都可感染，但 10 岁以下儿童多发，表现为临床菌血症，典型的表现是杆菌性血管瘤和杆菌性紫癜。科勒巴尔通体也是以家猫为自然宿主，健康猫分离率为 0～31%，有时与汉赛巴尔通体共感染。法国报道宠物猫菌血症为 21%～25%，流浪猫菌血症为 30%～42%，可能与跳蚤接触率有关。

12. 艰难梭菌　艰难梭菌（*Clostridioides difficile*）是人的重要病原，具有耐药性和腹泻性致病特点。在健康犬和猫及多种动物中都能分离到，但真正人兽共患病作用还不十分清楚，人和宠物共有该菌核糖型（RT：RT106、RT014/020、RT078），携带宠物一般不表现症状，但也有证据证明在人和宠物之间能够传播。革兰氏染色阳性，为产芽孢厌氧杆菌，主要保藏宿主种类很多，人和动物医院、农场和家庭环境都可见到。尽管普遍存在，但传播环境的作用机制并不清楚，食品也是一种来源。人和动物胃肠道是该菌的主要生存场所，犬和猫肠道分离率为 0～10%。到过人医院的犬有较高分离率，犬接触人医院环境和接触儿童易感染艰难梭菌。

感染动物主要表现自限性腹泻到严重的出血性胃肠炎，有的会致命；人感染主要表现无症状、轻微腹泻到严重的暴发性假膜性结肠炎和中毒性巨结肠，发热、腹痛和痉挛。

宠物中发生的人兽共患细菌病病原与传播特点见表 5-5。

表 5-5　宠物中发生的人兽共患细菌病病原与传播特点

病原	传播	正常宿主	主要病征
产琥珀酸厌氧螺菌	直接接触	犬、猫	腹泻，败血症
嗜吞噬细胞无形体	经蜱传播	犬、猫、啮齿动物、马、绵羊、人	嗜粒细胞无形体病
弓形菌	粪-口途径	猫、犬、水、食品、环境	流产，肠炎，乳房炎
炭疽杆菌	接触感染动物，吸入	草食动物、动物产品、环境	皮肤、肺、肠炭疽，败血症
巴尔通体	经人虱、跳蚤传播	哺乳动物	杆菌性血管瘤和杆菌性紫癜，心内膜炎
动物溃疡伯格菌	犬咬传播	犬、猫	蜂窝织炎，脑膜炎
支气管败血鲍特菌	直接接触，吸入	犬、猫、兔、鼠	呼吸道感染
犬布鲁氏菌	直接接触	犬	多数隐性感染，生殖器官发炎，流产，局部病灶
空肠弯曲菌	直接接触	猫、犬、家畜禽等多种动物	隐性感染，肠炎
二氧化碳嗜纤维菌	直接接触	犬、猫	局部炎症，全身影响，DIC
猫衣原体	直接接触，吸入	猫（专性细胞内寄生）	少见，角膜结膜炎，呼吸道感染
鹦鹉热衣原体	吸入（干燥的粪、呼吸飞沫）	鹦鹉、禽、犬	嗜睡，厌食，结膜炎，肠炎，肺炎，气囊炎，肝脾肿大；人轻微流感样到严重的肺炎
艰难梭菌	直接接触	犬、猫、其他多种动物、人	肠炎
产气荚膜梭菌	粪-口途径	犬、猫、草食动物、人	宠物传人的可能性小，肠炎
溃疡棒状杆菌	直接传播（推测）	牛、犬、猫	少见，潜在宠物传播给人病原
贝纳柯克斯体	吸入、接触及摄入	猫	猫 Q 热，多隐性感染，流感样到肺炎
迟缓爱德华菌	直接接触	水环境、淡水鱼、两栖爬行动物	儿童迁延型腹泻，少见，风险小
犬埃立克体	蜱咬传播	犬和野犬	高热，贫血，消瘦，黄疸
查菲埃立克体	蜱咬传播	鹿、啮齿动物（偶然传给人）	流感样病情
伊氏埃立克体	蜱咬传播	犬	犬嗜粒细胞埃立克体病和人伊氏埃立克体病

续表

病原	传播	正常宿主	主要病征
侵蚀艾肯菌	犬咬传播	犬、其他动物和人	咬伤与其他菌共感染，表现胼胝性溃疡
肠球菌	直接接触	犬和其他宠物	粪链球菌和屎链球菌，耐药性强，传染人少见
大肠杆菌	直接接触	家畜、人，少见犬和猫	宠物传染的情况少见，也有伤口传染
土拉热弗朗西丝菌	接触、吸入、叮咬抓	兔、鸟、鱼、两栖类	蜱和蚊传播　淋巴溃疡腺炎
螺杆菌	直接接触，粪-口途径	人、犬、猫	可能从宠物传给人，少见胃溃疡
螺旋体	直接和间接接触	鼠、猪、马、犬	接触动物或尿液，宠物传给人少见，流感样病
结核分枝杆菌	接触、吸入	人、犬	人与犬长期紧密接触，传染给犬，结节性呼吸道病理
牛分枝杆菌、海分枝杆菌、偶发分枝杆菌、龟分枝杆菌		人兽共患（未确定）	少发、少见
多杀性巴氏杆菌	接触、咬伤	犬、猫、兔子、鼠	人皮肤与软组织感染常见，蜂窝织炎
类志贺毗邻单胞菌	接触，粪-口途径	猫、犬、爬行动物	少见，腹泻
鼠咬热	接触鼠，鼠咬、抓	啮齿动物、犬、雪貂	发热，关节炎，腹泻，其他病症由念珠状链杆菌和微小螺菌引起
猫立克次体	跳蚤叮咬	猫、犬、啮齿动物等的跳蚤	发热，头痛，皮肤损伤
立克立克次体	蜱咬	啮齿动物、小哺乳动物和鸟类	上呼吸道症状，皮疹
沙门菌	直接接触	爬行动物、哺乳动物、鸟、昆虫	轻微腹泻，出血性腹泻
金黄色葡萄球菌	直接接触	人、哺乳动物（犬、猫）、鸟、爬行动物	化脓，蜂窝织炎
伪中间葡萄球菌/中间葡萄球菌	人兽共患传播（推测）	犬和猫机会致病菌，很重要	人很少见
施氏葡萄球菌	直接传播（推测）	犬、猫	对人感染少见，蜂窝织炎，化脓
犬链球菌	接触和犬咬传播	犬、人	软组织感染，尿路感染，菌血症，脑膜炎，肺炎，死亡
马链球菌	人兽共患传播（推测）		
小肠结肠耶尔森菌	宠物传播给人（推测）		
鼠疫耶尔森菌	宠物传播给人（推测）		

二、宠物常见重要人兽共患病毒病

宠物中病毒性人兽共患病非常少见，但也有较少的一些报道或事件（表5-6）。

表5-6　宠物中人兽共患病毒病与传播特点

病原	传播	正常宿主	主要病征
牛痘病毒	直接接触	牛、啮齿动物；犬、猫是偶然宿主	肿，热，流感样病，结膜炎
单纯疱疹病毒	直接接触	人、啮齿动物、猫	主要是人传染给兔、啮齿动物
欧洲蝙蝠狂犬病毒	咬伤	蝙蝠	死亡
禽流感病毒H1N1	直接接触，吸入	猪、鸟、宠物、雪貂、猫	主要是人传染给兔、啮齿动物
淋巴细胞性脉络丛脑膜炎病毒	接触和吸入	宠物仓鼠	轻微流感样，无菌性脑膜炎，孕妇严重
猴痘病毒	直接接触（咬），吸入	猩猩、猴、啮齿动物	皮疹、脑炎、淋巴结肿
尼帕病毒	直接接触（推测）	果蝠、犬、猫传播（未确定）	发热性脑炎

续表

病原	传播	正常宿主	主要病征
狂犬病毒	直接接触（咬）	犬、狐狸、蝙蝠	中枢神经症状
兔出血症病毒 2 型（RHDV-2）	接触，呼吸道	兔	肝炎
戊型肝炎病毒	粪-口途径	兔、猪	肝炎
小 RNA 病毒（脊髓灰质炎病毒、甲型肝炎病毒、口蹄疫病毒、脑心肌炎病毒和猪水疱病毒）	接触，粪-口途径	牛、猪	表现各异，多为隐性
细小病毒［新博卡病毒（novel bocaparvovirus）］	呼吸道，粪-口途径	兔	腹泻（肝、脾、淋巴结检出）
汉坦病毒（汉城病毒）	气溶胶，粪便	大鼠	出血热，鼠饲养员 33%阳性
冠状病毒	呼吸道，粪便	猫、雪貂、犬、马、羊驼和人	呼吸道、肠道、全身感染
诺如病毒	呼吸道，粪便	犬	胃肠道

三、宠物常见重要人兽共患寄生虫病

宠物中人兽共患寄生虫病见表 5-7。

表 5-7　宠物中人兽共患寄生虫病

病原	传播	正常宿主	主要病征
似引蛔虫	接触，粪-口途径（推测）	人、犬（机械宿主）	无症状［宠物共患（未确定）］
浣熊拜林蛔虫	接触	浣熊和猫鼬	人感染：中枢神经移行症
姬螯螨属	直接接触	犬、猫、兔	疥疮
隐孢子虫	直接接触	牛（犬、猫少见）	无症状，腹泻
蠕形螨	直接接触（推测）	犬、猫、人［人兽共患（未确定）］	人传犬，脱毛，中度皮炎
犬复孔绦虫	粪-口途径（卵）	犬、猫、跳蚤（中间宿主）	人多无症状
犬恶丝虫	间接传播	犬、猫、蚊虫（中间宿主）	犬心脏寄生，人咳嗽，胸痛
包虫	直接接触，粪-口途径	犬、猫、人	肺囊性寄生：咳嗽、胸痛；肝：黄疸
有轮优鞘线虫	接触虫卵或蚯蚓	犬、猫、狐狸	户外活动接触蚯蚓或环境中的卵，肺部症状
跳蚤	直接接触	犬、猫	犬、猫跳蚤很多，引起刺激及皮炎，带染病原
贾第鞭毛虫	粪-口途径，接触	犬、猫	宠物直接传播给人（未确定），人多无症状
钩虫	直接接触，摄入	犬、猫	直接侵入人的皮肤，引起人皮肤幼虫移行症
利什曼原虫	白蛉传播	犬、猫、人	引起内脏（发热、厌食）、皮肤、黏膜利什曼病
耳螨	直接接触	猫	耳螨，兽疥癣，瘙痒，滋扰，皮炎
伯氏禽刺螨	直接、间接接触	鼠、禽	宠物鼠主人，实验室人员、兽医：皮炎
耳痒螨	直接接触	犬、猫	犬和猫的外耳炎，人感染少见，有瘙痒性丘疹
疥螨	直接接触、间接接触	犬、狐狸、人	瘙痒性皮肤病、丘疹
粪类圆线虫	接触，粪-口	犬、人	环境虫体穿透皮肤，一般无症状，皮肤穿行症
绦虫（少见）	接触、粪-口	犬、猫	宠物传播给人（未确定），神经、皮下组织、肌肉处寄生
蜱（硬蜱、软蜱）	蜱咬	犬、猫	因病原不同，表现各异
弓形虫	粪-口途径	猫	一般无症状，孕妇、老人有发热、腹泻、淋巴结病
鞭虫	粪-口途径	犬、狐狸	一般无症状，严重血性腹泻
胎儿三毛滴虫	粪-口途径	猫、牛、犬	宠物传播给人（未确定），一般无症状（少见）
克氏锥虫	猎蝽叮咬、输血	犬、人	红结节、眼肿、发热、心肌炎

四、宠物常见重要人兽共患真菌病

宠物有许多真菌性人兽共患病，多数为皮肤性真菌病，癣菌病最常见，多数为自限性和非致命的。但也有一些真菌病能够引起严重的、致死性疾病，烦扰性强，影响休息和食欲，特别是免疫抑制性个体。致死性真菌病少见，而且致死率非常低。有些真菌对同一环境中的动物和人都能感染，但人和动物之间并不能互相传染。这种情况下，宠物可以作为人接触环境风险的预警动物。有关宠物中人兽共患真菌病见表5-8。

表 5-8　宠物中人兽共患真菌病

病原	传播	正常宿主	主要病征
曲霉（烟曲霉）	吸入	环境、犬、猫	免疫抑制个体感染：恶性血液病
芽生菌	接触	犬	以肺、皮肤和骨骼为主的慢性化脓性、肉芽肿性病变
球孢子菌	直接、间接接触、吸入	土壤	宠物和人接触土壤、吸入感染型孢子，红斑，炎症
隐球菌	接触环境、吸入	宠物鸟、猫、环境	接触宠物鸟、猫和环境，肾衰竭
皮肤癣菌	直接接触	犬、猫、其他动物	皮肤癣菌病（病原很多）
兔脑炎原虫	接触	兔、鸟、犬、啮齿动物	免疫抑制个体，AIDS 表现复杂
皮屑芽孢杆菌	接触	犬	皮炎，过敏性疾病
孢子丝菌病	咬、抓	猫、犬	淋巴、皮肤孢子丝菌病：皮肤坏死，结节损伤

第六章 野生动物与动物园观赏动物源性人兽共患病

 人与环境之间相互作用的结果是环境卫生对人形成威胁，当城市和城镇扩张时，人与野生动物的相互冲击就不可避免。人类不仅从野生动物引来传染病，人类也将疾病引入野生动物，甚至危及野生动物生存。野生动物感染的群体能够引起人类疾病的同时，也可能作为这种传染病的地方病种。例如，非洲野生动物感染了人类结核病就是生态旅游扩散的结果，这就是人类疾病引入边远动物群体的一个例子。与野生动物接触，包括处理动物、动物撕咬、食用动物都为人兽共患病直接传播提供了机会，而野生动物病原的跨物种传播能力威胁更大。野生鸟类天然移动和节肢动物媒介传播病原都是有效的传播手段。这些因素与环境交互作用就更为复杂了。环境的破坏和改变的动力学会极大地影响野生动物在人兽共患病生态学中的作用发挥。野生动物与重要的流行病学密切相关，其作为人兽共患病病原的主要"储库"（保藏宿主），并携带和散播病原体或其传播媒介（如**蚊——飞行的注射器**、跳蚤、蜱类等），向其他野生动物（同种或异种）、饲养动物、人类传播。在与野生动物有关的疾病新现、作为人与动物传染病新现的预警动物、作为人类人兽共患病来源等方面，野生动物都起到非常重要的作用。人兽共患病病原体先前的地理屏障被破坏，使人兽共患病有机会扩展，由于发展的压力给我们带来更多的公共卫生风险。

 限于这些方面知识的局限性，应对野生动物人兽共患病传播不仅在理论上而且在实践上还存在较多缺陷，因此本章的目的一方面要了解野生动物传染给人类的疾病及其传播机制，尤其是与野生动物接触的风险；另一方面也要阐明人类在野生动物疾病新现中的作用。野生动物疾病要从全球考虑，不要仅考虑局部、区域。

第一节 野生动物生态病原学

 1950年北美狂犬病从非吸血性蝙蝠传播给人类后就广泛传播，但狂犬病毒首次在动物中鉴定是1916年的巴西果蝠体内，后在欧洲、亚洲、南北美洲发现，几个不同毒株与野生动物有关。节肢动物疾病生态学如西尼罗热和登革热比狂犬病复杂。虽然人兽共患病病原在动物和人之间传播，但人传播给其他动物少见，在这些情况下人是"死亡终端宿主"。人对人兽共患病形成、维持和许多人兽共患病及传染病发生具有最重要影响，人类将人群流行的病原引进野生动物群，这些野生动物群作为保藏宿主将疾病保留在野生动物群中。

 无论何种人兽共患病，疾病发生需要三个基本要素：在环境条件下病原能存活；宿主必须对病原易感；病原和宿主能充分地相互作用。环境因素是引发宿主-病原发病的驱动力。宿主、病原和环境的基本循环有多种组合，这些不同组合的关键与病原特性有关。人们热爱自然和生态旅游，但到一个新的地方旅游就要首先了解其风险，伴侣动物和农业实践都能引发疾病传入野生动物。

一、人类活动和野生动物源性人兽共患病生态病原学关系包含因素

 1. 生态旅游 旅游的人们可能进入污染区并将微生物带入没有这些病原的地区。不要与野生动物发生直接接触，野外条件下同时关注节肢动物媒介、污染水和文化习惯等可能的传播途径。

2. 伴侣动物　　犬和猫是人们饲养最多的宠物，在野外这些宠物可能被传染上病原，如蜱和其他节肢动物，鼠常携带病原。有些人以野生动物作为宠物，美国就有数起臭鼬引起人狂犬病的实例，宠物龟、鸡、鸭、蛇经常引起人们沙门菌病。鹦鹉热经常来自宠物店和养鸟人。

3. 野生动物健康　　与动物密切接触的人，患人兽共患病风险大，如野生动物救助站人员。

4. 捕获野生动物　　狩猎、捕鱼活动都直接与野外动物接触，旋毛虫多因吃野味肉而感染，大肠杆菌 O157:H7 也因为吃鹿肉而感染。因为野生动物可能不经检疫，安全性不能保障。野生动物收容救护也是一个可能来源。出于公共目的，许多独立的私营部门、相关机构设立的野生动物救护站，帮助受油污困扰、受伤和其他困扰的野生动物，受感染的野生动物也包括其中。这些动物也会因各种原因造成院内感染，并在没有明显临床症状情况下成为疾病流行来源。

5. 其他方面　　人类的其他活动暴露于人兽共患病，如野外工作引起蜱咬热、真菌感染。

人们可能通过多种途径感染人兽共患病，如环境中持续存在的病原（如炭疽杆菌），观赏动物和野生动物在进出境时要进行检疫，要了解风险因素和病原特性，如气溶胶和接触的风险。许多人非常自由和快速地来往于不同城市、国家和大陆，到一个陌生的地方去旅游，要了解该地的风险因素（表6-1）。

表 6-1　人接触野生动物带染病原的途径

接触途径	一般情况
动物咬伤	患病动物的病原存在于唾液中，通过咬伤感染人，如狂犬病；口中带染病原的健康动物通过咬伤感染人类，如巴氏杆菌病；最近食用了患病动物肉及内脏、口中带染病原，通过咬伤感染人类，如土拉菌病
直接接触	徒手捕获、加工或处理野生动物过程中，接触了带染病原的动物组织、器官、液体和污染体表，如结核病；污染手可能再传染眼，如土拉菌病
间接接触	游泳和浸泡在污染的水塘，通过皮肤、眼结膜小的伤口感染寄生虫；接触到啮齿动物粪和尿污染的土壤和其他环境感染，如汉坦病毒肺综合征
节肢动物叮咬	带染病原的节肢动物叮咬传播，如西尼罗热
气溶胶	在限定区域调查的科学工作者、加工动物的工人、清洁动物加工设备人员通过气溶胶传播病原，如新城疫；污染的皮毛在商贸、加工时通过气溶胶造成人的感染，如炭疽；土壤、鸟中和蝙蝠粪中真菌孢子灰尘通过气溶胶吸入感染，如组织胞浆菌病
消化	捕获的健康动物带染病原没经过充分烹调或生食，导致感染，如异尖线虫病

二、陆生环境野生动物

1. 鸟类　　西尼罗热是陆生鸟类新现传染病，可累及哺乳动物，如蝙蝠、马和人，引起鸟和人死亡。乌苏图病毒（Usutu virus）感染是一种新现传染病，其病原乌苏图病毒与西尼罗病毒接近，2001年在奥地利维也纳引起鸟类大批死亡。房雀结膜炎由鸡支原体引起，1994年首次报道后，以新现疾病形式广泛传播。野生动物对耐药病原的接触并不严重，但在收容所和自然条件下也能够接触到抗生素，水中野生动物也能接触到，一些鸟类采食牛等动物粪便和饲养场动物粪便，也有很多机会接触到抗生素环境。因此野生动物也是可能携带耐药性病原的。20世纪80年代中期美国新西兰麻雀第一次发生鼠伤寒沙门菌病流行，引起鸟大量死亡，也使家畜和人类感染。处理死亡鸟引起处理者13人感染，其中6名是小于5岁的儿童。

2. 乌龟　　乌龟也有新现疾病发生，上呼吸道疾病导致陆生乌龟种群下降，沙漠龟支原体是这种疾病的主因。

3. 哺乳动物　　狂犬病是有些地区的再现人兽共患病，在野生动物中，这种古老的疾病长期流行在浣熊中，同时外溢到其他宿主和人。1994年非洲狮患有犬瘟热，是狮的一种新现传染病，犬瘟热病毒以前很少与大型猫科动物有关，仅在动物园内出现过。然而，这次犬瘟热却横扫狮群，在坦桑尼亚的赛伦盖蒂国家公园使很多狮子死亡。一种经典犬瘟热新的变种出现了，这也是犬科动物和猫科动物种间（障碍）跨越的实际例子。

许多新现和再现传染病涉及陆生动物，如土拉菌病和鼠疫，已经出现在新的地区和不同环境下。鹿慢性消耗性疾病是一种新现传染病，还包括鹿结核病和包虫病，可传染给其他动物和人，引起野生动物大量死亡。并发症是野生动物和人类新现人兽共患病的另一个特征。

三、野生动物病原传染给人的可能途径

人接触野生动物带染病原的途径见表 6-1。

第二节 人类活动与野生动物的广泛接触

一、人与野生动物交界面

人与野生动物交界面活动与疾病新现和再现相关活动有多种形式，包括直接消费野生动物，如狩猎；非消费性，如生态旅游。个人价值和观念不同影响这个交界面活动内容，这里我们主要关心相关活动对疾病发生的影响。

（一）关联和不同

人类活动越来越全球化，在野生动物、人和家畜禽之间不断增加和产生交界面，为不同种类物种之间和相同种类或不同种类病原传播和再传播创造机会。最新的人兽共患病就显示了在野生动物、家畜和人之间跨物种障碍传播的实例。这种交界面支持"同一个医学，同一个健康"的概念，强调动物和医学卫生之间的相互关系。但同一个医学概念并不能成为联合和预防疾病的方法，替代方式是人、家畜和野生动物疾病控制的各自方案，代替整合在一起的综合方案更为现实。野生动物、家畜和人在疾病防控方式上有差异，一般都是忽略了大规模野生动物因疾病致死的长期识别，以及野生动物与其他动物之间疾病转移的控制方面。除了对严重的传染病反应之外，一般公众很少关注野生动物疾病问题，这妨碍了总体控制方案实施（表 6-2）。

表 6-2 与疾病新现和再现有关的人与野生动物交界面活动样例

活动类型	活动最初目的	涉及的部门或私人	相关论述
		野生动物处理	
捕获-繁殖-释放	A，B，C	1，2，3	公共照顾场所野生动物释放，非本地种类
（官方）动物转移	A，B，C	1，2	公共照顾场所野生动物释放，常见非本地种类
（私人）动物转移	A，B，C	2，4	私人拥有野生动物释放，常见非本地种类
		商业贸易	
游戏牧场	D	4	集市贸易场产品野味带染蜱，常见非本地种类
付费打猎和钓鱼	A，B	4	私人场所付费打猎或钓鱼，可能包括非本地种类
生态旅游	C	1，4	野生动物区域
野味肉	D	4	来自野生动物肉
野生动物宠物	E	4	野生动物商业活动，包括外来物种和商业培育物种
动物收集	F	1，2，4	官方和私人收集，可能包含本地种
		公共活动	
野生动物收容或救助	G	1，3，4	照顾，治疗，野生动物释放
野生动物饲喂	A，H，I	1，4	饲喂

注：A.狩猎；B.钓鱼；C.种类引进或再引进；D.产品（如肉）；E.宠物；F.教育；G.医疗帮助；H.观察；I.补充粮食。1.政府；2.动物园；3.大学；4.私人

野生动物疾病的经济和社会代价与投资科学调查，以及其他疾病预防与控制等方面正以蹒跚状态发展。一些国家包括我国已经关注野生动物健康和疾病预防及控制方式、传染病新现和再现关联性等问题，但与家畜和人疾病防控相比还非常弱。主要表现在如下 4 个核心方面：①早期检测、野生动物发病与死亡观察方面的研究还处于初级阶段；②疾病诊断难度大；③及时反应能力还不够好；④财力支持还有待提升。

1. 人和家畜疾病 人们在与疾病做斗争中必须有持续的资金和人力投入才能有效了解疾病进展情况，

同时也面临微生物适应能力变化、对新现疾病不能预测和立刻引起注意等方面的挑战。因此，这方面需要良好的基础设施以利于疾病反应和控制。人类疾病包括"以人为主"型，如 SARS 和 AIDS，往往破坏人类正常活动，与家畜、伴侣动物直接相关，人也是这些动物疾病预防控制的一个重要因素。

2. 野生动物疾病　与家畜禽和放养动物相比，野生动物一般来讲是公共性质的。一般以国家公共部门来管理野生动物，但对私人土地范围内野生动物管理还是个问题。隶属关系不同对疾病的防控模式也存在差别。我国野生动物管理属于国家，打猎是非法的。不管哪个国家对野生动物及其疾病的自然属性一般并不干涉，普遍认为发生是短暂的，并不影响种群生存。

（二）野生动物管理

相关部门管理捕获并繁殖陆生和水生动物；捕获野生动物释放到另外一些地区；建立新种群或补充已有种群，所有这些活动都含有相关传染风险。多数野生动物对疾病、毒物具有很强的抵抗力，一些食腐动物如秃鹰，经常食用患病动物尸体但并不被感染。另一些野生动物对一些病原却非常敏感。

1. 捕获繁殖　在野生动物捕获和繁殖过程中，繁育群健康状况不明、卫生条件不够好和设施内的动物拥挤及在繁殖设施内维持感染动物感染的阈值水平，使相关环境中持续存在病原；随后，对更多动物传染。野生动物繁育程序与水产养殖几乎一致，先进的技术使水产养殖品种越来越多，但同时相关的疾病威胁水产养殖和人类健康。这些过程具有从自然引进病原进入繁育群的危险，有些可能新现，其他可作为传染源。也可能通过繁殖场排水、动物转运时短暂饲喂感染材料和其他途径感染。注重防控动物传染病和人兽共患病对人的影响是各种操作必须考虑的问题。

2. 钓鱼　钓鱼也是人们喜爱的一项越来越普及的休闲运动，人们对养殖鱼的许多病原并不敏感，但野生鱼群中相应疾病如果传入养殖鱼群中将引起重大经济损失。通过法律和卫生检疫监控养殖场资格，包括无特殊病原和鱼类释放流域无特殊病原要求。一旦授权认为不合格，染病养鱼场将被毁掉，然后清洁和消毒。但仍要注意病原不要释放到公共水域中。

3. 濒危物种饲养　经常养殖一定数量高级猎鸟和水禽以补充自然种群数量不足，这是保存物种经常的做法，如我国蒙古马、丹顶鹤等濒危物种，但要注意疾病传播危险。

4. 野生动物转移　出于各种目的要将野生动物从一个地方转移到另一个地方，如动物园，首先要注意安全规模，其次是捕获饲养过程，要对这些活动进行适当的疾病风险评估。鱼、爬行动物、鸟和哺乳动物在释放地可能同时释放出来疾病，进而影响人类、家畜和野生动物的生存环境。野生动物转移实际上是超过所有疾病、风险最高的一类疾病传播过程，要严加注意。

（三）商贸活动

全球对与野生动物相关的自然旅游都有大量投资，国际和国内野生动物贸易和其他生物资源交易额也是非常巨大的，一些野生动物具有审美和商品价值，有些作为使役动物和宠物出售；非法交易量也很大。鲜活动物市场有大量物种密集分布，在自然条件下它们永远不会相遇，在进化史上也从来没有互动过，只是因为它们不共享同一个生态系统，但交易市场可能提供了交界面。所有这些产生捕获饲养、野生动物肉、皮和其他产品活动过程，同时还有生态旅游也伴随着这些活动，都有可能导致疾病新现和传播。

1. 游戏牧场　随着人们生活水平的提高，娱乐生活愈加丰富，如游戏牧场（或含野生动物的游乐场）、野生动物饲养场、替代农业和其他相关项目，都有疾病传播风险。如果捕获饲养野生动物将疾病传染给人类，将是灾难性后果。经济动物如皮毛动物饲养在我国的一些地区已经很发达，如狐狸、兔子、水獭、貉等，这些动物饲养密度大，有些具有人兽共患病风险，如结核病。

2. 娱乐性付费狩猎和钓鱼　各种形式的付费钓鱼和狩猎运动越来越普及，但这样的娱乐活动私人性质较多，这些活动缺乏对野生动物监控和调查，存在狂犬病和绦虫、鸭疫等传播的可能性。

3. 生态旅游　生态旅游实际上是一个巨大商业活动，包括基础设施、补给、人类活动服务保障、各种产品运输，这些活动涉及人和物从远距离进入该区域，产生人与动物接触过程，有直接和间接方式，与全球旅行和商贸有关的活动也涉及疾病传入和新现风险。传入方式包括感染人员、伴侣动物、食品供应和其他方式。人和动物进入地方流行病野生动物区域，同样会将病原带出来或带进去。人、猴和猿的近缘关系对人所带染的病原容易感染，反之同样（表6-3）。伴侣动物是另一种将病原带入野生动物群的风险源，法规上是禁止将宠物带进国家公园或公共公园的，防止因昆虫叮咬而使疾病相互传染。犬的心丝虫病可传染给野生犬科动物，如狼。伴侣动物粪便和没有处理好的人粪便也是环境潜在污染源，野生犬科动物的犬细小病毒感染就是例子。将食物带进观光区也是一种风险，在南极、孤独的海岛和加拉帕戈斯群岛遥远的野生鸟群出现严重的禽类疾病就是与食品遗弃有关。参与生态旅游的人数将越来越多，大量人群将要进入"处女地"和经常访问野生区域。

表 6-3　人类病原进入野生非人类人猿群的样例

疾病	病原	野生动物	发生时间	案例描述
结核	结核分枝杆菌	多种	未知	主要是结核分枝杆菌，牛结核占 10%～30%
脊髓灰质炎	脊髓灰质炎病毒	黑猩猩	1964 年、1966 年	坦桑尼亚贡贝国家公园 6 个死亡、6 个麻痹
麻疹	麻疹病毒	大猩猩	1988 年	卢旺达国家火山公园死亡 6 只，27 只患病
呼吸道疾病	细菌、病毒	黑猩猩	1968～1996 年	坦桑尼亚贡贝国家公园每次死亡 1～11 只
雅司病	细菌	橄榄狒狒	1989 年	坦桑尼亚贡贝国家公园致死性病例
疥疮	螨	大猩猩、黑猩猩	1996 年、1997 年	野生大猩猩
寄生虫病	体内寄生虫	多种	20 世纪八九十年代	坦桑尼亚贡贝国家公园黑猩猩，卢旺达野生大猩猩

4. 野味肉　野味肉有两种用途：野外生存和市场价值。在猎获野味肉的同时，人类也有可能感染疾病，如 AIDS 就可能因为将类人猿作为食物而感染。欧洲野味肉市场数量较多，而中国正规市场数量少，但非法交易还是很多，包括鸟、禽、野猪、野兔、蛙等，多数不经过检疫和食品安全评价。SARS 就可能是吃野味肉而将病原传染给人，发现这种情况应及时报告官方，以便更及时采取应对措施。

5. 野生动物作为宠物　野生动物宠物贸易已经很普遍，在动物转运和贸易时增加动物种之间接触机会，病原和媒介就有可能侵入新的宿主。现代运输速度在临床症状出现前就远距离运输到目的地，如猴痘，野生动物宠物猴痘并不少见，臭鼬成为宠物后，其狂犬病发生及传播风险即增加了。草原土拨鼠的猴痘、土拉菌病都发生不久，且都是人兽共患病病原。

野生动物相关传染病在生物学和政策上弄清楚是困难的，因为动物种类广泛，业务量大，国际贸易非组织性成分多；国际贸易以鸟类、爬行动物和观赏鱼为主，但也有大量哺乳动物、两栖类和无脊椎动物。爬行动物的沙门菌病常见。

（四）其他相关活动

1. 野生动物收容所　野生动物收容所或救助站主要是私营性质，兽医人员和其他野生动物卫生相关的专业人员参与。很少对收容所动物疾病或死亡动物进行评价，除非具有高致病性或法定报告疫病，对释放的动物缺乏有效鉴定。每年都有大量鸟来收容所，对这些鸟类多数不了解其健康状况，这就有可能将染病动物带进来。收容所对收容的野生动物疾病诊断上能力有限，及时确定疾病性质非常有意义。

2. 野生动物饲喂　很多人喜欢喂养野生动物，如鸽子、松鼠等。在饲喂时大批动物聚集在一起，感染动物可能污染食物和饲喂区。美国这样的饲养广场中的麋鹿有自我循环的布鲁氏菌病，鹿饲喂有可能传播结核病，鸟类房雀结膜炎和鸣鸟沙门菌病可能主要通过这种方式传播。使用管状物进行饲喂会减少风险。

二、需要发展的措施

"同一个医学"概念为我们在哲学和功能变化上对野生动物风险管理指出方向。因为人、家畜和野生动物之间存在许多传染病，并在疾病传播方面强烈地交织在一起，需要找到一个共同的、普遍使用的解决方案，需要在动物出现疾病之前就能确定预防的措施，对野生动物疾病采取"同一个医学"方式防止人兽共患病发生。

人类活动是推动疾病新现的主要动力之一，如果适当处理和应对就会对野生动物有利，反过来对人和家畜也有利。

1. 完善相关法规　　法规主要关注野生动物拥有人、销售和非家用动物运输部分及疾病预防和控制的责任，特别是野生动物特殊疾病威胁情况下对家畜和人类威胁的控制，如宠物贸易中人类接触感染动物而后再感染猴痘。完善野生动物交易、疾病控制法规，如对转移动物要经过兽医和生物学家的卫生评价，观察是否有外部寄生虫、疾病、外伤等情况后，再转运。如有必要进行采样和实验室检查，要有指导原则和实施方法，减少准运动物风险。

转移动物的检疫对许多动物都是一个标准，这就为捕获没有表现症状的动物提供了观察时间，也给实验室分析和完善健康评估提供了时间。检疫不一定始终做，圈养动物期间花费很高，对野生动物人们希望快速释放，释放季节也影响检疫及其类型、健康检查程序等。但也有人反对对野生动物检疫、卫生检验和疾病确认：可靠的方法并不能确定动物无病，家畜疾病检验方法应用到野生动物可能产生假阳性，强调检疫对野生动物卫生和健康是有害的。在一定地理区域内捕获动物和释放风险是一样的，不存在新的风险，但转运风险更高。

2. 加强基础设施建设　　我国野生动物管理是国家行为，相关的基础设施发展、科学管理和疾病反应能力同样重要。科学管理能力要足以应对疾病新现的预防和及时处理。最基本的共同投资建设如下。

1）对野生动物疾病和疾病新现早期检测，分析改变流行类型及病原变异的方法学调查、监控和资料分析。

2）动物流行病的体系性、跨机构和跨学科的疾病反应能力。

3）对新现传染病，针对野生动物健康的法规主要关注疾病预防和权威性恶性疾病控制。

4）具有适当应对野生动物疾病规模和变化情况的科学调查及装备水平。

5）建立野生动物国家网络报告系统：①野生动物精确的可信性高风险疾病报告；②建立与人的人兽共患病调查系统连接网络；③与家畜动物疾病调查和报告系统连接；④最终与国际疾病追踪和趋势分析系统连接。

面对未来，我们应该以全方位视角对待野生动物疾病。很多人兽共患病和家畜禽疾病都是野生动物的传染源，人类健康和农业利益的需求也将促使增加野生动物群疾病预防和控制投资。许多人类活动和行为促进了野生动物疾病新现和传播，卫生预防工作需要多方面合作。

第三节　人兽共患病与旅行

发达的交通使人们乐于外出旅行，生态旅游更是如此。旅行中人们与从未接触过的野生动物相处，就有机会接触新的病原。旅行者感染后因远离家园，及时诊断相对复杂和困难，及时准确诊断和控制疾病是预防流行的基本措施，在人们日常的医疗诊断时往往忽略外出旅行情节。本节主要目的是提醒人们外出旅行时注意人兽共患病接触性风险，在寻求医疗帮助时，对及时准确诊断提供指导。

一、旅行与人兽共患病可能的接触机会

人们在旅行时有很多不同方式接触人兽共患病病原，如咬伤与狂犬病。其他途径可能没有这么明显，即使医学领域也很少注意到这些潜在的传播途径和风险因素。当医护人员注意到旅行地理区域可能并不存在与患者相关的病原时，诊断就更加复杂化。现代社会免疫抑制人群比例越来越高，这些人群的疾病新现或再现可能性高，这种趋势在老龄化和免疫抑制治疗人群中应该很多。近些年 AIDS 和结核就是两个免疫抑制呈现新现和再现疾病样例。

1. 直接接触途径　　发展中国家接触家畜和野生动物潜在风险要比工业化国家市区的接触风险更大。然而，近十年世界传染病新现和再现的不断出现需要人们警觉，需要关注风险评估和人兽共患病预测方面的发展。有些直接传播途径被大大低估，如美国超过 5000 万人次被犬咬，抓伤的比例可能更高。宠物的免疫状态和咬伤程度影响旅行者是否就医的态度。一般来说，被野生动物咬伤和抓伤比宠物咬伤就医的比例高。有时在外旅行的睡觉期间被蝙蝠咬伤可能并未感觉到，但却有狂犬病风险。虽然野生动物咬伤的比例很低（1%以下），但可引起各种感染，其中一些如猫抓热与家用动物有关。一些巴尔通体病是由猫咬、抓伤等机械性传播引起，猫牙齿和爪带染有跳蚤粪。很多种类动物咬伤易引起多杀性巴氏杆菌病。

　　许多人兽共患病传播途径不同于咬伤。蚊虫、蜱、跳蚤等的叮咬，能直接感染组织、体液和分泌液，是动物疾病调查者、野生动物收容站和动物产品加工者的主要职业风险。猎人、捕猎者、渔民、生物学家和其他与动物接触者仅与动物接触，风险相对较小。至于野生动物处理者与个人疾病之间的关系可能并不引人注意。野生动物处理，口袋宠物如沙鼠、仓鼠、豚鼠是另一种在旅行或家中潜在接触病原的途径。接触污染水、羽毛皮屑传播气溶胶性鹦鹉热，爬行动物宠物和鸟粪污染动物体表沙门菌可能间接传播人兽共患病或传染病。吃野味肉和食品途径使旅行者带回一些寄生虫，英国的鄂口线虫病就是该国旅游带回的新现疾病。

　　2. 间接传播途径　　　人类接触人兽共患病有许多间接途径（表6-4和图6-1），与荒野旅行或冒险旅行有关。野外比赛、漂流、游泳等都曾发生过细螺旋体病、细菌病，与可能吸入污染水有关。螺旋体病作为人兽共患病具有广泛地理分布和动物宿主，特别是野生动物宿主。由于螺旋体必须在潮湿或有水的地方生存，许多接触这些环境的人都有螺旋体病感染的可能（图6-2）。

表6-4　处理野生动物使人类感染传染病（非咬伤和抓伤途径）

疾病	病原	野生动物	病例描述
链丝菌病	刚果嗜皮菌	白尾鹿	生物学家检查射杀鹿时感染
鹦鹉热	鹦鹉热衣原体	水禽	野生动物调查，雪雁和美洲鹤是最可能来源
猪丹毒	猪丹毒丝菌	海洋动物	海洋动物处理和搜救，如死鸟处理者感染
沙门菌病	沙门菌	鬣鳞蜥、龟	宠物龟可能是主要来源
类鼻疽	类鼻疽伯克霍尔德菌	海洋哺乳动物	香港水族馆的兽医人员偶然吸入鲸鱼呼吸飞沫
猴痘	猴痘病毒	土拨鼠	处理感染土拨鼠
AIDS	人类免疫缺陷病毒	类人猿	捕获和使用类人猿肉，病毒跨物种传播
海豹指	支原体	鲸鱼、海豹、北极熊	海豹和鲸鱼捕猎者职业病

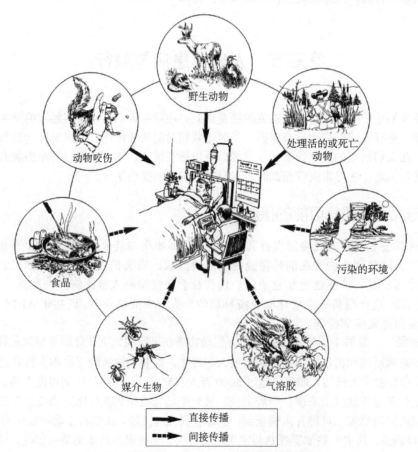

图6-1　动物和人之间传染病可能传播的普遍途径

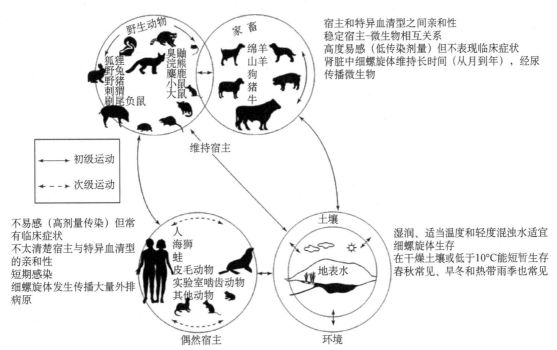

图 6-2 细螺旋体病可能传播途径（见于许多动物）

宿主-病原相互关系中动态流行病学和常数变化改变相关宿主的相对重要性；家用动物（如犬、猫）与各种啮齿动物之间人类疾病的许多重要宿主漂移是常见的；人始终是偶然宿主，因此，在传染病维持方面并不重要；人感染主要是食物或皮肤擦伤，通过摄食、结膜和生殖道黏膜途径；风险最大的有农场工人、兽医、犬饲养者或犬的主人、屠宰场工人、屠夫、处理生肉者、烹调者、狩猎者、农场主、野生动物救助站人员、动物园工作人员、生态旅行者、冒险者等

二、旅行与人兽共患病和其他传染病

据 WHO 估计，至 2023 年全球旅行总人次将达到 107.8 亿人次，这么庞大的人群移动具有潜在传染和扩散传染病风险。同时也使传染病分布类型快速变化，对于传染病要有全球性视野。

人类旅行和人兽共患病新现或再现情况与"煤矿中金丝雀"一样，金丝雀是煤矿空气质量敏感检测器，人类旅行的卫生状况就是新现传染病的指数。不同于矿井中的金丝雀，旅行者作为新现疾病预警者、信使和传播者，这种突出效应远远超出了个人卫生、个人临床症状意义之外。旅行者是一个积极主动的生物学"单位"，他（她）将微生物遗传材料拾起、加工、携带和扔掉，在缺乏临床表现情况下可以引进潜在病原，更加危险的是现代旅行的频率相当高。这些概念适合所有病原，包括人兽共患病病原。因此，全球贸易、旅行、移民等是全球传染病扩散的主要因素之一。

旅行增加了真菌性感染，如组织胞浆菌病和球孢子菌病。对于旅行引起的真菌病诊断是一个挑战，如副球孢子菌病（paracoccidioidomycosis）在旅行区感染后几年才能发病。提倡旅行医学和荒野旅行医学现在看来很有必要，在旅行前进行旅行医学咨询可以减少风险和防止发生疾病，旅行后及时就诊，准确及时诊断和确定疾病。旅行医学可以提供不同公共场合、潮湿地点、疾病风险，以及预防、控制和治疗、保健等的信息来源，做到这些就可以大大减少旅行中的人兽共患病发生和传播。更长期来看，这样的努力可以改善人们健康，减少家畜和野生动物群疾病的影响，以及由此引起的相关经济负担。疾病预防、控制和早期干涉是保持人与动物健康状态的重要因素（表 6-5 和表 6-6）。

表 6-5 人类经野生动物咬和抓伤感染例子

病原类型	野生动物种类										
	短吻鳄	蜥蜴	蛇	鱼	鸟	鼠	仓鼠	松鼠	负鼠	海豹	其他
细菌											
不动杆菌	+				+						

续表

病原类型	野生动物种类										
	短吻鳄	蜥蜴	蛇	鱼	鸟	鼠	仓鼠	松鼠	负鼠	海豹	其他
气单胞菌	+			+					+		
拟杆菌	+		+		+						
枸橼酸杆菌	+		+	+					+		
肉毒梭菌	+		+	+	+						
棒状杆菌	+		+			+				+	
肠杆菌	+		+								
猪丹毒丝菌				+						+	
大肠杆菌										+	狮、虎
土拉热弗朗西丝菌								+			狼
梭菌	+					+					
细螺旋体						+	+				
微球菌			+	+							
巴氏杆菌	+		+		+	+		+	+		食肉动物
变形杆菌	+										
假单胞菌	+		+	+							
沙雷菌	+	+									
螺旋菌						+					
葡萄球菌		+		+				+	+		
链球菌			+		+	+		+	+		
弧菌				+				+			
真菌											
霉菌	+				+						
病毒											
狂犬病毒											蝙蝠、犬科动物、臭鼬、其他
淋巴细胞性脉络丛脑膜炎病毒						+	+				
B 型疱疹病毒											猴
猴痘病毒											猴、土拨鼠、犬

注：+ 为人类感染案例

表 6-6　医生和患者（旅行者）共同应对人兽共患病

医疗保健工作者提问	旅行者/野生动物或动物看护者、野生动物爱好者提供信息
是否有免疫抑制的医学问题（癌症、化疗、肝病、移植、AIDS、风湿）？	在述说症状前，应该先叙述一下你的职业、爱好、旅行范围告诉医生：
外出旅游没有？如果有参与了哪些活动？（划艇运动，游泳，钓鱼，狩猎，徒步旅行，访问农场、动物园、荒野旅行）	免疫抑制的相关问题（癌症、化疗、肝病、移植、AIDS） 最近有没有出国旅行
最近发热吗？不知原因的发热？	是否去过不经常去的地方，如野生动物区域或水上运动
接触过陆生或水生野生动物吗？	是否接触过动物、植物、鱼等
你每天有规律户外活动吗？	是否接触过家畜产品（如清洁胴体，收集血样，追踪野生动物，检查动物排泄物）
当你户外工作或与动物接触时穿防护服吗？	旅行时与水生动物、陆生动物间接接触（如气溶胶吸入，昆虫侵袭、蚊虫叮咬，吃野味，处理皮毛）
有被昆虫咬过吗？	是否记得旅行时有伤口
在接触动物后有过敏反应吗？当你与动物接触或旅行时出现伤口吗？	
是否记得与动物、野生动物接触有气溶胶风险？	

第四节　野味食用安全

　　野生动物仍然是世界上许多人的食物来源，涉及的范围很广，从水生贝壳类到森林中的熊等各种类型动物。自古以来人类始终在进行捕猎、捕鱼活动，现代社会仍然存在着野生动物娱乐或观赏、社会和文化的其他需要，全球还有很多社会群体的食品补充、生存需求等还要不断消费野味。新接触野味的人关于如何处理、制备食用安全肉还经验不足。很多野生动物肉是现场加工的，很少经过检疫，因此安全加工和消费很重要，必须考虑疾病新现和再现问题。

　　娱乐性和生态旅游捕获野生动物时我们要关注食品卫生的两个方面：建议和指导。当不确定野味肉是否安全时，重要的是找到正确的处理方法，知道如何处理使其安全，而不是马上消费它。不要饲喂腐坏肉给宠物或家畜禽，这可能影响其健康或感染传染病或扩散传染。有些危害物不能直接看到，但有时不可避免。

一、一般指导

　　许多无脊椎动物，如水生贝壳类动物是全球各地重要的食品资源，但也易传播不同疾病。这些动物是滤食者，在不发达国家常被人类废弃物污染，它们将水中的毒素经过滤食作用富集在体内，如藻华产生的毒素威胁人类健康，捕获这些动物作为食物来源，首先要了解环境卫生条件。甲型肝炎就是消费牡蛎、蛤等感染的。

　　1. 了解当地情况　　当人们捕获野生动物时要很好地了解当地野生动物疾病流行情况，如当地是否有土拉菌病。打猎时要警惕处理兔子和啮齿动物时不要划伤自己及被潜在土拉菌病媒介叮咬，如蜱的叮咬。渔民要查看当地水污染情况，判断食用鱼类的安全情况。最近马来西亚一项调查指出51种可能是以野生动物为宿主的人兽共患病病原体（16种病毒、19种细菌和16种寄生虫）具有人类健康风险。

　　2. 消费安全指导机构　　野生动物消费者要接触当地公共卫生当局、渔业和野生动物管理部门，询问有关野生动物卫生状况。

　　3. 要学习适当处理及野味食品制备技术　　野生动物胴体的护理和适当去除内脏技术对肉的食用安全非常重要，现场清洁和适当保藏及气候条件很重要，温度高，很快就产生腐败。飞尘、苍蝇和其他现场条件存在传播病原风险，需要用袋装或容器来保护胴体，降低温度，防止腐败也很重要。大型哺乳动物在捕获后应立即摘除其内脏，同时不要弄破胃肠道。个人要戴好手套或防护服，避免直接接触胴体及防蜱叮咬。处理完废弃物要适当处理现场环境，不要危及当地家畜和野生动物，否则容易形成寄生虫感染循环（图6-3）。同样，捕鱼船也要有一定的鱼清洁处理站专门处理不需要的鱼的部分。

　　不管哪种技术，首先要注意卫生安全问题。例如，子弹碎片和弹孔，这些残留物和孔洞残留后的肉被消费易引起阑尾炎，碎片导致牙齿损坏。对不明原因死亡的野生动物最好不要食用。

　　4. 一般风险评估　　下面是猎手对猎物卫生评价的三个建议。

　　1）猎杀动物前尽可能观察动物行为，是否有病，发现的死亡动物最好不食用。要当场决定是否对有问题的动物带走或留下。不要违法狩猎，当发现猎物有明显疾病发生时，应报告相关机构。

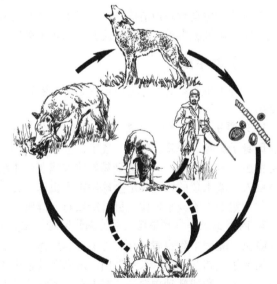

图6-3　犬带状绦虫循环

犬带状绦虫的感染虫卵隐藏在食肉动物（如土狼）粪便中，被兔子消化。卵在兔子体内孵育成幼虫并在其体内移行进入组织。当食肉动物食用兔子肉及内脏时即被感染。犬常因食用猎杀的兔子废弃物而感染

2）猎杀后要观察猎杀动物外表：①皮毛是否健康；②动物营养状况，如非常瘦弱；③是否有异常情况，如生长缓慢，畸形或伤痕；④是否有其他疾病征象，如腹泻。

观察有无传染病迹象。老龄、营养不良和机械伤害、物理缺陷使其采食困难，都可导致外观不良。一些鱼的肿瘤与环境污染有关。外部观察后要进行身体内部观察，以便决定是否能够食用。如果尸体外表存在明显疾病表现，就不要打开观察内脏了。

3）捕猎后，要戴手套或防护服进行外部和内部观察。

内部检查包括：①胴体是否有异味；②胴体和器官是否变形或变色；③胴体和器官是否有脓肿；④是否有寄生虫寄生（表6-7）。

表6-7 捕获的野生动物可能的寄生虫感染

疾病	病原	野生动物	观察情况	人类风险	建议
比翼线虫病	气管比翼线虫	山地野鸟	气管大红虫体	无	肉可食
胗蠕虫	裂口线虫	山地野鸟	胃内大量小蠕虫	无	重者废弃，轻者可食
组织滴虫病	火鸡组织滴虫	山地野鸟	眼观不明显	无	弃掉肝，肉可食
肉孢子虫病	各种肉孢子虫	水禽	肌肉稻米样	无	污染重的废弃
毛滴虫病	禽毛滴虫	鸽子	嘴、喉黄干酪样	无	肉可食
棘头虫病	棘头虫	水鸟、野猪、鱼、臭鼬、乌龟	肠结节	无	肉可食
犬绦虫病	豌豆绦虫	兔	体腔囊尾蚴	无	肉可食，不要喂犬
蝇蛆病	皮肤蝇幼虫	兔、松鼠、驯鹿	肉、皮肤和鼻腔虫体	无	摘掉虫体后肉可食
幼虫移行症	浣熊拜林蛔线虫	臭鼬	肠内成虫	是	适当烹调肉可食，不要接触胃肠内容物
疥螨病	疥螨	松鼠	皮肤脱落、结痂	是	肉可食，避免接触皮肤
蠕形螨病	蠕形螨	鹿	毛脱落，皮厚	无	对人无危险
肝吸虫病	大拟片吸虫	鹿	肝内虫体	无	
白点病	小瓜虫	鱼	皮肤、腮、鳍白点	无	感染重的鱼可能有次级感染

二、可能会遇到的情况

大多数野生动物在清洁捕获、适当处理和制备食物时是健康安全的。但也有一些性状不良但对人无害的野生动物尸体被废弃掉，这些被废弃掉的野生动物尸体也有存在潜在风险的。

（一）寄生虫

外表寄生虫容易看到，也可在胃肠道、器官上见到寄生虫。猎手经常想知道这些寄生虫感染的肉能否安全食用。

1. 外寄生虫 野生动物体外（表）寄生虫常见，如蜱和虱子，一些飞蝇落在野生动物宿主身上，幼虫可能现身于鼻腔、鼻窦、咽囊、皮下，甚至肌肉中。尽管外表有寄生物，但肉是安全可食用的。疥螨是一种外寄生虫，常见于犬，严重感染易导致致病菌带染威胁食用安全。在处理疥螨病动物时应戴手套或防护服以防感染人。淡水鱼的白斑病是全球性寄生虫病，在温带养殖鱼中常见，但对人健康不构成威胁。还有黑蛆、白蛆和黄蛆寄生于淡水鱼体，目前所知对人健康不构成威胁。

2. 内寄生虫 野生鸟类可能遇到肉孢子虫、棘头虫在肉中寄生，棉尾兔中有犬带状绦虫寄生，白尾鹿肝片吸虫，驼鹿中囊虫病。有些寄生虫因虫体小，病灶不明显，肉眼难以发现（表6-7）。

肉孢子虫肉又称为"米胸"肉，水禽和其他野生动物常见，如果适当烹调，食用安全性能得到保障。棘头虫在野生鸟和哺乳动物常见，对人食用不构成威胁。犬带状绦虫经常见于兔，因为兔为主要中间宿主，人并不感染犬带状绦虫。因吃兔肉或兔内脏，再感染草原狼、狐狸及其他食肉动物，形成野生动物循环，但通常犬是限定宿主。野生鹿感染肝吸虫，但没有人被寄生报道，因此，鹿肉对人安全。驼鹿中囊虫感染与狼有关，狼是这种带状绦虫的限定宿主。旋毛虫在野猪和食肉动物（如熊）多见，很多野生动物自然发生，如猛禽类。该病只有实验室才能检验，正常食用安全规则是充分煮熟。最近美国狩猎者以美洲狮肉制成肉干而感染旋毛虫，即未充分熟的缘故。鱼类可见有线虫和绦虫等寄生，有一种迷惑伪新地线虫（*Phocanema decipiens*）引起人感染，真圆线虫（*Eustrongylidies* spp.）引起大量鸟死亡，也引起几个人严重病例。吃生鱼还有感染阔节裂头绦虫者。巴西野生动物中见有利什曼原虫、刚地弓形虫、弓首蛔虫、钩虫属、犬恶丝虫、浣熊拜林蛔线虫、类圆线虫、隐孢子虫、贾第鞭毛虫等，通过贩运与人类感染关系密切。

（二）细菌

野生动物也广泛受细菌侵扰，如禽霍乱和土拉菌病，同时还包括伤口继发感染和致衰过程。因捕获动物种类和地理区域不同，所看到的疾病也是不同的。通常捕获的野生动物见到的都是没有明显症状和肠道含有沙门菌、大肠杆菌、金黄色葡萄球菌、耶尔森菌、肺炎克雷伯菌和其他肠道细菌等致病菌状况，因此，加工野生动物肉时应注意（表6-8）。如果怀疑内脏器官被细菌感染则废弃胴体。偶然发现捕获鹿的脑脓肿，虽然这种情况绝大多数对人无害，但脑组织脓肿应弃掉，即使没有其他感染，在美洲因鹿慢性消耗性疾病风险较高也应废弃掉。

表 6-8　野生动物潜在细菌感染病原

疾病	病原	野生动物	观察情况	人类风险	建议
布鲁氏菌病	布鲁氏菌	野牛、野猪、驯鹿	生殖器肿，关节炎	有	接触戴手套，煮熟肉
脑脓肿	放线菌、金黄色葡萄球菌、链球菌	鹿	脑脓肿	有	肉安全，处理戴手套
嗜皮菌病	刚果嗜皮菌	鹿、兔	皮厚，结痂，脱皮和毛	有	防止接触患病皮肤，免疫抑制患者严重
结核	牛分枝杆菌	鹿、野牛	肋骨多见干酪样结节	有	动物应弃掉，不吃肉
禽结核	禽结核分枝杆菌	鸟类	器官或肠道结节	有	同哺乳动物结核
土拉菌病	土拉热弗朗西丝菌	兔、海獭、麝鼠	肝脾斑点	有	烹调肉可食，戴手套
疖疮	杀鲑气单胞菌	鳟鱼	皮肤肌肉溃疡，器官出血	无	弃掉，不建议食用

（三）病毒

野生动物广泛地受病毒病影响，有些感染的动物不在食用野生动物之列，如小啮齿动物；另外一些食用的野生动物感染也不会引起严重疾病或死亡，否则人们也不会食用。一些野生动物的病毒病易引起外部肿瘤，但不致死，易于观察和判断，如皮肤纤维瘤，对人食用危害不大。侵袭性肿瘤或大肿瘤一般易伴随细菌和真菌感染，不要食用其胴体。棉尾兔感染痘病毒是野生动物中常见肿瘤，鸟也可发生，对人类的风险目前并不知道。出血症在许多反刍动物能够见到，如鹿、羚羊，由流行性出血热病毒和蓝舌病病毒引起，不感染人。到外国生态旅行应注意朊病毒、鹿慢性消耗性疾病，因其病原耐热，烹调过程杀不死这些病原。有些野生动物的肉瘤在野生动物直接接触过程中互相传染，人类在与这些动物接触时要注意，防止被传染，如戊型肝炎病毒、流感病毒、猴痘病毒、SARS-CoV-2。

（四）真菌

野生动物可能受真菌和真菌毒素影响，如曲霉，鸟类曲霉病最常见，典型的在肺和气囊上呈现黄斑样损害，感染鸟非常瘦弱，因此不易被狩猎者食用。这样的鸟类虽然人感染可能性小，适当地烹调食用也是安全的，但不建议食用。捕获的野生动物有时会遇到表皮真菌病，头、背部常见，见有脱毛、结痂、脱皮和皮肤增厚，小孢子菌和红色发癣菌常见，也有新月金孢子菌、小芽生菌等，总体上发生较少，可以通过动物传染给人，吃肉能否传染给人还不知道。在处理这样的动物时要戴上手套等加以防护。

（五）毒素

野生动物可暴露于天然毒素和农药等毒物环境中，但毒物不是这节讨论的内容。鸟类受肉毒毒素和黄曲霉毒素影响。

第五节   海洋及淡水生物引起的人兽共患病

许多人兽共患病涉及水生生物,包括两栖类动物。总体来说,水生动物源性人兽共患病相比家畜禽、野生动物、宠物来源的人兽共患病较少,人们了解得也不多。

一、海洋环境

海洋微生物受多种因素影响,但我们对此知之甚少。人类活动增加了海洋保持物种丰富和多样化的能力,从陆地、压舱水和其他途径引入的非海洋病原菌和其他水生微生物,改变了海洋的生态系统,降低了海洋环境的质量,造成近海岸和远海物种多样化及疾病新现。

以下原因使人类受到水生生物新现疾病或再现疾病威胁:①因为污染赤潮毒素、化学毒物和微生物,食用一定鱼类(如长须鱼)和水生贝壳类中毒;②因疾病鱼类数量减少;③在污染水中游泳,增加接触病原的风险;④直接接触赤潮,能引起严重疾病;⑤水源和鱼类污染最终产生经济影响。传染病影响海洋生态系统,海洋或水生环境与人类疾病密切相关,如霍乱传播。

(一)海洋植物群落

海草床如鳗草、海龟草是很多水生动物的栖息地,是水禽、扇贝、鱼和其他水生动物喜欢逗留的环境。现在这些海草床大部分已经严重退化,不适合海洋生物生存了。退化的原因复杂多样,如海马网黏菌(*Labyrinthula zosterae*)这种软泥中的霉菌与美国大西洋沿岸"海草消耗病"有关,被海马网黏菌污染的海龟草有致命性毒性。这些海草群落的真菌病有弥漫传染性,且在天然生物系统中普遍存在。海草床不仅提供了许多生物居住场所,同时也是一些生物食物链的主要组成部分。食物链的营养级别在一个阶段营养不良就会影响其免疫力。"海草消耗病"并不是一种新病,20世纪30年代大西洋出现了"鳗草消耗病",原因不明,但表现与海龟草类似疾病的鳗草几乎毁绝。到20世纪60年代鳗草又恢复了,1987年在欧洲和美国太平洋沿岸又出现了类似的"鳗草消耗病"。

(二)珊瑚礁群落

珊瑚礁可以保持更高生命形式的生活,不仅因为珊瑚礁是世界上最宏观的生态系统,同时珊瑚礁也是岛礁(国家)几百万人关键和赖以生存的资源。珊瑚礁大约是25%海洋生物的家园,也是最近关注与新现疾病有关的焦点之一。染病的珊瑚礁影响其生存,现在正以前所未有的速度在消失。20世纪80年代伯利滋城的"白带病"几乎将整个海域珊瑚礁毁掉,对整个加勒比海珊瑚礁造成了毁灭性打击。麋角珊瑚礁曾经是加勒比海最为丰富的珊瑚之一,现在已经罕见。牙买加1980年珊瑚礁占沿岸52%栖息地,到1990年只占3%。新疾病不断出现使珊瑚礁系统受影响较大。一些病原侵袭珊瑚礁,但珊瑚礁抵抗能力非常弱,如亮黄细菌对沿岸藻类是致死性的,可蔓延6000km。

(三)鱼类(长须鱼等)和水生贝壳类

鱼类和水生贝壳类疾病严重影响养鱼业、养虾业和其他水产养殖业,生物毒素能引起几类生物疾病,也可以引起人和野生动物疾病。大规模海洋环境受赤潮、紫潮和蓝藻水华影响,引起野生动物(鸟类、鱼类)死亡和人类疾病。甲藻已经成为鱼类死亡和引起人类疾病的罪魁祸首。有毒甲藻(*Pfiesteria piscicida*)是涡鞭藻的代表种,在20世纪80年代被发现,1992年被认定与有害藻水华有关,引起鱼类的大面积死亡如蓝蟹死亡,美国有33种以上的长须鱼与此有关。大西洋的鲱鱼皮肤和肌肉溃疡由溃疡性真菌,如侵袭丝囊菌(*Aphanomyces invadans*)的甲藻毒素引起。人因接触甲藻而感染,引起记忆性缺失。

由于沿海岸和江河入海口地区人口密度高,水域娱乐使用率也高,该区域的鱼类污染藻类毒素对人健康风险是重点关注的问题。1996年美国佛罗里达西南海岸双鞭甲藻致死150头西印度海牛,主要由赤潮的短裸甲藻产生的短裸甲藻毒素引起。1991年由软骨藻酸(DA)引起美国加利福尼亚的圣克鲁斯300多只鸟死亡,主要是褐鹈鹕和鸬鹚，由拟菱形藻复合群的长链羽状硅藻产生的 DA 引起中毒，野生鸟类因吃了含毒素的长须鱼而中毒。1987 年加拿大因食用养殖贻贝有 100 多人中毒，3 人死亡，后在美国华盛顿和奥尔良蛤和螃蟹中发现 DA，人中毒主要是由食用有毒蛤引起。DA 引起人记忆缺失性中毒，与其他水生贝壳类雪卡毒素共同增加生物毒素中毒数量，这些疾病与海洋生态系统有关，一般来讲与海洋生态退化有关。人类不仅可通过食用海产品接触这类毒素，污染环境气溶胶通过呼吸道同样引起中毒，藻类毒素可通过娱乐活动如游泳、食物消费对人类产生健康和经济后果。鱼类还受很多病毒威胁，出现了很多新现疾病，但这些病毒多数对人类并不引起明显的健康危害。

（四）海洋哺乳动物

海洋哺乳动物是一些人群的食物来源，这些因素使人和海洋动物之间形成交界面，人有多种途径与这些动物接触，如海豹捕获、加工、食用肉等，这些过程可能感染人类。近些年来海洋哺乳动物广泛受新现疾病影响，至少 20 种鲸目动物（如鲸、海豚及鼠海豚）和 15 种鳍脚类（如海豹、海狮及海象）受到 30 种以上新现和再现病原或疾病困扰。多数与病毒性病原有关，具有强烈的致死性，如犬瘟热病毒侵袭海豹；麻疹病毒类在全球海洋哺乳动物中都有感染和致死的报道，在 1990 年和 1991 年地中海引起 1100 头条纹海豚死亡。鼠海豚麻疹病毒是一种新病毒，1993～1994 年美国墨西哥湾大西洋中该病毒引起蓝鼻海豚和普通海豚小规模死亡。1997 年里海发生犬瘟热株流行，引起 200 只僧海豚死亡，2000 年和 2002 年又发生两次。1997 年里海大约有 20 000 只海豹因犬瘟热病毒感染而死亡。海豹和陆生食肉动物的传播途径并不清楚，2002 年在丹麦、荷兰和瑞典又再现了鼠海豚麻疹病毒流行，大约 750 只海豚死亡。流感病毒也可导致海洋哺乳动物大批死亡，但只限于美国新英格兰海岸，1979 年马萨诸塞州海岸至少死亡 600 只港海豹（大约占 20% 群），从中分离出 A 型禽流感病毒，港海豹因肺炎死亡，1982～1983 年、1991 年、1992 年分别发生小规模流行。

鳍脚类哺乳动物的布鲁氏菌病是最显著的新现细菌病，能够引起这些动物生殖性疾病和死亡。至今，没有报道海洋哺乳动物布鲁氏菌病性流产，20 世纪 80 年代进行了血清学调查，1992 年从蓝鼻海豚胎儿分离出布鲁氏菌。美国海岸海狮分别于 1970 年、1981 年、1994 年发现有钩端螺旋体病。海狮和海豚粪便中检测到指环病毒科、细小病毒科和圆环病毒科成员。

尽管人类与海洋哺乳动物接触过程中能够传染疾病，但概率较小，病原对海洋哺乳动物和人的致病力差别很大。海洋哺乳动物新现和再现传染病也伴随人类类似疾病发生，海洋哺乳动物并不是人类疾病的主要来源。来源于海洋哺乳动物的（或潜在）人兽共患病有如下几种。

1. 病毒病　①痘病毒：海豹传染给人副痘病毒，但几乎没有文献记载，仅有 1 例人处理灰海豹时被感染，3 人参与，2 人感染。②杯状病毒：是潜在的人兽共患病毒。处理海狮的人员深部皮肤被杯状病毒——圣米盖尔海狮病毒感染。杯状病毒是陆地家畜的重要病原，宿主范围包括陆生和海洋哺乳动物、海鱼、爬行动物、两栖动物、昆虫和人。③流感：港海豹与人流感有关，引起局部地区处理港海豹人员感染流感。海豹喷嚏可能喷洒到人的眼睛上，随后结膜感染也伴随眼球感染。最近发现海豹是人间循环 B 型流感病毒的保藏宿主，也是甲型流感病毒的遗传混合器。这些病毒能在海豹中传和复制，可能比禽类更适合作为流感病毒的宿主。

2. 细菌病　大多数从海洋哺乳动物分离出来的细菌并不是公共卫生关心的病原菌，也有少数对免疫力低下人群形成感染，咬伤或刮伤是常见的感染途径。①布鲁氏菌：很多国家都有海洋哺乳动物布鲁氏菌病血清学调查报告，人的感染多与这类动物接触或处理这些动物有关。当地人将这些动物作为食物来源，也存在潜在感染可能。②猪丹毒丝菌：从海豹牙齿、牙龈中分离到，在 116 个处理海豹并被咬伤的人员中有 12 个分离出猪丹毒丝菌。③钩端螺旋体：接触、解剖感染钩体病的海洋哺乳动物组织、液体的兽医人员和其他人员有可能感染，水、尿、组织污染都能传染给人。④结核分枝杆菌：鳍脚类、海豹体中都分离过结核分枝杆菌，海牛和处理者分离过龟分枝杆菌，被海豚咬伤的海豚训练者及被海豹咬伤的人员都分离到海分枝杆菌。接触过活鱼及冷冻鲜鱼，从皮肤伤口处侵入，感染者手部和手臂皮肤会出现红肿、疼痛，甚至入侵手筋，导致手指动弹不得，病情轻者服用抗生素约一周可以治愈，但伤口深者则必须进行手术治疗。这种病菌并不会在人与人之间传染，携带病菌的海鲜在煮熟后仍可安全食用（图 6-4）。⑤支原体：**鲸鱼指和海豹指**是长期的职业病，包括海豹指黏着，挪威捕海豹船员大约有 10% 有海豹指。从健康海豹牙齿和海豹咬伤妇女手指中分离共 1990 例海豹脑支原体（*Mycoplasma phocacerebrale*）。⑥弧菌：海洋环境有多种弧菌，很多种可引起人严重疾病和死亡。在鲸目动物中常见，鳍脚类少见。人因食用生鲜水生贝壳类、接触水和钓鱼外伤等而感染，风险最大的是皮肤外伤和磨损伤。⑦沙门菌：鲸目动物和鳍脚类都分离过沙门菌，人类风险是食用这些动物肉。因纽特人40%有感染，多数是肠炎沙门菌。

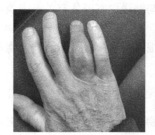 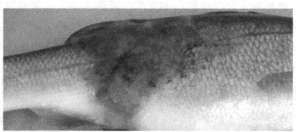

彩图　　　　　　图6-4　非分枝杆菌通过接触鱼感染人的皮肤

海豚链球菌（*Streptococcus iniae*）是危害世界水产养殖业的重要病原菌之一，可感染多种养殖鱼类，如罗非鱼、尖吻鲈、虹鳟等。近年来，由于中国养殖罗非鱼，链球菌病频发，给中国特别是南方罗非鱼养殖业造成重创，目前已经证实海豚链球菌是罗非鱼链球菌病的主要病原菌之一。我国在筛选海豚链球菌毒力研究模型的研究中发现，海鲈对海豚链球菌的敏感程度远远高于石斑鱼、鲹卵圆鲳和美国红鱼。该病主要集中在地中海、中亚、东南亚和澳大利亚等地区，近年来我国海豚链球菌病暴发呈上升趋势。海豚链球菌不仅是引起鱼类链球菌病的主要病原，而且对食品安全和人类健康构成了威胁，该菌可引发人类蜂窝织炎、心内膜炎、关节炎、脑膜炎、脊髓炎等，具有高发病率和死亡率。全球至少已有25人感染。作为潜在的人兽共患病病原已引起各国的关注，2001年引起全球渔业经济损失达10亿美元。

3. 立克次体病　　海豹成年雌性胎盘中分离到博纳特立克次体，为潜在人兽共患传染途径。

4. 真菌病　　真菌从海洋哺乳动物直接传染给人十分罕见，海洋哺乳动物致病性真菌在繁殖阶段对人无致病性。皮霉菌和其他一些真菌可以在密切接触情况下传播。洛博芽生菌病（lobomycosis）由洛博菌（*Lacazia loboi*，*Loboa loboi*）引起慢性皮肤肉芽肿、硬皮状、疣状和溃疡状。发生于南美洲、巴西亚马孙流域，也见于大西洋和墨西哥湾宽吻海豚，感染海豚的菌体比感染人的略小，现在还难以培养。20世纪80年代有1例从海豚直接传播给海豚处理者。

5. 寄生虫病　　一般来讲，海洋哺乳动物并不是人类寄生虫病的主要来源，以海洋哺乳动物为主食者当地人就有可能感染线虫病，如钩虫和异尖线虫，北极熊和海象肉潜在存在旋毛虫，因为它们是北极森林循环的组成部分。海洋动物原虫脑炎和球孢子虫病令人有些意外，刚地弓形虫和肉孢子虫引起脑炎多数与陆生动物有关。沿海地区的猫弓形虫病最为典型，猫粪通过洪水污染海洋环境，随后海獭再吃非脊椎动物（如软体动物）就可能食入弓形虫卵，这种理论有实际例子支持。海獭的球孢子虫感染可能是吸入陆地灰尘而感染。

（五）海洋鸟类

全球范围有各种禽类致死性疾病，包括海洋环境鸟类。新现疾病是导致古老鸟群下降的主要原因之一，这些新现疾病在海洋鸟类繁殖地引起大量鸟类死亡和沿移动路线引起流行病。冬季大量聚集鸟类的区域，禽霍乱是主要的细菌病，过去20年在欧洲、非洲、南极和北美洲的海洋环境中野鸟禽霍乱是主要暴发疫病，也是海鸟、淡水鸟死亡的主要因素之一。

传染性法氏囊病（IBD）主要发生在家禽中，现在也为海鸟的新现传染病。通过血清学调查，在南极的企鹅，阿拉斯加和波罗的海的绒鸭、鲱鱼鸥中发现了该病毒抗体，该病毒存在导致鸟类死亡和鸟群下降。幼禽感染引起严重的免疫抑制，野禽或海鸟对该病毒敏感，可直接引起死亡。腺病毒在2000年引起阿拉斯加长尾鸭死亡和种群数量下降。但一些海鸟大量死亡原因目前还不清楚，可能还有很多未知病毒的存在。

二、淡水环境

水产品是人们喜爱的食品种类之一，我国和其他国家一样消耗量逐年增加。

1. 两栖类动物　　两栖类动物全球分布，数量巨大，但也存在新现和再现疾病问题，全球两栖类动物群体呈下降趋势。壶菌病（chytridiomycosis）和猪蛙虹彩病毒感染与两栖动物死亡有关。壶菌病主要引起蛙皮肤感染，在自然状态下对生态动力学方面起到重要作用。蛙壶菌与几个大陆两栖类大批动物死亡有关。报道壶菌已有75种，澳大利亚就有47种，其他在欧洲、非洲、南美洲和北美洲。目前不知道引发该病的机制，实验研究对两栖类动物有100%的致死性。虹彩病毒也能引起两栖类动物大批死亡，猪蛙虹彩病毒是主要种类，具有高毒性，两栖类动物全身感染，蝌蚪最为敏感，致死率为100%。两栖动物、卵、幼小动物传播虹彩病毒给人，有些蛙虹彩病毒病在两栖动物中是新现疾病。蛙还出现很多畸形，但不是种群下降的原因。

2. 淡水鱼　　由于人们移动活鱼、释放养殖和孵卵鱼，在野生和捕获鱼中常有新现和再现疾病，如原虫中脑黏体虫，引起虹鳟旋转病。春鲤毒血症在一些国家淡水鱼养殖业中作为新现疾病，威胁养殖业的发展。WOAH规定的水产法定传染病多与重大经济损失和公共卫生有关，春鲤毒血症就是WOAH通报性疫病的一种。有些病原经鸟饲料和野生环境导致鱼类疾病传播，一些内源性和外源性病原通过其他途径引入鱼群，如钓鱼者使用的鱼饵料、污染的船表面、压舱水释放、非检疫鱼引入等。唇齿鲷三代虫（*Gyrodactylus salaris*）对欧洲渔业养殖造成了重大损失。还有隐孢子虫、贾第鞭毛虫、弓形虫、棘球绦虫、后睾吸虫等人兽共患寄生虫传播风险。

3. 水鸟　　淡水环境中鸟类，即使是季节性到访者也会受细菌、病毒和寄生虫侵袭，引起新现疾病的发生，如非常著名的鸭疫、鸭病毒性肠炎和新城疫就是淡水鸟类的新现疫病，引起淡水养殖业严重损失。鸟类的迁徙引起世界范围的流感发生。

三、水生生物引起的人兽共患病

除前述海洋哺乳动物的潜在人兽共患病外，水源和水生生物也是一种人兽共患病传播来源或途径。例如，美国威斯康星州发生的40万人水源性隐孢子虫病暴发，除此以外饮用水、游泳池水都可以引起隐孢子虫感染。隐孢子虫在6个大陆超过40个国家流行，我国也存在。水生贝壳类是细菌传染媒介如创伤弧菌，该菌可通过食用、捕获、钓鱼等刮伤，引起人严重感染，甚至死亡。水是重要的病原传染途径，如贾第鞭毛虫感染、弓形虫感染都是新现水源性疾病。水源性传染病的发生与生活水平和社会环境有密切关系，如巴西底层社会、中层社会和上层社会弓形虫血清学感染率分别为84%、62%和23%，与水卫生程度有关，水卫生条件差将增加水源性人兽共患病风险。

水源性人兽共患病来源已经扩展到瓶装水，三种空肠弯曲菌、大肠杆菌、诺如病毒都可能通过瓶装水引起食源性或水源性人兽共患病（表6-9～表6-12）。

表6-9　海洋哺乳动物携带对人致病的病原

疾病	病原	主要海洋哺乳动物感染								
		鲸	鼠	海豚	海豹	海狮	海獭	海象	北极熊	海牛
痘病毒病	病毒	+	+	+	+	+				
流感	病毒	+			+					
环状病毒病	病毒	+		+	+	+		+		
布鲁氏菌病	细菌	+	+	+	+	+	+	+	+	+
丹毒丝菌病	细菌	+	+	+						
螺旋体病	细菌				+	+				
结核	细菌			+						
支原体病	细菌				+	+				
沙门菌病	细菌	+		+	+	+				
弧菌病	细菌	+		+	+	+				
Q热	立克次体									
芽生菌病	真菌			+						
旋毛虫病	寄生虫	+						+	+	

注：+表示动物携带病原

表 6-10　海洋环境中禽霍乱（多杀性巴氏杆菌）流行样例

大陆/国家	地理区域	主要感染种类	发生时间	案例描述
北美洲				
加拿大	魁北克东海岸	绒鸭	1964 年	饲养鸭，周期性流行
美国	缅因州	绒鸭	1963 年	饲养鸭，周期性流行
	切萨皮克湾	长尾鸭等	1970 年	大规模冬季和春季流行
南美洲				
智利	伊基克	海鸭	1941 年	大规模流行
欧洲				
丹麦	海岸	绒鸭、海鸥	1996 年	饲养雌性绒鸭冬季流行
非洲				
南非	达森岛	黑尾鸥	1951 年	禽霍乱暴发
	西部海岸	鸬鹚	1991 年	大规模成年的死亡
南极	帕尔默站	紫贼鸥	1979 年	
新西兰	坎贝尔岛	凤冠企鹅	1985 年	禽霍乱暴发

表 6-11　两栖类动物新现和地方性动物病

疾病/病原	主要宿主	首次发生时间	地理区域	案例描述
蛙病毒 3 和 蝌蚪水肿病毒	各种蛙	1963 年	美国	高度致死
木蛙虹彩病毒	红腿蛙、三刺鱼	1991 年	美国	蝌蚪和 3 岁以上鱼致死
虎纹蝾螈病毒	虎纹蝾螈	1995 年	加拿大、美国	牛槽、水库蝾螈死亡
饰纹汀蛙虹彩病毒	华丽穴居蛙	1989 年	澳大利亚	年轻蛙死亡
痘病毒样病毒	普通欧洲蛙	1993 年	英国	公园池塘广泛死亡
猪蛙病毒	美国猪蛙	2000 年	中国	食用猪蛙反复大批死亡
壶菌病	蛙、蟾蜍	1974 年	全球	主要发生于美国、澳大利亚、巴拿马
水霉感染	蟾蜍卵	1993 年	美国	对蟾蜍卵大批致死
鱼孢霉菌	蛙、蝾螈	1983 年	美国、加拿大	鱼死亡，两栖类死亡
支原体病	非洲爪蛙	20 世纪 80 年代	全球（未确定）	致死和偶然非致死
Perkinsea 感染征	树蛙蝌蚪	1999 年	美国	蝌蚪新现致死性系统感染
锚状蠕虫	牛蛙蝌蚪	未知	全球	主要寄生鱼，两栖类致死性强
水蛭	蛙、蟾蜍、蝾螈	未知	全球	一般不致病，能杀死蝌蚪
吸虫	蛙、蟾蜍、蝾螈	1995 年	美国、加拿大	杀死蝌蚪，成年蛙腿肿

表 6-12　陆生野生动物群新现和再现传染病样例

疾病/病原	主要宿主	首次发生时间	地理区域	案例描述
哺乳动物				
猪霍乱（典型猪瘟）	野猪	20 世纪 80 年代	欧洲	1983～2001 年多次暴发严重
慢性消耗性疾病	鹿、麋鹿	20 世纪 80 年代	美国、加拿大	野鹿群发生
结核	白尾鹿	1994 年	美国	密歇根州野鹿发生
结核	狮子和其他	1990 年	南非	克鲁格国家公园水牛
传染性角膜结膜炎	野山羊等	20 世纪 80 年代	欧洲	最先奥地利发生，现 30%暴发流行
腺病毒出血病	骡鹿	1993 年	美国	新现病毒
犬瘟热	非洲狮	1994 年	坦桑尼亚	第一次在大型猫科动物流行
狂犬病	臭鼬	1977 年	美国	从美国流行区然后扩展
犬细小病毒	犬科	1978 年	全球	欧洲犬新现，扩展到灰狼
兔出血热	欧洲兔	1988 年	欧洲	家兔外溢感染到澳大利亚
鼠疫	土拨鼠	20 世纪 80 年代	美国	广泛地理分布，黑蹄雪貂致死
鸟类				
鸟鹚反转录病毒	美国鸟鹚	1989 年	美国	新现病毒，引起美国鸟鹚大面积死亡
西尼罗热	美国乌鸦	1999 年	美国	海岸-海岸传播，现已广泛传播

续表

疾病/病原	主要宿主	首次发生时间	地理区域	案例描述
乌苏图病毒感染	乌鸦、家燕	2001 年	奥地利	第一次感染均死亡
沙门菌病	雀形目鸟	20 世纪 80 年代	美国、加拿大	鸟喂食者感染普遍
支原体病	麻雀	1994 年	美国、加拿大	麻雀所在范围传播
毒物中毒	秃鹰	1999 年	巴基斯坦	
禽痘	雀形目鸟	1970 年后	美国	夏威夷森林鸟、海鸟死亡率提高
爬行动物				
上呼吸道病	沙漠乌龟	1988 年	美国	支原体感染
蛙病毒	绿色巨蟒	1998 年	印度尼西亚	蛇类的全身感染

　　野生动物新现传染病的规模和复杂性始终是将来的主要挑战，所举样例提供了比以往更多的野生动物新现疾病的横截面。新现传染病影响全球更多动物资源和更广泛环境。这里对爬行动物考虑较少。病原成功跨物种障碍可能成为疾病新现的经常来源。环境改变、与新动物物种接触、动物和人等潜在宿主密度增加，都会促使新现病原出现并提供其新现更多机会。捕获-饲养野生动物也是疾病新现的来源方式之一，其他新现疾病能够影响当地植物和昆虫群体。

　　美国南部路易斯安那州一个县的自来水供应系统被俗称"食脑虫"的福氏耐格里阿米巴原虫污染，导致一名 4 岁男孩丧生。福氏耐格里阿米巴原虫可通过人的鼻孔侵入大脑，引发阿米巴脑膜脑炎，因此被称为"食脑虫"。阿米巴脑膜脑炎致死率超过 95%，现阶段没有特效药。在美国，淡水湖泊、河流及温泉是"食脑虫"的主要生存场所。2001～2010 年，美国共报告 32 个"食脑虫"感染病例。在路易斯安那州，包括那名 4 岁男孩在内，过去 3 年"食脑虫"造成 3 人死亡。食脑虫并非仅限于水中存在，它们适应能力极强，可以潜伏在泥土或腐败有机物中，甚至在那些看似清洁的地方，如温泉，也有可能悄然存在，娱乐水引起美国 30 多人感染。全球感染人数总共 200 例左右，我国只有几十例。

　　野生动物微生物引起的非传染性疾病是新现和再现疾病的重要组成部分，如野生鸟类 C 型肉毒梭菌中毒，人体对此型毒素抗性强，一般不发病，但在北美水禽中却广泛性中毒。20 世纪 40 年代该病主要限于密西西比河流域，到 60 年代后仅限于北美，1970 年后广泛扩散，1990 年在南加利福尼亚索尔顿湖为独特的地方流行病，引起白鹈鹕和紫鹈鹕大量死亡，与这些鸟类食用鱼类有关。2000～2002 年在北美五大湖系的伊利湖发生 E 型肉毒梭菌中毒，人对该型敏感。2000 年夏天估计有 8000 只鸟死亡，2002 年有 25 000 只鸟死亡，包括黑嘴环海鸥、红胸秋沙鸭、白嘴潜鸟和长尾鸭。我们现在对 E 型肉毒梭菌生态学知道甚少，鱼对其敏感，鸟吃含该菌的鱼中毒，人吃这些湖捕捞并制作的熏鱼而中毒，罗非鱼通过食物链引起人与动物共同感染症。

　　疾病新现常与生态系统压力的环境有关，这又影响多种系统，从珊瑚礁到北极冰盖都体现着人类对生活空间、食品、水、娱乐、保持经济增长和其他社会需求，都会增加环境压力水平。人与野生动物之间接触逐渐增加，导致更多疾病新现。非洲的生态旅游就是一个例子，人与狒狒的亲密接触导致结核的传播，更广泛一些的说法是生态旅游将导致人传染给野生动物传染病。博茨瓦纳猫鼬和狐獴的结核的传播来自旅游人群。

第六节　亨尼帕病毒致病及外溢机制

一、亨尼帕病毒野生动物保藏宿主致病机制

　　保藏宿主和外溢宿主传染和发病决定传染病原引发疾病类型和传染机遇，对易感宿主种类之间的传播过程起引导作用。

　　马来西亚和新加坡人的尼帕病毒性脑炎暴发的必需条件是尼帕病毒从野生动物保藏宿主果蝠跨物种传播到猪并使猪感染，保藏宿主还有啮齿动物、鼩鼱等。尼帕病毒从野生动物宿主跨越其他宿主并不足以产生暴发，这种跨越需要前置条件：①大型猪场的存在，病毒在易感猪中传播和放大；②感染猪从农场移动到另外

猪场导致大量猪群感染；③人与猪群密切接触。

尼帕病毒性脑炎作为新现人兽共患病受多种因素影响，这些因素构成了该病暴发的"关口"或关键控制点。这些过程中的每一步都需要传染病病原的传播，一些因素有利于传播导致传染，包括人类活动等因素。传播的关键因素是病原能够引起另一个宿主感染，而且受体宿主对病原易感。宿主动物中病原致病特征决定传染可行性和概率，并决定传播过程。目前还没有经典的病毒新现理论，但新现过程是病原和宿主之间的共同进化，再加上外界的综合因素使之有机会发展为新现人兽共患病病毒。

传染性病原在保藏宿主中得以维持下去的条件是病原在这些动物中持续传播。传播方式可能是垂直传播或水平传播。无论如何，病原必须感染新宿主，传染才能发生。保藏宿主中亨尼帕病毒的传染模式现在并不清楚。澳大利亚、马来西亚、柬埔寨、泰国、印度尼西亚蝙蝠血清学调查亨尼帕病毒流行率为10%～50%，蝙蝠是该病毒的保藏宿主。亨德拉病毒最初从雌狐蝠流产的尿液、胎儿组织中分离到，也从中央狐蝠胎儿肺和岬狐蝠肾分离到。亨德拉病毒对狐蝠组织嗜性包括肾组织、胎儿组织和尿液。在柬埔寨的翼蝠尿液中分离到尼帕病毒，唾液样品PCR证明病毒基因组存在，这就有可能水平传播。

非肠道接种狐蝠亨德拉病毒，在接种10d天后从其器官中分离出病毒，21d则见不到病毒，天然孔样品没有分离到。通过免疫组织化学技术证明蝙蝠损伤主要在血管和淋巴样组织、肾组织、子宫。分离的病毒含量极低且不能定毒价，这就提出病毒从蝙蝠到易感宿主外溢的机遇问题。对于低剂量感染引起暴发的情况知之甚少，以前试验表明猪需要大量病毒才能在常规传染途径模式上引起感染，这些信息对尼帕病毒从狐蝠直接传播到猪的理论提出挑战。

蝙蝠的亨德拉病毒和尼帕病毒感染试验支持从野生动物传染给家畜的理论。尼帕病毒可在自然病例的尿液中分离到，亨德拉病毒没有从尿液分离到，但却从肾分离出来，说明尿道是排出病毒的途径之一。怀孕动物易致病，通过流产、正常出生胎儿外部液体水平传播，这是病原外溢原因之一，外溢可能仅为偶然发生。季节性是亨德拉病毒发生特征之一，澳大利亚在蝙蝠生产季节亨德拉病毒病发生率高，这时雌性聚堆，与雄性接触少。如果病毒传播受季节限制，我们会看到季节性血清流行病学波动。如果病毒排出途径易于污染环境（如尿液和粪）就容易接触到易感宿主，因此，可能增加病例数量。病毒排出途径可能较窄（尿液和唾液），病毒感染应该有临界剂量，可能受季节、动物种类影响，分泌到环境中的病毒能够存活到新宿主的到来，这是外溢到传播的关键环节。携带尼帕病毒的狐蝠到果园，通过蝙蝠尿液、粪便、唾液污染环境，如果被污染环境紧邻猪场的话，猪吃了被蝙蝠尿污染的果子就会呈现新现传染病。果树与猪场紧邻，且围栏是开放式的，这种途径就是理论推测的接触途径或外溢到其他宿主的致病机制。

二、亨尼帕病毒外溢宿主中的病原学

1. 亨尼帕病毒和相关疾病   亨尼帕病毒是副黏病毒科亨尼帕病毒属成员，实际上包括两种病毒：亨德拉病毒（HeV）和尼帕病毒（NiV）。为非节段性负链RNA副黏病毒，两种病毒都具有广泛宿主。**亨德拉病毒**在澳大利亚与引起马和人死亡的新现疾病有关，1994年从马的急性呼吸道疾病中首次分离，7次暴发中有3次因人与感染马匹接触有关，从其中1人身体中分离出来。2004年又有2匹患有呼吸道疾病可疑亨德拉马死亡，1个人有短暂流感样表现并有抗亨德拉病毒的抗体，亨德拉病毒仅在澳大利亚发现。**尼帕病毒**是1999年在马来西亚分离，当时引起105人死亡，主要表现为脑炎。这些人因接触尼帕病毒感染猪而发病。**尼帕病毒**已从东南亚扩展到南亚、印度次大陆等地区，新型尼帕病毒在2003年、2004年再度出现，患者有呼吸道和神经症状。印度已经流行4次，感染的人和动物死亡率分别高达75%和60%。中国山东和河南两省新发现了一种可感染人类（35人感染）的动物源性病毒——琅琊病毒（LayV），琅琊病毒与尼帕病毒同属于亨尼帕病毒属。尼帕病毒是人类最危险的病毒之一，被美国疾病控制中心列为最危险的生物安全4（P-4）级病原，尼帕病毒也是一种潜在的生物和农业恐怖主义病原体。

2. 亨尼帕病毒传染的致病机制和传播   病原从保藏宿主外溢要求从天然宿主来的病原有更好的"可利用性"：天然宿主能将病原带到生物学近似的第二宿主，这种候选外溢宿主对病原要易感。这要从整个机体水平和分子水平考虑。病原经过一定途径传到外溢宿主即发生传染，病原一旦与新宿主接触就进入组织水平，然后病毒进行复制，这与细胞受体有关。

亨德拉病毒外溢到家畜动物即发生传染，天然病例发生于马，试验证明猫也易感，自然病例也见于猪、犬、猫。该病毒具有脉管系统嗜性，特别是周围脉管、邻近血管周围的神经变性损伤，肺部病变严重，肾较轻。亨德拉病毒的马-马传播并没有得到流行病学材料支持，最大一次流行时 13 匹马死亡，人为机械干涉可能导致马-马传播。马感染亨德拉病毒常见呼吸道、肺淋巴结肿胀，严重肺水肿、充血，上皮细胞嗜性，脑膜炎，肾小球萎缩，胎盘感染。尼帕病毒在马来西亚暴发 7 例，2 例死亡。猫、犬、马和人感染都归因于与猪接触所致。

3. 猪尼帕病毒感染的致病机制和传播　　猪的现场解剖对其发病机制提供了一定信息，严重的累及猪和人之间的传播。临床上可以鉴别呼吸道型疾病症状，如咳嗽，然而，猪感染多无临床症状。实验性和野外性尼帕病毒感染，猪肺损伤严重，气管、支气管、肺泡都能见到病变。呼吸道可能是排泄途径之一，猪群主要通过呼吸道传播，饲槽也有污染，因咳嗽喷嚏污染饲槽，飞沫导致猪-猪传染。从患病猪咽喉处经常分离出病毒。

人接触传染是可能的，一些工作可能与感染有关。农场内居民风险因素并不高（优势比，比值比，OR=0.87），农场围栏外居住风险（OR 为 1.48）比农场内高，饲喂猪具有高风险（OR 为 3.86）。高密度饲养猪更是如此。卡车司机也具有高风险，这些人经常将猪从一个圈拉到另一个圈，这个过程可能接触猪呼吸分泌物，类似的还有屠宰场驱赶猪群的人，新加坡暴发尼帕病毒病就是如此。其他具有高风险的是与猪接触或处理猪的人，如处理病猪（OR 为 3.86）、接生（OR 为 3.37）、治疗（OR 为 3.10）、处理死猪（OR 为 3.89）的人。试验猪和自然病例指出，尼帕病毒病不仅造成呼吸道感染，也造成全身系统性感染。试验猪引起脉管炎；自然病例包括发热，育肥猪和屠宰猪神经症状，成年猪神经表现和突然死亡，母猪流产，吃奶猪神经症状和高致死率，呼吸道充满血液渗出物，脑炎流产，死胎。

4. 其他外溢宿主感染机制和传播　　亨德拉病毒外溢宿主主要是马，尼帕病毒主要是猪，猫可能易感，口腔接种猫可感染，猫可横向传播，可从肺、肾和尿中分离到病毒，很少从气管中分离到。从猫分离的病毒可传染马，尿可能是传播来源，猫也可垂直传播，与蝙蝠类似，但口腔和呼吸道分泌物是可能的来源。犬受猪场影响对尼帕病毒具有高感染率和致死率，解剖观察为瘟疫性症状，组织学变化包括呼吸道和尿道，从肾能检出尼帕病毒抗原。血清学调查不认为犬互相传播，犬发病应该是接触发病猪、吃猪胎盘和流产胎儿而感染。马也易感，多从猪传染而来，马互相不传播。猫-猫、猫-马传播，狐蝠排泄物（感染胎儿和液体）-牧草-马食用牧草都应该是该病毒的传播途径。

5. 人类宿主的致病机制　　人感染亨德拉病毒可能与马体液接触有关，没有证据证明人-人传播。尼帕病毒也是这样，已有 365 例报道，92%人的病例可能与猪接触有关。大量的人类接触者（如卫生保健人员）血清学调查均未检出。但从患者唾液或咽拭子和尿中检测到尼帕病毒，为人类互相传播的致病机制探讨留下机会。

人-人传播的可能性方面，家庭群发的例子中症状发生与假定的潜伏期一致。2004 年发生的 36 例中 27 例死亡，流行病学证据认为是人-人传播。家庭系列中发病前 92%患者与其他人有接触，许多是呼吸道症状，可能飞沫传播所致，血清学调查动物中仅果蝠阳性。孟加拉国人尼帕病毒连续发生，主要发生在 1～4 月，与保藏宿主生活特征有关。最新病例显示喝生椰枣汁风险高（OR 为 7.9），蝙蝠与这类果实接触较多而污染。从孟加拉国人发病情况看，假定保藏宿主为人，存在人-人传播，主要经呼吸道传播的可能性大。

三、亨尼帕病毒传染散布机制

临床上并没有见到蝙蝠感染发病，虽然检测时能检出抗体。蝙蝠类动物个体高度移动，可远距离飞行，包括不同种类蝙蝠以巨大数量栖息在一起。这些动物能够正常飞行，并不表现疾病，但聚集了各种因素以保藏宿主的身份广泛扩散疾病。

狐蝠家族广泛分布于东南亚、太平洋岛国、马达加斯加、多数非洲地区，与相近种类生活在一起，很容易种内传播，可能使相关蝙蝠都带染。血清学资料说明澳大利亚狐蝠自然不感染尼帕病毒，马来西亚狐蝠也不感染亨德拉病毒。泰国蝙蝠对亨尼帕病毒敏感。蝙蝠-病毒生态系统可能存在，这些病毒的致病机制可能是不同病毒适应不同种类宿主的混合体。马来西亚亨尼帕病毒暴发因其传播到新加坡引起了世界关注，有 22 名屠宰场工人感染，1 人死亡。接触活猪是最高的风险因素，无症状感染是猪亨尼帕病毒病一个特征，传染性更强。

四、亨尼帕病毒致病分子机制

亨尼帕病毒具有宽泛的宿主范围，这是与其他副黏病毒不同的特征之一，这种特征只有在分子水平才能论述清楚。亨德拉病毒和尼帕病毒通过受体进入脊椎动物细胞，受体是否是这类病毒进入这类细胞的唯一受体并不清楚，但在脊椎动物中广泛分布，因为尼帕病毒具有广泛的宿主范围。在细胞水平上，ephrinB2 受体位于动脉内皮细胞和中膜周围，静脉内皮细胞没有发现。位于病毒表面的 F 蛋白，在组织蛋白酶 L 和胞内蛋白酶作用下断裂产生生物活性片段。这些蛋白酶分布广泛，是病毒系统性扩散的关键，在不同种内、种间进行扩散传播。

虽然亨尼帕病毒属于新现人兽共患病毒，但其识别技术发展很快，现在对该病毒的外溢机制已经有了较深入的了解。马来西亚猪群尼帕病毒清除和人类有关流行的控制，也是通过剔除感染动物群、清洁家畜污染环境和控制人与猪交界面等方式实现的。自然环境流行病学资料认为狐蝠是亨尼帕病毒的保藏宿主，猪是尼帕病毒的外溢宿主，而马是亨德拉病毒的次级宿主，家猫也是次级宿主。

五、亨尼帕病毒新现风险因素与保藏宿主处理战略

1. 亨尼帕病毒新现风险因素　　人为因素改变环境，将病原驱离原本在野生动物群体中流行的稳定态，感染（传播）到这些群体外的动物群体中形成疾病新现。贸易传播、气候变化和农业集约化等作为动因使疾病新现。人兽共患病与野生动物保藏宿主密切相关，人为因素改变了野生动物群体、迁移模式和行为，都可能导致人群中疾病新现，如人群蚕食野生动物居住地就会增加莱姆病和蜱咬性脑炎的风险。同样，"新病原"进入从来没有接触过的人群和家畜群，随着新病原接触新种类动物，就有可能跨物种传播进入人群和动物群。与自然宿主状态不同，新宿主对这类新病原没有天然免疫力或对进化的抵抗力；另外，高密度群体和相关的实践操作也容易在动物群体中快速传播新现传染病，传染从天然宿主或中间宿主传播给人。亨尼帕病毒的新现风险因素如下。

1）蝙蝠群猎食和不同群类交叉，其居住区域逐渐进入人类居住区域，增加与人类接触和外溢机遇。

2）局部森林开发导致季节性觅食区域转移，可能更多地依赖园艺作物来进行觅食，结果导致更高密度蝙蝠群接近人类和家畜。

3）近 10 年马来西亚猪场和市场的数量、密度和分布都在增加，导致蝙蝠与猪接触增加，更因为果园和猪场邻近而提高接触机遇。

马的亨德拉病毒风险因素包括：饲养、性别（雌性）、年龄（大于 8 岁）、怀孕状态、厩舍（围栏）、季节、蝙蝠喜爱食物贮存与分布等。

2. 保藏宿主处理战略　　有效的传染病处理要求：流行病学知识（疾病原因、维持和传播、病原的宿主范围、宿主病原关系性质知识），疾病监测（调查和诊断），政治、公众参与和工业支持。对于亨尼帕病毒病现实的处理战略：减少与天然宿主直接和间接接触，监测中间宿主，改善农场的生物安全状况，较好的疾病识别和诊断方式。强调马比狐蝠的检疫更重要。

尼帕病毒对马来西亚有较大的经济和社会影响，对猪有高传染性，而且所有猪都易感。在农场通过呼吸道、猪群运输移动传播；人主要是接触猪而感染，不存在水平传播。防控措施主要是控制猪-猪传播、狐蝠与猪接触交界面（宿主-外溢宿主界面）。中心措施是农场卫生控制实践，如监控牧群卫生状况，早期识别疾病症状，保持农场和兽医的高度警觉性，把好新畜群入场的生物安全关，如除掉果园周围狐蝠食物。

第七节　野生动物疾病作为生物恐怖的潜在手段

疾病新现和再现一般是自然过程和人类行为及活动的意外结果。新现传染病也包括人类制造的新病原被恶意使用。这一节主要阐明病原-宿主-环境的野生动物部分，重点讨论以野生动物作为传染病生物武器攻击

社会的潜在可能性。其科学价值在于以疾病新现病原为基础，对不同新现和再现疾病进行预防和控制。对于恐怖袭击不同国家面临的形式可能完全不同，看法也存在巨大差异。美国实际上非常严肃地对待生物恐怖的现实性和潜在性，2024 年 4 月，美国两党生物防御委员会发布《国家生物防御蓝图：需要立即采取行动抵御生物威胁》。报告指出，广泛的研究证实了一个事实：生物威胁拥有摧毁人们生活方式的力量。我们国家也面临着同样的潜在威胁。

生物恐怖是故意使用微生物或毒素引起人、动物或植物发病、死亡的活动，意在制造恐慌和社会动乱。生物武器易得、成本低、不易被发现、恐慌效果好，潜在发生的可能性大（图 6-5）。

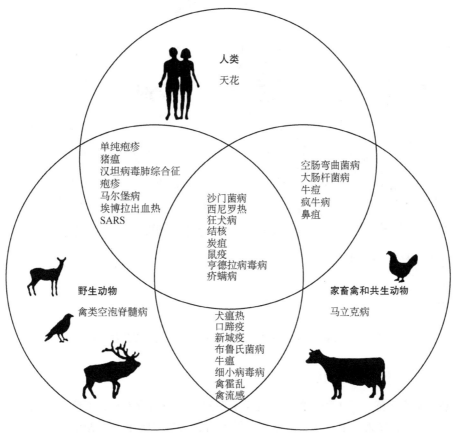

图 6-5　野生动物、家畜及人之间重要传染病和潜在生物恐怖

一、过去的细菌战和生物恐怖

1. 鼠疫和天花作为生物武器　　1346 年在围攻现今费奥多西亚时使用了最可怕的生物武器，蒙古军队用弩弓炮发射感染的动物尸体到被围攻的城内。大量的尸体被扔进市内，使居民感染黑死病或死亡，后经各种因素传播到地中海盆地。鼠疫是鼠疫耶尔森菌引起的人兽共患病，典型的是野生啮齿动物带染。历史上鼠疫在 14 世纪中叶横扫欧洲、中东地区和北非，可能是有记载以来最大的公共卫生事件，造成流行区域 1/4～1/3 人口死亡。第一次鼠疫记录为 541 年在埃及的流行，横跨欧洲和亚洲的许多区域，导致流行区域 50%～60% 人口死亡。

综上可知鼠疫是最危险的生物武器之一（图 6-6）。第二次世界大战日本就在侵略中国的战场上使用了鼠疫生物武器，释放了 1500 万只跳蚤。由于生物武器的复杂性，用跳蚤传播鼠疫作为生物武器并非可靠。腺鼠疫跳蚤源传染力强，气溶胶对人传播更有效。美国和苏联都曾研制气溶胶鼠疫生物武器，装在陆基导弹上，但气溶胶扩散技术仍然不好解决。天花在我国及世界范围已经消灭，但由于人类对其过于敏感，仍是潜在的生物武器选择之一，现在只有美国和俄罗斯国家实验室保存天花毒种。

2. 针对人类的其他生物武器　　日本在第二次世界大战时使用人体做实验至少致死 10 000 人，战场上使用所造成的死亡人数更多。据估计，至少有 3000 名战俘（中国人、韩国人、蒙古人、苏联人、美国人、英国人和澳大利亚人）被用作测试对象。德国也有秘密研究，美国也有。野外（自然）人兽共患病包括伤寒、副伤寒、霍乱、沙门菌病、鼠疫、炭疽、副伤寒、鼻疽、类鼻疽、肉毒梭菌中毒、痢疾、兔热病、疟疾、天花、黄热病和麻风病等细菌病，骆驼痘、流感、乙型脑炎、轮状病毒腹泻和西尼罗热等病毒病。生物武器也曾用于破坏动物和食品供应。现代社会还因此诞生了"微生物法医学"。

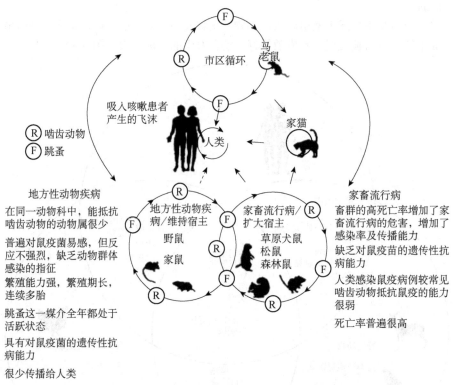

图 6-6　鼠疫的一般生态学（鼠疫耶尔森菌）及潜在生物恐怖病原

二、现代生物战和生物恐怖

1. 生物武器与生物恐怖　　生物武器是大规模杀伤武器，因为看不见、安静、无色无味、容易扩散而更可怕。德国在第一次世界大战中对几个国家使用了不同的生物病原体，包括阿根廷、芬兰、法国、挪威、罗马尼亚、俄罗斯、西班牙和美国。当时，主要目标是瞄准从中立国运往盟军的牲畜，以期在战场上获得战术优势。1972 年超过 100 个国家签署了不生产、保存和使用生物武器条约。1984 年美国新奥尔良一个酒吧人为投毒伤寒沙门菌，意在破坏选举，导致 750 人患肠炎，45 人住院，但投毒供水系统失败。1996 年美国得克萨斯医院实验室人员用偷出来的痢疾志贺氏菌人为污染蛋糕，使其他人发病。有些病原可以侵袭更多新宿主，而且人们不易预防和控制，就容易被人们作为生物武器。日本有三起炭疽杆菌和肉毒毒素袭击并未成功，曾有人用气溶胶形式在高层楼顶喷洒炭疽杆菌。生物武器和生物恐怖的主要区别是生物恐怖仅影响小部分病例。

2. 间接影响　　用于防止生物恐怖袭击的准备工作花费可能超出人们的想象，包括基础设备或设施、调查、公共卫生相关事情、生物医学、法律投入、知识培训等。生物防御影响传统科学、社会和其他主流生活。

三、可能被利用的病原

公共卫生和农业部门都对病原划分危险级别，许多危害人类健康的病原对家畜和野生动物同样致病，如炭疽杆菌、委内瑞拉马脑炎病毒和鹦鹉热病毒。列为危险病原或可能的生物武器病原主要考虑如下几个方面：连续新现、新现抗性株，社会技术和生态学变化使其有机会成为新的生物武器，多数都能跨物种传播（表 6-13～表 6-16）。

表 6-13 野生动物和家畜之间疾病传染样例

疾病	原宿主	新宿主	流行潜在性	流行情况
牛瘟	牛	野生偶蹄动物	主要	原印度感染家畜牛，现非洲野牛
牛结核	牛	野牛、水牛、鹿和其他	温和的	通过奶牛和肉牛引进非洲，传染野牛
犬瘟热	家犬	野犬、狮子、豺、鬣狗和海豹	温和的	通过家犬引进
非洲猪瘟	野猪	家猪	主要	以前很多地区已消灭，葡萄牙引进扩散
非洲马瘟	斑马	马、驴	温和的	从纳米比亚引进斑马在撒哈拉地区流行
禽霍乱	禽	野生水禽类	主要	家禽传染野生禽类，水禽流行更猛
鸭疫	家鸭	野生水禽	温和的	世界很多野生地方都有流行
新城疫	禽	野生鸟类	主要	1926 年在印度尼西亚和英国暴发

表 6-14 1970 年前战争时作为武器的传染病原

病原/疾病特征				生物武器使用						年代
				靶向		地理区域				
病原	类型	疾病	人兽共患	动物宿主	人	动物	欧洲	亚洲	美洲	南美洲	
鼠疫耶尔森菌	细菌	鼠疫	＋	小型啮齿动物	＋		＋	＋			14 世纪
炭疽杆菌	细菌	炭疽	＋	家畜、食草动物、野生动物		＋	＋		＋	＋	第一次世界大战
鼻疽杆菌	细菌	鼻疽	＋	马、骡子、驴，骆驼、浮游动物		＋	＋		＋	＋	第一次世界大战
霍乱弧菌	细菌	霍乱	＋	依种类而异	＋			＋			第二次世界大战
沙门菌	细菌	沙门菌病	＋	兔	＋			＋			第二次世界大战
土拉热弗朗西丝菌	细菌	土拉菌病	＋	田鼠	＋		＋				第二次世界大战
志贺氏菌	细菌	痢疾	＋	无	＋			＋			第二次世界大战
天花病毒	病毒	天花		无	＋				＋		1754～1767 年

注：＋为确定的

表 6-15 美国公共卫生部门列为 A 类病原

疾病	病原	人兽共患病	以前用过	武器化	公共卫生风险
天花	天花病毒	×	√	√	未实际使用过，但对人极度敏感
炭疽	炭疽杆菌	√	√	√	世界几个地区地方流行
鼠疫	鼠疫耶尔森菌	√	√	√	我国也有地方流行
肉毒梭菌中毒	肉毒毒素	×	√	√	试图使用但没成功
土拉菌病	土拉热弗朗西丝菌	√	√	√	许多国家地方流行，兔株毒性更强
埃博拉出血热	埃博拉病毒	√	×	×	高致死性，非洲
马尔堡出血热	马尔堡病毒	√	×	×	高致死率，罕见，与处理类人猿有关
拉沙热	拉沙热病毒	√	×	×	非洲流行，自然鼠保藏，人传人常见
阿根廷出血热	鸠宁病毒	√	×	×	南美洲，小啮齿动物保藏
玻利维亚出血热	马丘波病毒	√	×	×	玻利维亚，鼠是保藏宿主

表 6-16 美国公共卫生部门列为 B 类病原

疾病	病原	人兽共患病	以前用过	武器化	公共卫生风险
布鲁氏菌病	布鲁氏菌	√	×	√	广泛发生，主要是与动物接触感染
肠毒血症	魏氏梭菌病	√	×	√	食源性疾病，气肿疽
沙门菌病	沙门菌	√	√	√	食源性疾病，美国发生过恐怖袭击
志贺氏痢疾	志贺氏菌	×	√	√	食源性疾病，美国发生过恐怖袭击
大肠杆菌病	大肠杆菌 O157:H7	√	×	×	食源性疾病
鼻疽	鼻疽杆菌	√	√		主要感染单蹄兽，对人高致死性

续表

疾病	病原	人兽共患病	以前用过	武器化	公共卫生风险
类鼻疽	类鼻疽假单胞菌	√	×	×	发生在南亚和澳大利亚，接触、食入和吸入
鹦鹉热	鹦鹉热支原体	√	×	×	世界分布，130多种鸟带染，吸入和接触
Q 热	立克次体	√	√	√	蜱传疾病，世界分布
肠毒素中毒	葡萄球菌 B	√	×	√	气溶胶和食物中毒，潜在生物武器
伤寒	普氏立克次体	√	×	×	虱传播，气溶胶，10%～40%致死
委内瑞拉马脑炎	委内瑞拉马脑炎病毒	√	×	√	蚊传疾病，马是重要扩大宿主
霍乱	霍乱弧菌	×	√	√	食源性/水源性疾病
隐孢子虫病	隐孢子虫	√	×	×	世界性，与家畜、水、食品接触

四、动物疾病和生物恐怖

历史上也有记录关于动物作为传播媒介传播疾病给人类的情况。敌人将死亡动物扔进城中，用有病动物胴体去污染水井、水库和其他军民使用的水源。第一次世界大战英国军队成功使用这种方法抵御德国军队。德国军队则用炭疽杆菌和鼻疽杆菌感染盟军的军马和骡子，军用牲畜的食物来源是生物武器攻击的靶向之一（表 6-17）。

表 6-17　《生物和毒素武器公约》特别小组提出的人兽共患病

疾病	病原	涉及的主要生物种类
裂谷热	裂谷热病毒	牛、山羊、绵羊、蚊虫、人类
猴痘	猴痘病毒	啮齿动物、猴、人类
东、西方及委内瑞拉马脑炎	东、西方及委内瑞拉马脑炎病毒	啮齿动物、蝙蝠、鸟、草食动物、人类
炭疽	炭疽杆菌	土壤、叮咬飞蝇、草食动物、食腐动物、人类
羊布鲁氏菌病	羊布鲁氏菌	绵羊、山羊、人类
猪布鲁氏菌病	猪布鲁氏菌	猪、欧洲野兔、驯鹿、人类
鼻疽	鼻疽伯克霍尔德菌	马、猴、骡、人类
类鼻疽	类鼻疽伯克霍尔德菌	啮齿动物、家畜、人类
土拉菌病	土拉热弗朗西丝菌	节肢动物、野鼠类、水生啮齿动物、兔、人类
鼠疫	鼠疫耶尔森菌	啮齿动物、跳蚤、人类

1. 农业生物恐怖　　美国农业部列出了 22 种农业生物恐怖（动物）潜在病原：口蹄疫病毒、猪瘟病毒、非洲猪瘟病毒、牛瘟病毒、裂谷热病毒、新城疫病毒、委内瑞拉马脑炎病毒、蓝舌病病毒、山羊痘病毒、绵羊痘病毒、伪狂犬病毒、水疱性口炎病毒、猪肠道病毒 1 型、猪肠道病毒 9 型、狂犬病毒、牛结节疱疹病毒、猪繁殖与呼吸综合征病毒、非洲马瘟病毒、炭疽杆菌、鹦鹉热支原体、心水病立克次体、锥形蛆蝇。WOAH 和美国农业部、我国农业农村部所列重要危险病原是因为所引发动物疾病造成重大经济损失。例如，从人们对感染疯牛病的牛肉传染给人的市场恐惧效应来看，说明动物疾病和人类健康及潜在农业生物恐怖的关联性。同样新城疫和牛结核病也会产生巨大的农业和工业损失，包括社会影响。

2. 人兽共患病或"双向病原"　　能同时对动物和人类引起疾病的病原为"双向病原"。人与动物交界面促进了传染病病原持续和传播。对靶向环境的选择能增强人与动物染病概率，也增加了动物运动使病原在环境中持续存在和疾病传播的潜在可能性。

1979 年苏联因实验室泄漏炭疽杆菌导致下风向 4km 的居民和工人 77 人感染，66 人死亡，主要是通过吸入感染。50km 外有家畜感染死亡，最终死亡人数达 200～1000 人。20 世纪 70 年代津巴布韦独立战争中使用炭疽杆菌生物武器针对牛进行攻击，因牛是该国主要食品来源，对牛攻击主要是摧毁人们的精神依托，结果导致 10 000 例人患病，几百人死亡。之后津巴布韦炭疽杆菌始终流行于人、家畜和野生动物中。

五、野生动物因素

尽管家畜禽都是原始野生动物驯养而来，但大多数外表、行为和其他特征与野生同类有明显不同，家畜对许多影响同类野生动物的病原更易感。有些家用动物与野生动物短暂接触或切向关系而有机会保留、交换病原/媒介。因此，家畜禽与野生动物疾病有着密切关系，有些疾病也能从家畜禽传播到野生动物。其他一些情况是野生动物作为病原保藏宿主或动物媒介流通宿主。

1. 野生动物和生物恐怖　一般来说，野生动物比家畜更容易受到恐怖攻击，因为接近野生动物不受限制，作案者一般不引人注意，野生动物调查的概率低，对于野生动物疾病一般在发现以前已经流行，传播广泛。

2. 防止扩散　应对人、家畜和野生动物传染病就像救森林大火一样，暴发早期检测是关键，同样重要的还有反应能力和基础设施：应急、人力、供应和特殊设备。有效的沟通、信息流畅、及时报告都很重要。检测疾病暴发和持续的工作能够认清污染的实质，在有经验人员指导下适当训练、合作和实施相关活动，可最大限度地减少可能的生物恐怖造成的影响。

3. 早期检测和反应　早期检测和反应对减少恐怖攻击引起疾病和死亡对公共卫生和家畜卫生领域十分重要。第一线工作者早期发现能力至关重要，如农场工人发现和报告是及早检测的前提。对于农产品和活体动物全球移动的新现疾病监测也是需要的，最终要靠实验室对大量样品进行检测。野生动物第一线工作者、生物学家、猎人、野生动物救助站工作人员等，他们最初是不会知道恐怖袭击的，但能发现动物数量累及较多，及时报告和随后评价，对传染病潜在传播控制非常重要。

并不是所有的检测都会很快出结果，特别是表现不具有特征时检测和判断更加困难，疾病调查、诊断、报告和野外现场反应能力都是有限的。

4. 调查和监测　很多国家公共卫生部门和农业部门都有调查和监测特殊疾病系统和机构，用于鉴定非常见疾病发生事件、类型和发展趋势。由现场工作网、诊断实验室、科学研究、报告系统、系列报告为基础的全面工作来支持疾病调查和监测。常规的人类患者、动物检测和连续采样也对发现临床病例起到了积极作用。而野生动物疾病调查和监测多数是临时性或特殊的，许多国家并没有野生动物疾病报告要求，也没有规定采样方法来探讨疾病发生机制。设计标准化的空间、时间和营养基本水平来调查和监控野生动物应该更有价值。可以结合捕获、族群减少计划、独立疾病调查计划、野生动物死亡尸体评价、野生动物收容站等资料资源共同分析，以便早期预警。"十四五"时期，我国将全面提升野生动物疫源监测、疫病预警、疫情防控能力，并优化、新建一批国家级监测站，逐步将野生动物疫源疫病监测防控工作统筹纳入地方林长制考核指标。

与生物武器不同，在生物恐怖攻击中，生物制剂是故意针对平民释放的。这种传播意图造成恐慌、大规模伤亡或经济损失。当面临生物恐怖发作的可能性时，识别所涉及的病原体至关重要，不仅可以防止人群中的恐慌，还可以控制与病原体传播相关的发病率和死亡率。

第八节　啮齿动物、蛇和昆虫等侵袭的一般防护

啮齿动物、蛇和昆虫等侵袭人的同时，可能伴随病原传播、感染、中毒和过敏等风险。

一、昆虫、蜘蛛和蜱的侵袭防护

防止昆虫叮咬，最好穿裤子、袜子和长袖衣服，用昆虫驱除剂，对叮咬伤要用适当保护剂处理，防止感染。避免被火蚁叮咬，如果被叮咬，要立即就医治疗和处理。

二、啮齿动物、野生动物或流浪动物的侵袭防护

死亡和活的动物可传播如鼠咬热和狂犬病等相关疾病，尽量避免接触野生动物或流浪动物；避免接触鼠或鼠污染的环境；防护措施包括穿长袖衣裤，多洗手，尽量早处理死亡动物；如果被咬伤或抓伤，应立即就医和处理。

三、蛇的侵袭防护

当你处理杂碎物体时注意手和脚所处的位置，如果可能尽量不要把手放置于碎物之下，穿长袖衣服。如果看到蛇，应后退，允许其行进。穿的靴子应在 30cm 以上，注意蛇下树或进入碎物中。蛇跳起来的距离大约是其身体长度的 1/2，如果被咬伤，注意蛇头部颜色和形状；保持安静，减慢毒液扩张速度，迅速就医，不要切伤口和试图吸出毒液。帮助咬伤者平躺，以清洁干燥织物覆盖伤口。

第九节　蝙蝠中人兽共患病宿主生态学

人类活动增加了与蝙蝠接触的机会，蝙蝠不同于森林病原的其他保藏宿主，因为它们具有独特的和多样的生活方式，包括能飞、高度群居的社会结构、较长寿命跨度和低繁殖率。最近新现的一些人兽共患病毒病似乎与蝙蝠有关联，应该引起人们的重视。

一、驱动蝙蝠传染动力学的宿主生态方式

蝙蝠是广泛的人兽共患病病原动物宿主，在蝙蝠的细胞水平上病原的进化突变率和受体结合亲和性变化都是关键环节。

1. 季节性疾病传播的宿主动力学　　季节影响蝙蝠接触率和群体传染易感性。温带蝙蝠季节动力学机制包括限定的出生日期、迁移、聚集居住地和冬眠。蝙蝠的每一种行为都可能影响群体密度、接触率和免疫反应，导致传染动力学的时空变化，如蝙蝠中狂犬病、冠状病毒就展示了季节动力学变化。

2. 宿主繁殖和生存是蝙蝠疾病传播动力学的主要驱动源　　温带和热带的许多种蝙蝠具有高度一致的同步分娩行为，这在短时间内戏剧性改变了群体接触率和易感性，易感的年轻蝙蝠大量涌现是传染病动力学的关键驱动源。但不同宿主疾病动力学繁殖方式的不同作用和强度现在并不知道。许多蝙蝠于温暖月份在不同性别之间的分布和行为具有明显差别，包括冬眠和居住地选择，这种时间差别是疾病传播动力学的重要因素。宿主生存率也是重要因素，群体的互通性交流和免疫力是传染动力学的关键因素，这要比大量年轻蝙蝠涌现重要得多。

3. 迁移和群居地是蝙蝠疾病传播动力学的主要推动力　　不同种类蝙蝠具有不同的迁移行为（长距离和限定区域驱动）且居住地的群体密度也不同，但这种差别对疾病动力学影响未知。从影响接触率和疾病动力学角度来看，迁移期间或居住期间种群密度的改变可能影响传染流行。如果有食物吸引，蝙蝠迁移减少，就会影响亨德拉病毒流行强度和持续性。在病毒再次进入时减少迁移将增加亨德拉病毒流行强度和短期暴发。蝙蝠群体免疫力下降将扩大流行规模，而且可能快速消失。减少蝙蝠迁移和群体接触有可能增加季节性暴发和外溢的可能性。

4. 冬眠也是疾病传播动力学和季节动力学的主要驱动源　　蝙蝠在能源和水缺乏时采取冬眠方式以节约能源，热带种类采取短期和浅冬眠方式。冬眠典型地减少了病原复制率，延长了传染的潜伏期，防止宿主间的接触，反过来影响传染的季节传播动力。冬眠使狂犬病延长潜伏期和减少致死率而使病毒在蝙蝠中持续存在，直到新的易感个体出现，继续传染循环。但狂犬病毒也能在不冬眠的蝙蝠群体中持续生存。

二、多种类、多病原疾病传播动力学

在野生动物系统中单一宿主种类的多病原动力学要比单病原-单宿主疾病传播动力学复杂得多。例如，在单个田鼠中包括一种病毒、一种原虫和两种细菌的混合感染。在一个蝙蝠感染研究中，一个群体486只蝙蝠中12%感染，19只为来自欧洲种类的蝙蝠，5只中有疱疹病毒共感染。在泰国的同一群果蝠中发现两种尼帕病毒循环；狂犬病毒感染多宿主也是典型例子。

三、病原毒性驱动源的宿主生态方式

利用冬眠和迁移相关因素及空间结构，蝙蝠可能选择不同程度的毒性病原，这类感染的蝙蝠能够长期存活，且具有抗狂犬病毒的免疫力。宿主内病原的复制是温度依赖性的，因此，季节性冬眠就将病毒封闭起来。冬眠行为中种类和性别不同影响病原变异的共进化、传播速率及繁殖时间。**病原的长距离传播会增强毒性，因为用完了易感宿主而减少了病原局部选择压力。**Gandon（2004）运用模型预测，如果传染适应现象存在于数量丰富的宿主中，而后对其他宿主则可能不适应；而数量较少的宿主这种不适应可能导致无毒性或对新宿主产生超毒性或对普通宿主的低毒性。这样就会减少种间传播导致病原适应数量丰富的宿主，从而增加种间传播，导致更多一般化毒性方式。

四、病原生态学作为蝙蝠疾病传播动力学驱动源

在蝙蝠宿主迁移、群居地和冬眠等行为中导致不同病原适应方式进化是可能的。病原传染方式和病原变异与宿主自身生态学差别以外的特殊宿主驱动疾病动力学有关，来自蝙蝠的许多新现传染病都是RNA病毒引起的，RNA病毒比DNA病毒易突变，低校对能力。毒性、传染性和其他重要过程的变化在较短进化时间规模上可能被改变，而且也改变了传染的动力学。然而，病原生态学也要平衡地影响相关的传播因素，如毒性、流行停止和在复杂宿主中持续的机制。

在蝙蝠宿主中相同种类病毒的毒性差别少有实验证据，人类中存在不同毒性的埃博拉病毒（EBOV）株，既有非致命株又有致死达90%以上的强毒株。蝙蝠中毒性株毒性很少有人研究，其毒性可能是很低的。蝙蝠中类似的亨尼帕病毒在实验条件下在假定的保藏宿主中并未展现强毒性。

狂犬病毒（RABV）和冠状病毒（CoV）的持续方式明显不同，都能外溢到人群，引起致命感染，但生态学方式明显不同，在蝙蝠宿主中表现也不同。可能有不同的传播模式，但都是通过紧密或直接接触宿主而发生。不同的传染产生不同疾病传播动力学，而且基于宿主传染生态学是可以预测的，但对多数蝙蝠传染的传播模式和毒性特征知之甚少。了解病原生态学对传染动力学的影响是非常必要的。实验性测定病原外排和在单宿主中不同生态学方式的传播，有可能确定高毒性伴有高外排，低毒性伴随着低外排。这些资料可用于解释现场数据和机制模型中。

五、整合数据和比较蝙蝠疾病流行病学的方法

以多学科协作方式专注蝙蝠生态学和疾病动力学对控制其传染和流行是有益的。详细的蝙蝠疾病传播动力学整合模型需要生态学家、蝙蝠生物学家、病毒学专家、分子生物学专家和流行病模型制作者提供数据，同时还需要高水平专家通过模型整合不同学科数据。图6-7是蝙蝠中狂犬病毒传播动力学模型。

通过整合模型探讨传染病动力学，蝙蝠传染动力学模型应该整合季节行为假设，包括迁移、聚集地和冬眠。这种方式能够帮助揭示鼠疫草原犬鼠系统、禽流感的环境传播和蝙蝠RABV系统中相对重要的传播机制。如果迁移和聚居行为是疾病传播动力学的重要驱动源，模型中传染持续时间和流行就对影响群居内或之间接触率因素非常敏感。同样，如果冬眠是疾病传播动力重要驱动源，那么传染持续时间和流行就对影响潜伏期和抗性系数高度敏感。

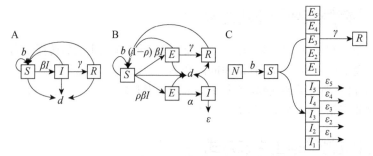

图 6-7　蝙蝠中狂犬病毒传播动力学模型

N 为群的大小，N=S+E+I+R；S 为易感蝙蝠数量；E 为接触蝙蝠数量；I 为传染蝙蝠数量；R 为恢复（免疫）蝙蝠数量；
系数：b. 出生率；β. 传播系数；γ. 回复率（血清转化）；ε. 疾病引发的致死率；d. 自然死亡率；ρ. 传染引起疾病的概率；d. 发病率
模型 A 为 Amengual（2007）使用 SEIR 模型结构；鼠耳蝙蝠作为模式动物，用于研究可能无症状欧洲蝙蝠狂犬病毒-1 的传染动力
学；模型 B 为 George（2011）使用 SEIR 模型结构；以大棕蝠动物模型来研究狂犬病毒传播动力学及持续机制，分为三个季节模式：
春季出生/传播前、夏季传播和冬季冬眠季节；模型 C 为 Dimitrov（2008）使用 SEIR 模型结构；以游离尾蝠动物模型来研究狂犬病毒
感染后宿主的不同免疫类型和在宿主群体中狂犬病毒对不同免疫类型的可能选择

六、传染病原和其蝙蝠宿主的生态学

在许多蝙蝠病原系统中要进行整合和多学科研究是很困难的，包括在种内或种间相关病原监测、时间系列数据收集和宿主生态系数的重要变化。依据流行率的传染检测，如 RNA 病毒引起的流行，要求非随机采样、样品量非常大、需要特殊技术或三者全部使用，蝙蝠中埃博拉病毒检测就是一个清晰的例子。虽然各种迹象都认为蝙蝠作为 SARS 冠状病毒保藏宿主，并在全球检测到了冠状病毒基因的各种关联，但细胞培养系统并没有从蝙蝠中分离出 SARS 冠状病毒。我国科学家依据最新基因资料推测，**中华菊头蝠为人 SARS 冠状病毒的保藏宿主和直接来源**。

在疾病生态学中时间序列数据在年度间的变化是相当复杂的，已有科学家先后三年内对鼠耳蝙蝠母群连续采集数据和亨德拉病毒、尼帕病毒群水平研究，所有研究都证明捕获季节都能排泄病毒，但这些数据是有偏差的。个体排毒传染研究很少有成功的例子，尽管采样量很大，但对低流行率的检测不易成功。如果传染检测很困难，那么传染模式测定、传染时期和恢复率的测定就更具挑战性，经常要求实验研究。但蝙蝠实验研究如 RABV、EBOV、亨德拉病毒都很昂贵，通常采用小样品量和阐明宿主对传染反应的复杂性；另外，实验性测定动物发病率和致死率也是非常困难且有争议的。在评估重要宿主的相关参数时也会遇到很多问题，出生率可以测得到，但对野生群体死亡率和致死率原因的确定是一个巨大挑战。一般采用捕获标记-再捕获方式来测定死亡率，但实际操作起来很困难，特别是迁徙性种类或大群居住的种类。野生蝙蝠真实年龄测定也很困难，有人用牙骨质龄和抗拉各斯蝙蝠病毒（lagos bat virus，LBV）年龄特异性血清流行来估计年龄对传染的压力，但这是一个破坏性过程而且样品量小。

因为蝙蝠本身生态学的特征和生命过程性质，要想对聚居、冬眠和迁移中的季节和性别差异量化是很难的，典型的是在一年中只有部分信息或一个特殊性别。而对于非迁移性群落，对其可能了解得相对透彻。对于蝙蝠的组和群大小可能难以确定，栖息动力学难以定量。大群落中的个体难以鉴别和计数，小群落可能又不显著。通常只知道栖息行为，但长距离轨迹确定要用翅膀标记、飞机跟踪或精确的 GPS 和卫星定位系统。

七、人类行为对蝙蝠的影响

虽然人-蝙蝠相互影响难以定量，但人类正侵袭蝙蝠的栖息地，蝙蝠也正在利用人工建筑作为栖息地，如蝙蝠将欧洲家庭的房屋（传播冠状病毒、星状病毒）、美国的桥梁和房子（传播 RABV、冠状病毒）作为栖息场所。几个马尔堡病毒（MARV）外溢与旅行和矿井活动有关；尼帕病毒暴发与孟加拉国棕榈汁收集、马来西亚芒果园周围大型养猪场有关；亨德拉病毒暴发与澳大利亚蝙蝠城市化居住变化有关。最新调查指出，狐蝠和精灵蝠在亚洲和非洲捕获数量非常高，表明人与蝙蝠的交互影响数量是巨大的。Rohani（2006）以理论模型预测许多系统捕获行为可能增加捕获动物群体传染病的流行率和流行高峰大小，因为通过**密度依赖性补**

充（增加年轻动物的存活率）增加易感池，也就增加了流行峰的大小。这些数据与蝙蝠使用人类建筑遮蔽场所的增加有关，同时提出人-蝙蝠群体交界面动力学是一个被忽视的研究领域。

最新例子证明如果措施得当，蝙蝠迁移方式是可以控制的。从法律上禁止将果园建在猪场附近，防止尼帕病毒外溢。在孟加拉国几乎每年都要暴发尼帕病毒，如果预防措施成功的话就很容易对暴发量化并对其加以控制。病毒外溢预防方法不会影响传染动力学本身。

尽管建立一个很好的参数化系统模型是很难的事，如捕获或限制蝙蝠迁移，但模型可以预测传染动力学改变。在实践中迁移种群的实验数据是难以获得的，但还是应该考虑如何更好地获得数据。监控人群和牛群及其传染动力学、未接触人群，就可以获得局部地区群体流行密度增加的证据。

在实际情况下人和蝙蝠的接触是不可避免的，随时都可能面临如何处理这些反应的发生。要结合实际和实验性研究来创造一个有效的数据驱动机械模型，阐述蝙蝠生态学对新现蝙蝠病毒动力学是相当关键的，这一模型为基础的预测方法在群体调查资料无法获得时特别重要，在宿主生态学不清楚时更重要。

第七章　食物链引发的人兽共患病

食源性疾病病原和毒素已超过 200 种，其中也包含人兽共患病，食源性人兽共患病占据人兽共患病较大比例。这一章主要关注食物链中的人兽共患病问题。

第一节　食品供应全球化和疾病的传播

目前全球政治、经济和社会的相互交融，导致流动人口的大量增加；贸易、旅行和移民的大量增加，也增加了生物病原传播的风险。WTO《实施动植物卫生检疫措施协议》（SPS 协议）的发布，促进了各国共同合作对食源性疾病进行有效控制。

一、疾病和食物链

（一）影响食源性疾病的因素

1. 调查和报告能力增强　　工业化国家的食源性疾病报告系统已经较完善，具有较好的检测方法和食品溯源方式，从而预警也更加有效。除了轻微的病例和零星病例可能没有报告外，媒体和良好的公众监督促进了食源性疾病的报告制度发展，报告通信和信息网络化，较好地预测和控制了相关人兽共患病发生。

2. 食品生产和农业加工变化　　食品安全应该从农场开始，全程跟踪。现代食品很多是跨国或跨省消费，长途运输。食品在到达消费者前的任何阶段都可能被污染，现代社会生产加工多大型、集中，这种大量生产需要放置和长距离运输。许多法规都十分强调良好的农业操作和良好的食品安全操作。新鲜食物产品大量上市和较少处理加工，这样的食品更自然和有机化，但也可能导致食源性疾病增多，特别是消费者不能很好地洗净食品，且存在准备和烹调过程中的交叉污染。新鲜水果和蔬菜也是食源性疾病的主要来源之一，如蔬菜和水果的长途运输导致食源性病原李斯特菌传播。

3. 消费习惯变化　　很多人喜欢到外面消费饮食，特别喜欢肉类食品，这类食品容易传播食源性疾病，尤其是手工操作食品、快餐食品。现代人们喜欢的有机食品、新鲜水果、新鲜蔬菜、新鲜果汁等都可能含有潜在病原，一些生、冷、鲜食品不洗，一些蔬菜传播寄生虫病的风险较大。危险食品也包括水生贝壳类。旅游和文化差异使人们在异域饮食时不了解饮食习惯和风险因素，往往导致食源性疾病发生。

4. 风险人群增加　　很多国家人口老龄化人群、怀孕妇女、婴儿、免疫力低下个体都易患食源性疾病。

5. 改善检测方法和强调溯源　　发展新的病原检测方法，特别是分子检测技术，可以增强对病原监测和溯源的能力。

6. 改善新现疾病的调查能力　　由于方法的进步又有新的食源性病原被确定。

7. 旅游中的"入乡随俗"　　旅游业是雇员最多的行业，全球约有 2 亿个职位，大约占全球职位的 10%。每年有超过 10 亿人进行全球旅游或旅行，生态游占有重要比例。现在回归自然是潮流，但人们接触野生动物和食用野味具有卫生风险。

食物链与相关风险的性质见图 7-1。

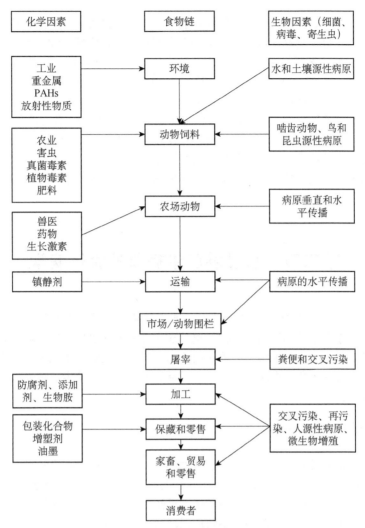

图 7-1 食物链与相关风险的性质

（二）食源性疾病控制

跨国性食品安全针对食品中细菌病、病毒病、寄生虫病，如国际贸易引起的口蹄疫、BSE 等，WOAH 和 WTO 分别颁布了相关法规。有利于各国共同合作控制食品安全，国内也是在《中华人民共和国食品安全法》的指导下，许多相关法规保证了食品安全。

食源性疾病调查：调查对食源性疾病早期鉴别和控制非常有益，良好的调查或监测报告可以帮助搞清楚事实真相和防止扩散，减少经济损失。

风险评估和国际食品标准：微生物风险评估可以提供特异病原的可能性或存在风险，也可以评估高风险食品和加工方法。评估过程必须是连贯的，而且评估多数是定性的，有些往往因得不到充分数据而实用性差。国际上公认并通用 SPS 协议和 HACCP 等控制措施。

二、食物链中人兽共患病实例

1. 口蹄疫　　口蹄疫是造成全球性危害的偶蹄动物疫病，由于传播速度快、范围广、损失大，又能危及人类健康，各国都十分重视其防控。2001 年英国暴发了口蹄疫，造成了重大经济损失，经济损失主要包括控制费用、重新开放市场的巨大努力、对人健康的直接和间接影响、对动物福利的影响等。口蹄疫主要造成社会心理和经济影响，对农业造成压力，政府担心造成新的灾难。

2. 李斯特菌病　　李斯特菌病对一些人群是严重的，可以呈暴发形式。主要影响孕妇、儿童和免疫低下个体，这些人群感染李斯特菌可造成流产、死胎、脑膜炎。人的感染主要来自污染食品，病原是单核细胞增生李斯特菌，通常经口传播。在健康人产生自限性胃肠炎，蛋类、禽类、海产品、蔬菜、水果、软奶酪、鲜奶和冷鲜肉对敏感个体都是危险食品。近些年美国和法国都有较大规模感染和中毒发生，造成上百人死亡，食物感染死亡率平均为 33%。李斯特菌同样也能引起动物疾病，如猪的感染。

3. 沙门菌和耐药抗性　　由于沙门菌在多种动物、环境中存在，因此很多动物及动物产品、动物源性食品都可以污染和传播沙门菌，引起沙门菌病。沙门菌除了引起食源性疾病外，另一个值得关注的就是分离于动物和人体的沙门菌株的耐药性问题，所分离的耐药菌株鼠伤寒沙门菌为主要血清型 13.4%（人），34.3%（家畜）；纽波特沙门菌 2.6%（动物），3.9%（人）；亚利桑那沙门菌 0.7%（死亡动物）。家畜禽饲料和治疗中普遍和大剂量、混合使用抗生素是使沙门菌产生耐药性的主要原因。

食物链可以传播很多人兽共患病病原，也是人兽共患病的一个重要传播途径，约有 50% 的人兽共患病病原可以通过食源性途径传播。

第二节　食品供应中病原的流行病学

WHO 估计在发展中国家每年大约有 180 万人死于腹泻性疾病，其中许多是由食品和水源中的病原引起的。通常食源性疾病由直接污染或环境污染引起，也包含一些人兽共患病。这就需要我们利用好流行病学和调查手段，更好地理解病原生物学和风险人群等相关行为，更好地理解城市在扩大、人兽共患病所累及的人群也在不断改变、新现和再现人兽共患病等当今社会面临的重要问题。集中反映在人与动物医学对待人兽共患病问题上必须密切配合。

一、肠道感染的类型和趋势

肠道感染性疾病从住院人数和死亡人数看都是常见类型，在每个国家都很常见，其中就含有大量食源性人兽共患病。美国每年有 7600 万人患食源性疾病，5000 人死亡；而大肠杆菌 O157:H7、空肠弯曲菌、沙门菌和李斯特菌的报道却很少。这就反映出检测方法和调查系统的不完善，有些病原可能就是查不出来，如环孢子虫。全球性食品供应链中对新现病原的调查不断加强，对广范围的人兽共患病暴发的资料收集和趋势预测也正引起各国政府的重视。同时耐药性菌株也在增加，感染风险人群的机会致病菌也在不断被发现，这些都是新的趋势。食物链安全方面还面临自然选择压力、因食品加工新技术和消费者对食品选择方式等而出现的新病原、变异病原、潜在病原等。

特殊病原对人健康影响主要依赖于病原致病性、宿主易感性、接触程度、共感染病原的存在与否和宿主的免疫状态等。流行病学涉及的面更宽，包括疾病传播主要方式、必要条件，传播媒介或中间宿主、保藏宿主的作用，人群接触的地理分布，机会致病菌等（表 7-1）。

表 7-1　食品供应链中病原的流行病学

病原	食品/水源常见途径	人常见症状
病毒		
肠病毒	污染水	胃肠炎和系统症状
腺病毒	污染水	胃肠炎和呼吸道症状
甲型肝炎病毒	污染水、食品（水生贝壳）	无黄疸性肝炎
戊型肝炎病毒	污染食品，包括猪肉和鹿肉	无黄疸性肝炎
星状病毒	污染水、食品（水生贝壳）	胃肠炎、呕吐、恶心
轮状病毒	污染水、食品	胃肠炎、呕吐、腹泻
诺如病毒	污染水、食品（水生贝壳）	胃肠炎、腹泻、呕吐、腹痛
细菌		
大肠杆菌	污染食品（包括肉和蔬菜）	胃肠炎和系统症状
沙门菌	污染食品（包括肉和蔬菜）	胃肠炎、发热和系统症状
志贺氏菌	污染蔬菜；灵长类和人是关键宿主	胃肠炎、血便

续表

病原	食品/水源常见途径	人常见症状
弧菌	污染食品和水；灵长类和人是关键宿主	胃肠炎、呕吐、发热
空肠弯曲菌	污染肉（主要是禽肉）	胃肠炎、发热和其他症状
李斯特菌	污染蔬菜、水生贝壳、冷鲜肉	胃肠炎、脑膜炎
小肠结肠炎耶尔森菌	污染食品，包括肉	胃肠炎和其他症状
禽结核分枝杆菌（副结核）	污染乳（未确定）	肠炎、克罗恩（Crohn's）病
贝纳特氏立克次体	污染乳	系统症状、恶心、头痛
牛结核分枝杆菌	污染乳	淋巴肿大、局部或系统症状
金黄色葡萄球菌	产毒素的污染乳	胃肠炎和其他症状
魏氏梭菌	污染未煮熟的肉	胃肠炎和其他症状
艰难梭菌	污染肉（牛肉和猪肉）、火鸡	温和胃肠炎
蜡样芽孢杆菌	污染再加热食品、米饭	胃肠炎和其他症状
布鲁氏菌	污染乳和乳产品	波浪热、头痛
螺旋菌	直接接触动物尿，污染食品和水	发热、黄疸、腹痛
原虫		
蓝氏贾第鞭毛虫	污染水	胃肠炎、腹胀
肉孢子虫	污染鲜肉、未熟肉	胃肠炎或其他症状
弓形虫	污染生或未熟肉	胃肠炎
溶组织阿米巴	污染食品	胃肠炎、脓肿
微小隐孢子虫	污染水、新鲜产品	胃肠炎、腹泻
环孢子虫	污染水、新鲜产品；人为宿主	胃肠炎
线虫		
管圆线虫	污染生或未熟的蟹肉、蜗牛，鲜产品	腹痛和脑病
旋毛虫	污染生或未熟肉	各种症状，可致死
异尖线虫	污染生或未熟的海产品	上腹痛、呕吐
毛细线虫	污染生或未熟的水产品	胃肠炎
吸虫		
肝片吸虫	污染植物	各种症状
姜氏肝片吸虫	污染水	上腹痛、下腹痛、胃肠道症状
华支睾吸虫	污染生或未熟鱼	各种症状、胆管炎
并殖吸虫	污染鲜蟹	胸痛、咳嗽、发热
绦虫		
牛肉绦虫	污染未熟牛肉	视力障碍
猪肉绦虫	污染未熟猪肉	视力障碍、神经症状
棘球绦虫	犬粪污染蔬菜	视力障碍
裂头绦虫	污染生或未熟的淡水鱼	视力障碍

二、食源性细菌病

　　细菌多数引起人和动物肠道性疾病，通常以污染的水源和食品传播，依赖于地区特色、食品操作、食品喜好、卫生条件、使用洁净水的程度、教育水平、公共卫生设施、食品和食品安全规则实施情况等而发生。大肠杆菌、克雷伯菌、沙门菌、弧菌、志贺氏菌、小肠结肠耶尔森菌等一般通过食品和水传染人；空肠弯曲菌与特殊食品材料如禽肉有关，也可以从野生动物和家畜途径传播给人。李斯特菌存在于环境、动物、蔬菜、肉和贝壳类。许多细菌经水生贝壳类动物或食品传播给人。鱼类过敏性中毒多数由变形杆菌和克雷伯菌引起。

　　在不发达地区，结核分枝杆菌、布鲁氏菌、立克次体和螺旋体等病原引起人类疾病暴发，很多国家都把它们列为疾病和食品安全重点控制对象，我们国家也是如此，对旅行者风险高。

　　发达国家城市的人兽共患性肠道病暴发典型的归因与细菌病原有关，主要是污染的乳、蛋、肉和加工食品。其他暴发归因于污染水源和水洗鲜产品，病原如细菌和隐孢子虫；也因为食品安全措施不到位，与鲜、冷食品生产、远距离运输有关（表7-1）。不发达地区或国家经食物链传播给人的安全问题更多，水、野生动物、家畜禽和人之间的潜在传播风险更高，病原涉及面更广。

三、食源性寄生虫病

食用水产品能引起人兽共患寄生虫病，食源性寄生虫病近90种，如吃生鱼引起异尖线虫病和鄂口线虫病（表7-1）。野味肉也是人传染病来源之一，如鸟和其他动物来源的弓形虫病，都有野生动物传播的基础。野生动物驯养所产生的食源性疾病比纯野生动物多，但与喜爱特种食品人群有关，如国外旋毛虫病多数与吃野味肉有关，我国规模化饲养的猪群已经很少能见到旋毛虫了，在云南有生吃猪肉习惯，还偶见有旋毛虫感染。

四、病毒食源性感染

甲型肝炎病毒和诺如病毒是两个重要水产品传播食源性病毒，粪便污染的水、水生贝壳类都能作为食源性传播途径（表7-1）。野生动物传播疾病与水产养殖、生态旅游、人们生活方式变化和饮食习惯改变有关，如兔和野兔的土拉热。

第三节　肉及肉品作为人兽共患病病原来源

肉作为人们消费动物源性食品的主要品种，带给人们丰富的营养和美味可口佳肴。但肉及肉制品又是人兽共患病传播的主要媒介，人们通过接触、食用而患人兽共患病。肉及肉制品能够传播多种相关病原，包括细菌、病毒、寄生虫及其他病原。

英格兰和威尔士1990~1999年发生的1426例人类胃肠感染，16%与红肉有关，9例死亡。其中涉及牛肉34%，猪肉32%，羊肉31%，病原中沙门菌占34.3%，产气荚膜梭菌占43.4%。每年欧洲发生食源性人兽共患病超过32万例，具体比例见图7-2和图7-3。

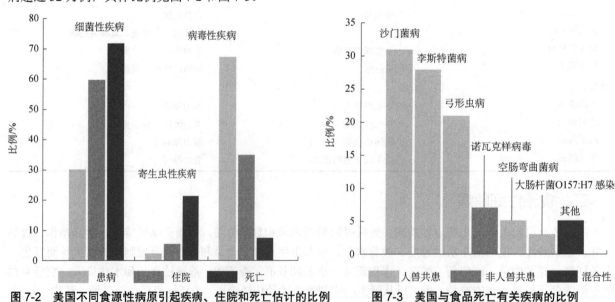

图7-2　美国不同食源性病原引起疾病、住院和死亡估计的比例　　图7-3　美国与食品死亡有关疾病的比例

一、细菌性人兽共患病病原

肉及肉制品营养丰富、内环境（pH）适中、黏性好，既具有有氧环境，又有厌氧环境。这些特点非常适合人兽共患病微生物生长和繁殖。肉中常见人兽共患病细菌类病原包括沙门菌、空肠弯曲菌（表7-2）、致病

性大肠杆菌、李斯特菌、炭疽杆菌、金黄色葡萄球菌、布鲁氏菌、结核分枝杆菌、产气荚膜梭菌、肉毒梭菌、小肠结肠耶尔森菌、猪链球菌及链球菌、猪丹毒丝菌等。

表 7-2　25 个国家生鲜肉和食用动物空肠弯曲菌分离率

肉和动物	平均阳性样品/%	阳性率/%
乳牛	30.0	6～64
肉牛	62.1	42～83
绵羊	31.1	18～44
猪	61.0	50～69
鸡群	58.7	2.9～100
零售鸡	57.4	23～100
零售牛肉	2.7	0～9.8
零售猪肉	2.0	0～5.1
零售羊肉	6.0	0～12.2

我国报道曾因食用羊肉棒骨的骨髓而感染布鲁氏菌病，食用水牛、毛用动物肉、羊肉、猪肉感染布鲁氏菌病；2007 年四川资阳猪链球菌病暴发，就是因为接触、食用猪肉。

二、病毒性人兽共患病病原

动物源性食品感染的病毒包括禽流感病毒、口蹄疫病毒、轮状病毒、肠道病毒、诺如病毒、甲型肝炎病毒、戊型肝炎病毒、朊病毒等。特别是近年来禽流感在我国流行，多因接触、食用禽、野生禽类而引起人类感染或死亡。有些病毒能够在食品中存活很长时间，如诺如病毒、SARS-CoV-2 可在肉中存活 7d 以上。

三、寄生虫性人兽共患病病原

通过食品，特别是动物源性食品而感染寄生虫病的也不在少数，虽然大面积暴发的病例较少，但散发病例的比例却很高。目前已经明确的食源性寄生虫病至少 89 种（具体见柳增善等，2014），有些对人类是致命的，如囊虫病、绦虫病、包虫病等。食用未熟透或生的熊肉、野猪肉、猪肉等而感染旋毛虫病；牛粪污染果园和水源，食用水果感染隐孢子虫病，隐孢子虫也可以人-人传播，可以从苹果汁、牛羊奶、水果和蔬菜、肉和水产品途径感染人；鱼体中华支睾吸虫污染率很高，有时甚至达到 100%，如吉林省长春地区最近（刘明远等，2013）调查 8 个村，养殖鱼华支睾吸虫带染率在 50%～100%。青蛙肉中有双槽蚴虫，食用蛙肉也有感染者。

第四节　肥料作为人兽共患病病原来源

胃肠道系统除了提供营养功能外，在生理学、免疫学等方面具有重要功能。微生态对宿主健康十分重要，包括免疫反应、保护机体免受病原侵袭，但也可能储藏有大量有害微生物。

一、肥料来源的人兽共患病和传染模式

肥料一般是家畜禽的排泄物，包括尿和粪混合后发酵产物，也包括杂草、各种洗涤水等，少数边远地区也包含人的粪便。这样的肥料可能包括鼻、喉、阴道、乳腺和皮肤分泌物，也可能包括血等，典型的细菌含量为 10^{10} 个/g。肉牛、乳牛、肉鸡、蛋鸡、羊等的养殖所产生的粪便，现在作为工业废弃品或副产品用于农业，或经发酵后再被农业利用，使土壤更肥沃，也有的用于沼气生产。在处理相关粪便时对人有潜在的人兽共患病传播风险。感染可能因加工和处理肥料而接触到病原；间接接触途径包括肉、乳及其产品和水。屠宰

动物、加工肉品时都可污染肉，也可能直接接触动物胃肠道和皮肤而污染肉。《中华人民共和国食品安全法》将饲料病原的安全监测纳入食品安全体系中，充分体现了从源头防控各种病原，包括人兽共患病病原进入食品流通环节，《中华人民共和国食品安全法》也使监控食品链向前延伸了。

水中病原微生物有些是致命的，很多水源都发现含有肥料污染的病原，含病原的肥料对水源的污染可经多种途径，对于人用水源的污染，可用过滤方式除去绝大部分病原，尤其是雨水较大情况下更加有效。融雪水容易进入人兽共患病病原微生物的生存环境中，也要注意灌溉水和饮用水供应的卫生安全。水源污染也可能通过动物和牧群传播。

随着动物生产工业化（规模化），动物饲料、动物产品和废弃物（包括肥料）增加了环境中的微生物数量，人与其接触都有风险。例如，微生物气溶胶是主要传播方式之一，在圈舍内工人直接接触带有病原的气溶胶，提高了患病风险。肥料作为一种发酵剂起到了机械性传播作用，如在舍内和环境中气溶胶传染布鲁氏菌，通过喷淋水或植物而传播污染。

作为公共卫生工作者要注意蔬菜类和牛体上大肠杆菌 O157 的卫生处理，也要注意室内饲养动物的卫生清洁。肥料中的病原可在其中存活很长时间（如大肠杆菌 O157:H7 可在肥料中存活 21 个月）。

二、接触肥料引起的重要人兽共患病

肥料中病原类型和数量因来源的动物种类、地理区域、肥料的物理化学组成不同而差别较大。细菌、病毒、原虫性人兽共患病微生物都可以通过肥料传播给人，但以细菌为主。植物根际细菌属于伯克霍尔德菌属、肠杆菌属、草螺菌属、苍白杆菌属、假单胞菌属、雷氏菌属、葡萄球菌属、窄食单胞菌、芽孢杆菌属、沙雷菌属、克雷伯菌属等，有些可能属于致病菌或条件致病菌，具有人兽共患性质，接触肥料的可能性较高。除诺如病毒和弓形虫外，这些病原将肥料作为人的直接感染来源或通过食物链污染传播给人。

三、肥料作为耐药微生物和耐药基因的来源

肥料除了作为人兽共患病病原的直接来源或通过污染环境而引起人兽共患病外，在动物饲养时使用大量抗生素，诱导肥料中的微生物产生耐药性。耐药菌株对人产生风险主要有两方面影响：一是潜在感染人的耐药菌株的主要来源；二是耐药基因的保藏宿主。储藏在肥料中的耐药基因可水平转移，如存在于胃肠道和粪便中，这样肥料就成了病原感染和污染环境的潜在来源，而且这些病原具有耐药性。肥料中可能含有大量具有耐药性的病原，并且广泛散布于环境中，对人类健康构成潜在威胁。

四、来自肥料的其他重要人兽共患病

与肥料有关的病原和疾病多数经粪-口途径传播，引起胃肠道疾病，超过 100 种人兽共患病病原是通过食物链传播的。虽然涉及的微生物谱很广，但重要的病原还是少数。例如，猪的废弃物处理中发现沙门菌、肠致病性大肠杆菌、空肠弯曲菌、布鲁氏菌、螺旋体、非典型结核分枝杆菌、衣原体、小肠结肠耶尔森菌和李斯特菌等人兽共患病病菌。也在猪粪和废弃物中发现流感病毒、轮状病毒、肠杯状病毒（如诺如病毒、札如病毒）和戊型肝炎病毒等。下面我们就较为重要的肥料源性人兽共患病病原做一简要介绍。

小肠结肠耶尔森菌是一种食源性病原，引起急性胃肠炎和肠系膜淋巴结炎，是欧盟第三重要人兽共患病病原。猪是主要的保藏宿主，常与未熟的猪肉有关。**螺旋菌**与人的胃肠疾病有关，在绵羊（幽门螺杆菌）、猪（猪螺杆菌）和牛（牛螺杆菌）都发现带菌。**艰难梭菌**已经在牛、猪和肉鸡及它们的零售肉中发现，猪粪中 36% 阳性，且 82% 为产毒株。**产气荚膜梭菌**存在于许多动物胃肠道中，包括各种生产动物，在发酵沼气后再施肥中发现该菌 $10^4 \sim 10^5$ CFU/g。母源和新生儿破伤风全球范围都有发生，每年 180 000 例死亡，主要见于发展中国家，WHO 最终目标是清除这种疾病。许多家畜中都发现有**破伤风梭菌**，一些发展中国家在新生儿脐带伤口处涂抹酥油，以使伤口痊愈和增强体力。当酥油以这种方式使用时以牛粪作为燃料加热的操作就可能与新生儿破伤风有关。**布鲁氏菌**病是再现人兽共患病，已有报告称与职业性接触肥料有关，尤其是山羊，也包括绵羊和牛。类似的还有**螺旋体病、Q 热、马红球菌感染**，马红球菌主要来自草食动物。**猪丹毒丝菌**与猪和火鸡有关，存在于多种动物的粪便中，临床上表现为非化脓性蜂窝织炎。**2 型猪链球菌**也发现于猪胃肠道和粪便

中，与猪接触感染为脑膜炎。**鸟分枝杆菌副结核亚种（MAP）**与克罗恩病（Crohn's disease）有关，**MAP**是副结核（Johne's disease）病因之一，主要感染牛，在其他反刍动物、猪和兔子也有报道；MAP 是家畜慢性肠病和人兽共患病病原，似乎与人胶质母细胞瘤有关，存在于粪便、土壤、泥土、灰尘和草地中，如足球、棒球、网球、橄榄球都是接触地面土壤的球类，其运动员发生这种瘤相对较多，也与肌萎缩侧索硬化（ALS，运动神经元疾病）等疾病综合征有关。感染方式是经粪-口途径、伤口、雾化气溶胶，也可以通过垂直接触肥料污染的环境感染。MAP 于粪便、水、泥浆中可存活 250d。

禽类对粪便中的芽孢具有较强抵抗力，因此对感染和污染环境具有较大的潜在风险。禽类也涉及很多潜在的人兽共患病病原，如艰难梭菌。鸡感染**鼻疽杆菌**通常是无症状的。**新型隐球菌**见于禽类粪便中，包括鸡，特别是鸽子，临床上隐球菌病少见，人可以抵抗。鹦鹉热感染涉及 465 种鸟类，包括鸡、火鸡、鸭和鹅，主要通过气溶胶化的尿液、呼吸或眼分泌物、干燥的粪便等传播。

五、处理肥料，减少风险

牲畜粪便和排泄物是人兽共患病病原的潜在载体，用于施肥的粪便可能是蔬菜和水果等农作物微生物污染的潜在来源。家禽经常携带沙门菌和弯曲杆菌，这些病原会在废弃物中脱落，通过直接或间接接触肥料成分构成严重的公共卫生风险。许多国家发展了很多方法来减少肥料存在的病原生物。肥料处理方式可分为化学、物理或生物学方式，典型的是一般预防性卫生措施或控制或清除特殊病原的措施。病原数量减少并不是主要目的，去除才是最终目的，可通过肥料去氨或磷沉淀减少病原数量，其他实践操作也可以作为减少肥料病原数量的方式。

粪肥管理实践，如从猪粪中生物去除氮，可能有助于降低施肥前粪肥中存在的抗生素残留、抗生素抗性基因和人兽共患细菌的水平，从而减少环境污染。对于固体废料和泥浆废料，化学处理方法包括石灰水、福尔马林、氢氧化钠、过乙酸、石灰氮等。化学处理过程中也同时将病原处理掉了。物理处理方法如加热或辐射，也可以作为废料的消毒手段；干燥和阳光暴晒也是物理方法。生物技术包括需氧和厌氧技术，也能够减少废料中的病原。生物手段包括添加抗生物成分、改变 pH、调整氧化还原方式、营养缺乏、外热代谢等，提高废料的温度，杀死病原生物。猪粪生物脱氮后人兽共患细菌数量至少减少 1 个数量级。

第五节　动物饲料作为人兽共患病病原来源

《中华人民共和国食品安全法》把饲料作为食品安全的一个环节，将食物链前延，说明国家对这一问题的重视，也说明饲料的安全关系到动物品质和产品安全。

一、饲料作为潜在疾病的传播者

污染的饲料成分可能会在国内和全球范围内造成病原传播风险。饲料除了使用粮食、矿物质、维生素和微量元素外，还使用一些动物下脚料、副产品或海产品，这都可能引进人兽共患病病原、重金属残留和其他毒性物质。人们已经认识到动物饲料对人健康的风险，如朊病毒、二噁英在鸡、猪饲料中的污染，以及一些动物病原风险。饲料中的健康风险包括生物的和化学的，同时饲料也是人类食物链的一部分。虽然不采取零容忍政策，但也要采取必要的措施加以控制。最近有报道从饲料中分离出新的人兽共患病病原，如鲍曼不动杆菌，该菌是人的院内感染菌或机会致病菌，现在已经演变成可引起猪、牛、鸡的大批死亡的致病菌，因而具备了人兽共患性质。

二、饲料中的人兽共患病病原

根据调查资料，美国饲料沙门菌污染率 25%～50%，颗粒饲料污染率为 4%～9%，欧盟国家饲料污染率为 0～9.5%，大肠杆菌 O157:H7 的污染率小于 0.8%，过去两年调查 5 个农场鲜禽和猪饲料大肠杆菌

O157:H7 污染率大于 17%；巴基斯坦禽饲料沙门菌污染率为 21%。我国一些地区饲料中黄曲霉毒素 B_1 检出率高达 99.51%，但超标率较低，平均为 2.27%；不同省份饲料中黄曲霉毒素 B_1 含量差异极显著（$P<0.01$），贵州省最高，河南省、四川省较高，福建省最低；黄曲霉毒素 B_1 含量由高到低依次为棉粕、家禽配合饲料、菜粕、玉米、仔猪配合饲料、麦麸、豆粕、鱼粉和小麦。对从河南、湖北、山东、安徽 4 省采集的 102 份饲料及其原料样品进行霉菌污染状况的分析，结果表明：曲霉属检出频率最高，达 98%，颗粒饲料的含菌量明显低于粉状饲料。

三、饲料成分污染的风险

沙门菌在全球的饲料中分布，动物携带沙门菌一般并不表现症状，但可使动物胴体污染增加和引起人类疾病。一些饲料成分污染有沙门菌和其他致病菌，当混进饲料或合成饲料后就成为风险饲料，但关于这方面的信息还比较少，这些饲料成分包括动物蛋白、蔬菜籽油生产的副产品、油菜籽、红花籽、棕榈仁及葵花籽等，污染菌能存活较长时间。另外，杂鱼和蛋壳也经常带染沙门菌；谷类成分带染沙门菌的风险较低，但有时也会出现问题，没有加工的大豆含沙门菌。骨粉作为饲料成分产生 BSE 危机，是 1991 年从英国开始的。

朊病毒是饲料高风险因子之一，人们已经充分认识到饲料途径的风险，并且已经对疯牛病控制得很好，这里不再赘述。

四、饲料对人产生的健康风险

虽然沙门菌和大肠杆菌 O157:H7 在饲料中的风险已经非常明确，但饲料中病原对人的健康风险并不十分清楚。我国食品安全智慧监管平台、农业农村部的饲料监督抽查机制、进出口饲料安全风险决策情报系统等新的系统、平台、监督机制出台，以及欧盟食品和饲料快速预警系统，能够在很大程度上监督饲料风险。美国报道了一起将玻利维亚进口鱼粉作为禽饲料，污染亚利桑那沙门菌，首先引起阿肯色州人的感染，后有几个州人患病；同时，这样的玻利维亚鱼粉还销往英国、以色列和荷兰等国，也同样引起人的食源性疾病，这是食物链和饲料传播病原的实际例子。

巴基斯坦的饲料中肠炎沙门菌和伤寒沙门菌污染率在 10%～21%，污染骨粉和鱼粉使鸡和牛带染，又引起人的亚利桑那沙门菌、山夫顿堡沙门菌感染。挪威对饲料成分、饲料和饲料厂环境的调查分析发现，人的沙门菌病约有 2% 来自家畜禽，丹麦 1.7%～2.1% 来自饲料的污染，美国约为 10%。

参照国家卫生标准规定方法对我国某地区宠物饲料的大肠菌群、沙门菌进行检测，结果显示宠物饲料半成品的大肠菌群不合格率为 49.06%，沙门菌阳性率为 7.55%，成品中大肠菌群不合格率为 29.27%，沙门菌阳性率为 0.81%。其中碎皮成形类饲料大肠菌群不合格率为 54.76%，皮压骨类饲料大肠菌群不合格率为 26.67%，皮节骨类饲料大肠菌群不合格率为 9.80%。

五、饲料中抗生素的使用

动物饲料中添加抗生素可以促进动物生长、减少疾病的发生，但同时也引起饲料或动物体中耐药菌株增多。全球消耗的抗生素总量约 90% 用于食用动物饲料和治疗中，食用动物抗生素使用量是人用量的 10 倍。已经发现多种超级耐药菌株，如抗甲氧西林金黄色葡萄球菌（MRSA）、万古霉素耐药肠球菌（VRE）、耐多药结核病（MDR-TB）菌株、耐万古霉素金黄色葡萄球菌（VRSA）、超级耐药的鲍曼不动杆菌等。这些超级耐药菌株的出现给人类感染性疾病治疗和动物疾病治疗带来困难和健康风险，每年约有 8 万个病例因耐药问题而死亡，耐药菌株是公共卫生的一个重大问题。

北欧国家如瑞典、挪威、芬兰和冰岛对所有饲料在沙门菌检出为阴性的情况下才能出厂使用。对于禽类饲料要求 ≥75℃ 30s～2min 处理，如果发现有沙门菌要用有机酸处理，颗粒饲料要加热处理。欧盟国家对饲料安全评估实行控制要求关注点（point of attention，POA），而不是 HACCP。

第六节　乳和鲜乳作为人兽共患病病原来源

一、鲜乳的食用价值

鲜乳和乳产品是人们日常消费或食用的主要食品种类之一。人们食用的鲜乳主要来自牛、山羊、绵羊和其他动物经巴氏消毒的乳，与其他食品相比，乳具有营养价值高、味道好、天然、易于消化、未经其他加工的特点，可选择品种多，深受人们的喜爱。但鲜乳和乳产品也是人类病原的来源之一，由于鲜乳具有潜在卫生风险，所以公共卫生部门和立法机构推荐巴氏消毒乳，不建议食用未经巴氏消毒处理的乳。

1. 鲜乳的选择　许多国家允许销售未经巴氏消毒处理的乳，加拿大不允许，美国有 29 个州允许，我国不允许。赞同食用鲜乳的观点是经过巴氏消毒等处理的乳品质下降，巴氏消毒乳易产生乳糖耐受，增加过敏反应，破坏抗体和保护性生物活性物质，降低营养价值，与关节炎和孤独症有关等，但这些依据的科学性还有待于探讨。有研究证实，鲜乳可以改善儿童孤独症和克罗恩病（Yagil，2005；2013）。来自欧洲国家研究证实，农场环境的儿童很少过敏，鲜乳中有保护过敏的因素。

2. 鲜乳风险　巴氏消毒处理对乳的品质影响总体来说是比较小的，该类方法是保证乳品质前提下微生物安全最好的加工方法。乳中的体细胞是乳品质的指示物之一，乳中体细胞数量增加，说明品质下降，20%～50%的鲜乳体细胞超标。鲜乳中还存在其他病原微生物风险（表 7-3～表 7-5）。

表 7-3　美国和加拿大桶装乳人兽共患病病原流行情况

产品	病原	国家	流行率/%	年份
鲜乳	单核细胞增生李斯特菌	加拿大	2.73	2006
鲜乳	单核细胞增生李斯特菌	美国	2.8	2006
鲜乳	单核细胞增生李斯特菌	美国	4.6	2001
鲜乳	单核细胞增生李斯特菌	美国	5.6	2004
鲜乳	单核细胞增生李斯特菌	美国	4.9～7.0	2003
鲜乳	单核细胞增生李斯特菌	美国	4.8	2008
滤过奶	单核细胞增生李斯特菌	美国	12.6	2000
鲜乳	沙门菌	加拿大	0.17	2006
鲜乳	沙门菌	美国	6.0	2006
鲜乳	沙门菌	美国	2.24	2002
鲜乳	沙门菌	美国	6.1	2001
鲜乳	沙门菌	美国	2.6	2004
鲜乳	沙门菌	美国	2.6/11.8	2005
鲜乳	沙门菌	美国	0	2008
初乳	沙门菌	美国	15	2008
鲜乳和滤过奶	沙门菌	美国	1.1/12.6	2003
鲜乳和滤过奶	沙门菌	美国	11/66	2008
滤过奶	沙门菌	美国	1.5	2000
鲜乳	空肠弯曲菌	美国	9.2	2001
鲜乳	空肠弯曲菌	加拿大	0.47	2006
鲜乳	小肠结肠耶尔森菌	美国	6.1	2001
鲜乳	大肠杆菌 O157	美国	0.23	2007
鲜乳	大肠杆菌 O157	美国	3.96	2007

表 7-4 亚洲国家鲜乳及乳产品中人兽共患病病原流行情况

产品	病原	国家	流行率/%	年份
鲜乳	大肠杆菌 O157:H7	马来西亚	33.5	2004
鲜乳和乳产品	大肠杆菌 O157:H7	印度	1.8	2008
鲜乳	大肠杆菌 O157:H7	中国	0	2007
鲜乳	单核细胞增生李斯特菌	马来西亚	1.9	2004
鲜乳	单核细胞增生李斯特菌	中国	0	2007
鲜乳	沙门菌	马来西亚	1.4	2004
鲜乳	沙门菌	中国	4	2007
鲜乳	副溶血性弧菌	中国	0	2007
鲜乳	鸟分枝杆菌副结核亚种	伊朗	11（牧群）	2008
鲜乳	鸟分枝杆菌副结核亚种	伊朗	8.6～23（样品）	2008

表 7-5 世界范围鲜乳中乳房炎病原菌的流行情况

产品	病原	国家及地区	流行率/%	年份
鲜乳	金黄色葡萄球菌	美国	42	2008
鲜乳	金黄色葡萄球菌	美国	31	2004
鲜乳	金黄色葡萄球菌	美国	37	2000
鲜乳	金黄色葡萄球菌	美国	27.4	2008
鲜乳	金黄色葡萄球菌	肯尼亚	61	1992
鲜乳	金黄色葡萄球菌	马来西亚	60	2004
鲜乳	金黄色葡萄球菌	西印度群岛	94.3	1994
鲜乳	金黄色葡萄球菌	中国	34	2007
鲜乳	金黄色葡萄球菌	巴西	30.9	2009
鲜乳	凝固酶阴性葡萄球菌	美国	11.4	2009
鲜乳	凝固酶阴性葡萄球菌	美国	74	2008
鲜乳	链球菌	美国	71	2008
鲜乳	无乳链球菌	美国	10	2004
鲜乳	无乳链球菌	美国	0	2000
鲜乳	支原体	美国	0	2000

二、鲜乳和乳产品食源性病原流行情况

鲜乳和乳产品中常见的人兽共患病病原有大肠杆菌 O157:H7、单核细胞增生李斯特菌、沙门菌、金黄色葡萄球菌、非 O157 产毒素性大肠杆菌等，肠炎沙门菌是主要类型之一。

从鲜乳中较少分出布鲁氏菌，如肯尼亚牛乳的布鲁氏菌分离率为 0～10%，英国副结核分枝杆菌分离率为 8.6%～23%。桶装乳病原的污染主要来自乳房炎的产乳房，全球范围这种污染率在 27.4%～94.3%，主要是金黄色葡萄球菌，初乳的金黄色葡萄球菌污染最高，如美国 42%，还有链球菌，如无乳链球菌。

除牛乳外，还有水牛、绵羊、山羊等作为人食用乳，这些乳同样存在人兽共患病病原。例如，桶装山羊乳李斯特菌分离率达 17%（2000 年，美国）；大肠杆菌 O157:H7 分离率美国山羊为 0.75%，希腊母羊乳为 1%，土耳其水牛乳为 1.4%，西班牙母羊乳为 3.5%。捷克用非巴氏消毒奶制作的非巴氏消毒山羊奶酪（56.3%）和绵羊奶酪（33%）污染有蜱咬性脑炎病毒。巴西以水牛乳制作马苏祖里拉奶酪（Mozzarella cheese），其中非结核分枝杆菌分离率达 21.7%，包括堪萨斯分枝杆菌（*Mycobacterium kansaii*）、猿分枝杆菌（*M. simiae*）和缓黄分枝杆菌（*M. lentiflavum*），非结核分枝杆菌是巴西马苏祖里拉奶酪安全风险的重要因素之一。伊朗牛乳诺如病毒 GI 分离率为 34.95%、诺如病毒 GII 分离率为 7.72%、甲型肝炎病毒分离率为 25.81%、轮状病毒分离率为 14.63%、星形病毒分离率为 66.86%、牛白血病病毒分离率为 12.80% 及蜱咬性脑炎病毒分离率为 21.34%。肯尼亚骆驼检出中东呼吸综合征冠状病毒（MERS-CoV），细粒棘球蚴检出率为 7%～60%，裂谷热病毒检出率为 7%～57%。

第七节　环境和食物链中抗生素残留和家畜中抗生素基因

据周树南等报道，对国内 8 市 10 个牧场牛乳制品的检测与调查，发现其抗生素残留含量较高，检出率为生奶 4.6%，消毒牛奶 11.84%，奶粉 19.08%。若长期食用这种乳制品可促进耐药菌繁殖，是肠源性感染发生的重要因素之一。2001 年超级耐药抗性金黄色葡萄球菌（MRSA）引起美国 18 650 人死亡。由于耐药性增加，10 年内临床上使用抗生素量明显减少。动物中使用抗生素却很普遍，主要用于动物疾病治疗、亚治疗剂量预防疾病和促进动物生长。现在兽医临床上使用的抗生素已经涉及人医临床上所有抗生素，由于大量使用抗生素，动物的粪尿排出大量抗生素，污染土壤、水源和环境。微生物为适应这样的环境压力，逐步产生相应的抗性基因，质粒、转座子和整合基因都是抗性基因赖以生存的基本形式，而且这些基因可以在微生物间转移，最终影响人类健康。

具有耐药抗性的微生物非常普遍，通过土壤、水源或动物体污染进入食物链。2007 年，Garofal 等对意大利肉用鸡和猪场采粪样，结果测到 11 种抗生素抗性基因。对市售鸡、火鸡和猪粪分离出的 360 株肠球菌进行分析，均含有庆大霉素抗性基因。

欧洲干酪中分离的肠球菌含有抗四环素、红霉素和氯霉素抗性基因。这就产生了食品安全和公共卫生问题：病原在这些环境中能够生存或贮藏起来，通过食物链对人造成更强感染或难以治疗的感染。

第八节　畜牧业中减少人类肠道人兽共患病病原的实践操作

对于人兽共患病防控不能是来了什么病就进行紧急应对，而应该采取积极主动的方式将畜牧源性人兽共患病消灭于平时的各个环节当中，使损失和风险降到最低。

一、降低动物饲料和饮水中病原数量

动物饲养后的屠宰加工检验对于控制食源性疾病是一个重要环节。通过严格屠宰检验，有证据证明明显减少了屠宰牛肉中大肠杆菌 O157:H7、沙门菌和李斯特菌的流行。但无论怎样努力，食物链中仍然存在病原细菌风险，很多证据和溯源要追踪到动物的屠宰环节（综合防控环节见图 7-4）。

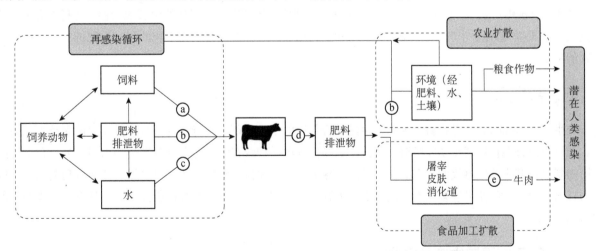

图 7-4　牛肉生产系统中大肠杆菌 O157:H7 扩散到食品和环境的可控制环节

图中 a～e 表示农业实践中细菌可能的控制点：a.饲料卫生；b.饲养场卫生，废弃物处理；c.水的处理；d.抗生素、噬菌体、益生菌、疫苗、免疫治疗；e.宰后控制

　　猪、禽和牛是食源性病原主要宿主，如伤寒沙门菌就可以在饲料和牛粪中同时分出，而禽和猪的颗粒饲料是在90℃情况下加工出来的，这样可以充分消灭其中的细菌，捣碎的饲料比颗粒饲料易污染病原菌（污染比21%：4%）。禽饲料经过93℃ 90s加工可使沙门菌污染降低至1/10 000，丙酸可增加沙门菌对热加工的敏感性。不同种类细菌对热的敏感性不同，且热加工并不能减少以后各个环节的污染。啮齿动物、鸟类和野生动物可以将细菌等病原带进并污染于贮藏饲料当中。

　　水也是畜禽病原来源途径之一，有些地区12%的水源含有大肠杆菌O157:H7，该菌在环境中可存活245d，对水中氯抵抗力较强。使用有机酸处理动物粪便和冷鲜肉，可减少其中的大肠杆菌。

二、抗微生物饲料添加剂

　　几种类型的抗微生物饲料添加剂用于靶向病原防控，如新霉素硫化物可减少牛体大肠杆菌O157:H7 数量，使之达到检测不到的水平和低流行率。但大量使用抗菌药物于饲养场，将产生耐药性问题，并通过食物链传递给人。所以，很多人另图他径，用化学成分抗菌，如硝酸盐还原酶、氯酸钠可减少沙门菌和致病性大肠杆菌数量。空肠弯曲菌主要靠氨基酸获得能量，因此可利用抗氨基酸代谢减少该菌数量。例如，脱氨酶抑制剂——氯碘联苯和麝香草酚混合物能减少空肠弯曲菌数量；辛酸对减少禽类空肠弯曲菌非常有效，在禽的干饲料中加入0.35%～0.87%辛酸，可使空肠弯曲菌减少2～5个数量级。辛酸对沙门菌也很有效。香精油抗微生物效果也很好。我国普遍使用中草药成分抑制饲料病原微生物。

三、益生菌

　　益生菌（probiotic）包括很多活的微生物，如酵母、乳酸菌或其他细菌、酶等，对家畜禽安全生产有益，促进动物生长。现在又发展一些新益生菌制剂拮抗病原微生物，如禽饲料直接添加微生物制剂（DFM）（含有嗜酸乳杆菌、干酪乳杆菌、粪肠球菌和双歧杆菌），可减少禽、鸟类肠沙门菌、空肠弯曲菌及艾美耳球虫数量。含枯草杆菌的DFM，可减少K88大肠杆菌侵袭，减少沙门菌、大肠杆菌肠道黏附性。与猪、禽相比，在牛饲料中添加DFM主要是控制大肠杆菌。

四、益生元

　　益生元（prebiotic）是非消化饮食成分，能够刺激消化道固有微生物群体的生长或活性，有利于宿主生长和健康，如果糖-寡糖、半乳糖-寡糖类、菊粉和乳果糖等。有些在促进动物生长的同时，能抑制一些病原微生物的生长。

五、合生元

　　合生元（synbiotics）是指益生菌与益生元结合使用的生物制剂，其特点是同时发挥益生菌和益生元的作用。通过促进外源性活菌在动物肠道中定植，选择性刺激一种或有限几种有益菌生长和繁殖，为有利于协同作用的制剂，其中益生菌代谢补充的益生元，诱导失调肠道和宿主健康的特定再平衡，从而达到促进宿主健康的目的。合生元的使用效果相当于或优于抗生素，而其成本低于抗生素等抗菌药物，并且不存在药物残留的问题。

六、免疫作用与生态免疫学

　　1. 免疫作用　　免疫作用对于减少病原微生物是一种非常有效的手段。疫苗可用于动物病原防控，但有时会产生一些副作用。如果疫苗有效，就会减少食源性疾病发生，如果是人兽共患病病原，可能使人和动物共获益。有些病原在动物不表现临床症状，利用疫苗就不能立即看到经济效益，会不利于这类动物疫苗的使用。

禽类沙门菌感染可引起血清学免疫反应，这可以减少感染持续时间和再感染。疫苗可起到类似作用，并保持较长时间的保护作用。活的沙门菌疫苗还可以激发细胞免疫反应，因此效果更好。使用疫苗后可见鸡的肠道和卵内沙门菌感染减少。

空肠弯曲菌可激发系统免疫和黏膜免疫，口腔感染可引起血清和黏膜相应抗体增加，但目前还没有可用疫苗。一种沙门菌携带空肠弯曲菌蛋白的基因工程菌疫苗在试验过程中产生了很好的免疫效果，潜力很大。禽类沙门菌疫苗用于猪也获得了较好的免疫效果，使小猪得到保护，使用后猪带菌率明显下降。牛羊大肠杆菌 O157:H7 疫苗的使用，明显减少发病和带菌率，使用疫苗的牛带菌率为 2.9%，未使用牛带菌率为 17.0%。卵黄抗体保护猪大肠杆菌 K88、小牛沙门菌感染，都获得了很好结果。

2. 生态免疫学　生态免疫学（ecological immunology）是探索环境如何塑造免疫功能，免疫功能进而影响宿主-病原的相互关系和疾病发生、发展的系统理论。生态免疫学与新现人兽共患病病原的进化具有密切关系。近些年，新的分子信息和技术促进了生态学和免疫学两个领域的结合。生物和非生物环境的潜在强大影响，是宿主-寄生生物相互作用和免疫防御进化的主要驱动力。哺乳动物肠道微生物群的组成和多样性影响机体对病原体的抵抗力和免疫系统的不同组成活性。

生物体的健康状况在很大程度上取决于其免疫系统对病原体的防御，不同生态因素在机体免疫力进化中起到了促进作用。只有当环境因素的影响因宿主基因型而异时，它们才会影响免疫系统的进化，即一些宿主基因型在一种环境中更具免疫活性，而另一些则在另一种环境下表现更好。在这种情况下，环境因素可能起到强大的选择性作用，直接决定宿主基因型的分布，从而决定宿主群体防御的进化。免疫能力构建是有代价的，如昆虫等在资源（食物）有限的情况下，最重要的权衡应该是确保生存的免疫力和与健康直接相关的繁殖率之间的权衡。

种群的进化动力学不仅受到特定的选择压力影响，还取决于种群的遗传特征，包括种群规模、迁移、突变频率、参与特征表达的基因数量和集合种群结构。这些群体遗传特征（免疫防御方面的进化，如回避、抵抗或耐受）对宿主-寄生虫的共同进化动力学至关重要，这反过来意味着它们也会影响免疫系统的进化。动物群体已经进化出了几种保护群落免受寄生虫攻击的机制。集约化饲养影响免疫抑制；全球变暖影响海洋及气候变化，进而影响动物免疫功能；休眠减少微生物感染或冻损伤的机会，可能使宿主下调免疫功能；季节变化影响宿主免疫和微生物组，进一步影响宿主如何应对环境变化。如何利用生态免疫学有利方面提高人类与动物免疫能力是实践当中需要探索的科学问题。

七、噬菌体

噬菌体用于细菌防控并不新鲜，而且是特异性杀菌剂。耐药菌株的出现能够引起人们对控制这类菌种的兴趣，噬菌体具有如下优点：高度特异性，无毒性，自我繁殖，克服多耐药性，可以动物间互相转移。对禽类使用广谱沙门菌噬菌体动物实验，可使菌群数量减少 2~4 个数量级，但也见有抗噬菌体的沙门菌。其他实验证实这类噬菌体清除禽肠道沙门菌效果是短期的，不会持续太久。鸡空肠弯曲菌的动物实验结果类似；猪沙门菌噬菌体控制效果也非常好；牛的大肠杆菌 O157:H7 噬菌体防控效果好，而羊的效果差。

八、废弃物处理

适当地处理饲养畜禽废弃物可以防止家畜禽源性病原向环境扩散。例如，养禽房或棚中的垃圾隐藏很多病原，在饲养房中放置时间越长，向环境扩散的病原就越多。产蛋房恶劣卫生条件会影响疫苗效果，在饲养房内各动物栏间大肠杆菌可快速传播，处理掉这些动物废弃物对防控其中的病原是有益的和必需的。粪便中细菌也可以引起表面水污染，潜在污染人的水源，因此饲养房中废弃物处理对防止动物病原污染环境十分关键，我国每年畜禽粪便将达到 40 亿吨，数量巨大，对环境卫生安全造成巨大威胁。一般将家畜禽废弃物作为肥料使用，肥料中的病原能够很好地存活下来，再传播到田野和水源中。

第九节　有机农业对人兽共患病的影响

混合性作物畜牧场（MCLF）的生物安全挑战来自动物在户外饲养，这增加了与包括野生鸟类、啮齿动物和昆虫等病媒接触的可能性。在这些典型小型农场中，牲畜主要以草和自然生长的作物作为饲养，而堆肥的动物粪便则用于种植作物的土壤施肥。有机农业不允许使用化学品和抗生素，因此必须使用替代方法来控制人兽共患病。

一、有机食品安全

食源性病原体可以通过接触粪便直接传播给人类，也可以通过受污染的水或农产品间接传播给人类，这些病原可以在土壤中长期存在。大肠杆菌通常通过牲畜和（或）野生动物粪便引入农业环境。有机农业生产和卫生控制程序严格，但有机农业一般要求施加家畜禽肥料。有机畜牧业饲养动物方式必须具有较高的动物福利条件，而且来自这些动物产品的药物残留低。西方国家对有机畜牧业控制较严，严格控制抗菌药物使用和非常长的休药期，一般是不能使用农药和化肥的。由于使用肥料，减少进补材料，也减少了病原来源，相对病原较少，地域局限病原传播有限，实际上也就提高了食品安全性。但有机畜牧业面临两个问题：相对开放特点；有机系统主要依据生物循环。有机养殖动物更容易接触病原和传播媒介，特别是野生动物群，鼠类动物有传播病原的风险。使用有机肥料种植可能使肠道病原进入食物链，在莴苣、洋葱、辣根、胡萝卜和西芹等有机蔬菜上的大肠杆菌 O157:H7、伤寒沙门菌能存活几个月，对有机食品安全有一定影响。

二、有机植物产品风险

有些有机蔬菜是直接入口的。1992 年美国一名 2 岁儿童因食用有机蔬菜而感染大肠杆菌 O157:H7 死亡；1995 年美国一所护士学校暴发溶血尿毒症综合征和胃肠炎，原因是食用用有机西芹制作的三明治，污染了弗氏枸橼酸杆菌，该菌可引起尿毒症和胃肠炎。美国对有机蔬菜污染进行调查，紫茎球形甘蓝污染沙门菌 7.7%，莴苣污染大肠杆菌 16.7%，有机农场污染比传统农场污染致病菌高，最高达 19 倍。英国对即食有机蔬菜调查发现许多病原菌，包括李斯特菌、沙门菌、空肠弯曲菌、大肠杆菌 O157:H7，这些病原菌在 3200 份样品中仅 0.5% 存在风险。荷兰有机蔬菜也见有沙门菌、空肠弯曲菌、大肠杆菌 O157:H7、李斯特菌和气单胞菌，气单胞菌分离率达 34%；挪威等国家的情况类似。但有机蔬菜农场总体实践操作应该是达标的，农场也积极采取措施减少肥料中的微生物数量，减少食品安全风险。

三、有机动物产品风险

有机畜牧业养殖的动物传染病基本同常规养殖场，然而，由于正常生活规律被打破而使卫生情况下降、户外接触其他动物，可能更容易感染肠道人兽共患病病原。潜在感染对象包括蠕虫和原虫等，他们通过食物链或环境感染人，如弓形虫、牛绦虫、猪绦虫、旋毛虫、牛-人肉孢子虫、猪-人肉孢子虫、隐孢子虫等。日本进口的有机食品感染钩虫，丹麦因食用进口发酵香肠感染产志贺毒素大肠杆菌 O26:H11（2009 年）。以上案例说明有机食品或产品也不是绝对安全的，还存在一定人兽共患病风险。但有机产品的风险相对比常规食品生产系统小。

第十节　禽流感对食物链的威胁与影响

一、禽流感致病性

1997 年香港禽流感发生以来，大约有 500 人感染禽流感，致死率约为 60%。高致病性禽流感病毒显示不可预测的地理分布、变异和宿主范围的逐渐扩大等特点。因此，该病始终都面临随时可能暴发的状态，如 2013

年国内 H7N9 禽流感流行，就是与禽类交易和食用过程有关，发生情况见表 7-6。2023 年 12 月巴西南部的南里奥格兰德州已确认 942 头海豹和海狮因感染高致病性禽流感病毒死亡，当年共暴发了 148 起高致病性禽流感疫情。2023 年 12 月南非发生较大规模 H7N6 禽流感，韩国发生两起 H5N1 禽流感，柬埔寨、日本、美国、法国、德国、荷兰都有发生，也有人感染。

表 7-6　1959 年以来禽类发生的高致病性禽流感和流感

高致病性病毒（型/禽类型/地区/年份）	亚型	累及的禽类大约数量或人类感染
A/禽/苏格兰/1959，2021~2022	H5N1	牛等 50 种以上动物感染，牛传人，2021~2022 年国内暴发 4284 起
A/火鸡/英国/1963	H7N3	29 000 只火鸡，人结膜炎
A/火鸡/加拿大安大略/1966，2013，2017	H7N9	超 8 000 只鸡，国内超 1 000 人感染，死亡 108 人
A/禽/澳大利亚，德国，英国/1976，1979	H7N7	67 000 只鸡、火鸡、鹅、鸟，人结膜炎
A/禽/美国弗吉尼亚州/1983	H5N2	1 700 万只鸡，对人威胁小
A/火鸡/爱尔兰，俄罗斯，中国/1985，2020，2021	H5N8	30 700 只，主要是鸭、野天鹅，人感染
A/禽/澳大利亚/1985	H7N7	240 000 只鸡，低致病性
A/火鸡/英国/1991	H5N1	8 000 只火鸡
A/禽/澳大利亚/1992	H7N3	1 800 只鸡
A/禽/澳大利亚昆士兰/1994	H7N3	22 000 只鸡
A/禽/墨西哥/1994	H5N2	多州传播，低致病性
A/禽/巴基斯坦/1994	H7N3	600 万以上只鸡，后北美、墨西哥，人感染
A/禽/澳大利亚新南威尔士州/1997	H9N4	16 万只鸡
A/禽/香港/1997	H5N1	300 万只鸡
A/禽/意大利/1997	H5N2	8 000 只鸡
A/禽/智利/2002	H7N3	70 万只鸡
A/火鸡/意大利/1999	H7N1	1 400 万只鸡
A/禽/智利/2002	H7N3	70 万只鸡
A/禽/荷兰/2003	H7N7	2 500 万以上只鸡
A/禽/欧洲，非洲/2003~2006	H5N1	未统计，鸡
A/禽/美国，中国河北/2004，2013	H5N2	2004 年 6 600 只鸡，2013 年 4 000 只鸡
A/禽/英国/2004	H7N3	1 600 万只鸡
A/鸵鸟/南非/2004	H5N2	3 万只鸵鸟
A/禽/朝鲜/2005	H7N7	21.9 万只鸡
A/火鸡/英国/2007	H5N1	16 万只火鸡
A/禽/加拿大/2007	H7N3	540 只鸡
A/禽/英国/2008	H7N7	1.5 万只鸡
A/禽/西班牙/2009	H7N7	3 万只鸡
A/禽/墨西哥/2012	H3N8	170 万只鸡，2 257 人感染，1 名儿童死亡
A/禽/中国广东和广西/2013~2014	H7N9	个体鸡只，130 人感染，35 人死亡
A/猪/印度/2013，2014~2015	H1N1	来源猪，2 329 人感染，107 人死亡，老年易感，2014~2015 年超 8 000 人感染，800 人死亡
A/禽/柬埔寨/2013，2014	H5N1	来源鸡，5 人感染，4 人死亡，2014 年 783 只鸡感染，405 只死亡
A/禽/以色列/2013	H1N1	2 人感染，1 人死亡
A/禽/波兰/2013	H1N1	8 万人感染
A/禽/朝鲜，以色列/2013，2021	H5N1	16 万只鸭感染，5 200 只野鹤死亡
A/禽/中国/2013	H10N8	市场禽类，1 人死亡
A/韩国/2023	H5N6	野鸟，低致病性

禽流感感染宿主从鸟类到哺乳动物，范围已经非常宽泛了，可分为高致病性禽流感（HPAI）和低致病性禽流感（LPAI）。病毒从野生鸟类循环感染家禽后，可能突变为高致病性毒株，其中血凝素糖蛋白特殊位点断裂是高致病性关键原理之一。病毒主要在呼吸道和肠道上皮细胞内复制。能直接感染人的禽流感病毒亚型有 H5N1、H7N1、H7N2、H7N3、H7N7、H9N2 和 H7N9 亚型，还有 H10N3、H3N8、H1N1、H2N2、H3N2、H1N2 等亚型。

二、新现禽流感病毒

禽流感病毒不断修饰其血凝素（HA）和神经氨酸酶（NA）抗原，导致抗原漂移（主要是点突变引起）、基因重排。这样机体对新型病毒没有免疫抵抗力或免疫力极差，容易引起人禽流感流行，再通过排泄物扩散到周围环境中。例如，2013 年国内流行的 H7N9 禽流感以往认为该毒株是弱致病性或非致病性，经变异为强毒株。水生禽类是禽流感病毒的天然宿主，在呼吸道和肠道中复制时并不引起禽类症状，但禽类之间的传播机制目前还并不十分清楚，因病毒株、禽种类和环境因素而异。鸟类迁徙时，高密度人口、禽流感和猪流感流行提供了两类病毒接触的机会。一般认为禽类肠道上皮细胞主要分布着 α-2,3 受体，而人类的上呼吸道上皮细胞主要存在 α-2,6 受体，但猪呼吸道上皮细胞两个受体都有，禽流感病毒和人流感病毒能同时感染猪，在猪体内重组成新的能感染人的病毒，因此，猪也被称为流感病毒的"混合器"。2009 年大流行的甲型流感病毒就是来源于猪的一个三源重配病毒。新的研究发现在人类的下呼吸道上皮细胞、肺泡和肺巨噬细胞上均存在 α-2,3 受体，禽流感病毒感染只要达到一定的量，就有可能深入下呼吸道和肺部，从而感染人类，这也就解释了为什么大多数禽流感病毒的感染者都具有禽类直接接触史。禽流感病毒要实现有效的人际传播，乃至引起人类大流行，仍需获得 α-2,6 受体的结合能力。污染的湖水和池塘水为禽类传播该病提供途径。

H5N1 已经横跨亚洲、欧洲及非洲，而且有演变为人传人的趋势。目前禽流感是人兽共患病中传播最广，涉及动物群体、地理区域、食物链最为复杂的一种。禽类是人们食品和食物链的重要组成部分，禽流感严重影响了禽类产品的食用安全，最经典的传播途径是直接从禽传到人、与禽类密切接触和食用未充分烹调熟的禽肉。因此，人禽流感具有明显的食源性特点。人接触猪或因人传人而感染猪流感，猪流感病毒 H1N1 比 H3N2 毒性强，最近英国发现人感染 H1N2，与猪流感病毒极相似，恐是猪流感变异。与猪密切接触的工作人员患流感的概率高。所以，动物屠宰和肉品加工环节是人兽共患病重要环节，既是传播关键环节，也是动物或疫病检疫的关键环节。猪流感和人流感混合后易产生新流感病毒。

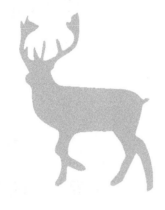

第二篇
新现人兽共患病与新现机制
和同一个健康

　　一般认为人兽共患病新出现的病原是偶然引起传染病，这种病原在新宿主群中出现概率增加，或者从流行病学角度观察是一种长期变化，造成病原存在于新宿主群体中的概率增加了。我们正处于新的人兽共患病不断出现，老的人兽共患病以不可预测的速度扩散的时期，但人兽共患病新现并不是一种新现象，疾病新现是病原进化生态学中的常规现象，部分是病原群对不同宿主漂移的独特反应。从人类有史以来的资料分析来看，地理和社会行为变化提供了病原新现的各种机会，现代社会可能机会更多。

第八章　新现人兽共患病与新现机制

第一节　新现人兽共患病的概念与分类

一、新现人兽共患病

所谓**新现人兽共患病**（emerging zoonosis）是指在人群或动物群中第一次出现的人兽共患病或传染病，也就是近 30 年新出现或新发现具有人兽共患病性质的病原。有时便于描述全面，也把 20 世纪 70 年代以来新发现的病原体所引发的人兽共患病包括近来。而**再现（再肆虐）人兽共患病**（re-emerging zoonoses）则是指历史上曾引发（已被控制），现在发病率明显增加或扩展到其他区域，近年又重新流行的一些古老的人兽共患病种类。新现疾病是已知病原进化或变化而引起的新传染，包括在宿主范围、媒介生物、致病性或毒株方面，或者以前不认识的传染或疾病。再现疾病是病原已知，但在地理区域方面发生变化、宿主范围扩大或流行明显增加。

因为人兽共患病的种类较多，人们关注的重点是一些"重要"人兽共患病，所谓"重要"是指可能引发大范围传播，病原、媒介、宿主较为广泛、特殊或难以控制，致病能力强，如不注意防范，可能引发大的公共卫生问题。据爱丁堡大学的 Mark Woolhouse 博士统计，人类疾病的 1709 种病原中，832 种为人兽共患病病原（占 49%）；156 种为新现传染病病原，其中 114 种为人兽共患病病原（占 73%）。图 8-1 表现了疾病、医学、重要医学技术进步的关键时间段。图 8-2 表现了典型的重要人兽共患病毒病的新现严重影响公共卫生和生态学态势。表 8-1 为新现（1973 年以来）的人兽共患病种类及病原。

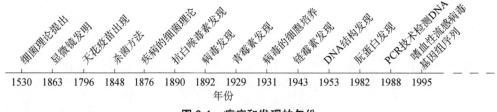

图 8-1　疾病和发现的年份

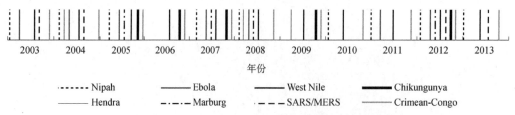

图 8-2　2003～2013 年人兽共患病毒病新现概略图

Nipah.尼帕病毒性脑炎；Ebola.埃博拉出血热；West Nile.西尼罗热；Chikungunya.基孔肯亚热；Hendra.亨德拉病毒病；Marburg.马尔堡病毒病；SARS/MERS.严重急性呼吸综合征/中东呼吸综合征；Crimean-Congo.克里米亚-刚果出血热

表8-1　新现（1973年以来）的人兽共患病种类及病原

发现年份	病原	病名
1973	轮状病毒（rota virus）	婴幼儿腹泻
1975	甲型肝炎病毒（hepatitis A virus）	甲型肝炎
1976	微小隐孢子虫（*Cryptosporidium parvum*）	急性和慢性腹泻
1977	埃博拉病毒（Ebola virus）	埃博拉出血热
1977	嗜肺军团菌（*Legionella pneumophila*）	军团菌病
1977	汉坦病毒（Hantaan virus）	肾综合征出血热
1977	空肠弯曲菌（*Campylobacter jejuni*）	弯曲菌病
1981	金黄色葡萄球菌产毒株	中毒性休克综合征
1982	大肠杆菌O157:H7（*Escherichia coli* O157:H7）	肠出血性大肠杆菌感染
1982	伯氏疏螺旋体（*Borrelia burgdorferi*）	莱姆病
1983	人免疫缺陷病毒	艾滋病
1983	肺炎衣原体（*Chlamydia pneumoniae*）	衣原体肺炎
1983	幽门螺杆菌（*Helicobacter pytori*）	幽门螺杆菌病
1984	日本立克次体（*Rickettsia japonica*）	东方斑点热
1985	比氏肠胞虫（比氏肠细胞内原虫）（*Enterocytozoon bieneusi*）	顽固性腹泻
1986	卡晏环孢子球虫（*Cyclospora cayetanensis*）	顽固性腹泻
1988	戊型肝炎病毒（Hepatitis E virus）	戊型肝炎
1989	查菲埃立克体（*Ehrlichia chaffeensis*）	查菲埃立克体病
1989	丙型肝炎病毒（Hepatitis C virus）	丙型肝炎
1991	瓜纳里托病毒（Guanarito virus）	委内瑞拉出血热
1991	海伦脑炎微孢子虫（*Encephalitozoon hellem*）	结膜炎，弥漫性疾病
1991	巴贝斯虫新种（new species of *Babesia*）	非典型巴贝虫病
1991	东方马脑炎病毒（eastern equine encephalitis virus）	东方马脑炎，急性脑炎
1992	O139霍乱弧菌（*Vibrio cholerae* O139）	流行性霍乱
1992	汉赛巴尔通体（*Bartonella henselae*）	猫抓病（杆菌性血管瘤病）
1993	辛诺柏病毒（Sin nombre virus）	汉坦病毒肺综合征
1993	家兔脑胞内原虫（*Encephalitozoon cuniculi*）	弥漫性疾病
1993	辛德比斯病毒（Sindbis virus）	辛德比斯病
1994	萨比亚病毒（Sabiab virus）	巴西出血热
1994	亨德拉病毒（Hendra virus）	亨德拉病毒感染，急性脑炎
1995	庚型肝炎病毒（GBV-C/HGV）	庚型肝炎
1996	朊病毒（prion）	新型变异克-雅病
1997	禽流感病毒（H5N1）	高致病性禽流感
1998	西尼罗病毒（West Nile virus）	西尼罗热
1999	尼帕病毒（Nipah virus）	尼帕病毒性脑炎
2003	SARS冠状病毒（SARS coronavirus）	严重急性呼吸综合征
2013	H7N9	流行性感冒
2013	类冠状病毒	呼吸系统综合征
2019	新型冠状病毒（SARS-CoV-2）	呼吸系统综合征

二、再现人兽共患病

表 8-2 是一些主要的再现人兽共患病种类及病原。

表 8-2　再现人兽共患病种类及病原

病原	病名	再肆虐原因
狂犬病毒	狂犬病	犬数量增加，管制困难，犬咬伤者增多，犬免疫不力
登革病毒	登革热/登革出血热	旅游发展，人流、物流加速，媒介活跃
黄热病毒	黄热病	蚊媒滋生
疟原虫	疟疾	蚊媒滋生，抗药性增强
血吸虫	血吸虫病	水生态改变，钉螺滋生
囊尾蚴	神经囊尾蚴病	人群迁徙
棘头变形虫	棘头变形虫病	隐形眼镜的使用，结膜炎
利什曼原虫	内脏利什曼病	战乱，迁徙，虫媒滋生，免疫力下降
弓形虫	弓形虫病	养猫，免疫力降低
蓝氏贾第鞭毛虫	贾第虫病	饮水污染，旅游卫生条件不良
棘球绦虫幼虫	包虫病	养犬及畜牧养殖量增加
链球菌	猪链球菌病	养殖条件不良
五日热巴尔通体	战壕热（五日热）	卫生措施削弱
白喉棒状杆菌	白喉	免疫规划中断
百日咳杆菌	百日咳	免疫不落实
沙门菌	沙门菌病	工业技术因素，人口结构及行为改变，抗药性增强，食品转换
肺炎球菌	细菌性肺炎	人口变动，抗药性增强，旅游贸易，滥用抗生素
结核分枝杆菌	结核	人口变动，行为因素，抗药性增强，旅游贸易，卫生措施不力
鼠疫耶尔森菌	鼠疫	经济开发导致鼠类及宿主迁徙
霍乱弧菌	霍乱	卫生措施不力
布鲁氏菌	布鲁氏菌病	卫生措施不力，疫苗防疫能力差，政府管控不力

三、甲、乙类传染病中的人兽共患病及影响因素

我国法定甲类传染病包括两种人兽共患病：鼠疫、霍乱。

乙类传染病主要包括严重急性呼吸综合征、艾滋病、病毒性肝炎、脊髓灰质炎、人感染高致病性禽流感、麻疹、流行性出血热、狂犬病、流行性乙型脑炎、登革热、炭疽、细菌性和阿米巴痢疾、肺结核、伤寒和副伤寒、流行性脑脊髓膜炎、百日咳、白喉、新生儿破伤风、猩红热、布鲁氏菌病、淋病、梅毒、钩端螺旋体病、血吸虫病、疟疾。多数具备人兽共患性质。

大多数人兽共患病病原体不会人传人，或者人传人的能力很低，部分病原体在理论上人传人的概率约为10%，有些则可能是从一次性非人传染源传到人群中引发人传人的，大约有 200 种人兽共患病病原体可引发人传人，如大肠杆菌 O157、HIV、埃博拉病毒等。这些人兽共患病的影响因素见表 8-3。

表 8-3　影响传染病新现的各种因素

因素	特殊因素	疾病新现
生态学变化	气候变化	裂谷热
	水生态系统变化	阿根廷出血热、汉坦病毒肺综合征或朝鲜出血热
	砍伐森林或再造森林，洪水或干燥	汉坦病毒肺综合征、亨德拉病毒病
	土地利用变化，饥荒	拉沙热、埃博拉出血热
人类行为	战争，移民行动	HIV 和其他性传播疾病
国际旅游和商贸活动	贫穷，衰败城市	登革热
	世界性商贸，飞行旅行	汉坦病毒肺综合征、霍乱

续表

因素	特殊因素	疾病新现
技术和工业发展	食品供应全球化，加工包装变化	禽流感、SARS、大肠杆菌感染、疯牛病
公共卫生技术和发展	新医疗设备，器官移植	埃博拉出血热、AIDS
	药物性免疫抑制，抗生素	克-雅病
微生物适应性和变化	微生物对环境选择压力适应导致的	SARS
	抗原漂移、遗传变化、耐药性	
宿主免疫崩溃	免疫抑制/缺陷	牛结核、李斯特菌病
公共卫生或措施崩溃	缺乏足够的卫生和媒介控制	结核、霍乱

四、传染病新现中的各种因素

传染病新现是一个复杂过程，包括生物学、社会学和生态学因素等，总体上包含 13 种因素：①经济开发，人口进入原始地带，生产生活方式变化，与动物接触频繁，畜牧养殖等；②人员流动，人口结构与社会状况发生变化；③人群健康状况改变，人（或动物）群免疫能力下降，易感性或脆弱性增加；④医院与医疗操作不当；⑤病原变异，适应性和抗药性增强；⑥食物或水源被污染；⑦国际旅行，国际贸易，人流物流活跃；⑧公共卫生保障不到位，卫生措施不力，农村地区尤其薄弱；⑨气候变化；⑩战争和饥荒，贫穷和社会不平等；⑪变化的生态系统；⑫技术和工业发展；⑬土地利用变化，是新现的重要驱动因素。

虽然对于传染病新现不可能准确预测，但从已发生的新现疾病可看出如下规律：①病毒、朊病毒、细菌、原虫可能比真菌、蠕虫新现概率大；②大约有 75% 的人兽共患病构成新现传染病，且多数来源于野生动物；③容易突变或基因组重排的病原更可能新现，如 RNA 病毒；④感染多宿主的病原或感染宿主可隐藏较多病原，就会提供基因重排或重组的机遇，因此新现可能性大；⑤病原有多个传播途径或间接接触途径，其新现可能性大。

人类新现传染病中人兽共患病起到中心作用。人类接触人兽共患病在流行病学上主要有两种类型：第一种是人对人兽共患病病原仅仅是点源接触，而后主要在人群中传播；第二种是动物作为病原的保藏宿主，传染外溢到人，但很少在人间传播，这种传染在人群成为死亡终端。

1. 基因漂移 所谓基因漂移，是指一种生物的目的基因向附近野生近缘种的自发转移，导致附近野生近缘种发生内在的基因变化，具有目的基因的一些优势特征，形成新的物种，以致整个生态环境发生结构性变化。

2. 自然选择 自然选择是指能够导致同一种群中，不同遗传性状的分布比例在下一个世代发生变化的过程。

3. 跨物种传播 能够突破动物种类或人间屏障，或者是突破原有传染宿主范围模式，引起新物种或人类暴发传染病。

4. 死亡终端感染 感染的宿主一般是偶然宿主，以死亡转归为最终结果，使传染链终止，这个宿主**不再传染**下去。

第二节 人兽共患病病原新现的理论基础

传染病新现一般认为分两步：病原进入新的宿主群，能够在新宿主群中感染，群内扩散，随后再扩展到其他群中。野生动物新现传染病表现陡峭的死亡率曲线和野生动物群中较短的持续期，是典型的"处女地流行病"。

如果在感染宿主群体中平均感染一个或多个易感宿主，那么这种感染将持续存在于宿主群体中。如果新感染宿主平均数低于 1，病原最终不能持续下去。病原持续存在要求不断提供或补充易感宿主，一般是通过新生、引入和免疫缺失来实现。在当地畜群中基本繁殖系数（R_0）<1，病例发生概率小，最终侵入失败。如果 $R_0>1$，流行的概率大大增加。畜群疾病的流行扩散，剩下易感池在缩小（更多群体成为免疫或感染个体死亡），扩散率将降低。如果侵袭群体比标准数量少，病原就不可能持续或暴发，最终消失。这在短传染期的传染病实际情况中的确是这样的，这种情况多引起高致死率或引起宿主的长期免疫。

一、新现人兽共患病和人类群体发展史

在人类早期社会，狩猎队伍人员比较少，难以形成足够易感宿主群来维持特殊种类病原的传播，这个时期传染病暴发需要从其他宿主群体中反复传入病原，多数病原都是人兽共患病性质的。这些人类特异病原仅在类人猿群体中传播而留下来，如蛲虫。

人类新现传染病历史涉及生物进化中的关键转变，第一个关键转变点是 10 000～15 000 年前动物家养，成为家畜、家禽群体，为疾病新现提供了很多机遇。例如，跨物种传播，这些家畜禽有机会保留野生动物群体中的病原，并有机会传播给人群，在人群中病原稳定下来，如麻疹和天花。第二个关键转变点是居民城市化，卫生问题和瘟疫控制增加了，如黑死病和霍乱等传染病的卫生问题得到了很好的控制。迁移（包括移民）、商贸、探险和战争形成了第三个关键转变点，逐步形成了易感人群并伴随灾难性后果。16 世纪开始（1500～1521 年），美洲和太平洋沿岸估计因天花和麻疹死亡 1000 万～1500 万人，密螺旋体病被传入欧洲。

人类传染病的历史就是主要流行病学转变的历史演变，这些转变与人口数量、人类行为和技术的大规模改变有关。人类生产活动始终是人类流行病学演变的动力，即使现在也是如此。现今的新现和再现人兽共患病与以往流行趋势有哪些不同呢？过去的三四十年平均每年出现一种新的传染病，而现在新现的趋势似乎加快了，人类感染新传染病的速度不可预测。虽然一些新病原如幽门螺杆菌、嗜肺军团菌等，现在看却是老病的新病因；影响全球人类新疾病如 AIDS、SARS 和新型冠状病毒感染，严重威胁人类生命健康；已存在又再发的疾病，如结核、布鲁氏菌病同样产生严重卫生问题。纵观历史和现代反复出现的主题是疾病"新现"，在宿主生态学和接触类型上主要变化就是新现，在不同宿主群之间人为因素影响到人口数量及接触类型，最终引起疾病新现。人口数量的快速增加、人和动物的大规模快速移动及环境的快速转变，人与人之间、人与动物之间的全球性不可预测的接触模式，都预示着将来的风险。

二、人类病原的动物来源

无论是过去还是今天，我们已经了解人兽共患病新现的两个突出机制：一些病原作为人类传染来源，而且从动物-人跳跃到人-人的适应模式；另一些病原需要动物宿主反复接触，在人群中没有稳定循环。Hart 等（1999）提出基于这两种特征和新现事件的时间-规模来对人兽共患病进行系统分类，在此分类中，动物宿主源性的人特异性感染作为老病或现代病很常见。对老病来说，如麻疹就是来自牛瘟，天花来自骆驼痘或牛痘；现代病如 HIV-1 和 HIV-2，突破了猿猴到人的种间屏障，SARS 也是动物源性，现在已经适应了人-人传播。

遗传学分析可以提供最近动物到人跳跃的人兽共患病证据，也对一些经典老病的人源病原起源产生怀疑，如通常认为结核分枝杆菌（人结核）是牛分枝杆菌（牛结核）演化而来的，现在从菌的核酸序列分析来看不太像，牛分枝杆菌基因组已经失去许多人结核分枝杆菌原有的一些基因。在一个比较宽泛的人兽共患病分类中包括一些老病如 Q 热、布鲁氏菌病，以及新病如尼帕病毒病和亨德拉病毒病，这些病原可能通过反复接触动物保藏宿主获得感染，仅在人群中循环。

病原侵入有许多方式，如猎人检查打死后的鹿而感染了人兽共患真菌病——链丝菌病（streptothricosis）或嗜皮菌病（dermatophilosis）。有些病原传播需要中间宿主，有些则不需要。例如，1800 年夏威夷引进蚊子，这些蚊子为禽痘病毒和禽（鸟）疟原虫提供媒介，这两种病原均在该岛存留。痘病毒一直存在，但疟疾在 20 世纪 90 年代前并未流行，从外来鸟，尤其是亚洲鸟引入后，就可能引起疟疾流行。当地森林鸟栖息地因为引进猪产生蚊虫吸血性传播，从而使蚊子保持了病原的存在。蚊子是痘病毒机械性传播媒介，当其从鸟类吸血感染后就成为"飞行的注射器"进行撒毒。同样，这些蚊子也是禽疟疾的生物媒介，禽疟疾对夏威夷鸟类影响较小，而禽痘对岛内鸟群影响较大。

三、最近新现的几种病原

HIV、大肠杆菌 O157 等都被视为新现人兽共患病病原，这些新现人兽共患病病原很多都涉及野生动物宿主，如埃博拉病毒、西尼罗病毒涉及蝙蝠和飞鸟等，这就意味着人类新现传染病从动物宿主传播给人是一个

极其重要的步骤。对于新现病原分析已有许多重要发现，宿主范围和病原种类是病原新现的重要风险因素。

1. 新现人兽共患病涉及宿主范围 在新现传染病（emerging infectious disease，EID）中人类新现疾病与动物宿主之间有着密切联系，人类已明确的 1415 种病原（统计方法的不同造成病原总体数量的不一）中有 61%（313 个属）为人兽共患病性质，感染多种宿主。多宿主病原在动物新现传染病中占多数，90%家畜传染病和 100%新现家养食肉动物传染病的病原都是多宿主病原。通过这些调查材料人们发现，在人和动物宿主新现疾病中"**通才病原**"占主体，即一种病原可以感染多种宿主（图 8-3 和图 8-4）。

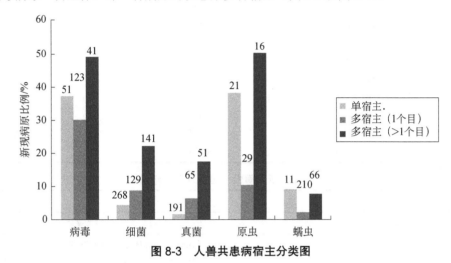

图 8-3 人兽共患病宿主分类图

在相关宿主范围内的不同分类组中新现病原比例，每个柱上方数字表示一个种类人的病原的全部数量

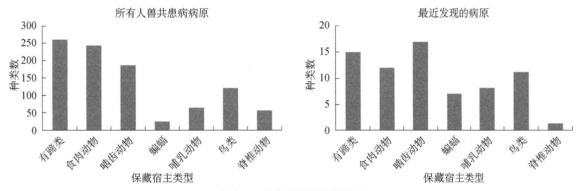

图 8-4 人类病原的保藏宿主

感染野生动物宿主的病原比限定宿主范围的病原危险性高。广泛的宿主是最近发生的野生动物暴发传染病的一个特点。由于人类活动和对野生动物自然生活区域的影响，与早期人类社会相比，危险的野生动物群体太小，难以维持种类特异性病原，病原外溢的风险增加，人类新现疾病风险增加，最终产生跨物种传播。

并不是所有"新病原"都是第一次出现，有些是已知但最近才感染人；或者是以前就存在于人体中，只有最近才被人们比较充分地认识。当然，也存在分类学的问题，如甲型流感病毒，不同血清型有着非常不同的流行病学和致病性特性。在跨物种传播中，已证实传播程度与宿主相关性和地理区域接近有关，如美国蝙蝠狂犬病的跨物种传播程度和蝙蝠群地理位置重叠之间有相关性。类人猿在种系上更接近于人类的宿主，其共同寄生虫种类会更多。人类新现或再现人兽共患病与病原的广范围宿主有关，如朊病毒病中的 BSE 和人克-雅病具有广范围宿主，就可以传染人，而痒疫仅限于绵羊和山羊，暂时未见传播给人。病毒病的宿主范围是高度可变的，如狂犬病毒能感染非常广泛的哺乳动物谱；而其他一些种类如流行性腮腺炎病毒仅在人这个单一宿主中，因此也难以成为人兽共患病。具有广泛宿主侵袭性病毒与高度保守性受体利用率有关。

2. 新现人兽共患病病原分类 虽然各种病原分类都将人类新现传染病病原包含在内，但病毒在新现传染病中更显突出，相对新现风险（relative risk of emergence，RR）要比其他种类病原高出很多（RR=4.3），占全部人类病原的 15%，新现病原的 35%，家畜动物存在类似情况。与此相反，寄生性蠕虫在新现传染病分类中却低于经典风险（RR＜0.25）。虽然野生动物疾病缺乏基本的定量资料（RR 不能计算），病毒也是近些年来野生动物疾病暴发的主因，但病毒中 RNA 病毒比 DNA 病毒的 RR 高（2.8∶2.5），跨物种传播能力却存在巨大差别（表 8-4 和表 8-5）。

表 8-4　不同病原种类与病原宿主范围的相对新现风险

病原感染宿主	人兽共患病数（n=800）	新现人兽共患病数（n=125）	相对风险
野生动物	619（77.4%）	113（90.4%）	2.75
鸟类	82（10.3%）	23（18.4%）	1.97
非哺乳动物	109（13.6）	30（24.0%）	2.00
有蹄类动物	315（39.3%）	72（57.6%）	2.09
食肉动物	344（43.0%）	64（51.2%）	1.39
类人猿	103（12.9%）	31（24.8%）	2.23
啮齿动物	180（22.5%）	43（34.4%）	1.81
海洋哺乳动物	41（5.1%）	6（4.8%）	0.93
蝙蝠	15（1.9%）	6（4.8%）	2.64

表 8-5　新现病原、宿主及发现年代

A.早期

疾病/病原	可能的原始宿主	新宿主	参考文献
麻疹	牛，犬	人	Bennett and Begon，1997；Diamond，2002
天花	牛，骆驼	人	Bennett and Begon，1997；Diamond，2002
普通感冒	牛	人	Bennett and Begon，1997；Diamond，2002

B.近期

疾病/病原	可能的原始宿主	新宿主	新宿主发现年代	参考文献
FPLV	猫	犬	1978	Parrish，1994
SIVcpz/HIV-1	类人猿	人	1983	Gao et al.，1999；Hahn et al.，2000
SIVmac/HIV-2	短尾猴	人	1986	Hahn et al.，2000
犬瘟热	竖琴海豹	海港海豹（未确定）	1988	Mahy，1993
亨德拉病毒	果蝠	人，马	1994	Mackenzie et al.，2001
澳大利亚狂犬病	果蝠	人	1996	Mackenzie et al.，2001
梅那哥病毒	果蝠	猪，人	1997	Mackenzie et al.，2001
尼帕病毒	果蝠	人，猪	1999	Mackenzie et al.，2001
犬瘟热病毒	犬	狮	1994	Roelke-Parker et al.，1996
	雪橇犬	蟹食海豹	1955	Bengston et al.，1991
	犬，野生犬科动物	贝加尔湖海豹	1987/1988	Grachev et al.，1989
	犬，野生犬科动物	里海海豹	2000	Kennedy et al.，2000
H5N1 流感病毒	禽	人	1997	Li et al.，2004
戊型肝炎病毒	鹿	人	2003	Tei et al.，2003
SARS 冠状病毒	中华菊头蝠	人	2003	石正丽等，2013

3. 病原新现与疾病新现互存关系的理解　　研究适应性分支能力的进化生态学家很早以前就提出，先前适应能力很广的祖先动物，适应性进一步分化到更为特定的生物学位置上。很多病原分类上的类别正好在适应性分支的矩阵中。但现在还不清楚，新现传染病中病毒的绝对优势是否能使我们理解传染病新现的机制。病毒的绝对优势包括病毒病治疗困难、检测技术不断改进（认识不断增加）、较短繁殖周期和高突变率、纠错能力差。RNA 病毒具有远距离跨物种传播的能力，侵袭新宿主/物种的能力较强；具有高突变率，即使株间也存在较大差异，这种原始推动力使病毒能够适应环境变化，克服宿主内和种间障碍。例如，狂犬病毒在不同宿主组织和宿主间传播，可能是不同毒株的组织嗜性和宿主差异所致，毒株的差异性弥补了狂犬病毒基因组内调控因素简单和缺乏的不足。但争论的焦点是病毒非常小的基因组限制了 RNA 病毒适应能力和进化，如果

要具备其他功能必须编码特殊序列，这样适应环境变化的突变概率会较少。阐明基因组限制 RNA 病毒进化机制，就能够解释有些 RNA 病毒具有比其他病毒跨物种传播能力更强的原理。

RNA 病毒广泛重组可能是增强跨物种传播能力的一个因素。A 型禽流感病毒的重组对其新现起到了关键作用，重组对登革热病毒萌发变异和新现也起到了关键作用。如果重组是传染病新现的重要机制，那么病毒基因组遗传结构影响重组率就是一个重要问题了。A 型禽流感病毒是分节段基因组病毒，属于负链 RNA 病毒，重组率可能比正链 RNA 病毒低。

就疾病新现机制而言，更多关注的是宿主转换和新病原出现的问题，如人类 HIV 和 SARS 冠状病毒。**针对动物 EID，宿主转换也是新现疾病的主要特征**，如犬瘟热病毒（CDV）跨物种从犬到狮、里海海豹、贝加尔湖海豹的传播（表 8-5）；海豹瘟热病毒（PDV）从竖琴海豹跨越传染到普通海豹；猫胃肠炎病毒演变为犬细小病毒。

进化生态学家研究"适应辐射效应"，很早以前就提出一个"通才祖先"通过适应多样化而成为非常专一的病原。许多分类上非常接近的病原非常适合这种"适应辐射效应"范例，但并不清楚是否新现现象与宿主一般化或简单化改变有关。宿主改变事件在进化记录中可看到相对宿主而言病原系统遗传上常发生拓扑紊乱，依此提出如下假设：这些宿主的改变与病原新现的周期有关。与此不同的是病原克服选择压力而适应新宿主或者是维持更宽一些宿主谱的宿主适应改变，原因现在还不清楚。宽泛的宿主范围可能是分类亲缘关系较远的潜在新宿主的重要提示，但这些病原并不总会跨物种或成为人兽共患病病原（见本章第一节）。新现人兽共患病来自不同动物广泛的宿主种类，主要包含有蹄类（58%）、食肉动物（51%）和啮齿动物（34%）。自然条件下灵长类人兽共患病相对较少（13%），也可能与缺乏这方面资料有关。以相对风险来看待潜在新现传染病更恰当，灵长类和蝙蝠要比有蹄类和食肉动物相对风险更高（表 8-4）。

病原具有广泛宿主的决定因素目前还不清楚，以往数据已经表明宿主细胞受体在跨物种中是高度保守的，也因为受体促进了广范围宿主感染。例如，狂犬病毒潜在感染所有哺乳动物，经高度保守的乙酰胆碱受体进入周围神经；口蹄疫病毒经玻璃黏附蛋白受体完成侵袭。受体是病原进入任何一个潜在宿主细胞系的前提条件，也是限定宿主范围所引起细胞内过程的限制因素。

四、新现疾病调查中总结的经验教训

确定人和动物 EID 病原特征有几个方法上的关键点。首先，所有说明过去人兽共患病和现在人类新现传染病重要性的调查事实，强调对人和动物群体中人兽共患病病原传播动力学的充分理解，必须扩展单一医学知识领域范围，促进兽医学、野生动物疫病知识与医学知识相互交融。在完善人传染病资料时经常利用兽医教科书中大量人兽共患病材料，而不是医学教科书中的材料。将来可能有许多新现人兽共患病首先由兽医学或野生动物学界认定，因为这些专家多数在新现人兽共患病早期或源头进行检测，早期发现是必然的。例如，西尼罗病毒监测和鉴定就是兽医病理学家确定的。兽医提供的材料对于鉴定新现传染病的潜在保藏宿主是最主要的来源。人与动物 EID 中病毒病的主体地位迫切需要专业的病毒技术，专业性病毒技术的发展会积极促进抗病毒治疗和医学与兽医学的合作，如 SARS，以往医学界对冠状病毒了解很少，在 SARS 早期反应阶段多数是从动物冠状病毒知识获益，促进了对 SARS 快速反应的全过程。现在对动物宿主群中新现人兽共患病传染动力学知之甚少，对野生动物宿主更是如此。多宿主群中"通才病原"的流行病学通常很复杂，对其感染的宿主鉴定也是一种挑战。例如，英国獾作为牛结核的来源或宿主始终确定不下来。对于人兽共患病，学科之间整合与合作是非常重要的，反过来，生态学家和人口生物学家要了解个体、群体和社会水平的病原动力学知识。

通过对新现人兽共患病流行病学等调查，我们知道了新现病原及其相关特性，最重要的一条是病原广泛致病性有可能引致疾病新现。近些年来实际发生的新现事件足以让我们惊讶：新现和潜在新现疾病都是在有利生态学和环境条件下发生的。

五、病原在哪儿新现，为什么会是这些病原新现？

首先讨论病原的生命活动特点。病原的相对生物学端点是存活、繁殖和传播，这些端点迫使病原适应周围环境。很多微生物都有比蠕虫更快地适应周围环境的能力，主要是遗传变化能力和较短的繁殖周期，并且微生物在进化上表现出一些优于人类和其他动物的适应环境压力的各种特点，具备这些特点就很可能成为新现疾病病原，如细菌耐药性的快速产生。人类活动对微生物连续进化造成损害，但微生物种群动力和遗传能力在自然选择中具有强大竞争力。

人和动物之间的生态交界面是复杂的，但却是人兽共患病新现和再现的关键环节。这种生态交界面连续受到如下因素的影响：持续全球化，人口和动物数量及移动增加，城市化，动物和动物产品贸易扩增，农业技术和实践的复杂性增加，家畜和野生动物之间更加亲密和频繁接触，生态系统的巨大变化，媒介和保藏宿主生态学变化，土地使用变化和对野生动物消费的变化。因此，可以说**人兽共患病新现就是出现在人-动物生态系统交界面上。这个交界面出现在哪里，哪里就是传染病新现的高风险区域。**人与动物交界面也是早期发现、预防和控制的中心环节。这个交界面也可能是人与动物产品的交界面。

人类社会活动对疾病新现影响有 6 个主要因素：人口数量和行为，技术和工业的进步，生态学和土地使用，国际贸易，微生物适应性和变化，公共卫生措施的崩溃。我们强调人类活动对传染病新现的重要影响，同时也提出一些措施减轻人类活动所造成的影响，但在更广泛领域经常引用一些风险因素，如气候、人口数量和密度增加、城市化和居住条件的恶化，都改变了人群中传染病传播模式和维持方式。人们与动物、野生动物共享更多空间，户外的娱乐和生态旅行使数以百万计人员进入野生动物空间。除非将这些因素与疾病发生动力学联系起来，否则在针对不同传播方式设计有效控制措施或靶向调查中将面临很多困难，如土地利用的变化常常作为新现人兽共患病的一个风险因素。但土地使用变化较大和居住条件改变可能影响人兽共患病病原传动动力学：①增加保藏宿主的数量；②增大保藏宿主传染病发生率；③改变保藏宿主和人之间传染类型、速率。充分认识这些因素中哪几个最为重要，以便能达到最佳控制效果。但确定关键的传播方式并不简单，生态学过程在人兽共患病传染动力学过程中可能改变，而且是非常特殊的，这要求充分理解宿主群生态学。

全球在 1800 年不足 1.7%人口住在城市，1970 年则到了 1/3 以上，2000 年已占一半比例。城市人口数量猛增，市区的基础设施和经济状况还不能满足人口生活空间、卫生和清洁水的需求，拥挤、恶劣的卫生条件，不良的卫生设施都易使疾病新现。动物也见于类似情况，北美水禽成千上万，包括鸭、鹅和天鹅迁移和群居。这些水禽种群维持通过每年北半球靠近北极区域觅食周期，到了冬天再沿一定飞行走廊季节性迁移回到原住地。一些原有的湿地已被人为和自然破坏，湿地损失导致局部北美水禽密集度增高，粪便污染导致水质恶化，大量病原通过粪便污染水质并传播，水禽同样面临传播风险。免疫抑制是另外一个因素，水禽营养不良和农药接触都影响其免疫功能。湿地缺乏导致或迫使水禽吃谷物等旱地食物，实际上不能满足其生长发育需求，再遇到微生物侵袭时就会使其致死率极高。

土地使用影响病原动力学和新现，这可能受如下因素影响，即保藏宿主传染动力学或宿主-保藏宿主接触类型：①从统计学看食肉动物等竞争宿主减少，增加病原主要宿主的密度；②"篱笆效应"，人们居住分散限制了病原扩散，导致非自然性高密度和"篱笆感染率"；③物种多样性减少，导致更具竞争性宿主增加的相对改变；④遗传多样性减少，可能增加 EID 概率；⑤营养状态（如污染、农作物存在和发酵剂）对一些病原有利；⑥生物多样性减少了对一些物种有利的时机；⑦产生了次级接触带，对于先前都是相对隔离状态的病原提供了进入新环境的机遇。人类活动为跨物种传播提供机遇，实际上人类在为微生物和寄生虫"吃饭摆饭桌"。

技术和工业发展对新现人兽共患病具有重要影响。现代医学、食品加工和水处理等技术发展和工业革命促进了现代化，同时也促进了人类疾病新现。院内感染是现代医学的"负效应"，每年因此在美国累及 200 万人，死亡 2 万人，病原的耐药性是主因；我们国家面临同样的问题，我国每年约 400 万人发生院内感染。饲养场、大规模养禽业、水产养殖业都为人类病原提供了环境机遇。三明治污染大肠杆菌、禽肠炎沙门菌都是食品工业中疾病新现的典型例子。

针对新现人兽共患病生态风险因素，能够具有鉴别作用的三个步骤基本框架：①动物宿主到人的高风险个体传播；②从高风险个体再到广泛的传播；③从传播者再到更广泛群体的传播。

这里需要强调对**专性人兽共患病**的区分，即从动物传染给人，是动物源性的人类传染病，是潜在人群中传播的疾病。专性人兽共患病如狂犬病、布鲁氏菌病、西尼罗病毒等基本没有人-人传播群体。这一群体中疾病新现机制和风险因素仅在动物宿主与人类高风险个体间传播步骤上有关。

为了探讨流行因素与疾病新现之间的关系，对伯氏疏螺旋体、埃博拉病毒、汉坦病毒、HIV、甲型流感病毒、结核分枝杆菌、尼帕病毒、SARS 冠状病毒、阮病毒和鼠疫耶尔森菌 10 个了解较为透彻的病原进行分析（表 8-6）。其中列出了常规分类，如土地使用变化、城市化效应和流行病学框架中影响因素模型系数。如果保藏宿主和高危个体之间增加接触，那么高危个体中感染水平就会大大提高。这就要考虑传播途径早期影响因素，如医院卫生条件较差，会增加与埃博拉病毒感染者体液接触机会，并提高传染概率。农业实践操作改变也可以影响人兽共患病新现，主要是通过动物保藏宿主感染率改变或增加保藏宿主和人类感染群体之间接触实现的。表8-6列出了主要影响接触率的风险因素，如局部和长距离移动增加人-人和动物-人接触，这种接触正以空前的速度、容量和贸易扩增而增加，如每天国际上有140万人使用飞机和大型游轮旅行。长距离移动与疾病传播到一般群体有关，如旅行者起到了受染人群和传播者的作用，一些长距离贸易与动物保藏宿主和人之间接触增加有关。野生动物和家畜在人兽共患病新现中扮演着重要角色，潜在增加保藏宿主和病原来源群体中的感染率，增加保藏宿主与人接触机会。限制人类接触相关活动通常会很难，如旅行，限制家畜及野生动物移动能够减少新现风险。

表8-6 人兽共患病风险影响因素

病原	传染			接触			数量			易感性		
	保藏宿主	高危个体	传播者	保藏宿主高危个体	高危个体传播者	传播者群体	高危个体	传播者	一般群体	高危个体	传播者	一般群体
伯氏疏螺旋体	森林破碎，森林再造			侵袭乡村，森林再造			侵袭乡村，森林再造					
埃博拉病毒			不良医院卫生	野味贸易，侵袭乡村	污染的针头	长距离旅行	野味贸易					
汉坦病毒	啮齿动物密度增加，土地使用变化，气候变化			砍伐森林，土地使用变化，侵袭乡村，老鼠，运输及贸易	长距离旅行	长距离旅行	土地使用变化					
尼帕病毒	集约化农场，家畜移动，气候变化，破坏居住地，农业实践			家畜移动								
SARS冠状病毒		卫生不良，医院卫生不良		野味贸易，试验感染	局地旅行，试验感染	高密度群体，长距离旅行	野味交易				长期的公共卫生问题	
阮病毒	牛饲料实践，BSE流行			混合家畜禽市场，屠宰	饮食，输血							
鼠疫耶尔森菌	气候，家畜感染上升			侵袭乡村	旅行，贸易，迁移	旅行，贸易，迁移，卫生不良	野味交易，贫穷，侵袭乡村					
HIV				野味交易，侵袭乡村	滥交，迁移，缺乏控制措施	医学技术，长距离旅行，缺乏控制措施						

续表

病原	传染			接触			数量			易感性		
	保藏宿主	高危个体	传播者	保藏宿主高危个体	高危个体传播者	传播者群体	高危个体	传播者	一般群体	高危个体	传播者	一般群体
甲型流感病毒	集约化农场，家畜移动，混合家畜农场/市场			家畜移动	长距离旅行	长距离旅行						
结核分枝杆菌		公共卫生措施崩溃	迁移	公共卫生措施崩溃，高群密度，长距离旅行		公共卫生措施崩溃			与HIV共感染，贫穷	与HIV共感染，贫穷		

高危个体到传播者或者传播者到一般群体的传播途径可能包含较少的传播机制（如国际飞机旅行、食品污染、医院看护）。这样的接触方式能够很简单地预测其风险模式，如 SARS 病毒、SARS-CoV-2 接触和传播模式预测后，及时采取简单的卫生措施，如戴口罩，就比机场调查和检测更加有效。通过表 8-6 还难以限定非常清晰的风险因素或直接相关因素，如城市化实际包含了很多因素，每个因素都对不同方式特殊病原的流行产生影响，如贫穷（增加人群易感性）、高密度群体、房屋拥挤、恶劣的卫生条件（影响接触率和传播者数量）等。表 8-6 中缺乏几个人兽共患病保藏宿主传染动力学信息。

流感病毒流行的前期需要几个月才能引发人群传播，只要早期工作做得好，就有机会做好识别和适当的反应工作。透彻了解流感病毒分子特性及其与公共卫生的关系，对有效反应具有重要意义。1997 年虽然有很多人接触 H5N1 流感病毒，但并没有引起人群流行，这就提出了**虽然环境中有丰富的病毒和高水平人与动物接触频率，但在流行驱动上应该有其他关键因素**。

六、新现人兽共患病预测和调查

一些专家认为对于下一个人兽共患病将要出现的时间地点的预测是不可能的，对跨物种的准确时间预测非常困难。但早期检测新现事件就有可能控制暴发，并使其影响降到最低。在宿主群体中传播者的放大效应包括从动物-人传播，再到人-人传播，重要的问题是测定传播链中病原来源的"点"，最好是测定从动物保藏宿主到高危人类个体传播事件，实际上这种情况可能发生很少且发现也很困难，但却值得花高昂投入来预防暴发；或者是集中调查传播群体中的传播事件，这样的传播可能发生更为频繁，但对流行控制来说相对迟缓。对动物保藏宿主传染动力学的理解非常重要，深入了解其机制需要耗费精力、物力或较高投入，尤其是野生动物，如为了防控尼帕病毒病，应尽最大努力调查果蝠保藏宿主群，这样就能促进高风险猪场疾病监测能力的发展，并促进这一区域医院的病例调查，以及同一区域野生动物、家畜和医院在人兽共患病防控方面的合作。

新现人兽共患病的这个阶段，可对高风险状况有关的预警动物群进行鉴别（表 8-7）。吃野生动物肉数量增加，可能作为几种人兽共患病新现和新病原出现的风险因子，这可能因为狩猎数量或消费数量增加，或者狩猎者或消费者与野生动物保藏宿主之间的接触概率增加。对野生动物狩猎者或屠宰者高危人群的调查活动中，可能检测到在扩散到一般人群前的病原传播和新现事件。类似的，农场工人和市场贸易者作为疾病预警者非常合适，如 SARS 和涉及人兽两方面的病毒事件，高风险人群预警的潜在价值已经被证明。喀麦隆乡村对猴泡沫病毒的检测中就是针对直接接触类人猿的血液和体液采样，宿主转换事件经常发生，许多发生的事件非常小，可能就被忽略了。目前针对人群进行适当反应、检测新的病原微生物等还是做得不够好，能够促进医学诊断和边远社会交流的各种方法，都能够有效防止新现病原所引起的暴发。

表 8-7　高风险环境和靶向新现人兽共患病调查的人类预警

风险环境/状况	潜在预警人群
以旅游为中心	航空公司工作人员，机场工作人员，船员，国际事务工作者
城市棚户区	贫困社区居民，城市牲畜饲养者，卖淫者，吸毒者
医院	护士，医生，免疫抑制者和老年患者
农场和市场	农民，市场贸易者，屠宰工人，兽医，城市周围牲畜饲养者
城乡交界面	打猎和野物解剖者，野味市场贸易者，消费者
居住变化（如筑坝、砍伐、毁林）	新居住社区居民
新技术	器官移植和输血受者

土地使用变化影响保藏宿主感染率，对野生动物保藏宿主传播来的新现人兽共患病影响最大。特殊病原很难预测其新现情况，而土地使用变化带来人兽共患病新现风险是肯定的。病原新现不是生态学上的新鲜事物，而是宿主群之间相互接触、扩大、变化后的必然结果。

第三节　野生动物传播给人的人兽共患病毒病新现过程

宿主-病毒的相互作用是非常复杂的，人兽共患病的病毒生物学、不同的传播角色和影响因素都关系到新现过程。新现过程有 4 个阶段：①人接触传染源；②病原的跨物种传播；③持续的人-人传播；④对人宿主的遗传性适应。前两个阶段对人兽共患病是必需的；后两个阶段不是必需的，是病原人间流行的前提条件（图 8-5）。

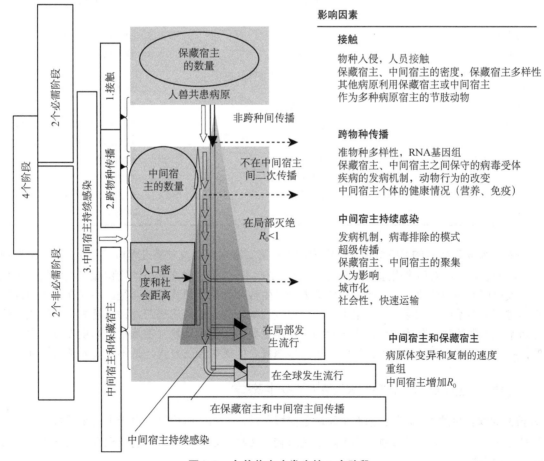

图 8-5　人兽共患病发生的 4 个阶段

一、概述

野生动物人兽共患病发生是由病原和野生动物宿主通过跨物种引起分类学上绝对不同的第二宿主感染，引发病理过程从而发生疾病。在第二宿主中不断反复感染，结果产生局部性、地区性或全球性可检测到或者作为新发生具有一定规模发病率和致死率的传染病。发生过程包括个体、种间、群体和全球规模的生态学相互作用。动态环境和参与者的相对重要性反映出一种进化背景：病原的主动适应、被动适应、保藏宿主（H_{RS}），宿主多样性及地理范围，宿主的局部扩散和病原群。反过来，历史因素影响传统的（病毒）种类分布、数量丰度、多样性，而且不断改变病原与新的潜在易感第二宿主（H_{SS}）交互作用的相关环境。现在的历史因素以前所未有的效力推动人兽共患病病原和宿主"重新洗牌"和扩张，使之进入前所未有的新生态环境。

1. 跨物种传播地　　人兽共患病跨物种传播（spillover）是指异源性病原进入第二宿主群体的个体中，完成传染循环的过程。这包括：①病毒吸附，穿过细胞和脱衣壳，或病毒核酸从衣壳脱离过程；②转录、翻译和复制；③组装和释放。而后与共同或相关细胞受体介导结合侵袭进入第二宿主细胞。随后，因感染细胞病毒释放，病毒进入组织，导致第二宿主出现系统性疾病，从而引发传染病（表8-8）。

表 8-8　跨物种传播的新现人兽共患病

疾病	病原	原始宿主
AIDS	HIV-1	黑猩猩
AIDS	HIV-2	白颈白眉猴
SARS	SARS 冠状病毒	中华菊头蝠
疟疾	恶性疟原虫	鸟（未确定）
疟疾	间日疟原虫	亚洲猕猴
睡眠病	布氏锥虫	野生反刍动物
白喉	白喉杆菌	家畜草食动物（未确定）
肝炎	乙型肝炎病毒	猿猴
病毒性淋巴瘤	HTLV-1	类人猿（亚洲猕猴）
（未确定）	HTLV-2	矮黑猩猩
呼吸道感染	人冠状病毒 OC43	牛
流感	甲型流感病毒	野禽
麻疹	麻疹病毒	绵羊/山羊
腮腺炎	腮腺炎病毒	哺乳动物（猪）（未确定）
天花	天花病毒	反刍动物（骆驼）（未确定）
流行性斑疹伤寒	普氏立克次体	啮齿动物
鼠疫	鼠疫耶尔森菌	啮齿动物
登革热	登革热病毒	旧大陆灵长类动物
黄热病	黄热病病毒	非常类人猿

2. 保藏宿主和第二宿主的发病机理　　保藏宿主和第二宿主感染及发病过程可能是不同的。猕猴疱疹病毒引起的口腔损伤，感染人后多引起致命性脑膜脑炎（70%）；汉坦病毒在啮齿动物保藏宿主中仅仅是亚临床感染表现，没有明显病理变化，如果跨物种传给人则发生致命性出血热性肾综合征。不管在人体中或第二宿主体内疾病过程如何不同，病原在保藏宿主中的病理过程是预防人兽共患病跨物种传播的主要组成部分，相对综合防治来说对保藏宿主防治比对已患病者的治疗还重要。在野生动物（保藏宿主）检疫过程中，忽视病原传播的错综复杂局面，而只重视以人为中心的、传统概念的疾病预防方式，是不完善的预防机制。

二、人兽共患病新现和物种侵袭的比较生态学

1. 人兽共患病发生的4个阶段：前两个阶段是前提条件　　第一阶段是来自野生动物保藏宿主中传染性繁殖体与易感性第二宿主之间的接触；第二阶段是跨物种传播。这两个阶段可能要求有中间宿主，如节肢动物或中间脊椎动物宿主。

2. 后两个阶段是疾病流行所必需　　后两个阶段是区别宿主和病毒之间相互关系的关键环节（图 8-5）：一旦在新宿主中发生人兽共患病传播，就自然形成了新的跨物种传播；新宿主内部传播形成遗传适应和表型变化，即在人体内形成新病毒。与人有关的新病毒在质和量上即遗传和表型上与原毒株是明显不同的，如 HIV 和流行性禽流感病毒亚型，在宿主嗜性和致病性方面对人来说已经是一个全新的病毒了。一些病毒具备人传人的能力，但却保持最小或没有遗传变化（如 SARS 病毒），虫媒病毒、黄热病病毒和 4 个登革热病毒血清型在人传人间循环，因吸食类人猿的昆虫再次袭击人而介导这种人-人循环。

病毒对人类宿主的适应性是新现人兽共患病发生的最关键性进化。对于禽流感来说，禽样基因片段、甲型流感病毒的关键成分进入并预存于禽流感病毒中，重组后如果致病性增强将导致流行性 A 型禽流感发生。人 SARS 发生也是伴随来自人、果子狸、菊头蝙蝠病毒片段的重新组合，这些动物都是 SARS 病毒假定保藏宿主或中间宿主。

3. 基本繁殖数（R_0）作为病毒相关适应能力测定指标　　流行病学为了测定宿主中传染病发生频率，以病毒"繁殖潜能"，即基本繁殖数（basic reproduction number，R_0）作为基本指标，R_0 是对一个易感个体随机混入动物群体后继发病例的平均数。相对于适应能力，R_0 由三个指标组成：c 为接触率或单位时间内接触次数；p 为每次接触传播的可能性；d 为感染持续时间。R_0 以单位/时间为单位，它可以针对各种传染病进行计算，而不考虑其传播途径。

$$R_0 = c \times p \times d$$

现实不是数学世界，计算 R_0 时使用的假设，如数据的可用性、曲线的指数部分、同质人群、人群中相似的接触率和封闭人群，在现实中很少得到满足。因为 R_0 取决于各种参数，包括病原体的传染性、传染性持续时间和宿主外排后的存活率等因素。R_0 也取决于宿主和环境因素，宿主因素，如易感性、年龄、性别和职业，可能会对 R_0 值产生影响；同样，环境因素，如季节性和生活条件（过度拥挤和通风），也有助于传播动力学，从而影响 R_0。这就是同一病原体在不同人群中存在不同 R_0 值的可能原因，R_0 是高度可变的。因此，重要的是看经验数据来预测疫情的进程，而不仅仅是 R_0，R_0 不是精确数字，而是现实应用的有限复数。

另一个与传染相关的术语是实时传染数（或有效繁殖数）（time-varying reproduction number，R_t 或 R_e）：将病毒引入非感染人群后，并不是所有人都会随着疫情的持续而变得易感，部分人会因为感染或接种疫苗而产生免疫力。在这种情况下，使用的指标是有效繁殖数，R_t 表示如果在时间 t 之后条件保持不变，典型的原发性病例在感染后时间 t 时产生的继发病例的平均数。

三、新现人兽共患病发生过程的影响因素

（一）非生物因素

非生物因素可以改变保藏宿主和第二宿主动物群体间或传染媒介的接触概率，从而影响跨物种传播。人兽共患病传播高度依赖非生物因素，因此常被冠以环境驱动的流行病。全球气候变化与新现人兽共患病有明显关系。如果说"厄尔尼诺"现象引发人兽共患病，可能的方式是营养级联，导致保藏宿主和媒介宿主数量增加，增加人类接触人兽共患病病原的风险。"厄尔尼诺"现象增加了美国东南部汉坦病毒肺综合征和鼠疫、澳大利亚罗斯河病毒病、南美杆状巴尔通体病和利什曼病等的风险。气候变化或局部气候条件反复的变化能影响人兽共患病发生和媒介源，干燥可以促进圣路易斯脑炎病毒、日本乙型脑炎病毒和埃博拉病毒的传播，使人处于跨物种传播的风险之中；而暴雨又会增加媒介动物数量，导致如西方马脑炎、罗斯河病毒病、裂谷热处于流行状态，也会使人处于跨物种传播状态。

（二）新现过程进化和固有生物因素

固有的和进化因素促进一些如 RNA 病毒性人兽共患病跨物种传播能力增强，病毒高复制率、高突变率都会增加重组或重排以适应新的环境。如果人类宿主对传染病易感，则反映免疫记忆或其他方面变化，人的免疫功能和易感性是传播动力学的一部分，受个体营养状态和年龄影响，当强大的进化动力维持病毒在一个极小人群范围内，R_0 接近统一。理论上讲，病毒进化受社会结构性宿主群体，如人群与外界交流频繁程度的影响。这种情况下病毒传播模式假设是平均的或自由混合人群，会增加人-人传播的新病原数量并促进病原进化到一个高平均 R_0，疾病易发生流行。

分散人群接触率低，进化动力低，如果病毒毒性增加则加快进化进度。如果分散宿主中低毒性病毒感染人数有限，可能会很快传播到免疫力较强个体中，对疾病继续传播影响较大，若免疫力强的个体较多，传播甚至停止。如果毒性强的病毒引起致死性感染，没有存活的个体来阻挡，死亡进程已经把感染个体除去，可能就是传播终止的过程；或因其他原因，病原扩散进入异质群体中，形成跨物种感染的扩散。低毒循环中引入高毒性病原，通过传染过程或病毒重组，改变了病毒宿主适应性进化轨迹。

（三）外来生物相互作用

近些年来，自然的或人为的易位感染或潜伏感染保藏宿主或媒介等外来生物对人兽共患病发生起到了促进作用。越来越多的报告将外来宿主物种与人兽共患病联系起来。美国宠物贸易促进了猴痘传播，全球旅行促进了 SARS 传播。并不是所有入侵或疾病引入都能导致流行，但美洲的西尼罗病毒例外，入侵后几乎很快就涉及鸟类保藏宿主和蚊虫媒介等广泛的本地种类。一些鸟类使西尼罗病毒保持一定数量和嗜血性媒介病毒持续周期，使病毒能够传播给人和沿鸟类飞行路线进行传播。欧洲和中东的西尼罗病毒存在与此类似现象。风吹可能改变传播路线，如 1998 年风吹使蚊子将日本脑炎传播到澳大利亚北部大陆。

（四）外来因素特殊类型——人为影响

1. 栖息环境改变　　人为侵袭动物生存环境和现代农业实践。人口增加和现代农业发展使人类活动不断袭扰自然生态环境系统，如农业灌溉增加媒介昆虫数量，水坝有利于人们利用水资源，但也有利于媒介源性昆虫滋生和人兽共患病传播。人类的活动使病原遇到了不稳定生态环境，总体来说人类活动是病原进化的主要动力之一。40%～50%的土地资源因人类活动而退化，这将促进疾病新现和再现。

2. 家畜提供了合适环境　　家畜禽为人兽共患病病毒侵袭潜在宿主进化提供了合适的环境，存在于人或家畜动物中的人兽共患病病毒在不同因素驱动下进入森林栖息环境，如亨尼帕病毒（Niv 和 HeV）跨过种间屏障而感染猪和马，经媒介物再感染人。

家畜和家禽饲养提供了各种疾病新现交界面，利于病原进入野生动物群体中。野生禽霍乱和野生麋鹿布鲁氏菌病就是例子。

3. 人口数量的增加和都市化　　近 50 年世界人口发生了明显变化，除了数量增加外，人口分布和社会结构也随着移民、城市化等发生变化。城市人口密度增加形成巨大城市和巨大人口群，在边缘地区居住条件差，卫生条件恶化和饮用水缺乏，易促使新发人兽共患病流行，也包括媒介源性传播。城市化也改变了野生动物生活环境质量，潜在增加人-动物-媒介互相作用。

4. 快速发展的现代化运输　　人为因素最为突出的是运输条件的改变，在人们快速移动的情况下，疾病传播的速度也增加了。野生动物的非法交易，加上快捷的运输，促进了人兽共患病扩散。天花被引进新大陆，梅毒进入旧大陆，都是人们旅行有关传播的经典例子。通过贸易，感染的动物和节肢动物媒介传入新的区域，它们经常是搭便车的旅行者。例如，亚洲虎蚊通过轮船上的轮胎进入美国，然后感染老鼠，感染的老鼠通过船到达各个港口并开始世界各地航行。压舱水引进了霍乱，导致美国 1991 年霍乱暴发。

5. 发达的现代医学　　现代医学广泛使用针具，增加免疫抑制治疗，器官移植和输血等，这些方式都可能促进人兽共患病传播。一些医学技术也能使传播途径局限的人兽共患病病毒出现短暂的传播波动。

6. 经济发展和土地使用　　土地使用主要与开荒和经济发展有关，快速经济发展和大量土地使用改变了脊椎动物和非脊椎动物住所及种间接触环境。例如，北美近 10 年土拉热流行，就是土地利用改变了哺乳动物宿主和蜱媒介的生存环境所致。修筑水坝和再建人工森林也会促进人类疾病新现。蚊源性裂谷热主要是牛和羊的疾病，这种病 1997 年以前仅发生在非洲撒哈拉以南地区，1997 年建筑阿斯旺水坝后，裂谷热引起埃及 20 多万人的临床病例和 600 人死亡；1987 年塞内加尔盆地的迪阿马大坝建成后，引起 1200 多人裂谷热严重病例，250 人死亡。大坝建成为蚊虫提供了繁殖场所，利于裂谷热病毒传播。莱姆病是几种硬蜱传播的，美国的白爪鼠是细菌的宿主，白尾鹿是蜱媒介宿主。早些年密西西比河东部砍伐森林，导致鹿失去家园，结果使鹿和鼠生活区域接近人类生活区，莱姆病成了美国最常见的媒介源疾病（表 8-9）。

表 8-9　人类有关疾病新现和再现的主要因素

因素分类	相关机制
病原	
微生物适应性和变化	包括选择压力、突变、进化和相关变化
跨物种障碍能力	对新宿主的侵袭和种群中的维持
传播致病性和毒性	侵袭宿主，引发疾病和传播到新宿主
存活和持续存在	疾病静止期在环境中持续存在
环境	
生态学变化	气候变化、自然过程，如植被交替、地震、火灾、洪水、干旱和其他大规模自然事件
动物转移	动物自然循环运动，如候鸟季节性移动、寻找水源、大型哺乳动物产犊移动
人类	
人群	包括数量增加、分布和密度
行为	包括性、社会、文化和其他行为传播疾病
城市化	从农村到城市人口增加
现代旅行和商贸	人员与货物国际移动、生态旅游和国际化市场
农业和食品工业变化	种植类型、动物饲养方式到食品生产、水产养殖、食品加工和包装
现代医学	器官移植、抗生素、延长寿命、人群和其他卫生健康
公共卫生基础设施和措施破坏	包括虫媒病毒等调查活动减少、不强调传染病
动物再定居	外来物种引进、农业物种和野生动物人为移动、伴侣动物贸易
环境变化	人类活动导致土地使用变化，如砍伐森林、筑坝、大规模农业城市发展、娱乐发展等
社会事件	战争和冲突、城市衰败、恶劣生存条件
技术和工业发展	运输速度、水再利用、医疗水平、空气质量和生产副效应

四、人兽共患病新现作为侵袭生物学范例

特别强调新现人兽共患病病毒对新的第二宿主的侵袭作用，人是易感宿主之一，非本地动物种类的生物学侵袭新现风险较高：①接触传染链条中非本地动物种类，如运输到外地口岸的动物；②非本地动物沿运输链和进入异地环境跨种类传播；③维持在新环境中侵袭第二宿主的传播；④维持在第二宿主的传播并产生新的病毒保藏宿主。

1. 新现或侵袭终点和传播"分支"　难以跨物种传播就不能引起人兽共患病新现，传播潜能 $R_0 < 1$，传播链就不能建立，第二宿主内传播链即断裂，非本地动物平均 $R_0 < 1$，属非传播种类。反复接触和跨物种就可能引起新现疾病流行，但侵袭物种在进入点处不再移动和消失；这种情况要继续传播，侵袭需要反复引入，进一步建立引入侵袭和扩展传播。要坚持对人和动物中人兽共患病病原进行监测，能够及早发现，从而阻止其进一步流行。

2. 侵袭人类或人类侵袭？　人类侵袭后或人类活动的扩展将改变环境的整体性，对于人作为侵袭种类，是以人兽共患病领域而言。人类侵袭一个新的栖息地或环境常常涉及病毒性人兽共患病发生过程，当本地的保藏宿主和媒介生物共同激发自然存在的病毒就可能启动传染过程，增加了生态相互作用的机遇。北美同地域啮齿动物的汉坦病毒保藏宿主传播汉坦病毒产生汉坦病毒肺综合征（HPS）是不可预测的；同样西非洲类人猿 HIV 保藏宿主对该病传播、亚洲和澳大利亚亨尼帕病毒从果蝠的传播预测也是极其困难的。因此，从生物医学角度来看，更强调病毒对人的侵袭。人类侵入新的环境作为人为因素影响接触和跨物种传播，但目前并没有现成的森林栖息性人兽共患病循环模式，人类的侵袭并不一定就能引起疾病流行。人类侵袭了野生动物自然环境，然后，野生动物保藏的病毒反过来又侵袭人类，造成新现人兽共患病流行。近期调查证明外来宿主的引入导致大部分人兽共患病事件发生，外来物种多为哺乳动物，其次为鸟类。《欧盟相关外来入侵物种清单》《中国自然生态系统外来入侵物种名单》已经说明对该类问题的重视，2020 年 8 月生态环境部《中国生态环境状况公报》显示我国已经列入外来入侵物种 660 种。欧盟 16 个外来入侵物种中有 81% 与人兽共患病原体的流行病学循环有关。

五、传播途径对人兽共患病毒病流行的影响

为进一步探讨部分人兽共患病毒病为什么和怎样倾向于跨区域传播、传播过程的不同途径，这里对一些病毒进化史、病毒生存的现代理论及如何成为人类疾病的病原因子等进行简要讨论。能够引起人兽共患病的病原生物学特征包括多保藏宿主、高复制率、潜在的同源或异源重组等，RNA 病毒就具备这些特征。

1. 经反复接触和跨物种传播引起疾病　　狂犬病毒和西尼罗病毒通过感染保藏宿主或感染中间媒介生物再传播到人这个第二宿主，期间是重复接触和跨物种传播。虽然这两种病毒 RNA 基因组极化和复制方式明显不同，但都减少正向选择，甚至建立了新的保藏宿主或媒介宿主。对于病毒来说要进化为普遍性感染病毒或多感染宿主病毒，即在不同种类细胞中要能够感染和繁殖，如媒介源性西尼罗病毒，那就要求该类病毒要能在禽、哺乳动物、昆虫保藏宿主、媒介宿主、第二宿主中感染和繁殖。这些病毒罕见有人传人的情况，即这些疾病人传人的流行病学意义不大。新型禽流感病毒 H7N9 就是以反复接触模式引起跨物种传播给人的。牛场员工接触牛体、牛粪机会多，而妇女接触生牛乳等的机会可能较多。牧羊犬及猎犬与家畜和野生动物保持持续或反复密切接触，这些犬受伤和暴露于传染病、有毒物质和环境威胁的风险较高，饲养犬或允许获取狩猎动物的生肉增加了疾病传播风险。腐生分枝杆菌病是由于反复暴露于内源性或外源性菌体而引起的慢性和复发性疾病，最常见的是腐生病，不常见的是人兽共患病。

2. 人传人持续和跨物种传播　　人是森林栖息性人兽共患病传播循环的易感宿主，一些人兽共患虫媒病毒可以引起人-人传播。人-人传播的人兽共患病流行主要是因为城市人口密度过大，与虫媒宿主共存，环境卫生恶劣。黄热病病毒和登革热病毒是虫媒病毒，所引起疾病主要以城市型传播循环模式，而不是森林栖息保藏宿主和虫媒宿主型，登革热在亚洲就是以城市人口密集型发生为特点。2014 年 9 月相隔半个多世纪后登革热在日本重现，位于东京市中心的代代木公园是传播这一疾病的伊蚊集中区，在短短 4d 里，有 22 人感染，这些患者的共同点是过去两个星期内都曾到代代木公园一带活动。

狂犬病毒在哺乳动物目、种的新保藏宿主中跨物种传播，与蝙蝠有关的狂犬病毒通过陆生食肉动物获得暂时性传播，如赤狐和条纹臭鼬。狂犬病流行首先要有充足的原始保藏宿主保持保藏宿主内的传播，唾液中的狂犬病毒的反复接触就可能引起人的跨物种传播。狂犬病对许多哺乳动物都是致命的，主要保藏宿主（如犬）数量下降与第二宿主（人）流行下降是一致的。如果保藏宿主数量又增加，流行就会呈间歇性周期复发。西尼罗病毒流行与狂犬病毒类似，许多保藏宿主蚊虫、蜱与感染西尼罗病毒的三类脊椎动物（禽、哺乳动物、爬行动物）反复接触引起流行。实际上宿主-媒介-病毒之间的关系目前并不十分清楚。蚊虫媒介要求温度和潮湿度，因此蚊虫媒介只适应满足这两种条件的区域或季节中，温度敏感型外来病毒在保藏宿主中存活，**季节是疾病驱动力之一**。

3. 人的适应方式：SARS 平静了吗？　　SARS 病毒是一个新的科学问题，SARS 作为人类病原是直接跨物种传播性疾病，此前对该病人们一无所知，或者知道该病毒是哺乳动物冠状病毒和禽冠状病毒重组而来。SARS 病毒从遗传学观察与已知冠状病毒明显不同，我国科学家以 PCR 方法证实 SARS 来源与中华菊头蝠有关，基因组分析曾认为 SARS 病毒来自人和果子狸，分子流行病学分析认为人 SARS 流行与食用果子狸关系密切。这些资料提出蝙蝠是保藏宿主（如中华菊头蝠），果子狸等野生动物作为第二保藏宿主，再导致人类感染的食物链发生，并能维持人-人传播链。更多资料指出 SARS 很快适应人类新宿主，快速和有效的公共卫生反应终止了其传播，也停止了其进一步进化。遗传学资料显示，SARS 具有强烈选择性和人适应性，人分离株基因组与果子狸毒株有明显不同，证明在人体内该病毒已经明显进化了。病毒本身的特性赋予其容易跨物种传播的本领，进化史包括广泛的哺乳动物适应性和感染能力，主要是有广泛的保藏宿主和第二宿主。病毒对这些宿主具有预适应能力，从而导致人间传播。病原在新的宿主——人体呼吸道组织中提供维持传播的方式，以较浓的飞沫或气溶胶传播。

SARS 病毒生物学特性、人类行为和社会实践相关因素重叠促进了 SARS 流行，人与果子狸接触增加、跨物种的反复适应和快速运输是该病毒和疾病传播的动力因素。就目前而言，SARS 仍然有很多未解之谜，是一个"来无影、去无踪"的神秘疾病，幸运的是该病已被有效控制。

第四节 病毒新现的进化遗传学

虽然有很多材料来描述病毒新现相关的生态因素，但人们对于能够促使病毒跨物种传播和在新宿主中建立感染方式的进化过程知道甚少。为了理解新现病毒进化的生物学基础，需要建立一个进化遗传学理论框架，特别是自然选择作用和遗传漂移对促进病毒新现的重要性的理解。新病毒病的进化规则，特别是一定类型病毒或者能够感染特殊种类宿主的病毒要比其他进化慢或宿主谱较窄的病毒更可能新现。强调病毒进化速度和系统遗传学的不同宿主细胞受体识别能力之间的交互作用。目前还缺乏足够资料证明病毒感染早期需要在新宿主中有一个适应过程，或者带有必要遗传特征的病毒传播机会更大一些。

一、概述

直到最近人们才了解许多病原传播到人群与生态因素有关，这些因素涉及人口数量及密度、土地利用的变化、全球旅行人数增多、政治动乱等，这些都可能增加传染病发生概率或增加保藏宿主的密度。现在还非常缺乏对进化过程的研究，对于新现病毒，首先通过系统遗传学研究其进化生物学变化。虽然人生态学和系统遗传史变化是研究重点，但不能摆脱新现特异病原生态学和遗传学变化的理论体系，关键问题是哪些进化过程与病原表型和遗传有关。

进化遗传学是阐述与原始发生和在宿主中变异过程相关的遗传学变化。目前这方面的最大困惑就是基因漂移。**病毒进化遗传学基本理论：疾病或病毒新现要求病毒与新的易感宿主群体有接触机会，病毒对新宿主发生轻微自然选择变化，如果变化成功，病毒就能成功跨物种传播。**不同种类病毒具有不同的适应程度，达到最高峰就是最好的适应度，就有可能跨物种传播，这个高峰是由无数低谷连接而成的。新现病毒开始只感染少量个体，病毒在这些新个体中突变并稳定——形成遗传漂移，漂移可能发生在更小的群体中。最终，漂移和选择分别影响病毒在宿主中传播宿主群的大小，发挥传播模式功能。

二、哪种病毒更易新现？

病毒分类中使用广泛的依据之一是病毒含有 DNA 或 RNA 核酸，新现病毒病中 RNA 病毒较 DNA 病毒多，而 DNA 病毒几百万年来已经与宿主形成了稳定的病毒-宿主共生关系。DNA 病毒与 RNA 病毒相比更多地形成持续感染，因此更易激发宿主进化。

RNA 病毒似乎具有新现特质，可快速进化发展，这是因为 RNA 病毒较 DNA 病毒在 RNA 聚合酶或反转录酶作用下更容易出现基因错配，复制速度快、数量大、纠错能力差。因而，快速进化允许 RNA 病毒快速产生突变，以适应新的环境，包括新宿主，这是一种普遍机制；但 RNA 病毒是否具备新现能力，或者病毒的一些其他性质变化是我们最为关注的内容。理解这些变异的基础是发展病毒新现进化模型的关键，进而深刻理解 RNA 病毒进化机制。

一般来讲，病毒进化主要由复制错误率和每一代繁殖时间所引起的进化速率驱使，病毒间的变异率是这方面的研究热点，人们已经对病毒种属和种间每代变异进化时间获得了大量数据。并不是所有 RNA 病毒都快速进化，最典型的例子是猴泡沫病毒（SFV），该病毒在类人猿宿主中历经几百万年而产生有限分支，每年基因上取代位点的概率仅为 10^{-8}，低变异率与 DNA 病毒相似。对于这种低变异率的最可能解释是最大限度减少复制速率和最强的纯化选择，使大量突变和缺失被排除。从各种进化谱系结果看，单股 DNA 病毒与 RNA 病毒进化速度相似，可能原因是固有错误率类似。

虽然突变是导致进化的基本条件，但从更长时间看基因漂移和自然选择双向过程是遗传变异的最终决定者。因为所有病毒都绝对依赖于宿主细胞基质而延伸生命循环，病毒蛋白和宿主细胞受体之间的反应构成病毒适应能力的先决条件；特定 DNA 序列和细胞受体之间的反应是一些 RNA 病毒跨物种传播的重要条件之一。例如，禽流感病毒通常不能引起人-人传播，就是因为病毒血凝素蛋白与人细胞受体不匹配，禽流感病毒编码与人细胞上唾液酸受体结合的特殊氨基酸序列。病毒与受体间的亲密关系影响病毒传播，如果是一个"通才病毒"，它与受体反应应该是广谱性的，也可能形成跨物种传播。对于一些实例情况来看，病毒利用保守细胞受体比利用其他细胞受体更容易跨界传播，如果这种分析符合实际，将对病毒新现的预测意义更大。

另一个影响病毒跨物种传播能力的是传播模式。可以认为一定传播途径，特别是呼吸道和媒介源性传播比其他方式更易新现，肯定比血源性或性接触新现病毒的概率高。早期记载的很多都是蚊虫媒介传播的新现病毒，这种方式增加了接触概率，但还有许多其他因素可以看作微积分省略去的因子。传播模式和病毒在新宿主细胞中的繁殖能力关系最大，已经有病毒媒介体内外比较研究结果支持这种理论，在节肢动物和哺乳动物就有严格的序列变化限制。这种效应是拮抗适应平衡效应，突变是为了增加对新宿主的适应能力。因此，宿主中氨基酸的变化对宿主自身和外来入侵的病原来说可能是有害的（即使是轻微的毒害），最终通过除去纯化作用来消除这些变化，维持宿主内环境稳定。在一些昆虫中难以建立病毒的繁殖感染，一些动物和植物RNA病毒的进化过程涉及相关媒介，这些媒介对病毒进化可能起到了关键作用。但突出的一点是虽然媒介病毒经常与人类疾病暴发有关，但很少能维持长期传播网络和死亡终端感染，这是其共同特点。在不同宿主中复杂的复制适应能力可能是预防许多媒介病毒在新宿主中成功新现的关键，是否还有类似的限制性机制目前还不清楚。

三、哪种类型病毒更易跨越种间传播?

科学家发现HIV非人类人猿宿主和SARS病毒的最终宿主蝙蝠，对理解病原跨物种传播非常重要。然而，对烈性的埃博拉病毒，在非洲调查几千个动物样本，并未鉴定出保藏宿主（也有认为是蝙蝠）。丙型肝炎病毒（HCV）是新发现的人类感染病毒，成为全球超过3%人感染肝病的主要原因，从蝙蝠、犬、牛、马、灵长类动物和啮齿动物身上分离出基因多样的肝炎病毒，推测病毒在人类、马和犬身上的人兽共患起源，马和犬是丙型肝炎病毒祖先传播到人类的潜在媒介。从马到犬的直接跨物种传播似乎是合理的，但丙型肝炎病毒在人类中的人兽共患起源仍然不透明。从理论上讲，通过叮咬昆虫，可以将所有三种宿主物种连接起来。有些病毒有能力跳跃生物物种传播，但系统遗传限制了这种能力的发展。种属和系统发育很关键，如果宿主种类接近，跨物种传播的概率就更大。现在并没有证据显示来自不同生物如植物、鱼、爬行动物或两栖类动物的病毒能感染人，如植物病毒即使通过食品也不能传染给人。人类病毒多数来源于哺乳动物，偶尔来源于鸟（禽）类。昆虫病毒虽然常感染人，但多数是从其他哺乳动物传播来的，而不是昆虫自己感染的病毒，在终宿主引起新宿主死亡终端传染。

对于哺乳动物病毒影响人类有关的**系统遗传趋势**，特别是人类近缘的类人猿病毒对人类侵袭比其他种类病毒危险大，现在还没有充分资料证明，还难以理顺**接触概率与传播概率的关系**。我们知道类人猿与人的关系比啮齿动物接近，但人类与啮齿动物接触更多，个别证据指出因类人猿与人关系更近，其病毒有能力侵袭人类。例如，HIV-1和HIV-2的宿主为黑猩猩和猴，其他人类病毒似乎也存在类人猿宿主，包括登革热病毒、黄热病毒、乙型肝炎病毒等。

CD4$^+$T细胞是HIV-1的主要靶细胞，在自然感染过程和通常的体外实验中，该细胞的活化和增殖是HIV-1得以大量复制的先决条件。科学家意外发现经过CD3/CD28抗体协同刺激后，活化的CD4$^+$T细胞能够逆转对HIV-1的易感性。采用生物芯片技术，对能够逆转HIV-1易感性的CD4$^+$T细胞进行了全基因组分析，从中发现了产生逆转效应的信使核糖核酸（mRNA）表达谱特征。易感性是由遗传基础所决定的相同环境下不同个体患病的风险高低。但目前，尚不清楚这一现象所包含的调控规律和分子机制。

这些病毒与人类系统遗传学关系较近，偶尔因为生态因素如毁林及相关活动，增加了与其他猿猴等动物接触的机会而发生传播。通过这样的接触机会，人类同样会把人类病毒传播给猿猴等动物，如麻疹病毒、细环病毒（torque teno virus，TTV）（一种非甲非庚型肝炎病毒，猪带染）。

系统遗传距离与病毒新现之间存在合理机制关系，如识别和感染宿主细胞的能力是跨物种传播的关键步骤，而系统遗传相关的宿主种类可能共享相关细胞受体。跨物种概率与系统遗传距离远近有关。依此理论，DNA病毒跨物种的难度更大，速度会更慢。但有很多例外，如人类许多新现病毒往往来自啮齿动物而不是猿猴等，这就意味着高密度啮齿动物携带大量各异的病原和（或）啮齿动物生活在人类附近而增加接触机会。其他因素还包括系统遗传相关免疫反应，遗传关系较近可能共享等位基因，该基因决定对特殊病原的免疫反应能力，即组织相容性，具有很强的免疫能力，从而阻止了感染的发生。

四、需要在新宿主内适应后才能引起新现吗?

对于一些新现人兽共患病我们只关心其发病情况,并没有与能够引起人-人传播疾病的不同病毒进行区别。的确,人类一些新现人兽共患病形成死亡终端感染,这可能代表着跨物种传播的自然背景动力学,如A型禽流感病毒,所有禽传播给人的结果都是死亡终端感染,当然这种禽传人的感染偶然也能引起流行,每次跨物种传播都提供一次流行机遇。对于确定特异的原发传染病是否将要发生和流行,及时鉴别和定量其中的关键因素仍然面临很多困难。对于新现病毒,我们要弄清楚为什么仅仅一些病毒能形成长期的传播网络。

核心的问题是跨物种传播后,新现病毒是否必须适应新宿主中的复制模式或相对自然选择来说新现过程是一种盲目的过程?例如,一种病毒新现模型在流行早期适应新宿主是非常重要的,因为病毒基本繁殖系数(R_0)>1,便于使传染网络维持下去,在早期传染过程中是特征性的。因此,病毒并没有完成人传人这个过程或者说并没有完全适应人类所要求的$R_0<1$。这种理论已有实验数据支持,肉食动物的细小病毒(ssDNA病毒)就是实例。早在1970年开始猫细小病毒感染,随后跳跃感染传播到犬,引起犬的细小病毒病,同时伴随着强烈的阳性选择作用和极高的核酸取代作用。委内瑞拉马脑炎病毒新现的核心问题是该病毒直接对新宿主具有适应能力;猴登革热病毒跨物种传播到人,并没有过多证据支持该病毒在人体中的适应状况,而是指出城市人口登革热病毒的主要宿主伊蚊进行了预先适应,是人群传播的先前适应过程。

在接触后病毒新现并适应新宿主的动物模型中,如果病毒已经具备必需的突变(如受体变异、冠状病毒刺突糖蛋白突变)增加适应性,可能会严重影响组织或宿主的嗜性,从而成为种间传播的机制。换句话说,成功新现的病毒株必须能够对新宿主有预先适应能力,只有这样才能引发繁殖型感染,新现的概率就成为接触频率的一个函数。新现传染的大部分(至少在人是这样的)产生死亡终端传染,其意义在于短期的传播链难以建立,因为这些病毒还缺乏必要的突变,因此难以在新受体宿主中完全适应,大多数新现病毒都难以呈现跨物种传播。虽然一些序列分析认为SARS病毒在人类早期传播易适应人类宿主,但不清楚这种适应是针对新宿主还是免疫逃避。**病毒接触了合适的遗传结构宿主可能是形成传染的关键环节。**

禽流感病毒能够在感染宿主含有唾液酸受体的细胞内繁殖感染,所有禽流感病毒都在胃肠道复制,并结合到受体α-2,3-半乳糖苷键上;而人流感病毒在呼吸道上复制,结合到α-2,6-半乳糖苷键上,产生特有症状。因此,α-2,3-半乳糖苷键漂移到α-2,6-半乳糖苷键是病毒从禽到人的关键,这经常包含两个氨基酸残基的变化。关键问题是这些突变作用在人体感染病毒后是否重新开始,然后就有新现作用?

病毒新现的新宿主适应作用原理有三个方面:一是要有对基因选择压力测定的好的分析方法,包括现在常用的每个位点同义取代(d_S)和非同义取代(d_N)数量比较。这些方法高度保守,并且在一个单线上分散氨基酸位点,阳性选择是局限性很大的,这些阳性选择可能是病毒新现的适应性进化形式。二是尽管病毒序列资料不少,但在供体和受体中可利用的病毒序列资料却很少,如登革热病毒是非常重要的人类新现病毒,而且人登革热病毒序列资料也很多,但仅收集到最可能供体种——旧大陆猴一种。登革热病毒感染的发病机制归因于病毒、宿主基因和宿主免疫反应之间的复杂相互作用;NS1蛋白和抗登革热病毒NS1抗体被认为与严重登革热的发病机制有关;交叉反应性CD4⁺T细胞的细胞因子反应可能会因不同登革热病毒血清型的连续感染而改变,导致促炎细胞因子的进一步升高,从而导致有害的免疫反应。三是需要建立在各种环境选择下的进化模型,虽然有许多致病性病毒存在的模式动物,也能准确反映新现病毒复杂生活史,但这些模型可能并不一定能受分析技术控制,这就意味着计算性强化仿真研究将成为探讨新现疾病进化遗传学的重要工具。

五、重组是病毒新现的前提条件吗?

RNA病毒进化过程具有高突变率,越来越多的证据表明重组可以改变RNA病毒群的遗传变异能力。重组过程潜在增加有利进化基因型,除去有害突变作用,能够促进新现过程。在类人猿的慢病毒例子中可见到这样的情景,如HIV不仅经历了极高的重组率,而且在每个复制循环中发生多模板转变,重组病毒与许多跨物种传播有关。类似情况见于A型禽流感从禽到人常伴随血凝素(HA)和神经氨酸酶(NA)亚型的重排。SARS病毒是由禽冠状病毒与其他哺乳动物冠状病毒重组为人SARS病毒,重组后产生的氨基酸变化能够引起人类感染。仔细观察相关序列后对这种假设提出怀疑:首先SARS病毒重组是最弱的;

其次该病毒重组含相对远距离病毒重组，不可能与最近人群中的新现病毒有关。另一个可疑之处是在普通 RNA 病毒中重组，而不是在反转录病毒中，不可能有其他机制参与。例如，负链 RNA 病毒的重组极为罕见，因为它们的 RNA 始终都被囊壳包裹，极大地限制了模板转变成重组中心。SARS-CoV-2 高度变异，每种变异毒株都成功改变了病毒内在功能特性，以及在不同程度上改变病毒抗原性和逃避免疫反应的能力，如阿尔法、贝塔、伽马、德尔塔和奥密克戎等变异株。SARS-CoV-2 单刺突替代出现了早期大流行，刺突蛋白非同义突变、表型特征包括传播性和抗原性改变、免疫逃避能力提升，进而利用血管紧张素转换酶 2（ACE2）膜蛋白进入细胞，从而感染多种哺乳动物。ACE2 和弗林蛋白酶在刺突蛋白（S1-S2）的酶切链接修饰作用是呼吸道感染中高效人传人所必需的关键变异。重组是病毒新现的必要前提。

RNA 病毒重组率受两个因素控制：病毒核酸转变能力和多感染发生的频率。

六、RNA病毒进化与新现

目前支持相关进化与病毒新现的观点有些矛盾，可能的原因包括 RNA 病毒基因组非常小，功能却很丰富，许多突变都可能影响病毒生物学的关键方面。因此，虽然 RNA 病毒突变非常多，但多数是有害的，长期来说将减少病毒的适应性，病毒进化遗传受突变-选择平衡支配。一个紧凑的高效基因组伴随高错误率，也导致高突变量。这个理论虽然不完善，但对于理解人兽共患病毒病新现还是有用的。

我国科研人员采集 1 万多份禽类样本，经培养确认了 50 多个 H7N9 病毒株。研究发现，这些 H7N9 病毒株特别相似，只有数十个氨基酸的差别，而它们的生物学特性差异却比较大。不过，所有人类和禽类病毒株均可与人类呼吸道受体相结合，一些病毒株还保持着与禽类呼吸道受体结合的能力。研究人员利用与人类传播情况相近的雪貂，做了 5 个 H7N9 病毒株的传播能力试验，发现它们都可以通过呼吸道飞沫传播。这说明 H7N9 病毒株可能只需要几个氨基酸的突变，就可能在哺乳动物间高效传播。最新研究表明，H7N9 病毒对禽类无致病力，但该病毒侵入人体发生突变后，对哺乳动物的致病力与水平传播能力得到明显增强，从而揭示了 H7N9 病毒存在较大人间大流行的风险，如 2013 年 132 例 H7N9 确诊病例中有 43 人死亡。陈化兰团队通过全基因序列比较发现，从禽体中分离的 H7N9 病毒和人体分离的 H7N9 病毒基因组高度同源，它们仅有不到 30 个氨基酸的差别。尽管有些病毒仍然保持着识别禽类呼吸道上皮细胞受体的能力，但所有从禽体和人体中分离的病毒都具有结合人呼吸道上皮细胞受体的能力，这正是 H7N9 病毒容易感染人的主要原因。

科研人员利用家禽和小鼠测试了 H7N9 病毒的致病能力，从禽分离的 H7N9 病毒对鸡、鸭和小鼠无致病性，但从人体内分离的 H7N9 病毒可引起小鼠严重发病，进一步分析表明，人体的 H7N9 分离株在小鼠体内的复制能力与致病力较强的原因是其在人体复制过程中发生了基因突变。人体的 H7N9 病毒可经飞沫在雪貂中高效传播。

WHO 已经确认中东呼吸综合征（MERS）患者有 100 多例，其中约 70 人来自沙特，66 人死亡，死亡率达 53%，多数确诊病例为男性，患者年龄为 24～94 岁，平均年龄为 56 岁。目前，大多数确诊病例集中于中东国家，但也有欧洲国家陆续报道该病。病例应与中东直接或间接接触有关，有患者接触到骆驼乳、分泌物。在法国和英国，中东呼吸综合征冠状病毒在从中东旅行归来的人有密切接触者当中发生了有限传播。发现实验室确诊病例的国家包括约旦、卡塔尔、沙特阿拉伯、阿联酋、法国、德国、突尼斯和英国等。这种新病毒的动物宿主可能是蝙蝠，并且在传播给人类前，可能还利用了骆驼或山羊等中间宿主。

在单峰驼血清样本中发现中东呼吸综合征冠状病毒的抗体，表明单峰驼可能作为中间宿主，在病毒传播中起到"帮凶"作用。但 WHO 认为这并不能解释人类感染中东呼吸综合征冠状病毒的传播途径，并强调，需发现病毒本身而非抗体才能确定骆驼与人类感染的是同一病毒。

第五节　病原–宿主–环境的相互作用和疾病新现

传染病新现事件可分成三组：①病原在新宿主中出现，而且是传统宿主外溢，包括人兽共患病，完全的跨种属传播；②在同一个（原）宿主展现新的特性，包括毒性增强、耐药性和宿主免疫逃逸；③病原在新的地理区域出现，可大范围扩展或长距离跳跃。每种类型都有典型新现驱动源、相匹配病原特性、疾病生态学和传播动力学相伴随。**人类的作用能够调节病原、宿主和环境之间的相互作用，但不同新现传染病（EID）的驱动源及其新现机制是不同的。**

一、疾病新现的驱动源

EID 的驱动源可理解为新现的原始因素。1992 年 Lederberg 等列出了人类 EID 的特殊动力学，后陆续充实了相关的驱动因素。家畜和野生动物中新现的驱动源类似于人类 EID 驱动源，应特别注意人类行为性质的变化是人、家畜和野生动物 EID 的基础。人口增加和经济发展，转化为对土地、水源和能量需求增加，产生全球更多的疾病新现连续驱动源的出现，如毁林、生物多样性丧失、气候变化、农业和食品供应系统失衡，旅行、贸易快速增加和交通速度增快，不良卫生系统和卫生保护实践的持续。

二、病原-宿主-环境的相互作用

人们已经注意到病原-宿主-环境之间疾病新现的调节作用驱动源，在 EID 事件中三者相互作用特性的改变、宿主-环境和疾病生态学变化是产生新传播类型和新病原对适合遗传特性选择作用的关键。这个过程最终将产生一个新稳态的病原-宿主-环境反应。然而，这种新的传染病具体类型是难以说清楚的。

影响疾病新现的可能性和结果的关键因素是病原侵袭性。RNA 病毒具有遗传性高突变率，细菌也能从外源获得遗传材料，它们都能感染多种宿主，易成为新现疾病的病原。另外，宿主-环境的可侵入性影响疾病新现，也就是个体、宿主群结构、宿主群体组成和混杂成分、病原侵袭性的有关地理情形和病原侵袭的反弹等，都属于可侵入性相关因素。环境作用延伸到病原生存环境的温度和湿度、节肢媒介的季节丰度和分布，地理的、物理的或化学的屏障。

三、疾病新现的基本框架

框架的第一类，病原可能侵入与其紧密接触的新宿主类型，也就是人、家畜和野生动物。病原混杂并与宿主接触从而增加病原外溢的机会，形成病原的跨物种传播，持续存在于新宿主种类中。例如，野生动物狩猎和食用野生动物肉，毁林及其他人类入侵森林和野生动物栖息地，在野生动物和农业交界面上，在人与宠物之间，食用动物生产系统内增加物种之间的接触，展现了驱动源的活力。**框架的第二类**，在限定宿主的循环中病原可能发展成具有新特性的病原，其动力关键是病原打破了宿主束缚，开始对新宿主利用的启动。动物密集饲养、抗生素使用和疫苗普及，都可能促使产生新的"毒性跨越者"，增加致病性和临床症状、病原产生耐药性或逃避疫苗诱导的获得性免疫攻击。**框架的第三类**，通过病原、媒介和宿主被动或主动再分布，在新的区域建立新的疾病。地理侵袭的两个特征类型：病原地理范围的扩展和病原远距离扩散（**距离跳跃**），跨越物理屏障。范围扩展的关键因素作为动力驱动源，包括有利于疾病引进和建立的地理情形、天气、气候和土地使用等变化；距离跳跃方面，由于国际旅行、国际贸易和交通、地理情形、各自的宿主、媒介和病原群体共同作用提高了它们之间的连接水平，从而使距离跳跃更容易。

另外，在三个新现疾病类型之间还有中间型，在新宿主种类中的新现病原当跨越种类成功后就将在地理上扩展，宿主特异性调整，病原就会在侵袭新的地理区域内成为主体。在原始宿主中病原突变后表现出新特性可能引起宿主感染高发和更多地外溢到新宿主中，地理扩张可能导致传染过程的调整。

与上述三种疾病新现的分类明显不同的是群体中正常表现的疾病行为，相对应宿主的数量周期、宿主免疫状态、空间群体结构、卫生保护措施等的时间和空间上的行为和疾病特征是有弹性的。

四、在新宿主中的新现

在新宿主中疾病新现包括所有外溢事件和所有跨物种传播事件。这里应该注意人兽共患病和外溢可能与商业活动有关，近些年的跨物种传播产生了复杂的、灾难性流行，包括 A 型禽流感、AIDS 和 COVID-19 大流行，还有潜在大流行但被扼杀在摇篮中的 SARS。也有病原具有明显流行潜能，但到目前为止还没有外溢或短期的人传人链。

1. 新宿主中新现动力学　病原在新现过程中可以分成这样几个阶段：保藏宿主的感染阶段，外溢到新宿主但还没有传染阶段（新宿主 $R_0=0$），断断续续传染链阶段（$R_0<1$），最终稳定在新宿主-新宿主传染阶段（$R_0>1$）。有些情况下新宿主中病原的适应并不要求在新宿主中成功新现，一些病原经生态适应或在保藏宿主中的预适应后就能够从一个宿主转移到另一个宿主。2009 年 A 型禽流感病毒 H1N1 就是在猪群循环中预适应后再到人群，但新宿主中的适应性常要求在新宿主之间成功传染和随后的持续传播。

适应成功的概率受初始感染数量、初始 R_0、要求的遗传变化数、病原进化和其他因素影响，在新宿主中非线性连续传染或断续传播链的反复多次发生才有可能成功适应。即使初始病原（侵袭）建立失败，病原再引入后能引起新宿主群体部分免疫，使感染持续更长时间。例如，马来西亚的尼帕病毒动力学研究提出将蝙蝠反复引入同一个猪场，产生了一种诱导猪群免疫状态来支持病毒循环并扩展到其他猪场。

2. 新宿主中病原倾向于新现　跨物种要求病原的进化能力，即有广泛的宿主范围、经常重排或重组基因、节段基因结构、遗传保守受体、不进入细胞核中复制和准种形成。这些特征，尤其对于单股 RNA 病毒，在跨物种跳跃中是必需的，但这些特征不能保证成功跨物种。另外，病原如果有在环境中生存、被许多节肢媒介传播的能力，要比性传播有更高的传染机遇传播到新宿主中。

有些病原更倾向于周期性物种跨越，在未来某个时候重复进行，表现出更强的传播能力。近些年，A 型禽流感就进行了多物种跨越，包括禽源到马、人和猪，从马到犬，从猪到人，从犬到猫。H5N1 对禽具有高致病性，但罕见有传播给人的现象，H5N1 禽流感病毒仅 5 个碱基突变就转变成高致病性毒株且能通过气源性途径传播。

3. 新宿主中新现的驱动源　不同新宿主疾病新现依赖于保藏宿主和新宿主之间的接触率，以及相关病原在新宿主中的适应能力。另外，保藏宿主中疾病发作能够促进病原外溢到其他宿主类型中。新宿主病原新现的主动驱动源是不同类型的宿主之间接触增加，以及全球各种因素改变了生态地理边界，使动物和人更加密切地接触。类人猿动物、鸟、蝙蝠和啮齿动物都是微生物的保藏宿主，其中有潜在危险的病原在这些动物中循环。人可能因进入森林和驯养保藏宿主而被感染，包括狩猎和食用野生动物肉。与其他物种间接接触率急剧上升，从而使野生动物中的病原有机会跨越到家畜和人类中来。基于野生动物的自然资源压力而进入农场和城市地区，进而促进了物种的混合。

五、同一宿主中具有新特性病原的新现

疾病新现框架中第二种类的主要因素是同一宿主中具有新特性的病原新现，突然发生疾病。这类病原带有高毒性（毒性跨越），有些具有耐药性或抗病毒药抗性，有些病原具有逃避疫苗免疫效应的能力。这种情况普遍能够突破宿主间屏障，这就形成了"感染广泛宿主"情形，常伴随严重的临床症状。例如，最近发生的高致病性禽流感病毒 H5 和 H7 各亚型株，这些具有新特性的毒株对常规宿主首先造成损害，而后又外溢回野生鸟类中；具有耐药性的大肠杆菌 O104:H4 于 2011 年在德国引起严重的食品安全问题，溯源证明此事件由从埃及进口的葫芦巴种子引起。

1. 具备新特性病原新现的动力学　具备新特性病原是突变的结果，或具有超级适应潜能，能够突破宿主的物种屏障。对于毒性跨越者来说，如果毒性最终演变为低毒甚至产生相反的结果，将妨碍传播。毒性传播可能有几种结果，这取决于其他因素的影响，如传播时间和传染期间有关毒性高峰、每个病原-宿主-环境结构的最适者毒性水平等。由于病原能够逃逸疫苗免疫作用和具有耐药性、超级适应能力，因此新现可能无限期持续下去。并不是所有新现病原都具备这些特性，能够使其突然发病或者在宿主群体中占主要发病组成的才能真正新现。研究表明霍乱对一直生活在流行地区的人们施加进化压力，很可能已经改变了当地人口的基因库。科学家此前对非洲的研究也提供了相似证明，疟疾在非洲流行，导致非洲人口基因库发生了改变。这种细菌促使人类进化的优势是许多人只有轻微症状，或根本没有病症，说明他们已经拥有了抗菌适应性。分析孟加拉国 36 个家族的基因组，与欧洲西北部、西非和东亚人的基因组进行对比，结果显示：在孟加拉国分析对象中，基因组上有 305 个片段留下了自然选择的迹象。

地理分布分析表明，新现的高致病性（HP）和低致病性（LP）H7N9 病毒是共循环的。遗传分析表明，LP

H7N9/H9N2/H6Ny 和 HP H7N9 之间的内部基因及表面基因在长江和珠江三角洲谱系之间的动态重组至少产生了 36 种基因型。HP-H7N9 基因型可能通过在切割位点（CS）插入 KRTA 基序而从 G1 LP-H7N9 进化而来，然后进化为具有 4 个不同 CS 基序的 15 种基因型。哺乳动物适应性和神经氨酸酶（NA）抑制剂（NAI）耐药性突变的发病率增加和多样性遗传特征可能导致了第 5 轮人类感染人数的增加。具有高水平遗传多样性、宿主适应和耐药性突变的 LP 和 HP H7N9 的广泛传播可能是第 5 轮人类感染人数急剧增加的原因。

2. 在同一宿主中病原倾向于展示新特性 在原宿主中病原如果具有获得遗传材料的能力就会倾向于高突变率或者通过基因重排、重组或质粒转移，从而展示新特性。RNA 病毒中毒性增强与新准种的各种突变有关。A 型禽流感病毒有能力发展一些新特性，就是因其具有高突变率和形成准种的特性，从而形成跨物种高变异基因池。人流感病毒已经具备抗抗病毒药物的能力，H7 和 H5 禽流感病毒亚型通过突变获得更强的毒性，我国猪繁殖与呼吸综合征病毒就是毒性跨越的典型例子。病原遗传的稳定性是相对的，而变异是绝对的，没有变异，病原就不会进化。受环境和免疫压力的影响，病原在人和动物群中连续频繁地增殖传递，促成病原基因的重组、突变、互补、表型混合，使病原发生变异，产生新株、新型、新种或原有毒力增强，在致病性、抗原性、耐药性、传播途径和感染宿主的类型等方面发生改变，导致一些毒株跨越种间屏障而感染人类，向人间传播。

细菌能够通过水平转移获得遗传材料，如毒性因子、毒素和耐药基因。例如，大肠杆菌 O157:H7 从大毒性质粒 pO157 和一个表达 Shiga 毒素的噬菌体获得基因，产生新的食物中毒菌株。含有新德里金属-β-酰胺酶的质粒能够水平转移到大肠杆菌中，形成不同抗碳青霉烯耐药性的菌株。水平基因转移并不仅限于细菌，在真菌中也存在；原虫、蠕虫也能获得抗药性，如恶性疟原虫具有抗青蒿素抗性基因。

在原宿主中通过获得病原传播的生态学新特性进而具备疾病新现潜能。食品、水和媒介源传播都能促进新的疾病复合体新现，获得在特殊食品生产链或宿主集合体中最适传播的病原特性。如果新病原具有更好的适应性，则可能发生广泛宿主感染发生或疾病新现。无论哪种情况，病原全新特性决定着新现疾病的特性。在很多情况下，随着在环境中生存能力的增强，病原具备更强的宿主侵袭性。

3. 具备新特性病原新现的驱动源 具备新特性病原新现的驱动源包括食用动物群体、农业集约化过程和全球食品供应的动力学、抗菌药及疫苗的高浓度使用动力学。发达国家对食用动物生产、加工、销售和贮运都已经集约化，针对病原外溢采用生物排除法处理和其他卫生防护规则。高密度饲养产生大量相似遗传年龄和性别的食用动物，快速成熟和活体动物运送，都有利于具有新特性病原的新现。例如，稻田中鸭能快速成熟，这类活禽通过市场能够传播高致病性 H5N1，已经发现具有新特性病原可能沿食物链接近人类宿主，主要通过活动物处理、食物链处理产生的气溶胶、食品污染或相关的动物废弃物处理等途径实现的。

单一栽培的水果、蔬菜和作物提供了纯净单一的场景，在生产大量食品过程中这些植物遗传差异非常小，产生特征病原的可能性也小。全球养鱼业快速发展激发了具有新特性病原的新现、传播和持续，如鲑鱼集约化饲养中带有毒性的柱状黄杆菌、鲁氏耶尔森菌、传染性鲑败血性病毒等病原的出现，疫苗和抗菌药物的使用，促使病原选择增强毒性和耐药性。

一些罕见病例导致不常见途径方式传播新现病原，如美国多州暴发类固醇注射污染有关的真菌脑膜炎，这种注射液分离出曲霉菌和突脐蠕孢菌（*Exserohilum rostratum*），这类真菌脑膜炎也可通过器官移植、输血传染，在公共卫生上是需要注意的新感染类型。

六、在新地理区域疾病的新现

第三个疾病新现分类是在**新地理区域呈现复合侵染的新现**，这种新现在地理空间上可能赋予更大范围，称作"地理扩展"或"地理跨越"，（远距离）跳跃扩散病原到达新区域和新的宿主源附近。病原面临的土地使用变化和气候变化等情况有利于扩散，如果成功扩散和流行，则地理跨越即成功。美国 1999 年蚊虫源性西尼罗病毒引进就是例子。

1. 新地理区域疾病新现的动力学 地理扩展达到了实际分布限制以外的地形部分，地理范围的逐级扩展在初级阶段仅仅是轻微向外扩展。**扩展期间的适应性主要是生态学适应再转化到逐级的遗传进化**，最终，所有的侵袭都停止，建立一个新的地理限定区域。

仅较少病原能够实现地理跨越，且受机遇控制，如媒介或感染的宿主到达新的地理区域，长距离跨越的发生时间是难以预测的。最初建立跨越形式的主要瓶颈是多宿主和对地形的适应性，当感染个体数量很少时，即使在新地理区域或病原 $R_0 > 1$，也能偶然发生传染灭绝。一旦初始建立成功，存在大量易感宿主的话，就容易快速传播。地理跨越可能伴随毒性明显增强，最终的侵袭结果始终在扩大的地理范围内，可能没有更深远的生态动力学和病原的异地物种形成相伴随。

除了地理跨越和局部扩展外，可能发生较多的混合形式，形成新聚集地并不断扩展，导致地理区域和带染群体合并，发展成疫病前沿，并形成分层扩散之势。

2. 新地理区域倾向于新现的病原　　疾病新现包括可能含有全部病原的新情景，从病毒到细菌、真菌、原虫、蠕虫、共寄生虫和其他有害病原，也包括节肢动物。任何新的地理区域出现病原的类型都能展现独特的机会，病原适应性好的话则更易扩散，因此，新的地理区域中出现的新病原也是在新现疾病中表现更为突出的一类。

3. 新地理区域新现动力学　　病原进入新地理区域的疾病新现驱动源使已存在的病原与其他地方宿主源的接近机会增加了，可能发生的场景极为复杂，包括感染宿主群体的引入或感染媒介引入等。土地使用和气候变化调节着宿主、媒介习惯或环境中病原的生存，这就驱使病原的局部扩展，如美国莱姆病病原伯氏疏螺旋体，严格意义上的蜱源性人兽共患病的扩展就是由于气候、农业和土地使用变化的综合驱动结果。

地理跨越典型地产生于国际贸易和国际旅行，也包括活动物、食品、植物伴随昆虫的运输，这样就能使病原搭便车和在新的地方出现。例如，2000～2001 年阿拉伯半岛地方性流行的裂谷热病毒就是由非洲大陆的动物和蚊虫带入的。地理跨越也可能来自野生动物主动移动，包括哺乳动物、鸟、鱼、节肢动物等，在此过程中引进了完全的微生物保藏宿主。

七、社会科学对新现人兽共患病的影响

关于新现疾病人们重点关注病原的分子机制、重排和突变过程，研究这些分子如何代表人-人传播的风险，而社会和生态学过程在促进人兽共患病传染中也是至关重要的。病原新现和传播模型还不能很清晰地阐明什么机制能有效预防传染病。更理想的模型是能够跨过病原、人类、媒介和保藏宿主之间的复杂交界面的模型，这样的模型注重疾病新现原因，传播，与人类行为、社会文化和政治体系有关的扩散。社会科学对因果组合的论述和社会、经济、政治及文化方面流行病学的相关理论对理解人兽共患病新现是非常重要的理论补充。

1. 人类行为和生活方式对人兽共患病新现的影响　　在人兽共患病研究中社会科学重要性分析的第一步是考虑人类社会效果和行为对病原基本繁殖系数（R_0）的影响。R_0 的三个组成部分的社会规则：社会伙伴关系推动接触率；应急状态和贫穷等社会因素影响传播概率和传染的持续性；社会不平等影响易感性、严重程度和传染持续性。仅关注 R_0 就会束缚对人类病原传播机制的分析，我们特别需要对跨物种外溢点的准确预测能力，这些社会和行为因素则起到重要作用。同样，生态学家重点论述的生态学瀑布效应促使疾病新现；社会学家论述的是社会系统方面的影响，从个人到社会广泛的政治经济对疾病风险的影响，社会科学强调各种社会因素基础资料收集。**因果复合在人兽共患病新现中扮演着重要角色和作用：农业发展和相关的土地利用可增加媒介源疾病风险；食品加工体系工业化实践易产生和扩展食源性疾病、抗生素抗性病原感染、病毒性人兽共患病新现；社会和经济活动促进人们接触自然，放大宿主的作用。**

新现人兽共患病的发生常与人类自身的行为和生活方式相关联。注射毒品、输血、乱性引起艾滋病，乙型、丙型、庚型病毒性肝炎传播流行就是典型的实例。不良的饮食习惯，如生食肉类、鱼类、淡水蟹及某些水生植物可导致多种寄生虫病的感染和传播。嗜好野味可增加感染野生动物源性病毒的机会。不良的食品加工和烹调技术也会导致人兽共患病感染的机会，美国曾多次报道因食入被 O157:H7 肠出血性大肠杆菌污染、烹调不彻底的牛肉馅汉堡包，或饮用生牛奶、食用污染的蔬菜和果汁引起食物中毒的暴发流行。

2. 生态破坏与环境污染　　经济发展常常造成环境污染和生态破坏，也是新现人兽共患病频发的重要原因。人类无节制地开发自然和向大自然索取资源，如过度开垦土地、过分放牧、滥伐森林、滥捕乱猎野生动物，大举进入自然疫源地兴修水坝、建造公路和铁路等，造成病原体、传播媒介和动物宿主群落分布和生态变化，使野生动物赖以生存的栖息地逐渐缩小，野生动物食物链被严重破坏，迫使动物从森林深处迁移到森林边缘的农村、果园和牧场觅食，增加了人类和家畜与媒介昆虫、野生动物病原携带者接触的机会，把野生动物许多未知病原体从原始的自然疫源地中带了出来，引起新的人兽共患病发生。最好的例证是 1997 年在马来西亚首次暴发的尼帕病毒性脑炎，1998～1999 年造成人和猪大批死亡，除猪外，犬、猫、羊和马也易感染尼帕病毒。研究表明，果蝠、食虫蝠和狐蝠是尼帕病毒的自然宿主，由于森林砍伐，热带雨林面积缩小，食物缺乏，促使这些蝙蝠迁移至森林边缘附近的果园采食，并在附近猪场的猪圈上方栖息，随蝙蝠的尿液、唾液等排泄物和分泌物排出尼帕病毒，而使猪感染发病，再由猪传给人类。人口增长所带来的城市化，城市大量的垃圾和生活污水，以及从畜禽养殖场、屠宰场、肉食品加工厂和皮革厂生产过程中排出的动物废弃物、尸体和污水，含有大量和数种病原体、寄生虫卵和幼虫，同时这些废弃物和污水还是鼠类和媒介昆虫良好的营养来源，如处理不当造成环境污染，就能成为人兽共患病滋生和发展的温床。

八、气候变暖与节肢媒介的促进作用

已从 300 多种脊椎动物中分离到 600 多种虫媒病毒，其中多种病毒能引起人和动物的严重疾病，如乙型脑炎、登革热、森林脑炎、裂谷热、流行性出血热、尼帕病毒性脑炎、埃立克体病等。地球温室效应引起的气候变化使全球变暖，为传播虫媒提供理想的生存和滋生条件。过去 20 年媒介源性传染病明显增加了，这也证实对于环境变化敏感的媒介动物因气候变暖而日趋活跃，驱动产生一些随气候变暖而出现的新现疾病。蚊、螨、蠓、白蛉、蜱、虱等大幅度增加，每年的危害期明显延长，与之相关的人兽共患病的发病率也随之上升。2005 年初由基孔肯亚病毒引起的基孔肯亚出血热，在印度洋法属留尼旺岛暴发，当年 12 月传播速度突然加快，每周新增病例高达 1000 人，2006 年岛上已有 25.8 万居民受感染，其中 219 人死亡。热带地区比其他区域有较高的 EID，从野生动物传播而来的人兽共患病与热带野生动物或虫媒多样性有关。

第六节　新现病毒病调查

一、调查的目的

调查是公共卫生学最基本的工具，调查所获得的信息用以指导实践。现代疾病调查依赖于一些相关的卫生措施指标，如发病率、综合征，甚至与卫生有关行为的各种事件。调查的原因有很多，收集资料和分析资料的方法受调查系统总目标影响。就拿新现病毒来说，调查是对疾病暴发检测、监控暴发传播或发展情况、评价疾病控制措施的效果、确定传染和疾病的决定因素。

这里首先要区分一下**全新新现病毒**（newly emerging virus）和**新现病毒**（emerging virus）两个术语，全新新现病毒是指实验室从来没有分离过的病毒，一旦分离出来就不是全新新现病毒了。除了阳性检测结果外，调查系统必须依赖于一些相关资料，如异常病理报告、非特异性症状发生情况、感染后的综合征等相关数据。如果病毒已被分离出来，紧接着更重要的是有没有相应的可利用诊断方法，这都与调查有关，在全新新现病毒调查中就会采取更多步骤来进行诊断和鉴定。

对新病毒的认识最初都是以感染个体的临床表现而被人们认识或识别出来。人群中一个明显新传染病病例出现将促进流行病学调查和开展病原的分离工作，一旦病原被分离，就会很快建立诊断方法。随着这些点状进展的发展，依据所见到的病毒而确定病因，病毒也不再是全新新现病毒了。

区别全新新现病毒和新现病毒对调查的预测非常重要，因为这决定了调查系统形成什么样的材料。全新新现病毒因为没有任何鉴别实验室诊断方法可用，所以任何病例的限定（或确定）都依赖于临床和可能的流行病资料。实验室常规调查监测结果对新现病毒暴发最初的警示作用很小，例外的是新现病毒可能与基因工程株类似，出现交叉反应。对挑选出来的病原作为已知病毒也好，还是最终病毒的确定，实验室检测还是非常有用的。

二、调查方法学和调查方法

（一）调查过程

调查方法都要依据共同原则，在最基础水平上，调查目的包含：①个体病例确定；②在确定的个体病例中检测群体类型；③对群体卫生类型决策者传递信息，即公共卫生行动（图 8-6）。

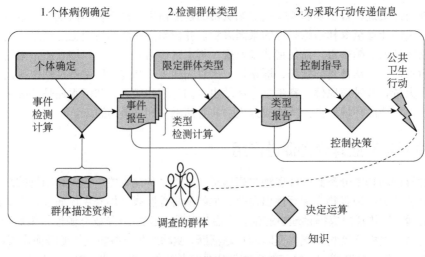

图8-6　调查过程关键点

1. 个体病例确定　　调查系统中个体病例确定对系统的设计执行具有重要意义。调查系统设置的目的就是准确了解病例来更好地理解疾病，以便能准确判定病例和病原的特异性质。例如，发达国家公共卫生部门对麻疹调查系统的病例确定主要依靠特异性诊断试验，传染病调查系统依赖于实验室检测数据和临床检验数据的对应关系。

还有很多调查不可能依赖诊断检测作为病例确定的核心组成。例如，脊髓灰质炎的世界范围调查，尽管有特异性诊断试验，其病例确定也要参考临床症状（面瘫）并与实验室检测结果相对应。临床数据用于脊髓灰质炎病例确定是因为许多国家的实验室检测并不可靠，而临床确定又高度敏感。

全新新现病毒代表着另一种情况，实验室常规检测对全新新现病毒往往不易发现，因此这样的病例确定必须关注临床和疾病的流行病学特征。依据临床和流行病学特征也存在复杂情况，因为病毒和宿主的不同特性，全新新现病毒可引起各种不同的临床症状。换句话说，对全新新现病毒的调查系统并不知道病例的特殊特征。使用单一方法并不能确定新现病例，但可以对非常规病例报道进行监控信息来源，如果确定使用该方法，必须保证调查系统是非常敏感的。也就是说，能够保证病例确定是全新新现病毒感染的病例，我们必须接受这种确定方法也适合因其他原因引起的疾病病例。

2. 检测群体类型　　群体类型检测涉及发生病例中未知类型检测，在调查分析中通常对群体中的亚群或地理区域中突然增加的发生率感兴趣。在病例确定特征和群体类型检测之间存在密切关系，当病例确定高度特异时，确定病例的大部分应该是真实的，在群体水平上应该有较少的错误信号。当特征信号很强时，很容易检测到未知类型，如麻疹发病率的历史波动很低，而麻疹病毒传染检测结果阳性却增加明显，检测起来就相对容易。对于一般传染性疾病暴发的前瞻性调查方法往往是简单的：主要是观察方法和统计学方法；对全新新现病毒病例结果确定方法要低特异性且高敏感性为好。

另一个可能的干扰因素是病例发生率的正常变化，一般来说，这种基线正常变化越大，对检测未知发生率增加的情况就会越困难。一个极端情况是如果在正常情况下没有病例，单个病例出现就足以激发进一步行动。例如，在发达国家出血热的一个病例足以引起人们的注意。但当病例出现很多常见症状时，较少特征性且不明显症状的病例很难彼此分开，如全新新现病毒引起流感样症状就很难引起人们的注意。这种情况下观察到的非特异症状病例的发生率增加，相关公共卫生行动就将延迟。

3. 公共卫生行动　　公共卫生行动受交流能力和疾病严重程度、群体易感性影响较大，对于全新新现病毒来说，可能有很多未知的公共卫生威胁和可能有效的控制措施。谨慎的做法是假设的公共卫生威胁是严重的，直到传播动力学已经很清楚，这样就可以应用一般的控制措施，如感染病例隔离和接触个体的检疫。

（二）调查的设计和要求

调查的基本问题是判断的正确与否，这很重要，同样重要的是要认识到调查前后、周围事件和现象的连贯性，包括调查系统的地理区域设置和调查组织的任务设置，经常需要将局部区域调查系统收集的资料传到国家系统中，这就提供了更广泛的前瞻和跨邻近区域疾病暴发确定的有利条件。美国的"全国法定传染病监测系统"（NNDSS）就是这种模型的例子。国家和国际系统之间的交流一般包括汇集资料的过程，2002～2003年 SARS 暴发就为各国家和地区间的合作提供了范例。最先在中国监测出来，后来在加拿大暴发的连续处理，都体现了国际合作模式，到了 COVID-19 这种在 WHO 框架下的国际合作就逐渐成熟。

根据不同任务如资料收集和控制疾病暴发的调查，许多国家政府是法定的权威，要求政府部门经常了解疾病的相关知识，否则对全新新现疾病的调查可能存在不能明确的描述。这可能对公共卫生当局构成一个实际问题，对于建立新的调查系统，特别是系统要求临床数据，这些数据采集受法规规定方法的限制时问题会更加突出（图 8-6）。也就是说，方法限制了对新现病原确定的扩展。

（三）调查的类型

对新现病毒调查方法的判断很大程度上受病例确定的特异性影响（图 8-7），任何针对新病毒的调查系统必须遵循非常规表现病例或遵循非特异症状发生规律，一旦对全新新现病毒的临床表现和流行病学有了更深入了解，产生了相关知识综合汇集，就能更特异地进行病例确定。如果病毒能够分离出来，也建立了诊断方法，对病例确定能力将更加特异。

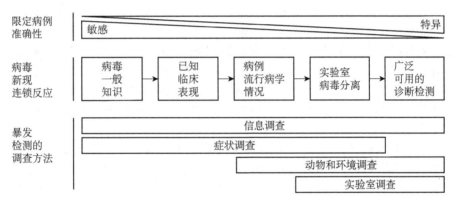

图 8-7　新现病毒调查模式

病毒新现连锁反应中对限定病例调查的敏感性和特异性变化，在连锁反应中不同点上采取合适的调查方法

1. 最初检测和早期阶段调查　在未知病毒或疾病新现早期，调查的核心应包括两方面主要内容：第一是信息调查，就是通过互联网或其他来源信息收集疾病暴发信息；第二就是症状调查，要依据个体卫生保健服务时所收集到的预诊断数据进行综合判断。

（1）信息调查　通过互联网方式被动和主动收集公共卫生资料。被动方式主要依赖于疾病报告子任务来收集，如电子邮件（E-mail），这样的信息调查针对的是单一局部的信息；主动的调查方式是对互联网上已经发布的疾病暴发信息收集后再进行研究。系统信息调查要以疾病暴发信息为基础，对应于传统疾病病例调查的确定方式。

（2）监控新现疾病程序（ProMED 和 ProMED-mail）　ProMED 是 1993 年创建的，已有超过 150 个国家的 32 000 个注册者，在针对全新流行疾病描述或未知疾病和流行的信息收集、分析及信息传播方面已经很成熟。ProMED-mail 主要感兴趣的是新现或未知疾病，在新的区域或群体中流行、暴发和疾病新现事件等。电子邮件形式传播很快、很广，没有政治背景和交涉压力。这种调查方法是敏感的、快速的和特异的，有专家帮助分析。现在也用微信等方式操作，更加便捷。

（3）全球公共卫生情报网（GPHIN）　GPHIN 是 1998 年加拿大和 WHO 共同创办的，主要功能是对新现疾病信息的收集、过滤、分类和综合分析。收集阶段，主要靠软件收集特异疾病单词信息，每个月需要对 8000～10 000 个条目进行分析。过滤和分类阶段，弃掉不相关的和重复信息，对每个相关条目进行分类。综合分析阶段，每个月约有 9000 条信息发布于网上。我们国家也参与其中，WHO 现在负责 GPHIN 收集资料的流行病分析。

关于调查过程模型中的术语问题，确定可能相关信息的关键词和单词排列是 GPHIN 病例确定的基本要求。以此系统确定病例具有高敏感性、低特异性，因此，必须过滤信息。GPHIN 关注的事件是广泛的，不仅仅是传染病暴发，也包括消费产品、辐射、食品、水和其他事件等。

2. 症状调查　电子捕获卫生数据的优势使其成为常规卫生保健服务数据调查的工具，也可以用于症状调查。这种电子方式已使用多年，但总体上使用电子捕获和分析还是新鲜事件，对于生物恐怖和新现病毒监测很有用。美国 CDC 就使用这样的手段进行症状调查，包括急诊、实验室检测单和药物处方等。

由于不同地区数据特征变化较大，对不同类型症状调查系统的应用还是很难的。来自早期的疾病事件，如出售柜台药品和电话分诊系统，具有及时和反应症状流行的优点，但这些资料却包含较少的临床信息，暴发特征也可能被其他信息掩盖。鉴于此，许多症状调查系统主要依靠更特异的资料，如急诊部门的记录。理想的情况是既要利用可用的资料来源，还要进一步研究更理想的方式赋予调查系统中。

3. 中间阶段的调查　如果公共卫生人员了解了更多的新现病毒流行病和遗传学特性，即可进行调查。调查可使用两种方法，一种方法是动物和环境的调查，主要是根据病毒流行病数据确定何时、何地传染病可能发生；另一种方法就是以实验室检测为基础的调查。

（1）动物和环境的调查　许多新现病毒引起人兽共患病，一旦确定全新新现病毒有一个脊椎动物宿主和传播媒介，然后就可以进行动物宿主、传播媒介，甚至动物宿主和媒介的生活特性调查。例如，人登革热发生时，如果了解昆虫学风险因素就可以研究人传染的空间和时间模式；其他工作者根据鸟的死亡和习性分布与带毒蚊虫的关系，观察西尼罗病毒的同样现象。

（2）以实验室检测为基础的调查　如果有可靠的诊断方法，阳性流行实验室检测是可行的，实验室调查方法非常特异，但调查系统中必须有实验室参与。阳性流行的实验室调查和通过实验室方法对新现病原的检测是一种高效的调查方式。基于杂交或 PCR 技术结合下一代测序技术、基因组和 16S rRNA 基因现代微生物组学技术、计算转录组减法的数据分析能够较为全面、快速地扫描存在的新病原，在大数据情况下是最为快速得到结果的方式之一。

一项研究表明，在哺乳动物间传播的病毒种类可能还有至少 32 万种被等待发现。研究者称，识别这些病毒所引发的疾病，特别是那些可传染给人的疾病，或许可以帮助我们预防流行疫病。我们的目标是尽可能地获取更多的信息，要全方位地识别在哺乳动物中传播的病毒多样性，从而理解在各种疾病风险背后的决定因素。不过直到现在，对于许多病毒的来源还很难进行评估。

第七节　潜在人兽共患病风险

一些种类病原目前在较为局限范围或地理区域引起人类和动物疾病，但发生的数量和动物种类还较少，地理范围还较小，一些病原人们还不完全了解，因此并未引起人们重视或者还称不上重要的人兽共患病。但这些不断新现的病原微生物基本具备了人兽共患潜能，也可能常规检测手段并不能识别，或者与其他病原混合感染易被忽视。一旦刺激条件或外溢障碍暂时去掉，就有可能规模性流行。

一、潜在人兽共患细菌病病原

1. 英诺克李斯特菌　英诺克李斯特菌（*Listeria innocua*）目前是李斯特菌属和国家食品安全标准中一个非致病性革兰氏阳性菌。现在发现该菌一些流行株具有李斯特菌致病岛（LIPI）-1、LIPI-3、LIPI-4 和压力生存岛（SSI），这些因素是单核细胞增生李斯特菌致病株的基本特性，具备这些毒力岛的菌株可以引起人和动物的李斯特菌病，导致败血症、非典型脑病及脑膜炎等，从化脓性脑膜脑炎的反刍动物中可分离出英诺克李斯特菌。同时在动物和环境中英诺克李斯特菌比单核细胞增生李斯特菌分布更普遍，细菌含量更高，潜在食源性人兽共患风险不容忽视。

2. 肺炎克雷伯菌　肺炎克雷伯菌（*Klebsiella pneumoniae*，KpI）是一种机会病原菌，但随着耐药性增强，其致病性和人兽共患潜能逐渐显露。由于存在普遍性，其可能沿着食物链对人类存在威胁，对人致病已经明确，对马、牛、猪、伴侣动物等疾病流行也很普遍，被认为是与人类和动物高度相关的人兽共患病病原，野生动物和两栖动物也有致病死亡。肺炎克雷伯菌是兽医和环境卫生中被忽视的病原体，与动物接触和食物消费有关的人类感染风险几乎没有得到调查和研究。由于其动物源耐药性普遍增强，必须提高人们对非人类来源风险的认识。

3. 螺杆菌　螺杆菌属（*Helicobacter*）实际上包括 46 个有效发表的种类，分为两个主要分支：胃螺杆菌和肠肝螺杆菌。这些细菌定植在动物和人类消化系统等部位，并导致炎症和癌症，具备潜在人兽共患病性质。

幽门螺杆菌（*H. pylori*）是人类胃病的重要病原，绵羊、猫、犬、猪都有流行，牧羊人幽门螺杆菌流行达97.6%，其家人达 86%，接触绵羊的流行率为 65.1%。人感染可能源于羊、水源、肉，通过直接接触等途径感染。

人胃螺杆菌（*H. heilmannii*, Hh）在犬、猫、猪定植；鼬鼠螺杆菌（*H. mustelae*）、肝螺杆菌（*H. hepaticus*）、胆汁螺杆菌（*H. bilis*）在哺乳动物和鸟中显示出致癌潜力，并携带许多毒力基因，可能导致动物和人类疾病；猫螺杆菌（*H. felis*）、同性恋螺杆菌（*H. cinaedi*）、犬螺杆菌（*H. canis*）、猕猴螺杆菌（*H. macacae*）都引起相关动物疾病，可能与人的相关疾病有关，潜在人兽共患性质也需关注。

幼禽螺杆菌（*H. pullorum*）在幼禽引起胃肠炎和肝炎，在啮齿动物和人类胃肠道也发现存在，引起人的胃肠炎和肝炎，可能通过肉等消费传播，具有潜在人兽共患病特性。加拿大螺杆菌（*H. canadensis*）与幼禽螺杆菌近似，在腹泻患者和鹅等禽类肠道中都能分离出，也具有人兽共患的潜能。

4. 达托霉素不敏感肠球菌　达托霉素不敏感肠球菌（daptomycin non-susceptible enterococci, DNSE）耐药性在人与动物之间传播，形成潜在感染风险。由于 DNSE 的污染普遍性和传播，其可能通过牛肉等途径将动物耐药基因传播给人。粪肠球菌通过肉传染给人，鸡肠球菌在禽产品大量出现，可能是人粪肠球菌尿路感染的来源，即粪-口途径和直接接触途径传播。

5. 艰难梭菌　艰难梭菌（*Clostridium difficile*）在人类为无症状到致命性感染，包括腹泻，牛、猪、犬及马等动物都有携带，在家畜、肉制品、海鲜和蔬菜中被发现，也是大多数哺乳动物、各种鸟类和爬行动物肠道中的共生菌或病原体，存在于包括土壤和水在内的广泛环境中。按核糖型分析艰难梭菌可能具备人兽共患性质，或引起人源性人兽共患病。

6. 格氏乳球菌　格氏乳球菌（*Lactococcus garvieae*）影响全球各种养殖和野生海洋鱼类及淡水鱼类的病原体，引起鱼类超急性出血性败血症，也可从患有亚临床乳腺炎的反刍动物和患有肺炎的猪分离到。人类感染主要与心内膜炎有关，免疫功能受损和老年人会出现心内膜炎、骨髓炎、肝脓肿和胃肠道问题。肉类、生牛奶和乳制品可能是人类格氏乳球菌感染的食物来源，也与食用或处理受污染的生鱼或海鲜有关。

7. 弓形菌　弓形菌（*Arcobacter*）可引起人类胃肠炎和菌血症，牛羊致泻、流产。布氏弓形菌（*A. butzleri*）、嗜低温弓形菌（*A. cryaerophilus*）和斯氏弓形菌（*A. skirrowii*）为人致病菌。弓形菌在动物源性食品、水产品、水源分布广泛，食源性人兽共患性质比较明显，家畜，尤其是猪和禽可能是主要携带宿主。仔猪弓形菌（*A. thereius*）在腹泻患者、流产猪和猪粪便中都能分离到。

8. 哈氏链球菌　哈氏链球菌（*Streptococcus halichoeri*）具有多种宿主和人兽共患病潜力，从灰海豹和其他海洋哺乳动物及人类感染中分离出来，野生动物也能分离出来，从患有化脓性肉芽肿性胸膜肺炎的欧洲獾和感染犬中能分离出来。其为皮肤共生菌，引起关节和其他感染。处理水产品是危险传播途径。从人类和动物感染伤口、关节液、血液、尿液等都能分离到该菌。

9. 化脓类杆菌　化脓类杆菌（*Bacteroides pyogenes*）引起人与多种动物感染，人多为被动物咬伤而感染。该菌为专性厌氧菌，为动物咽喉的共生菌。引起皮肤、皮下组织感染，猪等动物引起脓肿等感染。

10. 森林棒状杆菌　森林棒状杆菌（*Corynebacterium silvaticum*）、溃疡棒状杆菌和化脓棒状杆菌等来自广泛的动物种类，接触可能是主要传播途径，引起溃疡等感染形式，人与动物共患性质明显。

11. 禽致病性大肠杆菌　禽致病性大肠杆菌（avian pathogenic *Escherichia coli*，APEC）是一种肠道外致病性大肠杆菌（ExPEC），在家禽（鸟）中引起多种局部和全身感染。APEC 在鸡中引起的最常见感染是肝周炎、气管炎、心包炎、蛋性腹膜炎、输卵管炎、大肠肉芽肿、脐炎、蜂窝织炎和骨髓炎或关节炎，这些通常被称为禽大肠杆菌病。鸡通过被污染的饲料和水感染，并可通过粪-口途径或气溶胶途径传播给其他鸟（禽）类。此外，APEC 可通过受污染的鸡蛋从受感染的饲养者垂直传播。APEC 是一种潜在的食源性人兽共患病病原，也是人类肠道外感染的来源或保藏池。

12. 其他布鲁氏菌　通过流行病学和系统发育分析，一些新分离布鲁氏菌株可能是经典型的亚型或生物型或进化株。田鼠布鲁氏菌（*Brucella microti*）分离自赤狐、野猪和蛙等；木鼠布鲁氏菌（*B. neotomae*）引起人脑膜脑炎和海豚脑膜炎；鲸种布鲁氏菌（*B. ceti*）引起儿童脑膜脑炎；猪种布鲁氏菌生物 2 型（*B. suis* biovar 2）主要局限于欧亚地区的野兔和野猪，也感染家猪，但很少感染人类；猪种布鲁氏菌生物 4 型（*B. suis* biovar 4）是驯鹿和北美驯鹿的病原体，也是北极地区的人兽共患风险。布鲁氏菌人兽共患潜力见图 8-8，分析认为从野生动物（如海豚、海象或田鼠）中分离出的布鲁氏菌的其他种类具有较低的人兽共患潜力，目前仅在有限的范围发生。

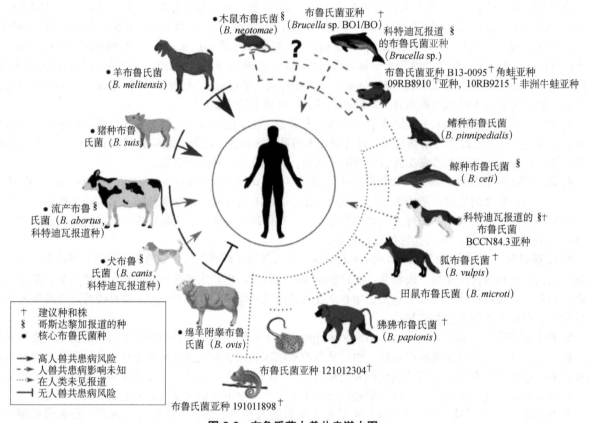

图 8-8　布鲁氏菌人兽共患潜力图

13. 鸟分枝杆菌副结核亚种和非典型结核分枝杆菌　　鸟分枝杆菌副结核亚种（*Mycobacterium avium* subspecies *paratuberculosis*，MAP）存在于肥料、草地、泥土、灰尘中，广泛分布，受家畜粪便污染，通过雾化、接触、鼻腔黏膜和伤口污染传播，引起人克罗恩病、人脑胶质母细胞瘤、肌萎缩侧索硬化症（运动神经元病）；猪、反刍动物、兔子也有报道，如猪的慢性肠病。

其他非典型结核分枝杆菌也具有人兽共患、腐生性人兽共患性质，如玛格丽特分枝杆菌（*M. mageeritense*），肺外感染、皮肤感染，文身感染；海分枝杆菌（*M. marinum*），手癣性感染；土分枝杆菌（*M. terrae*），腱鞘炎；耻垢分枝杆菌（*M. smegmatis*），皮肤感染；苏尔加分枝杆菌（*M. szuigai*），弥漫性红斑；玛尔摩分枝杆菌（*M. malmoense*），肺部感染和淋巴结炎，感染牛、猫、人；波西米亚分枝杆菌（*M. bohemicum*），淋巴结炎和非特异性软组织感染，感染牛、猫、人；堪萨斯分枝杆菌（*M. kansasii*），无症状，或肉芽肿性疾病、肺病、蜂窝织炎、脓肿、关节炎；荷萨分枝杆菌（*M. holsaticum*），弥漫性感染，感染人、牛、鹿科动物；沼泽分枝杆菌（*M. palustre*），肺外感染、伤口感染和脓肿，感染人、牛、野生动物；缓生黄分枝杆菌（*M. lentiflavum*），皮肤、淋巴结感染，免疫抑制个体易感，感染人、牛、水牛、野生动物；偶然分枝杆菌（*M. fortuitum*）和龟脓肿分枝杆菌（*M. chelonae-abscessus*），皮肤、肺和弥散性感染，感染人、牛、猪、野生动物、鸟、鱼、爬行动物、犬、猫；副结核分枝杆菌（*M. paratuberculosis*），克罗恩病，感染人、牛、羊、猪、野生动物、猫、犬；瘰疬分枝杆菌（*M. scrofulaceum*），共感染、肺感染、淋巴结炎、弥散性感染，感染人、猪、牛、鹿科动物；蟾分枝杆菌（*M. xenopi*），肉芽肿、淋巴结炎、共感染，感染人、猪、两栖动物、爬行动物、鱼、猫；嗜血分枝杆菌（*M. haemophilium*），皮肤和肺感染、弥散性感染，感染人、牛、野生动物、鱼；猿分枝杆菌（*M. simiae*），机会感染和弥散性感染，感染人、牛、野生动物、鸟、猫；戈登氏分枝杆菌（*M. gordonae*），共感染、胸感染、弥散性感染，感染人、牛、野生动物、鸟。

14. 衣原体 （羊）流产衣原体（*Chlamydia abortus*）：绵羊、山羊流产、死胎；人可能与受感染的组织密切接触，导致流产、死胎、妊娠败血症、盆腔炎和严重急性呼吸综合征。豚鼠衣原体（*C. caviae*）：豚鼠、猫、犬、兔、马携带，引起结膜炎和尿道感染；人通过接触有结膜炎、严重急性呼吸综合征的动物而被感染。猫衣原体（*C. felis*）：在猫、犬可引起结膜炎、肺炎、上生殖道感染，在人可能引起结膜炎。禽衣原体（*C. gallinacea*）：引起禽类体重减轻，在人可能引起严重急性呼吸综合征。

15. 犬链球菌 犬链球菌（*Streptococcus canis*）是多宿主病原，可引起犬、猫外耳炎、皮肤软组织感染、尿路感染、菌血症、骨关节炎、肺炎、坏死性筋膜炎等；人主要是皮肤和软组织感染，偶有菌血症、尿路感染、骨关节炎、肺炎、中毒性休克。曾报道一名妇女在被犬咬伤两周后患上犬链球菌败血症，由于宠物携带普遍，认为具有人兽共患性质，这一假设得到了犬咬伤和其他形式与伴侣动物互动后人类感染报道的支持。

16. 巴尔通体 巴尔通体（*Bartonella*）是媒介传播病原体，侵袭各种家养和野生哺乳动物的红细胞和内皮细胞，在犬和豺中有较高流行率，如 *B. vinsonii* subsp. *berkhoffii*。人类患者多与接触猫、犬、兔、猴有关。该菌难体外培养，为革兰氏染色阴性兼性细胞内寄生需氧菌，在血管内皮细胞和红细胞内生存。有6种巴尔通体可以引起动物感染，宿主主要是猫和啮齿动物，如猫抓病；五日热巴尔通体（*B. quintana*）引起人的战壕热等感染，死亡率较高。

17. 支气管败血波氏杆菌 支气管败血波氏杆菌（*Bordetella bronchiseptica*）可感染人和多种动物，与免疫抑制人类的呼吸道疾病有关。在动物身上也与呼吸道疾病有关，如犬传染性呼吸疾病综合征、猫气管支气管炎、猪萎缩性鼻炎、马肺炎和兔的鼻塞。人通过直接接触感染。

18. 伊丽莎白菌 伊丽莎白菌（*Elizabethkingia*）感染蛙和人类，免疫抑制或受损的个体易感，引起新生儿、婴儿和免疫功能低下患者的脑膜炎、菌血症、肺炎、皮肤和软组织感染、导管相关感染和尿路感染，致死率为30%～54%。包括按蚊伊丽莎白菌（*E. anophelis*）、脑炎败血伊丽莎白菌（*E. meningoseptica*）、米尔伊丽莎白菌（*E. miricola*），按蚊伊丽莎白菌流行最为广泛，存在于水、土壤、鱼、蛙、昆虫、医院水龙头中。传播途径并不十分清楚，可能是水、接触或媒介途径，为机会致病菌。

一些经典致病菌的变异株、新型株、耐药株也有潜在人兽共患特点，如神经毒源性 *E. coli* type 2、ExPEC 具有黏菌素抗性，维氏气单胞菌（*Aeromonas veronii*）对水产威胁较大，同时对人也有感染致病性。

二、潜在人兽共患病毒病病原

人兽共患病的新现或暴发都需要一定的孕育时间和条件，不是新的病原出现就可发生流行或暴发，病原需要突破各种跨物种障碍和适应，而宿主可能需要一定的变化或共进化，各种偶然的"巧合"达成一致性才有可能新现。近些年暴发猛烈的新现人兽共患病当属病毒性人兽共患病，因此非常有必要了解和监测潜在人兽共患病毒病，增加识别和监测有效手段，为防止和控制新现奠定必要的基础。

1. 爱知病毒 爱知病毒（Aichivirus）属于小核糖核酸病毒科崎病毒属（*Kobuvirus*），单股RNA病毒。Kobu是日语，表示电镜下病毒"不规整"。爱知病毒包括A～F（不同动物）6型，A型又分6型：人、犬、鼠、加德满都、金丝雀和猫型。A型分离自人感染，B型分离自牛感染，C型来自猪，D型来自黑牛，E型来自兔，F型来自蝙蝠。A～C型与人感染有关；犬型（CaKV）引起犬腹泻并与人爱知病毒关系紧密，犬主人从犬感染有实际例子，提示人兽共患性质，英国与韩国有相关报道。爱知病毒宿主广泛，食用牡蛎引起胃肠炎暴发，免疫抑制等引起肝、肾、脾等器官炎症，亚洲、欧洲、南美洲成人抗体检出率80%～99%，多数亚临床症状。临床上低暴发率（0.9%～4.1%）或共感染，犬和猫的感染率分别为8.00%和4.00%，蝙蝠也带染。

2. 诺如病毒 诺如病毒（norovirus，NoV）在近些年不断暴发，且在动物中存在广泛宿主，感染主要以胃肠炎为主。感染毒株属于杯状病毒科，变化率较低，可以在人类肠道中持续存在，免疫受损者易感且多样性发生率高。已经识别出40多种衣壳和60多种聚合酶基因型，GII.4 VP1变体是全球肠胃炎暴发的主要原因，因为VP1的P结构域抗原位点的突变不断积累，这可能导致GII的新变体出现。NoV可于粪便中高病毒水平的长期脱落、无症状感染期间病毒颗粒的脱落及具有高环境持久性。NoV易传播，接触、食物和水源是其主要传播途径。牛、猪也有自然感染例子，猪源病毒株与人类感染株最近似，猪的抗体阳性率为36%～71%，犬、猫也有腹泻情况和病毒分离。目前该病毒人兽共患直接证据还不足以说明人与动物之间的传播，但血清学和一些动物实验认为潜在性还是存在的，需要进一步探究。

3. 人偏肺病毒 人偏肺病毒（human metapneumovirus，hMPV）能够引起小儿呼吸道感染，在圈养的红毛猩猩出现抗体阳性，鸟中引起鸡鼻气管炎和肿头综合征，与禽偏肺病毒 C 亚型（AMPV-C）有共同的祖先，hMPV 由 AMPV-C 转化而来，职业接触火鸡风险高，提示可能存在互传的可能性。

4. 单纯疱疹病毒 单纯疱疹病毒（HSV-1 和 HSV-2）引起人的黏膜部位感染和轻微胃肠道症状，人和类人猿之间可能存在交叉传播风险。溯源分析认为存在毒株来源和交叉感染的情况。

5. 疱疹病毒 疱疹病毒又称为猴疱疹病毒（herpesvirus simiae，HS），同人的单纯疱疹病毒相近。疱疹病毒具有高度的宿主特异性，与宿主有着长期的同步进化。只有在极少数情况下，物种屏障才会被破坏，可能动物与人或人与动物之间传播。猕猴疱疹病毒 1 型从恒河猴传播给人，被认为具有人兽共患性质，人类疱疹病毒 1 型能够在灵长类动物中引起严重疾病。主要通过与猴类接触，如抓伤、咬伤或舔伤口而感染。疱疹病毒种类较多，一些可引起动物疾病，人兽共患性质较弱。

6. 副黏病毒 副黏病毒（paramyxovirus，PMV）家族包括多种病毒，具有共同的非常广泛的宿主范围，感染从鱼类到哺乳动物的脊椎动物，主要通过呼吸道传播。

1）麻疹病毒（morbillivirus）分布于多种宿主，引起中度至严重呼吸、胃肠、免疫抑制或神经疾病，如人类麻疹病毒、犬瘟热病毒、牛瘟病毒等。有证据表明人类病毒最初来源于家畜，但现在仅在人类中保藏与传染，高度传染性，因疫苗的清除计划而使感染率大大下降。溯源分析认为人麻疹病毒感染犬后进化为犬瘟热病毒，犬瘟热病毒的密码子使用更接近人类密码子使用偏倚，麻疹病毒使用同源物种特异性蛋白质作为宿主物种的共享细胞受体，会增加未来人兽共患麻疹病毒感染的风险，人类活动有可能促进动物麻疹病毒进入人类。

2）猪腮腺炎病毒（porcine rubulavirus，PorPV）通过猪或蝙蝠有可能传播给人，墨西哥兽医血清抗体阳性率 2.3%，中和测试阳性率 5.8%。

3）蝙蝠和啮齿动物的南苏丹乌干达病毒（Sosuga virus）直接传播给野生动物相关者（南苏丹和乌干达）。

4）刁曼病毒（Tioman virus，TioPV）分布于马来西亚等热带的蝙蝠中，猪感染引起发热，流行区人类抗体阳性率 3.0%，蝙蝠尿液中可分离出病毒。

5）阿希莫塔病毒（Achimota virus，AchPV）存在于蝙蝠中，目前发现三种，分布于非洲。AchPV2 似乎能够跨物种感染人类、啮齿动物和鼩属实验动物，人类血清中抗体阳性。

6）Angavokely virus 是一种亨尼帕祖先病毒，分离自马达加斯加岛的蝙蝠中，为一种副黏病毒。可能使用 HeV 和 NiV 不同途径进入细胞，马达加斯加蝙蝠是一种食物来源，为人兽共患提供必要渠道。最初，亨尼帕病毒（HNV）仅包括 HeV 和 NiV，然而，在近 20 年里，又发现了几种新的 HNV：如蝙蝠传播的松湾（雪松）病毒（cedar virus）和加纳蝙蝠病毒（GhV），啮齿动物传播的墨江病毒（MojV），以及鼩属传播的绀岳病毒（Gamak virus，GAKV）和大龙病毒（Daeyong virus，DARV），中国山东和河南两地发现了一种可感染人类的动物源性 HNV，被命名为琅琊病毒（Langya henipavirus，LayV）。其中至少有 3 种具有人兽共患潜质，MojV 在中国矿工患脑炎后被发现，后死亡，这种病毒使用的非常规受体机制目前还不知道。HNV 等副黏病毒对宿主嗜性依赖于 HNV 糖蛋白，NiV、HeV、CedV 和 GhV 都是利用肝配蛋白（ephrin）A 和 ephrin B 作为侵入人体细胞的受体。梅耶哥病毒（Menangle virus）来自蝙蝠，传播到人和猪，腮腺炎病毒属（*Rubulavirtis*）都具有人兽共患性质。

7. 淮阳山病毒 淮阳山病毒（Huaiyangshan virus，HYSV）引起人的出血热，是一种蜱传布尼亚病毒，人血小板和白细胞减少，动物无症状；分布于我国的湖北、河南，朝鲜，美国，日本。致死率为 5%～27%。

8. 犬瘟热病毒 犬瘟热病毒能够感染猴和灵长类，以及先前的跨物种传播，对人是一种潜在威胁。

9. 虫媒病毒

1）舒尼病毒（Shuni virus，SHUV）是一种在非洲局部的潜在人兽共患病病毒，感染人类和牛、马等家畜，引起神经症状和脑炎，流产、死胎。

2）米德尔堡病毒（Middelburg virus，MIDV）宿主为家畜和鸟类，人感染后发热和神经症状。分布于非洲。

3）巴格扎病毒（Bagaza virus，BAGV）宿主为禽鸟类，禽和人感染都具有神经症状，脑炎。流行于非洲、西班牙。

4）乌苏图病毒（Usutu virus，USUV）宿主为鸟类，感染猴、人、鸟，引起发热、脑炎等神经症状。

还有蚊媒恩杜姆病毒（Ndumu complex virus，NDUV）、布温巴病毒（Bwamba virus）、杰米斯顿病毒（Germiston virus）、班齐病毒（Banzi virus）、辛德比斯病毒（Sindbis virus）、Yezo 病毒（YEZV）、恩塔亚病毒（Ntaya virus，NTAV）、蜱传索戈托病毒（Thogoto virus，THOV）和内罗病毒（Nairovirus）、阿尔赫玛出血热病毒（Alkhurma haemorrhagic fever virus，AHFV）等，都具有人兽共患的潜质。

10. 博卡病毒　博卡病毒（Bocavirus，HBoV）为人源病毒，基因序列与牛、犬、猪、鼠细小病毒近似，博卡是牛、犬病毒英语合拼的意思。引起呼吸道和消化道感染、脑炎，儿童呼吸道感染率为 10%～33%，也见于肠道；猪普遍带染，但易与其他病毒共感染。由于在更多宿主中发现或新现，HBoV 的末端序列与牛细小病毒和犬细小病毒的末端序列相似，溯源分析认为人和猪病毒具有重组痕迹，可能在人与类人猿间传播，潜在传播途径为胎盘、气溶胶，人兽共患潜质不容忽视。

11. 星状病毒　星状病毒（astrovirus）普遍存在于各种动物中，引起儿童胃肠炎、肝炎、脑炎，免疫抑制个体严重，具有嗜神经性，多数自限性。人病毒可以感染哺乳动物和禽类，粪-口途径传播，具有潜在人兽共患病特性。

12. 人类腺病毒　人类腺病毒（human adenovirus，HAdV）含有 A～G 7 种，粪-口传播，食源性，非包膜 DNA 病毒家族，免疫力正常可能无明显症状，而免疫力低下则引起肺炎或肝炎。侵害儿童引起肺炎，轻型、无症状或严重肺炎。通常通过接触呼吸道飞沫、粪-口途径及接触受污染的食物、水或表面传播。HAdV-E4 是第一个被鉴定为具有人兽共患起源的 HAdV，其基因组包含重组到猴腺病毒（SAdV）-E26 骨架中 HAdV-B16 六面体的部分结构，这种重要的人类病原体在军队和民众中引发了发热性呼吸道疾病和肺炎暴发。在非洲人和黑猩猩检出 SAdV-C 抗体，在科特迪瓦的猪、犬、绵羊和山羊及圈养和野生非人类灵长类动物的粪便样本中也检测到了 HAdV。对从黑猩猩和狒狒身上分离的两种 SAdV 的分析表明，HAdV-B76 来源于人类、黑猩猩和狒狒腺病毒间的重组，表明该类病毒在物种间传播。

第九章　同一个世界　同一个健康

第一节　概　　述

加拿大外科医生 William Osler 第一次提出"同一个健康"（one health）概念；Schwabe 在他的《兽医同人类健康》一书中再次引入这个概念，并指出动物及其产品同人类健康的关联度越来越高，人医和兽医应该联合起来共同应对各种疾病的发生。各类传染病不断出现，也使"同一个医学"（one medicine）的概念显得更为重要，特别是人兽共患病防控时，需要医学和兽医学的共同配合，才能更好地完成使命。兽医通常对生物系统和动物疫病了解得较为深入，对人兽共患病的流行病学及其过程有较为丰富的知识，对重大动物疫病诊断和防控经验也是丰富的，而且多数处在人兽共患病源头防控第一线。动物和人类健康的关联性至少有三个基本形式：首先，许多健康风险与动物接触有关，包括动物传染给人的疾病，动物过敏原引起人的过敏，动物咬伤、蜇伤和其他的接触创伤；其次，人与动物之间纽带关系的重要社会心理效应可能也带来身体上的益处；最后，动物可能与人类同样作为环境中健康危害风险的"哨兵"。由于人的医学与动物医学具有如此密切的关联，先后从"同一个医学"概念，发展为"同一个医学，同一个健康，同一个世界"，甚至"人与动物共有医学"（human-animal medicine）。

2007 年 12 月在印度新德里召开的禽流感国际会议上，FAO、OIE（WOAH）、WHO、联合国儿童基金会和世界银行等几大国际组织同意接受"同一个世界，同一个健康"理念，并制定了实现动物-人类-生态共健康的全球战略框架。这个战略框架关注的是动物-人-生态之间可能流行或大流行疾病，给国家、地区或全球造成广泛影响的流行性传染病。框架认为，人类健康主要面临这样的新挑战：①食品营养与安全；②动物发展模式与安全；③生态环境。高度重视动物健康：①人与动物关系正发生深刻变化；②发达国家高度重视动物健康与管理；③需要建立现代健康理念。

战略框架的目的和预期成果侧重流行病的发生、传播和存在机理。战略框架的目的是想通过国家或地区的国际疾病情报、疾病监测和疾病应急响应系统，并通过稳定的公共卫生和动物卫生服务及国家或地区之间战略支持，建立一个消灭风险、减少因流行病给全球带来威胁的框架措施。"同一个健康"理念针对人兽共患病来说，一方面说明人兽共患病不是一个国家或地区的事情，国际上面临同样的健康威胁；另一方面人兽共患病不仅是兽医的事情，也必须包括医学、公共卫生、环境卫生、食品安全、社会和执政当局的全面合作，也就是全社会的事务；从另一个层次来说，**"同一个健康"应该包含微生物群体**，因为人类与动物共享微生物，共生共进化，微生物与人类和动物健康密不可分，在技术上必须建立共享数据中心。

一、"同一个世界，同一个健康"战略框架中 5 个战略措施

新德里大会的动物-人类-生态共健康战略框架提出如下 5 个战略措施。

1）通过长期干预手段，建立有效监管、符合 WHO 和 WOAH 规范和标准的系统。

2）通过提高国家和国际应急响应能力，以控制疾病暴发为手段来预防地区和全球面临的疾病威胁，特别是人兽共患病威胁。

3）更好地关注贫困地区，从关注发达国家经济转向发展中国家经济，从关注现实疾病转向潜在疾病，重

视地区性重大疾病扩散。

　　4）加强多地区、多学科、多部门的广泛合作。

　　5）通过执行战略性研究，开发一些合理有效的、有针对性疾病的控制计划。

二、"同一个世界，同一个健康"战略框架确定6个目标

　　该战略框架同样也提出如下 6 个目标作为各国或地区权力机构重点优先考虑的领域。

　　1）建立国际、区域和国家对疾病流行的监察能力，运用国际标准、手段和监视方法的能力。

　　2）确保国际、区域和国家有足够的保护公众卫生和动物卫生的能力，包括信息沟通策略，以便预防、检测或应对疾病暴发。

　　3）确保国家或地区应急系统运转能力，全球快速应急支持能力。

　　4）提升机构之间和部门之间的协作能力，密切合作关系。

　　5）控制禽流感或潜在传染病、人兽共患病的发生。

　　6）开展人兽共患病战略性研究。

　　2004 年美国曼哈顿国际会议同样提出"同一个世界，同一个健康"主题，建立一个全球性整体互动的预防流行病、维持良好生态平衡的体系，提出 12 条原则。

　　1）充分认识家畜、野生动物的健康与威胁人类疾病、人类食物供应和经济发展及生物多样性的紧密关系，生物多样性是维持健康环境、发挥生态系统作用所必需的，也是人们必须关注的公共卫生重要部分。

　　2）要认识水土利用决策对健康有着重要意义，如果对此没有清醒认识，生态系统作用的改变、人兽共患病出现和传染方式变化都将不可避免。

　　3）把野生动物健康科学作为全球预防、检测、监测、控制和消除传染病不可或缺的组成部分。

　　4）认识人类健康计划可对环境保护发挥极大的推动作用。

　　5）制订实用的、全面的和有前瞻性的预防、检测、监测和清除新现和再现人兽共患病方案，方案应充分考虑到动物种群间复杂的相互作用。

　　6）在制订人兽共患病威胁解决办法时，寻求人类需求和生物多样性保护观的高度统一。

　　7）减少和更好地管理及控制野生动物的国际贸易，这不仅保护动物种群，同时也是减少疾病传播、种群间的传染和产生新病原及保藏宿主数量的有效措施。

　　8）限制对野生动物屠杀，只有多学科、国际性和科学性的共认同，确系某动物群对人类健康、食品安全或野生动物本身卫生产生威胁等重大而紧急情况下除外。

　　9）鉴于威胁人类、家畜和野生动物健康新现和再现人兽共患病的严峻局面，增加人与动物卫生健康基础设施建设与投资，加强全球人与动物疾病监测、扑灭能力建设，信息及时共享能力的发展。

　　10）具有良好的政府、当地民众、私人机构和公共机构之间的合作关系，以应对全球卫生和生物多样性保护问题。

　　11）提供足够的资源和支持全球野生动物卫生监测网络，以便早期预报和信息共享。

　　12）普及相关的人兽共患病教育，使人们认识到健康与生态完整性的密切关系，让人们更加关注生态健康。

　　普遍接受"同一个健康"观念，并且鼓励跨学科、跨专业和跨组织的工作。同样重要的是，从"同一个健康"的概念转向执行实际的日常行动，以使人类、动物和环境健康的连接更紧密，确保积极的和真实的健康效应。

　　确保我们的研究人员、诊断医生、实验室科学家和其他相关从业者采取一个更加整体的健康视野，要使他们了解人类医学、动物医学、健康之间的许多重叠或者是交互医学。相互协作带来很多益处，人类健康和动物卫生的关系正在变得日益复杂。

三、人类、动物及公共卫生专业人员在培训和实践方面的异同

　　医生、兽医及公共卫生专家的培训和实践形式存在着重要的差别。尽管医学院和兽医学院的许多课程都很相似，但是兽医接受的更多是动物传染病方面的训练，而医学院学生实际上却没有接触任何关于动物卫生方面的内容。无论是医学院还是兽医学院学生，都仅仅接受了很有限的公共卫生方面的理论和实践知识。

　　完成培训后，在从业过程中医生很少去查看患者的生活和工作环境；而大多数兽医却经常到农场视察；

环境卫生专家可能更愿意访问已经被证实存在环境卫生威胁的地方。兽医面对死亡动物尸检的概率可能远大于医师进行尸检的概率。由于这种训练和实践的不同，在涉及人、动物和环境相互作用的一些方面，两者的理解存在着很大的不同。

四、医生和兽医之间的沟通

医生和兽医对于人类和动物卫生问题需要实质性协作并了解其关联的知识体系。然而，这种专业上的互动通常是有限的，许多医生及医护人员不愿意与患者讨论动物卫生问题。在很多情况下，兽医在与他的客户讨论人类保健问题时也很谨慎，在某些情况下不发表跨越专业意见是出于谨慎的态度。临床医生和兽医可能不熟悉公共卫生和环境卫生的理念而很少沟通。"同一个健康"理念旨在克服这些专业之间的一些重大差异和交流壁垒，提出如下一些建议。

1. 创建临床健康病历的处理新方式　　大部分情况下，医生对传染性胃肠炎和腹泻患者进行评估时，没有考虑到动物暴露史。在医疗档案中常常把明显与临床相关的在宠物商店的、外来的或家养的宠物、农场动物及环境、动物园或其他野生动物中心的可能动物接触史省略，由此推测可能有许多人兽共患病被漏检。可能存在采集病史时忽略动物接触的重要性而产生的漏检和法律责任问题。

2. 人类病史中的动物卫生信息　　基于以下四方面原因，医生应该把患者与动物接触史作为病史采集的常规问询内容：①为了找出可能的人兽共患病风险；②确定附近的动物是否为过敏原来源；③为了理解患者的社会心理问题，在对患者社会接触史的常规问询中，动物在患者生命中可能比涉及的其他社会关系网更有意义；④咨询患者附近的动物卫生情况可提供关于环境中毒物和传染性风险信息，以及动物的药物是否被存储在家中和其可能对人类产生的风险。

另外，询问动物接触史可能会增进临床医生和患者之间的和谐关系，使其更好地了解患者的家庭关系、健康理念，以便为医生进一步提供患者的日常习惯及环境状况等信息。

3. 动物接触史作为急诊的一部分　　在急诊时，询问病史的时间是有限的，因此首先应该收集最重要的医学信息。同时，未能收集与动物接触的重要信息，特别是在病历中如果缺少基本数据，可能会增加丢失有助于正确诊断和治疗的重要线索的风险。

第二节　人与动物预警共同的健康风险

动物以各种方式与人类保持接触，与人类生活、健康具有密切关系。动物相关的"**索引病例**"（index case）具有明显的人类疾病预警作用。同时，人类的疾病也会对动物疾病起到同样的"示病"作用，这种"示病"作用不仅包括传染性疾病，也包括化学性等环境危害。根据"同一个医学"理念，采集动物健康信息是人类疾病早期发现和预防的基本步骤。

一、人类健康中预警事件

人类健康中的预警事件（SHE）定义为可预防性疾病、致残或最终死亡事件可以作为需要提高预防或治疗质量的预警信号。"**索引病例**"就是疾病信息的"冰山一角"（tip of the iceberg），表示对其他群体的风险指示作用。旅行医学地理预警网络可提供与旅行有关的鉴别预警病例，这种风险与特殊地区有关。职业和环境医学也可以利用职业接触工人的疾病预警病例，作为类似环境风险确定和纠正的警示。例如，中国海关的"全球传染病疫情信息日报"为相关领域提供预警信息。

二、动物卫生的预警事件

如人类健康一样，预警调查（监测）和预警卫生事件也是兽医学的重要事件之一。在实验室中，啮齿动物"预警群"的兽医监控可以确定病原或毒素是否正在影响其他动物群体，布鲁氏菌病和其他传染病的家畜"预警群"现在已经普遍被使用。

三、人类健康的动物预警

在 20 世纪早期，英国和美国都使用笼养金丝雀放在矿井中，以预警一氧化碳、甲烷等毒气的存在与否。矿井中金丝雀预警风险原理如下：①金丝雀比人对一氧化碳和甲烷敏感；②鸟和人享有同样接触空气的机会；③如果金丝雀对一氧化碳中毒的话，矿工会警觉到，因为鸟从较高的栖息处掉下来，并表现病症。鸟还对杀虫剂如滴滴涕（DDT）和有机氯化合物非常敏感，很多自然环境的鸟因此而死亡，这会警示人们广泛环境对人类健康的毒性威胁。利用预警动物可以检测毒素、人兽共患病病原。已知蚯蚓、燕子、蝙蝠都可以起到预警作用，猫、犬等宠物的预警作用更加明显。动物对疾病流行、环境有害物质的预警表现是多方面的，如禽类对流感的预警作用，动物对环境、气候变化、过敏原等敏感，饮水或河流中化学物质过浓，水生动物或鱼类就会死亡。

将一些动物作为生物恐怖因子的预警动物有三个主要原因：①动物对很多病原比人敏感；②动物较人有较短的潜伏期；③动物比人有较多的接触风险机会或更高强度的环境接触。

四、动物卫生中人类的预警作用

当动物所处的环境卫生风险比人更高时，可能并不被人们注意，但人可能首先被医学注意到。在同一区域的人疾病调查和临床保健服务要远远超过动物，农村区域野生动物死亡并不一定会引起卫生专家的注意。在这种情况下，人类中的预警卫生事件就可以作为动物卫生的预警。例如，屠宰动物工人诊断患有布鲁氏菌病，就可以作为饲养地区牛、羊布鲁氏菌病暴发的预警。医院传染病科检测出布鲁氏菌病患者，也是对患者地区牛、羊布鲁氏菌病暴发的预警。我国农村经常有牛、羊、猪疾病死亡后，分割肉埋掉或送人，引起多起炭疽感染的病例。美国的西尼罗病毒传染就是鸟类警示作用的很好例子。

五、人与动物之间的卫生风险案例

1. 汞中毒 1956 年日本诊断出 2 例人的水俣病，随后观察到当地很多人有不知原因的中枢神经紊乱，经过三年研究，确定为有机汞中毒。随后的流行病学调查发现氯碱生产设备厂释放的汞进入海湾，污染周围的水源，鱼能富集水中的汞，居民又吃了这样的鱼，沿着食物链传递，在儿童发生严重的汞中毒。在这些悲惨病例发现后，人们又发现"猫跳舞病"，由于吃较多的鱼，猫表现流涎、痉挛和行走困难，一些甚至跳海而被淹死。显示猫可以作为水俣病的预警动物，后在日本和加拿大都有这样的预警示例。

2. 铅中毒 对于铅中毒在临床上主要依靠二级预防措施，包括密切接触儿童的筛选。美国超过 50% 铅中毒病例有饲养宠物背景，儿童中毒警示这些宠物也有中毒风险。在美国一只犬持续呕吐和失重，犬的主人叙述一个月前犬圈外墙重新装修，这只犬被诊断为铅中毒，用螯合剂治疗完全康复，9 个月后又发生类似症状，血铅升高，与其玩耍的 1 岁和 3 岁两名儿童并无症状，但也证明是铅中毒，原因为犬圈喷漆的铅污染。

六、动物预警（预警动物）实施中存在的障碍

阻碍人与动物疾病信息整合和预警调查的因素可以分成三类：职业分割、数据分离和数据缺口。

（一）职业分割

职业分割涉及职业培训，包括人医与兽医的专门培训的学校学习内容不同，尽管许多内容是相关的，但在职业观念上是相互分开的。在继续执业培训过程中，医学和兽医学的交流也很少。医学看待人兽共患病时将动物仅看作潜在媒介，包括减少接触、控制媒介昆虫、清除保藏宿主群落，如人居住附近的啮齿动物，对于宠物犬和猫在疾病预防方面就是减少接触。在考虑人类健康价值时，忽略了人和动物同样面临环境风险和疾病新现的威胁。这样就不可能恰当地理解和控制动物群体疾病，同时也难以减少对人类的风险。

（二）数据分离

人与动物疾病调查资料关联是有限的。这种关联度分离的原因是多因素的，包括人和动物调查行动都

是各自为政。动物调查的主要资料来源是当地兽医、农场工人、兽医诊断室人员所提供的信息，这些个人和机构所提供的信息应该报告给当地农业部门。正常的报告是以电话和纸质文件方式进行，省级农业部门主要是从市县相关部门收集信息。而在医学方面，严重的人类疾病包括人兽共患病都是由临床医生或实验室报告当地或地区卫生部门，通常也是以电话和纸质文件方式进行，当然也有以电子传递方式报告的趋势。两大部门很少有直接交流的机会，预警作用没有被重视和应用。

省级人兽共患病调查经常包括农业和卫生部门以外的单位和组织，如环境保护和林业部门，环境保护部门负责监视森林和野生动物资源，特别警觉野生动物死亡或疾病，这些机构与兽医、卫生部门接触也是有限的。国家和国际水平的疾病调查也同样面临有限接触和资料共享不充分的状况。

（三）数据缺口

在人与动物疾病发生与环境健康威胁之间仍然有上述预警资料使用的相互关联的缺口问题，导致动物群体中的特殊疾病事件与人类健康的相互关系可能并不清晰。许多动物种类对一定环境暴露的敏感性和潜伏期都存在差异。一些媒介源传染病复杂的生态学了解也是有限的，最终，因人与动物调查资料有限的对照结果，实际上有效预测和减少许多环境中毒物和传染风险的动物预警证据不多。许多人类卫生专家坚信"循症医学"概念，很少努力去系统地构建证据来进行人类卫生动物预警的常规工作。

（四）克服这些障碍的成功方式

1. 改善人与动物卫生之间的交流　　"同一个健康"就是要解决人医和兽医之间的沟通协调问题，一个可能的解决方案是对人与动物共有风险的警觉性，确定关键风险，提出共同解决这些风险的方法。再就是国际水平、国家水平的相关信息共享，这样相互交流就会成为自然的事。

2. 人与动物调查资料相关的信息解决方案　　从技术角度来看，生物医学信息解决方案正在讨论中，以促进人兽共患病调查和人与动物数据具有更好的相关性。有很多相关系统，这些系统经过调整都可以用来支持人与动物关于人兽共患病监控数据的关联性。数据源包括医院、动物医院资料，一些机构资料，如公共卫生、野生动物、农业、环境保护、兽医实验室、兽医公共卫生病理实验室等。

使用分子和生物多样性方式获取人兽共患病调查系统潜在数据来源（图 9-1）。将分子和生物多样性信息用于公共卫生实践当中，流行病学家就能够靶向最敏感的动物群体进行人兽共患病调查。

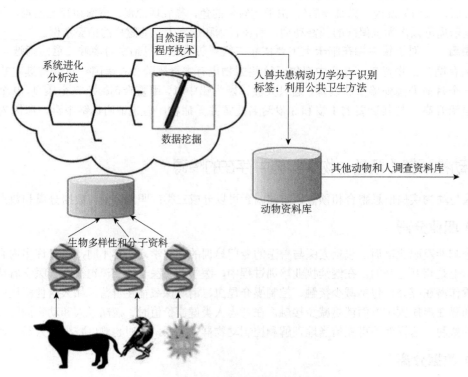

图 9-1　利用公共卫生来支持群体水平调查

3. 解决证据差距　　要很好分析类似全球预警和反应系统（GLEWS）和其他共同的人与动物调查的数据流类型之间的相关性，利用这样的调查资料去鉴别动物和人群驱动疾病新现的关键环境因子。另外需要研究的是利用指纹技术和基因序列分析人与动物群体之间病原跨越进化和驱动病原适应作用的因子。比较基因组方法可以分析不同物种种类之间易感性不同的原因，以表观遗传学研究环境因素对基因表达的影响。

总之，越来越多的先进技术和信息工具使人们更方便地分析与交流，也要求人们在医学和兽医学的人兽共患病方面更加密切合作。

七、政府、CDC或研究机构对人兽共患病预警性监测（建议）

1. 未暴发疾病情况下

1）监测范围：病原、宿主、环境。

2）病原毒力、变异和耐药性检测。

3）病原生物数据监测。

4）输入风险监测。

5）污水中病原监测。

6）跨物种传播风险（包括未知病原或 X 病原）监测。

2. 暴发情况下

1）流行趋势分析。

2）病原分析：预警基线、有意义的变异、耐药病原、单一或混合病原分析。

3）检出新病原。

4）检出跨物种传播（跨种宿主检出病原）。

5）主要病原监测：常见病原、致死率高病原、容易发生变异病原、未知病原。

第三节　人与动物交互病医学

很多致病因子在动物之间、人与动物之间不具有互相传染的性质，针对同样致病因子却具有不同的病症，或者可能具有互相传染性质，但都是动物与人互动引起的，这就是人与动物共有医学或人与动物交互病医学（human-animal medicine）的研究内容。对这些因子进行讨论，有利于人兽共患病学的扩展或推动预警医学的发展。

一、过敏性疾病

人对动物的一些组织成分过敏，一些过敏原既能引起动物过敏，同时也能引起人类过敏。

（一）人类的动物成分过敏

人类可能会对广泛的动物过敏原比较敏感（表 9-1）。大约 10%的普通人和 50%的过敏体质人对猫和犬很敏感。其他能引起人类较为严重过敏的动物包括鼠类、马类、昆虫类和鸟类。

表 9-1　与人类过敏相关的动物过敏原

动物种类	过敏原来源
大鼠和小鼠	尿液，毛发，唾液
豚鼠	皮屑，唾液，毛发
兔子	尿液，唾液，毛发
猫	皮屑，唾液
犬	皮屑

续表

动物种类	过敏原来源
鸟类	羽毛，血清
马	血清，皮屑
牛	毛发，皮屑
爬行动物	鳞屑
非人类灵长类动物	毛发
蟑螂	粪便，唾液，死动物残骸
螨	粪便

许多过敏症状与宠物相关，职业过敏原包括鼠尿、猫和马的皮屑。由于动物过敏原在动物消失后也会长期存在于环境中，而且通过灰尘播散，因此猫和犬的过敏原可能会存在于没有宠物的家庭和学校。

1. 对猫、犬过敏　一般认为人类对猫、犬的毛发过敏，与特定的蛋白过敏原有关，分别是 Fel d1 和 Can f 1。几乎所有的犬和猫品种都能引起人的过敏，然而有些品种只对特定个体引起过敏反应。

2. 宠物过敏原的非危险因素　研究表明，出生在饲养犬的家庭儿童比出生在没有犬的家庭儿童，2 岁以下患过敏性疾病的几率要低。接触过敏原的时机似乎也起作用，早期接触猫过敏原对宠物饲养者起到了早期的保护效果。

（二）由动物成分引起过敏的相关临床表现

1. 鼻炎和上呼吸道症状　鼻炎和上呼吸道症状是医院门诊中最常见的疾病。普通人患病率高达 20%，而哮喘患者的患病率会更高。症状包括打喷嚏、鼻道阻塞、流泪及鼻咽发痒。慢性鼻炎和鼻窦炎的一个最重要的区别是过敏性的还是非过敏性的。

2. 哮喘　人类支气管哮喘特点是支气管收缩和炎症，伴随呼吸道炎性分泌增加，能导致呼吸道阻塞。多种过敏原可导致哮喘的敏感和新发或以前致敏个体原有哮喘的恶化。动物在哮喘发病和预防中所起的作用是复杂的，一些研究显示，拥有宠物猫和犬可能与早期儿童哮喘发病率较低有关系；而其他研究表明，拥有宠物可能会导致患哮喘的风险增加。这些差异部分与人群的体质有关。

3. 过敏反应　过敏反应是一种急性的、严重的、IgE 介导的对环境过敏原致敏在敏感个体发生的反应。过敏反应可由昆虫叮咬引起，也可能是由接触其他动物过敏原引起，也可能促发过敏的因素是未知的。

4. 超敏性肺炎　超敏性肺炎（HP）也称为外源性过敏性肺泡炎，是下呼吸道对不同的环境过敏原产生的炎症性反应。同样由于职业的原因，超敏性肺炎也能通过接触发霉的干草（"农民肺"）、蘑菇（"蘑菇肺"）及大量的其他动物和植物过敏原等引起。与超敏性肺炎有关的动物过敏原包括鸽子抗原（"养鸽人肺"）和其他鸟类的羽毛皮屑，特别是鹦鹉类。

5. 湿疹、皮炎　湿疹也称为特应性皮炎，是一种皮肤疾病，通常在 5 岁之前出现。因为它与过敏体质有关，许多患有湿疹的儿童最终可能会患过敏性鼻炎、哮喘或者二者都有，病症往往持续到成年。其他的与动物过敏原相关的皮炎病症包括接触过敏原后的急性荨麻疹和瘙痒，可能会伴随着过敏反应（表9-2）。

表 9-2　常见的动物过敏性疾病

种类	疾病	临床表现	诊断	治疗	潜在致病因子
猫	哮喘	咳嗽，气喘，呼吸窘迫	胸部 X 线片，呼吸道细胞学检查，辅助诊断	支气管扩张剂，类固醇	产花粉植物（推测）
犬	犬嗜酸性支气管肺病	咳嗽，呼吸窘迫，流鼻涕	胸部 X 线片，呼吸道细胞学检查，嗜酸性呼吸道炎症已知因素的排除	类固醇（有或没有抗生素）	产花粉植物（推测）
猫，犬	特应性皮肤炎	皮肤瘙痒，发红，脱屑，色素沉着，脱发	皮下皮肤试验，放射过敏原吸附试验（RAST）	类固醇，过敏原逃避，过敏原特异性免疫治疗，必需脂肪酸，环孢素，抗组胺药	霉菌、树木、杂草和草花粉，动物和人类的皮屑；面料（羊毛）

续表

种类	疾病	临床表现	诊断	治疗	潜在致病因子
马	复发性呼吸道梗阻（马慢性肺气肿）	咳嗽，呼吸道阻塞，运动不耐性	病史，身体检查，呼吸道细胞学检查	改变环境，支气管扩张剂，类固醇	霉菌，马舍粉尘
牛	超敏性肺炎	消瘦，咳嗽，肉芽肿性炎症，肺泡炎，间质纤维化	气管冲洗，抗干草小多孢菌阳性血清，肺穿刺活检	急性或严重的反复发作病例：糖皮质激素，改变管理	来自发霉干草的粉尘（嗜热放线菌孢子）

二、化学物质和毒物风险

环境中的毒物是人与动物面临的共同危害，因此可以互为预警。大多已知的环境中化学物质毒性主要是以大鼠和小鼠等为模型的试验为基础研究的。宠物和家畜及野生动物既可以为人类健康提供重要的临床资料，也可以作为癌症及其他环境诱发疾病研究的"动物模型"（表9-3）。

表9-3　对宠物有毒的部分食物列表

食物（成分）	对犬的毒性作用	对猫的毒性作用
酒精饮料（乙醇）	运动失调，呼吸困难，心跳异常，致死（5～8mL/kg 时可引起急性毒性）；犬口服的半数致死量为 5500mg/kg	运动失调，呼吸困难，心跳异常，致死（5～8mL/kg 时可引起急性毒性）
鳄梨（persin）	呕吐，腹泻	尚不明确
巧克力（可可碱）	呕吐，腹泻，震颤，癫痫发作，致死（犬的半数致死量为 250～500mg/kg）	呕吐，腹泻，震颤，癫痫发作，致死（猫的半数致死量为 200mg/kg）
咖啡（各种类型的）（咖啡因）	呕吐，腹泻，震颤，癫痫发作，致死（犬的半数致死量为 140～150mg/kg）	呕吐，腹泻，震颤，癫痫发作，致死（猫的半数致死量为 100～150mg/kg）
脂肪类食物	脂肪痢，腹泻，肥胖，胰腺炎	脂肪痢，腹泻，肥胖
夏威夷果	呕吐，抑郁（症），运动失调（2.2g/kg）	尚不明确
发霉食物（霉菌毒素）	肌肉震颤，癫痫发作	肌肉震颤，癫痫发作
洋葱、洋葱粉、大蒜、韭菜、细香葱（二硫基丙醇）	溶血（11g/kg 生洋葱）	溶血（28g/kg 生洋葱）
葡萄和葡萄干	急性肾功能衰竭（无明显的剂量依赖性）	尚不明确
酵母生面团（乙醇）	腹胀，酒精中毒	腹胀，酒精中毒

对于环境中急性、慢性毒物暴露，人与动物可能面临同样风险，有些场合动物接触多一些，人则少一些；而另外的场合人可能比动物接触强度高一些。相关毒物种类复杂，毒性危害特征各异，如重金属、杀虫剂、农药、毒性气体、螫刺毒液及赤潮毒素等。

在急性、慢性动物疾病鉴别诊断中要考虑动物接触风险问题，如果有，先要考虑毒物对儿童的风险预警，要注意将毒性物质放到儿童接触不到的地方，如清洗液、杀跳蚤和壁虱剂及其他药物。某种动物在动物群中异常密集地发生异常表现时就应注意导致这种异常的毒物风险。

1. 接触途径　宠物更易接触地面灰尘，家中灰尘可能含有各种化学物质，将导致人和宠物共同暴露。有报道称，猫体内阻燃剂浓度是人体的 20 倍，犬体内汞水平是人体 5 倍多，全氟化合物（不粘锅材料）是人体 2 倍多。宠物在环境中易接触土壤中的铅、农药、砷和其他有毒物质。野生动物和家畜更易接近水、空气、土壤和食物中的有毒物质。冶炼厂附近放牧，动物会出现骨和牙氟中毒症状；镉污染土壤放牧时也会引起镉中毒；犬可以用来监测空气对心肺功能的影响。

2. 对药物、毒物敏感性　动物和人类新陈代谢有差别，对于有些毒物，动物更敏感。犬对多环芳香烃敏感，更易患鼻腔癌，金丝雀对一氧化碳和甲烷比人敏感。宠物比人有较短的潜伏期，如犬接触石棉瓦患间皮瘤的平均潜伏期为 8 年，而人平均在 20 年以上。美国每年接到急性中毒病例超过 200 万例，大多数是儿童或职业人群。动物中毒事件也有很多，犬比猫多，可能是因为犬接触毒物概率比猫大。

另外，螫刺毒液也是人与动物较为少见的风险，包括蜂、蜥蜴、毒蝎、两栖类、爬行类、海洋生物毒液等。例如，2013 年我国安康、汉中、商洛等地发生黄蜂螫人事件，有近 300 人被螫，死亡 22 人。有毒赤潮毒素通过气溶胶被动物吸入，引起鸟类死亡，鱼类大批死亡，人因食用被毒素污染的水产品引起毒害作用。

三、肿瘤的传播能力和人兽共患潜能

这里简要探讨肿瘤是否具有潜在传播能力，如果有，是否具有人兽共患性质？

1. 肿瘤有传染性吗? 一般认为肿瘤是没有传染性的，但动物或人的一些肿瘤可以说有传播性质。犬和塔斯马尼亚獾（*Tasmanian devil*）的撕咬、交配等行为可以传播肉瘤［发生于犬的史狄可氏肉瘤（Sticker's sarcoma）］。患者接受器官移植，由于移植器官中带有肿瘤，结果使接受者患癌。某些肿瘤具有潜在性传播能力，特别是病毒引起的肿瘤，如非洲儿童伯基特淋巴瘤的 EB 病毒感染率高；用死亡动物肝喂鱼，鱼易得肿瘤；人 T 细胞白血病病毒能从一个人传到另一个人。

袋獾也被称为塔斯马尼亚恶魔，现今只分布于澳大利亚的塔斯马尼亚州。袋獾面部肿瘤是一种独特的癌症，常出现于袋獾面部或嘴部，通过舔咬、打闹互相传播，通常会扩散至袋獾的内脏。动物的白血病由病毒引起，动物之间具有明显的传染性。兔黏液瘤病由麻风病毒属病毒引起，可由嗜血昆虫叮咬机械传播或直接传播。人的乳头状瘤也具有传染性，由乳头瘤病毒引起，直接接触传播。犬传染性性病肿瘤（CTVT）就是直接接触或野犬频繁性行为传播的，CTVT 代表一种独特的、自然传播的、传染性的肿瘤，突变的肿瘤细胞本身是病原体，并作为宿主中的寄生同种异体移植物而永久存在。蛤白血病（clam leukaemia）也是水平传播的克隆性白血病。这表明可传播的肿瘤会影响脊椎动物和无脊椎动物，而且很可能在自然界中比以前预期的更常见，但人兽共患性肿瘤还有待于进一步探讨。

2. 可能的传播方式 肿瘤细胞要传染，必须具备哪些条件，人和动物之间是否具备这些条件呢？要传染首先要有传播途径，动物的交配、撕咬会传染肿瘤细胞。人类什么行为可能给肿瘤细胞提供顺风车呢？性行为和动物交配应该具有同样的效果。人类没有撕咬，但多了一些其他行为，如接吻、共用注射器，还有输血、器官移植等途径。再就是肿瘤细胞到达新宿主后能否存活，器官移植时外源细胞可以活下来也是关键因素之一，肿瘤细胞逃避免疫攻击的能力比普通细胞强，因此可能生存。通过机制分析可知可传播性肿瘤都在积极地与它们的微观环境和宏观环境相互作用并适应，并显示出这些独特的恶性寄生物与其宿主之间存在竞争现象。器官移植时抑制免疫活力可能属于特殊情况，正常免疫状态下，肿瘤细胞可以逃避犬和獾的免疫攻击。犬与人同属哺乳动物，免疫力不比人差。肿瘤细胞不断分裂增生，不断变异，众多细胞中有一两支细胞系能逃避免疫攻击就足以造成严重后果。当今社会，器官移植是少数，但输血很常见，其他身体接触更普遍。有医生给肿瘤患者手术时割伤自己，3 年后患同样肿瘤，可能由于瘤细胞通过伤口残留在医生的血液或组织中。

3. 动物肿瘤传播给人的潜在性 一项研究表明，袋獾的传染性肿瘤能逃避动物免疫系统的监视。这种被称为袋獾面部肿瘤（DFTD）的疾病会把正常修饰细胞表面、可以识别"非我"和"自我"的蛋白质表达关闭，从而导致免疫系统无法将瘤细胞与其他细胞区分开来。不管是人的肿瘤，还是动物的肿瘤是否有传染性，主要取决于病因。尽管还不清楚动物肿瘤的病因，但动物肿瘤和人的肿瘤之间的平行关系目前已得到确定，即人患癌率高的地区，畜禽患癌率也高。例如，原发性肝癌高发地区，猪、鸡、鸭肝癌发生率也高，人食管癌高发区，鸡的咽、食管癌和山羊的食管癌比人的发生率还高。针对这种情况，有人认为，这种地区内引起人和动物患肿瘤的病因很可能是一致的。但也有人认为这是肿瘤能够传染的佐证。另外，通过动物实验证明，瘤细胞通过接种方式，可以在体内发展成肿块。

俄罗斯医学科学院肿瘤科学中心通过 15 年的研究发现，人一旦感染了动物病毒，就极易患上恶性肿瘤，而老鼠和猴则是最主要的病毒携带者。随着生态环境的不断恶化，这种现象将会经常发生。研究人员发现，在传统的致瘤病毒中，包括乳头瘤病毒、疱疹病毒、T 细胞白血病病毒等，其中一些病毒来自人类。虽然有些病毒还没有足够的证据证明是来自动物，但在一些患者的病毒中，发现了哺乳动物病毒的遗传物质。

研究发现，来自猴的病毒的确与肿瘤产生有关。研究人员在 40%～70% 的美国和西欧间皮瘤患者体内发现了长尾猴病毒 SV40；在喉癌患者和 3～14 岁不同淋巴癌患者体内发现了猴 D 型反转录病毒（SRV）。人和动物的直接接触很容易感染猴病毒，但欧洲人和美国人与猴接触的机会非常少，他们之所以感染长尾猴病毒，是因为在 1957～1963 年脊髓灰质炎大规模流行期间，有些人通过注射疫苗感染上了该病毒，而这种疫苗是在长尾猴肾组织液的基础上制取的。白血病和肉瘤从动物传染给人的潜力最大。

肿瘤细胞的个体间传播代表了另类宿主-病原体系统，具有重要的生态和进化影响，虽然罕见，但应该纳入人兽共患病拓展范畴和"同一个健康"的关注视野中。

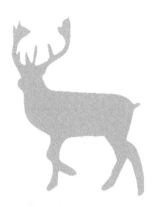

第三篇
人兽共患病各论

不管是有益的还是有害的微生物，微生物群是人类与动物"同一个健康"的重要组成部分。人兽共患病病原种类繁杂，目前在分类上有明确的和不明确的，随着病原在各种压力下的连续性进化和识别技术的不断进步，人间人兽共患病新现不断。人兽共患病流行形式不同，多数以隐匿形式流行，个别暴发，或者慢性温和流行或局限流行，成为被忽略的人兽共患病。现代人兽共患病往往是混合感染或继发感染，病原间的影响或病原与机体的影响导致机会致病，识别更加困难。本篇仍然以独立病原来描述，没有把混合感染、继发感染作为重点论述，而是穿插到各独立病原一并描述。

第十章　人兽共患细菌病

第一节　炭　疽

炭疽（anthrax）是由炭疽杆菌（*Bacillus anthracis*）引起的急性、热性、败血性人兽共患病。

一、流行病学

1. 病原特性　炭疽杆菌为革兰氏阳性大杆菌，菌体连成竹节状，具有典型荚膜或不典型荚膜。在土壤中能形成芽孢，在机体中能形成荚膜。病原的毒性主要来自荚膜，荚膜（在质粒介导下）能够阻止吞噬细胞吞噬作用及具有外毒素功能。毒素包含三个蛋白质成分：保护抗原、致死因子、水肿因子，三者单独存在时毒性不明显。

2. 传播途径

（1）经皮肤黏膜　经皮肤黏膜伤口侵入；毒力强的毒株可侵犯完整皮肤。

（2）经呼吸道　通过吸入含炭疽芽孢的尘埃、飞沫等气溶胶而感染。

（3）经消化道　摄入污染食物或饮用水等感染。

3. 易感性　动物中草食动物易感，绵羊、山羊、牛、马最易感，骆驼、水牛、野生草食动物次之，猪有一定抵抗力。

人对炭疽普遍易感，主要发生在与病畜及畜产品接触机会较多的人群。呼吸道感染多见于皮张加工人群，污染肉食用人群易感染。

4. 流行特点　该病多呈地方流行，属腐生性人兽共患病，干旱或多雨、洪水、吸血昆虫均为促发因素。

二、临床表现

1. 动物　潜伏期一般为1～5d，最长14d。动物临床表现：①最急性型。常见于绵羊和山羊，偶见于牛和马。突然倒地，呼吸困难，可视黏膜发绀，天然孔流带泡沫的暗红色血液。②急性型。多见于牛和马，体温升高至42℃，兴奋，食欲废绝，行走蹒跚，初便秘，后腹泻，呼吸困难，黏膜发绀，1～2d死亡。③亚急性型（痈型炭疽）。症状与急性型相似，表现缓和。牛和马可见颈、胸、腹、咽喉、外阴等皮肤局灶性炎性肿胀，称为炭疽痈，初热痛，后冷无痛，坏死，形成溃疡。④咽峡型。猪在咽喉部和附近淋巴结肿胀，体温升高，精神萎靡，食欲不振，黏膜发绀，呼吸困难。

2. 人　主要表现：①皮肤炭疽。占病例90%，在面颊、颈、肩、手、足等裸露部位有丘疹，后出现水疱，溃疡或坏死，结痂，周围红肿，发热，疼痛，局部淋巴结肿大。②肺炭疽。高热，寒颤，咳嗽，呼吸困难，可视黏膜发绀，胸腔积液，皮下水肿。③肠炭疽。发病急，高热，持续呕吐，便秘或腹泻，血样便，全身症状明显。三型均可继发败血症、感染性休克及脑膜炎。

三、防控措施

疫区或职业风险较大人群考虑使用减毒疫苗，疫区动物接种。发生该病立即上报，划定疫点、封锁疫区，隔离治疗，彻底消毒。受威胁区及假定健康动物做紧急预防接种。

第二节 结 核

结核（tuberculosis）是由结核分枝杆菌引起的一种慢性人兽共患传染病。

一、流行病学

1. 病原特性 结核分枝杆菌致病株主要由结核分枝杆菌（*Mycobacterium tuberculosis*）、牛分枝杆菌（*M. bovis*）和鸟分枝杆菌（*M. avium*）组成。具有抗酸性染色特点，菌体细长或微弯。生长缓慢，在牛血清或鸡蛋培养基上需 28d 左右才能形成一般菌落，在环境中可存活很久。三型均可感染人。

2. 传播途径 患病畜禽和人是主要传染源，牛和人可能是最主要的来源。

（1）经呼吸道 通过吸入污染菌体的尘埃、飞沫、痰液等气溶胶而感染。

（2）经消化道 痰液、粪尿、乳汁和生殖道分泌物都可带染，摄入污染饲料、食物或饮用水等而感染。带染的人再通过肺或泌尿生殖道传播回到牛。

3. 易感性 多种动物易感，特别是奶牛易感，以及黄牛、水牛、牦牛，猪和禽也易感。野生动物狮、豹、鹿也有报道。人对结核普遍易感，主要发生在与结核患者接触、与病畜及畜产品接触机会较多的人群，污染乳、肉食用人群易被感染，鲜乳可能是主要传播途径。

4. 流行特点 该病多呈散发，与病畜禽接触发生气溶胶传播较多，食用病畜禽肉、乳的个体可能感染。

二、临床表现

1. 动物 潜伏期短则数十天，长的几个月至几年。

（1）牛 以肺结核多见。消瘦，贫血，咳嗽，顽固性腹泻。以多种组织形成肉芽肿、干酪样钙化结节为特征。

（2）禽 成年鸡及火鸡多发，表现肝、脾、肠结核，消瘦，贫血，鸡冠萎缩，产蛋下降。

（3）猪 对三种结核分枝杆菌都易感，表现颌下淋巴结结核、颈部淋巴结结核或肠结核。

2. 人 人以肺结核常见，主要表现身体不适，疲倦，烦躁，心悸，食欲不振，消瘦，长期低热，咳嗽，痰中带血，严重的呼吸困难。还有结核性腹膜炎、结核性脑炎、结核性胸膜炎、肾结核、骨关节结核时，呈现相应症状。

三、防控措施

早发现，严格隔离，彻底治疗。牛乳应消毒后饮用，婴儿注射卡介苗。加强畜禽检疫，净化畜禽群。职业人员注意自身保护，特别是气溶胶传染途径。

分枝杆菌病在人兽共患病中占有重要地位，除结核分枝杆菌外，非典型结核分枝杆菌也是重要的人兽共患病病原菌，包括堪萨斯分枝杆菌（*M. kansasii*）、猿分枝杆菌（*M. simiae*）、缓黄分枝杆菌（*M. lentiflavum*）和海分枝杆菌（*M. marinum*），其中缓黄分枝杆菌是人的水源性致病菌（水源 6%），瓶装水是人的病原来源之一。

第三节 布鲁氏菌病

布鲁氏菌病（brucellosis）是由布鲁氏菌引起的人、牛、羊、猪等动物的一种人兽共患病，以生殖器官炎症和流产为特征。

一、流行病学

1. 病原特性　布鲁氏菌有 6 个生物种，即马耳他（或羊）布鲁氏菌（*Brucella melitensis*）、流产（或牛）布鲁氏菌（*B. abortus*）、猪种布鲁氏菌（*B. suis*）、绵羊附睾布鲁氏菌（*B. ovis*）、木鼠布鲁氏菌（*B. neotomae*）、犬布鲁氏菌（*B. canis*），共 19 个生物型，为革兰氏阴性球杆菌，全球分布。最近还不断发现新种和株：田鼠布鲁氏菌（*B. microti*）、狒狒布鲁氏菌（*B. papionis*）、鳍种布鲁氏菌（*B. pinnipedalis*）、鲸种布鲁氏菌（*B. ceti*）、狐布鲁氏菌（*B. vulpis*）、鲸分离株 BO1/BO、角蛙分离株 09RB890、非洲牛蛙分离株 10RB9215、蓝斑条尾魟分离株 121012304、变色龙分离株 191011898 等，人兽共患意义不清楚。

2. 传播途径　羊是国内主要传染源，其次是牛和猪。

（1）接触途径　与患病动物、胎儿、羊水、胎衣、阴道分泌物和乳汁接触；经皮肤（伤口）、黏膜也可感染。

（2）呼吸道　经动物粪尿、皮毛灰尘的气溶胶吸入感染。

（3）消化道　感染的动物肉、乳都可以通过消化道传染。

3. 易感性　人普遍易感，羊最易感，其次是牛和猪。

4. 流行特点　具有职业特点，凡是与家畜接触较多的人群感染率高，如兽医、挤奶人、羊羔接生人员、羊皮毛处理人员、牛羊猪肉处理人员、牛羊饲养户、布鲁氏菌实验室人员等。感染后不易完全康复，长期带菌，波浪热，迁延不愈。

二、临床表现

1. 动物　动物感染布鲁氏菌主要是生殖器官和胎膜发炎、流产，牛流产多发生于妊娠 6～8 个月，羊流产发生在妊娠 3～4 个月，猪在妊娠 4～12 周。也有不表现临床症状的带菌者。

2. 人　潜伏期一般为 1～3 周，临床表现多样，有急性、亚急性、慢性。急性和亚急性多为菌血症，表现弛张热或长期低热，全身不适，关节痛、睾丸炎、附睾炎、卵巢炎、子宫内膜炎，偶尔导致流产。慢性多从急性转变而来，无特异症状，常年疲乏，低热，可表现关节痛和肌肉痛、外周神经炎等，病程可持续多年。

三、预防措施

预防职业感染，加强职业防护，特别是气溶胶、动物生产接触、流产胎儿接触的防护；食品安全防护很重要；疫苗接种预防。加强动物检疫措施的落实。

第四节　丹毒丝菌病

丹毒丝菌病是由猪丹毒丝菌（*Erysipelothrix rhusiopathiae*）引起的一种人兽共患的急性、热性传染病。

一、流行病学

1. 病原特性　猪丹毒丝菌为革兰氏阳性菌，无芽孢和荚膜，有 24 个血清型，1 型毒力较强引起猪丹毒。

2. 传播途径

（1）消化道　以猪为主，不同年龄猪都可发病，其次为牛、羊、马、犬、鹿及禽类，水生动物也有。病猪或带菌猪经粪便、尿、口腔、鼻腔、眼分泌物将病菌排出体外，污染的土壤和水成为重要传播媒介。接触饲料、饮水、土壤（猪拱地）经消化道传染。

（2）皮肤创伤（接触途径）　人与患病动物接触，通过皮肤伤口感染。

（3）媒介生物　　蚊、蝇、虱和蜱等吸血昆虫可传播。

3. 易感性　　各种年龄猪都易感；人患病较少，多数为皮肤创伤感染，一般称为类丹毒。

4. 流行特点　　猪是主要传染来源，且主要表现急性败血型和亚急性疹块型，也有的为慢性关节炎或心内膜炎。人发生主要与职业有关。

二、临床表现

1. 动物　　猪潜伏期一般为1～4d。

（1）最急性型　　病程短，没有征兆突然死亡，剖检也无明显病理变化。

（2）急性型　　又称为败血型，流行初期，病猪高热42℃以上，卧地不起，眼结膜充血，发病1～2d后死亡，胸、腹、股内侧皮肤有红斑，指压褪色。病程2～4d。

（3）亚急性型　　皮肤出现边缘整齐的扁平疹块红斑，后变为深色。病程为7～14d。

（4）慢性型　　从急性型或亚急性型转来，主要表现关节炎和心内膜炎。

2. 人　　潜伏期一般为1～4d。发生多为局部性或在手部。外伤部位皮肤出现紫色环状斑或水肿，界限明显，有烧灼感、刺痛感，但不化脓。也有扩散性皮疹、发热、全身不适等症状，病程可持续数月。严重者表现为败血型，全身有红色盘状红斑，伴有关节炎及心内膜炎。

三、预防措施

加强职业防护，加强食品安全，防止皮肤受伤，一旦受伤马上处理。经常洗手，保持卫生环境。

第五节　鼻　　疽

鼻疽（glanders）是由鼻疽假单胞菌（*Pseudomonas mallei*）引起的单蹄兽（马、骡、驴）的一种人兽共患病。

一、流行病学

1. 病原特性　　鼻疽假单胞菌也叫作鼻疽杆菌，为革兰氏阴性菌。与类鼻疽伯克霍尔德菌不同的是鼻疽假单胞菌不能在环境中生存，不产生外毒素。内毒素为鼻疽菌素（mallein），产生变态反应，可用于该病的皮试诊断。美国和欧洲已经清除，我国已基本消灭。

2. 传播途径

（1）直接接触　　直接接触感染动物或其分泌物、排泄物而感染，一般通过损伤的皮肤和黏膜感染。

（2）呼吸道　　通过气溶胶传播给人。

（3）消化道　　畜间传播为主要渠道，通过食入家畜污染的水、饲料或牧场的草而被感染。

3. 易感性　　温血动物都可感染，自然易感动物为马、骡、驴等单蹄兽，实验条件下山羊、猫和雪貂易感。人感染一般属于例外情况。

4. 流行特点　　该菌在环境中的生存能力比较强。人的病例已经很少见到，多与职业有关，如兽医、饲养员、骑兵、屠宰工人等。

二、临床表现

1. 动物　　急性鼻疽主要见于马、驴、骡，体温升高，呼吸急促，颌下淋巴结肿大，腰背强硬。肺部鼻疽时，有全身症状，还有干咳、呼吸困难等症状，病末出现鼻腔症状后死亡。慢性鼻疽是我国马中的常见类型，占病马的80%～90%，鼻腔内溃疡（呈冰花状），脓性鼻液，病程数月。

2. 人　潜伏期平均为 4d，急性的在感染部位出现蜂窝织炎，附近淋巴结肿大，沿淋巴管出现多处肌肉和皮下淋巴结性脓肿，可形成瘘管。如果侵入呼吸道，可使鼻腔溃疡和坏死，鼻中隔穿孔，产生脓性分泌物，肺炎和胸膜炎等。通常有全身症状，如发热、周身酸痛、食欲不振，因脓血症和循环衰竭而死亡。慢性全身症状不明显，低热或长期不规则发热，出汗，关节酸痛，皮肤和软组织脓肿。病情缓慢，可持续数月至几年，最后衰竭而死。

三、预防措施

用鼻疽菌素点眼可以确定动物感染与否，感染马必须扑杀后深埋。彻底消毒受污染的环境。注意个人防护，不要与病马等接触，患者隔离，分泌物、排泄物及换药的敷料纱布等均应彻底消毒。农业农村部《全国畜间人兽共患病防治规划（2022—2030 年）》将其列入重点防治病种。

第六节　巴氏杆菌病

巴氏杆菌病是主要由多杀性巴氏杆菌（*Pasteurella multocida*）引起的一类家畜、家禽、野生动物和人类传染病的总称。

一、流行病学

1. 病原特性　多杀性巴氏杆菌为革兰氏阴性短杆菌，禽巴氏杆菌两极浓染。DNA 杂交可以分成 11 种，15 个血清型。多杀性巴氏杆菌和溶血性巴氏杆菌为主要致病型。多存在于动物上呼吸道，病畜禽是主要来源。

2. 传播途径
（1）消化道　污染的饲料、饮水、用具和外界环境经消化道感染畜禽。
（2）呼吸道　经呼吸道吸入气溶胶也是感染途径。
（3）直接接触　人感染多是猫、犬咬伤或抓伤后感染。

3. 易感性　家畜中以牛、猪多发，绵羊、兔和家禽也易感。人也易感。

4. 流行特点　气候突变（冷热交替、多雨）和环境卫生是其诱因；在人多呈伤口感染等个体病例。

二、临床表现

1. 动物
（1）猪　猪感染也叫作猪肺疫，分为三型，最急性型来不及表现症状即死亡，病程稍长的体温升高，食欲废绝，咽喉部红肿，呼吸困难，黏膜发绀，最后窒息死亡，病程 1～2d。急性型多呈胸膜肺炎，可窒息死亡，病程 5～8d。慢性型多为慢性肺炎和慢性胃肠炎症状。
（2）牛　牛感染也称为出血性败血病，分为三型。败血型：高热，食欲废绝，反刍停止，腹痛，下痢，粪中带血，1d 内死亡。水肿型：除全身症状外，还有头部、咽部、颈部、前胸部皮下结缔组织肿胀，初期热而硬，后期无热，呼吸困难，常窒息死亡，病程 1～2d。肺炎型：急性纤维素性胸膜肺炎，病程 3～7d。
（3）羊　主要见于绵羊，最急性型见于羔羊，突然发病，数小时死亡；急性型以胸膜肺炎和肠炎为主，病程 2～5d；慢性型以慢性胸膜肺炎和肺炎症状为主，多见于成年羊，病程达 3 周。
（4）禽　禽感染称为禽霍乱，分为三型，最急性型不表现症状突然死亡；急性型以纤维素性心包炎、肺炎、胸膜炎和出血性肠炎等多种临床症状为主，肝有灰黄色坏死灶，最后衰竭死亡，病程 1～3d；慢性型多以慢性肺炎、慢性上呼吸道炎和慢性肠炎为主。
野生动物，宠物猫、犬都能感染该病，与上述症状相差不多。猫也是主要携带者。

2. 人　多为局部感染。伤口感染型：潜伏期数小时至 1 周，伤口剧痛、肿胀、有温热感，继而化脓，形成脓肿，周围淋巴结肿胀，个别患者呈败血症或脑膜炎表现。非伤口感染型：表现为呼吸道感染症状。

三、预防措施

防止宠物等咬伤、抓伤，并及时处理；家畜禽定期预防接种。

第七节　棒状杆菌病

棒状杆菌病是由棒状杆菌属（*Corynebacterium*）细菌引起的人和多种动物共患的一类疾病总称。

一、流行病学

1. 病原特性　　棒状杆菌属细菌为革兰氏阳性杆菌，与诺卡菌属、分枝杆菌属和红球菌属有关，是放线菌中细胞壁含短链分枝菌酸的菌属。自然界分布广泛，对人强致病性的是白喉棒状杆菌（*C. diphtheriae*），还有假白喉棒状杆菌、结膜干燥棒状杆菌、阴道棒状杆菌、痤疮棒状杆菌、溃疡棒状杆菌等，一般称为类白喉杆菌（*Diphtheroid bacilli*）。类白喉杆菌通常寄生在人鼻腔、咽喉、眼结膜、皮肤、上呼吸道和泌尿生殖道黏膜等处，一般无致病性。对动物致病的是化脓棒状杆菌和假结核棒状杆菌。

2. 传播途径

（1）呼吸道　　棒状杆菌主要通过气溶胶形式进行传播。

（2）直接接触　　假结核棒状杆菌通过接触患病动物、动物器官或产品、脓汁、分泌物等感染。人是白喉棒状杆菌保藏宿主，以人传人模式传播。

（3）泌尿生殖道　　通过尿路感染人，引起膀胱炎和肾盂肾炎。

3. 易感性　　人对白喉棒状杆菌易感。化脓棒状杆菌、假结核棒状杆菌、溃疡棒状杆菌动物和人都敏感。

4. 流行特点　　一年四季都可发生，儿童敏感。气候突变和环境卫生水平低是常见诱因。

二、临床表现

1. 动物　　绵羊和山羊发生较多，世界性分布。羊多发生干酪性淋巴结炎。化脓棒状杆菌常引起牛、猪、绵羊、山羊、兔的化脓性疾病，引起局部炎症或脓肿，蔓延到器官组织引起化脓病变。

2. 人　　人感染主要是由白喉棒状杆菌的外毒素引起，称为白喉，表现为咽喉、鼻等黏膜坏死，形成伪膜，表现发热、无力等全身症状。严重者可因伪膜脱落，阻塞呼吸道而窒息。

三、预防措施

由于人感染病例较少，又是普遍存在的细菌，很少有专门针对该菌的预防措施。在人主要是正确诊断，尽量减少外伤可以减少该病的发生。

第八节　坏死杆菌病

坏死杆菌病是由坏死梭杆菌（*Fusobacterium necrophorum*）引起的哺乳动物和禽类的一种慢性人兽共患病。

一、流行病学

1. 病原特性　　坏死梭杆菌是专性厌氧的革兰氏阴性菌，多形态。正常存在于人与动物的口腔、胃肠道和泌尿生殖道中。分三类：一是对鼠致病；二是轻度致病，溶血；三是既不溶血也不致病。还可根据致病性分成三类：①主要对人致病，包括死亡梭杆菌、舟形梭杆菌、具核梭杆菌、牙周梭杆菌、溃疡梭杆菌、静脉瘤梭杆菌等；②主要对动物致病，如腐败梭杆菌、普氏梭杆菌、猿梭杆菌等；③无特定宿主的梭杆菌。坏死梭杆菌是人兽共患病病原菌。

2. 传播途径 主要经皮肤、黏膜外伤感染，经血流散全身，在其他组织或器官形成坏死灶。人主要是经外伤感染。

3. 易感性 各种年龄的人都可感染，但以儿童更易感。动物也是幼龄的易感性更强。

4. 流行特点 散发为主，人少见。动物以蹄部皮下、皮下组织或消化道黏膜的坏死性炎症——溃疡为特征。由于该类菌属于人、动物体内正常菌群，感染多以内源性为主，在人更为突出，属于机会致病菌。

二、临床表现

1. 动物 牛、羊以腐蹄病为特征，病畜蹄冠、蹄踵、趾间等处有炎症表现，有的发生脓肿甚至坏死，严重可见蹄壳脱落；有的发生坏死性口炎、坏死性子宫炎和坏死性阴道炎，也有肝坏死、肺坏死等，行走困难。猪以皮肤坏死、溃烂为特征，多发生在体侧、臀部、颈部。

2. 人 人表现各种坏死病症、水肿、肺脓肿、关节炎、卵巢和输卵管脓肿。坏死梭杆菌和脆弱拟杆菌是大脑脓肿、脑膜炎的重要致病菌。咽喉炎和扁桃体脓肿也很常见。

三、预防措施

潮湿环境和卫生条件差是动物腐蹄病的重要诱因，预防主要是提高抵抗力，防止外伤。

第九节 破 伤 风

破伤风（tetanus）是由破伤风梭菌（*Clostridium tetani*）引起的一种急性、创伤性、中毒性感染。破伤风严格意义上不属于人兽共患病，但动物以其粪便在病原播散方面起到很大作用。

一、流行病学

1. 病原特性 破伤风梭菌为细长杆菌，严格厌氧，在动物体内外都可形成芽孢。该菌产生2种外毒素（痉挛毒素、溶血毒素），以痉挛毒素为主，作用于神经系统，主要作用于大脑灰质中突触小体膜的神经节苷脂上，使其不能释放一致性递质，使肌肉痉挛。病原多来源于土壤和草食动物、杂食动物的消化道。

2. 传播途径 创伤是主要传播途径和机遇，结痂会促进感染的病原繁殖，深部创伤风险高。有些见于犬咬病例。

3. 易感性 各种动物都可发生，马最易感，猪也常见，人易感。

4. 流行特点 广泛存在于自然界，主要见于创伤，并且存在厌氧条件或深部感染。在巴拉圭1946~1972年的2337例中，脐带感染占31.7%，小伤占38.7%。2000~2008年广西玉林北流市新生儿破伤风报告发病率为0.37%~1.39%，病死率为13.91%。广东开平市新生儿发病率为0.7%。2020年全国新生儿34例，2021年23例。

二、临床表现

1. 动物 病畜表现全身或部分强直性痉挛和反射兴奋性增高。猪、牛、羊多横躺地上，四肢僵直，对刺激敏感。病畜神志清醒，体温正常。

2. 人 病初低热，不适，头痛，四肢痛，咽肌和咀嚼肌痉挛，继而张口困难、牙关紧闭，呈苦笑状，随后颈背、躯干及四肢肌肉发生阵发性强直性痉挛，不能坐起，颈不能前伸，两手握拳，两足内翻，咀嚼、吞咽困难，饮水呛咳，严重时呈角弓反张状态，有致命风险。

三、预防措施

防止外伤和感染；一旦发生外伤要及时处理，对较深外伤要使用破伤风抗血清，动物阉割前要进行免疫接种。儿童使用白百破三联苗免疫。

第十节　梭菌创伤感染

梭菌创伤感染包括气肿疽、梭菌性肌坏死、组织毒性感染、厌氧蜂窝织炎、（动物）恶性水肿。其严格意义上不是人兽共患病，是人兽共同病或人与动物共感染症。

一、流行病学

1. 病原特性　梭菌创伤感染多为混合菌群，主要包括产气荚膜梭菌、诺氏梭菌、腐败梭菌、溶组织梭菌、索氏梭菌。梭菌为革兰氏阳性产芽孢杆菌，严格厌氧，在动物体内外都可形成芽孢，产生外毒素（如坏死毒素、致死毒素、溶血毒素、透明质酸酶等）破坏组织。

2. 传播途径　病畜不能通过直接接触途径传染给健康动物，但能够通过病原外排加重环境污染，成为传染源。创伤是主要传播途径和机遇，土壤通过动物肠道途径常见，结痂会促进感染的病原繁殖。有些见于犬咬病例。

3. 易感性　各种动物都可发生，牛、羊、马、家兔、小鼠最易感，猪也常见；人易感。

4. 流行特点　广泛存在于自然界，主要见于创伤，并且存在厌氧条件或深部感染。职业事故和交通事故的创伤中多见；也见于肌内注射，尤其是油悬液注射。

二、临床表现

1. 动物　动物发生频率不清楚，潜伏期为从几小时到几天，特点是皮下组织和结缔组织的出血性水肿，肌肉转为暗红，有少量气肿疽。感染动物表现为发热、中毒、跛行（lameness），几天后死亡。

2. 人　潜伏期为数小时至 1 周，在伤口处梭菌繁殖产生气体，引起肌炎。疼痛，心动过速，血压降低，发热，水肿，红色液体渗出，触之有捻发音。也可感染子宫，还可引起败血症、强烈溶血、急性肾炎、休克和无尿症。

三、预防措施

防止外伤和感染；一旦发生外伤要及时处理。

第十一节　猪链球菌病

猪链球菌病是由 C、D、E、L 及 R 群链球菌引起的一类人兽共患病的总称，特别是 2 型猪链球菌（*Streptococcus suis* type 2）引起严重的人兽共患病。

一、流行病学

1. 病原特性　猪链球菌（*Streptococcus suis*）仅部分是人兽共患病病原，为革兰氏阳性链状球菌，由被膜包裹着，并因包膜而分类。在健康猪扁桃体中检出率可达 76%，是条件致病菌。根据兰氏血清学分类，有 29 个血清型，其中 2 型致病力和人兽共患致病性最强。我国流行株与国外不同，为 2 型猪链球菌的序列有 7 种。616 种 ST 基因型。

2. 传播途径　人和动物（主要是猪）都是保藏宿主。

（1）直接传播　链球菌呼吸道疾病的患者之间经直接接触传播。职业接触人群：屠宰人员、打猎者、肉品加工人员等。

（2）消化道　通过食用具有化脓性乳房炎牛的牛乳或用该牛乳制作的冰淇淋、污染的巴氏消毒乳、污染肉传播。

3. 易感性　猪和人最易感。

4. 流行特点　职业接触，皮肤损伤而感染。猪多为短期波及全群，病死率很高。

二、临床表现

1. 动物　猪表现为关节炎、脑膜炎、败血症、心内膜炎、脓肿等，并留下不可逆转的后遗症。

2. 人　潜伏期为 2～3d，发病急，怕寒，发热，头痛，头昏，全身不适，乏力，腹痛，腹泻。部分病例表现脑膜炎，恶心，呕吐，严重者昏迷。脑脊液有脓性改变。皮肤出血点、瘀点，休克等。

三、预防措施

职业人员注意皮肤有伤口的防护，不要割伤自己。注意猪的饲养卫生和临时气候变化。饮用乳及产品注意灭菌确实。

附：海豚链球菌（*Streptococcus iniae*）也是链球菌属成员，是鱼类和人共感染病原菌，具有人兽共患性质。分布广泛，包括北美、中东和亚太地区。罗非鱼等很多鱼类感染，感染后海豚呈皮下脓肿，罗非鱼等呈脑膜炎、全眼球炎，高发病率，也有较高的死亡率（5%～50%）。人因伤口接触鱼类而感染，常见于手蜂窝织炎、脑脓肿、菌血症、关节炎等。预防主要是有伤口时期接触鱼类做好防护。

第十二节　土拉菌病

土拉菌病是由土拉热弗朗西丝菌（*Francisella tularensis*）引起的多种野生动物、家畜和人的共患病，也称土拉热、野兔热、兔热病。

一、流行病学

1. 病原特性　土拉热弗朗西丝菌革兰氏染色阴性，亚甲蓝染色两极浓染。该菌在动物血液中呈球状，有荚膜，人工培养基上无荚膜。营养要求较高，需要血液等培养成分才能生长。

2. 传播途径

（1）生物媒介传播　扁虱或苍蝇传播引起啮齿动物急性传染病。家兔和野兔 A 型土拉菌病主要由蜱和吸血昆虫传播，被啮齿动物污染的地表水是 B 型土拉菌病的重要传染源。

（2）接触　污染材料如土壤，引起结膜炎等，在疫区划伤皮肤引起感染。

（3）消化道　食用、饮用病死动物肉、污染的水经口腔感染。

（4）吸入　实验室、动物毛、谷物、草料等的灰尘污染，经气溶胶吸入。

3. 易感性　易感动物广泛，人也可感染。主要保藏宿主是家兔、野兔（A 型）、啮齿动物（B 型）；家禽也可以作为保藏宿主。该菌为潜在生物战剂。

4. 流行特点　通过污染环境、生物媒介（如蜱、虻、蚊）叮咬传播，人是偶然宿主。野兔和啮齿动物是主要来源。常呈地方性流行，与媒介昆虫活动季节有关。

二、临床表现

1. 动物　啮齿动物和兔最易感，表现虚弱、发热、溃疡、脓肿、局部淋巴结肿胀。易感的动物死亡，其他很少有死亡。

2. 人　急性发作，感染局部淋巴结肿大，预后良好；如果其他途径感染，可能有发热、头痛、肌肉痛、皮肤溃疡、淋巴结肿胀、眼痛、腹痛、呕吐、腹泻、咳嗽等。

三、预防措施

进入疫区做好个人防护，防止被昆虫生物叮咬；皮肤有伤口要注意处理好。避免接触患病动物或环境。

第十三节　沙 门 菌 病

沙门菌病是由沙门菌（*Salmonella* spp.）引起的一类人兽共患病的总称。

一、流行病学

1. 病原特性　沙门菌为革兰氏阴性杆菌。沙门菌型别较多，已经含有 2600 多个血清型，但致病株并不是很多，为 100 多种，人兽共患性就更少。根据致病性可分为三个群：对人致病，如伤寒沙门菌；对动物致病，如猪霍乱沙门菌，偶也感染人；人与动物都可感染，如鼠伤寒沙门菌、肠炎沙门菌等。

2. 传播途径
（1）消化道　经污染的食物或饲料传播，是沙门菌的主要传播途径，人食物中毒常见。
（2）直接接触　污染环境、院内感染都是通过直接接触传播的。
（3）呼吸道　通过污染灰尘的气溶胶吸入传播。
禽也有通过卵传播的。

3. 易感性　各种动物和人都易感，儿童更易感。

4. 流行特点　广泛存在，病畜禽是主要来源，人主要是食物中毒。

二、临床表现

1. 动物

（1）猪　猪沙门菌病也称为猪副伤寒，急性型体温升高，精神不振，食欲废绝，呼吸困难，皮肤有紫红色斑点，后有下痢，病死率很高。亚急性型和慢性型多见，体温升高，寒战，食欲不振，后下痢，特征病变为坏死性肠炎，最后衰竭而死或发育不良。

（2）禽　禽副伤寒呈败血经过而迅速死亡，鸡白痢常侵害雏鸡，禽伤寒主要侵害成鸡。

2. 人　人沙门菌病临床上可以分为四型。

（1）胃肠炎型　常见，约占 70%。潜伏期为 4～24h，多发热，腹部不适，腹痛，恶心，呕吐，腹泻，水样便，儿童有抽搐、昏迷状态。死亡率较低。

（2）伤寒型　由鼠伤寒沙门菌和猪霍乱沙门菌引起，潜伏期为 3～10d，长期发热，全身不适，腹泻等，病程 1～2 周。

（3）败血症型　多由猪霍乱沙门菌引起，发病急，寒战，发热，持续 1～3 周。

（4）局部化脓型　发热或退热后可在任何局部化脓。这四型可能互相重叠。

三、预防措施

加强公共卫生与食品卫生管制，加强动物屠宰检疫和食品检验。

第十四节　大肠杆菌病

大肠杆菌病是由致病性大肠杆菌引起的人与动物人兽共患病。

一、流行病学

1. 病原特性　　大肠杆菌（*Escherichia coli*）是革兰氏阴性中等大杆菌，人和动物胃肠道常在菌，属于条件致病菌。根据致病性和致病因子特点，将致病性大肠杆菌分成 6 类：产肠毒性大肠杆菌（ETEC）、肠侵袭性大肠杆菌（EIEC）、肠致病性大肠杆菌（EPEC）、肠出血性大肠杆菌（EHEC）、肠集聚性大肠杆菌（EAEC）和弥散黏附性大肠杆菌（DAEC）。有 O 抗原 171 种，K 抗原 103 种，H 抗原有 60 种。O157:H7 对人是最严重威胁的一种致病型，比较重要的还包括 O26、O103、O111、O145 等。

2. 传播途径
（1）消化道　　粪−口途径是最常见的传播模式，动物源性食品是主要来源。人−人传播也是主要形式。
（2）直接接触　　通过污染的手、食品或用具直接接触传播。

3. 易感性　　人易感，儿童更易感；家畜禽都易感，对猪、鸡危害严重，死亡率很高。

4. 流行特点　　多种动物与人都可感染，污染普遍，食物和饮水是主要传播途径。夏秋季节多见。仔猪黄白痢常见，发病率高，雏鸡发病率也高。

二、临床表现

1. 动物　　猪的大肠杆菌病主要有仔猪黄痢、白痢和猪水肿病。牛以牛犊多发，以败血型、肠毒血型和肠型多发。羊可表现为败血型和肠型。禽主要是雏白痢，成年鸡表现为关节炎、输卵管炎和腹膜炎。

2. 人
（1）胃肠炎型　　腹泻，水样便。
（2）尿路感染　　尿痛、尿急、尿频、尿脓及低热等，肾炎，如果是大肠杆菌 O157:H7 感染可能引起溶血性尿毒综合征（HUS）。
（3）败血症　　多继发于尿路、肠道、胆道、呼吸道、妇科生殖道感染等，表现发热，寒战，双峰热，严重休克。

三、预防措施

做好公共卫生和饮食卫生，加强新生动物的饲养管理和卫生条件控制，母畜疫苗免疫。

第十五节　小肠结肠炎耶尔森菌病

小肠结肠炎耶尔森菌病是由小肠结肠炎耶尔森菌（*Yersinia enterocolitica*）引起的人和动物共患病。

一、流行病学

1. 病原特性　　小肠结肠炎耶尔森菌是革兰氏阴性杆菌，22～25℃培养时有鞭毛，37℃培养时无鞭毛，4℃时仍可缓慢生长。O 抗原可分为 27 个血清型，以 O:3、O:9、O:5、O:8、O:27 血清型为主要致病株。

2. 传播途径　　主要通过消化道传播，是一种主要的食物中毒菌。包括人−人、人−动物、动物−动物、食品和水等途径。

3. 易感性 致病株有宿主特异性，人易感，以儿童敏感性强为特点；易感动物较多，动物中猪、牛和鼠是人感染的主要来源，猪最为重要。

4. 流行特点 伊斯兰国家发生少，可能与不食用猪肉有关；污染的蔬菜、饮水及动物性食品是主要传播媒介。

二、临床表现

1. 动物 动物多为隐性感染，猪等动物有发热、腹痛、腹泻等胃肠炎症状，以及关节炎、败血症表现。

2. 人

（1）小肠结肠炎 该菌引起人的疾病多数为此型，发热，腹痛和腹泻，水样便，一般为自限性。

（2）末端回肠炎 以末端回肠、阑尾、肠系膜的淋巴结炎为主，多见于大儿童和青年，突然发热，右下腹痛或压痛，外周血中性粒细胞增多，有腹泻或无，可能与克罗恩病有关。

（3）败血症 机体抵抗力低下时，表现为持续高热，肝脾肿大，头痛，腹痛，中性粒细胞增多，血沉快，婴幼儿多见。

（4）病态反应性病变 表现为多发性关节炎、结节性红斑、肾小球肾炎、心肌炎等。

三、预防措施

动物源性是主要途径，做好环境卫生和食品卫生工作，做好动物粪便的安全处理。

第十六节 弯曲菌病

弯曲菌病是由弯曲菌属细菌引起的人兽共患病。

一、流行病学

1. 病原特性 主要有空肠弯曲菌（*Campylobacter jejuni*）、胎儿弯曲菌（*C. fetus*）和结肠弯曲菌（*C. coli*），革兰氏染色阴性，螺形菌或 S 形菌，如两个菌体相连则形成海鸥展翅状，典型菌体可用单染色法鉴别。微需氧生长，要求 5% O_2、10% CO_2、85% N_2 气体条件，还需血液，可加多种抗生素抑制其他肠道菌生长，有利于弯曲菌生长和分离。42～43℃可以良好生长。O 抗原有 60 个血清型，H 抗原有 90 个血清。可产生三种毒素：细胞紧张性肠毒素（CE）、细胞毒素（C）和细胞致死性膨胀毒素（CDT）。

2. 传播途径

（1）消化道 经食物、水传播。

（2）直接接触 与感染动物接触，与动物污染水源接触。

（3）垂直传播 通过鸡蛋传播。

3. 易感性 家禽、野禽和家畜带染最多，是重要的传染来源，人易感，儿童发病多。实验动物模型可以形成感染，虽然临床上动物不表现症状，但自然感染后肠道有轻微炎症和细胞功能改变，影响吸收，促炎因子增加。

4. 流行特点 动物一般不发病，属无症状带菌，禽带染率最高，可能与其体温较高有关。人因接触宠物、禽类而感染。西方国家牛乳检出率 1.18%～4.30%，生乳有风险。

二、临床表现

1. 动物 牛：主要是腹泻，多发生于秋冬季节。鸡：精神沉郁和腹泻，体重减轻，鸡冠发白、干燥、萎缩，常有腹泻，产蛋率下降，肌、肝炎症和坏死。

2. 人　　潜伏期一般为 3～5d，病情轻重不一。典型发热，全身无力，头痛，肌酸痛，婴儿还可发生抽搐。12～24h 后开始腹泻，水样便，1 周后自行缓解。儿童还可发生败血症、脑膜炎、胆囊炎、腹膜炎、心内膜炎和反应性关节炎等。

三、预防措施

加强食品卫生和环境卫生，减少与宠物、禽类、禽类产品接触，勤洗手。

第十七节　类　鼻　疽

类鼻疽（melioidosis）是由类鼻疽伯克霍尔德菌（*Burkholderia pseudomallei*）引起的一种人兽共患病，农业农村部《全国畜间人兽共患病防治规划（2022—2030 年）》将该病列入常规防治病种。

一、流行病学

1. 病原特性　　类鼻疽伯克霍尔德菌是假单胞菌科伯克霍尔德菌属细菌（该属有 30 多种），兼性细胞内寄生，革兰氏阴性短杆菌，两极浓染，与鼻疽假单胞菌抗原交叉，Ⅰ型抗原耐热，Ⅱ型抗原不耐热，国内分离株属于Ⅰ型。该菌在自然环境存在时间较长，是潜在生物恐怖病原。

2. 传播途径　　直接接触污染的土壤和水，通过损伤的皮肤和黏膜而感染；也可经呼吸道、消化道或泌尿生殖道感染，主要是直接接触途径。该菌是环境常在菌，可人-人传播，动物起到传输病原的作用。

3. 易感性　　人易感，特别是糖尿病、慢性肾病、肝病、肺病个体易感；动物多为隐性感染，海洋动物如海豚、海豹和鲸敏感。在新加坡，类鼻疽的致死率可达 15%。

4. 流行特点　　长期接触稻田、橡胶园的农民感染率最高。一般认为与野生动物有关，特别是鼠类。人和动物发病主要发生在雨季，病原适合在热、湿环境中生存，广泛流行于热带、亚热带地区。2015 年全球 156 000 例，死亡 89 000，致死率为 54%。流行区旅行易皮肤感染性脓肿、蜂窝织炎或溃疡。

二、临床表现

1. 动物

（1）羊　　发热，食欲废绝，呼吸困难，咳嗽，消瘦，流黏液性鼻液。化脓性脑膜炎时，有神经症状。山羊睾丸和乳房有顽固性结节。

（2）马和骡　　急性肺炎，发热，食欲废绝，呼吸困难，咳嗽。慢性缺乏明显症状，在鼻黏膜上有结节，流脓性鼻液，消瘦，下痢。

（3）猪　　发热，精神沉郁，呼吸加快，咳嗽，运动失调，四肢肿胀，脓性鼻液，睾丸肿胀，仔猪病死率高。

（4）牛　　无明显症状，脊髓化脓或坏死灶时可能偏瘫或截瘫等症状，也有肺脓肿。

2. 人

（1）急性败血型　　败血症和肺脓肿，起病短促，高热，咳嗽气喘，有腹痛、腹泻、黄疸、肝脾肿大。病死率可达 90%以上。

（2）亚急性型　　多由急性感染消退后形成多处化脓灶，典型的肺脓肿，间歇性发热，咳嗽，消瘦，胸痛，类似结核，输卵管卵巢囊肿。

（3）慢性型　　以多发性脓肿为主要特征，病变涉及皮肤、肝、肺、脾、关节、淋巴结、中枢神经感染等。近缘株洋葱伯克霍尔德菌（*B. cepacia*）引起人的囊性纤维化病。

三、预防措施

类鼻疽属不常造成疾病，没有疫苗可用，主要针对户外工作加强自身防护。较难控制动物感染。

第十八节　葡萄球菌病

葡萄球菌病是由葡萄球菌属中的致病性葡萄球菌引起的人和动物感染的多种疾病总称。

一、流行病学

1. 病原特性　革兰氏阳性球菌，以金黄色葡萄球菌（*Staphylococcus aureus*）、表皮葡萄球菌、溶血葡萄球菌和白葡萄球菌为主要致病菌，金黄色葡萄球菌最为主要。金黄色葡萄球菌具有血浆凝固酶和耐热核酸酶的菌株是主要致病菌。葡萄球菌广泛存在，是人和动物体表和口腔常在菌。

2. 传播途径

（1）直接接触　　接触动物、咬伤、环境，通过破损的皮肤、黏膜侵入机体，也可经汗腺毛囊进入机体。

（2）消化道　　肉、乳、蔬菜等食品经消化道感染，引起食物中毒。金黄色葡萄球菌产生的肠毒素耐热，分为 5 类经典肠毒素 ［A、B（B1 和 B2）、C（C1、C2 和 C3）、D 及 E］，共计有 23 种肠毒素。

（3）呼吸道　　经气溶胶通过呼吸道感染。

3. 易感性　　人和动物都可感染，在免疫抑制个体易感。

4. 流行特点　　广泛存在，与各种诱因有关，如饲养条件差、环境恶劣、污染严重、并发症和免疫低下等，院内交叉感染。存在于鲸鱼体表黏液中。

二、临床表现

1. 动物　　牛、羊引起乳房炎，表现发热，乳房肿胀，泌乳减少或停止，慢性可见乳房硬化。猪多表现为渗出性皮炎。马多为慢性，表现为体表和内脏化脓性肉芽肿。雏鸡多表现为败血症，成年鸡多见关节炎。兔多表现为脓毒败血症和体表、内脏的脓肿。鲸鱼属于携带，不表现症状。

2. 人

（1）皮肤软组织感染　　局部反应的浅表小脓肿。捕获、处理鲸鱼时手或手指划伤导致蜂窝织炎。

（2）全身性感染　　严重的痈、窦腔血栓、脓毒症或败血症。黏膜表面感染包括膀胱炎、小肠结肠炎。乳房、子宫内膜和胎盘组织都可感染化脓。严重的深部感染有心内膜炎、脊髓炎、脑膜炎、肺炎、肝脓肿等。

（3）食物中毒　　起病急，最短 15min，恶心，呕吐，腹痛，腹泻，很快自愈。

（4）中毒性休克综合征　　由外毒素 C 引起，表现高热，休克，红斑皮疹，呕吐，腹泻等。

三、预防措施

注意食品安全，防止皮肤损伤和化脓，低温保藏食品。注意环境卫生和饲养卫生。

第十九节　李斯特菌病

李斯特菌病（listeriosis）是由单核细胞增生李斯特菌（*Listeria monocytogenes*）引起的人和动物散发性传染病。

一、流行病学

1. 病原特性　　单核细胞增生李斯特菌为革兰氏阳性小杆菌，能在低温下（4℃）缓慢生长，有 7 个血清型，16 个血清变种。对人致病以 1a、2a、1b、2b 和 4b 多见。李斯特菌属中仅两种菌对人和动物同时致病：单核细胞增生李斯特菌和伊氏李斯特菌（*L. ivanovii*）。世界性分布，存在于蔬菜、土壤、人和动物肠道中，是典型的细胞内寄生菌。这些年流行病学调查发现，英诺克李斯特菌（*L. innocua*）对动物和人都有致病性，可引起脑炎、流产。

2. 传播途径

（1）消化道　　通过食物和水源传播为重要途径，食物包括蔬菜、肉、乳等。

（2）直接接触　　通过接触环境、动物，经破损的皮肤、黏膜、结膜感染。有养牛人因把手伸进牛生殖道直接感染的病例。

（3）呼吸道　　气源性感染引起流感样症状。

母亲或雌性动物怀孕通过胎盘、产道感染幼儿或幼畜。

3. 易感性　　人和动物均表现神经症状，人以食物感染性疾病居多，儿童、老弱人群易感。食物感染死亡率为33%，是食物中毒、食物感染病原中死亡率最高的病原。

4. 流行特点　　散发为主，发病率低，致死率高，以中枢神经症状、死胎、流产为特征。

二、临床表现

1. 动物　　牛、绵羊、山羊等反刍动物有脑膜炎、新生动物死亡、败血症，以脑膜炎常见。脑膜炎表现精神沉郁，发热，独处，斜颈，头颈一侧性麻痹，圆圈运动。母畜流产。猪表现为败血症和神经症状，1~4d死亡。仔猪表现败血症，母猪流产。禽类主要为败血症，短时间死亡。

2. 人　　人主要表现脑膜炎、败血症和心内膜炎。脑膜炎多见于新生儿和免疫抑制个体，发热，剧烈头痛，恶心，呕吐，颈部强直，严重时昏迷、抽搐。孕妇表现流产、死胎、败血症。

三、预防措施

接触动物和动物环境时，注意自身防护。注意食品卫生，吃熟食品，水果、蔬菜洗净再吃。

第二十节　肉毒梭菌中毒

肉毒梭菌中毒是由于摄入含有肉毒毒素的食物或饲料引起的人和动物中毒性疾病，以运动神经麻痹为特征。

一、流行病学

1. 病原特性　　肉毒梭菌（*Clostridium botulinum*）为革兰氏阳性专性厌氧菌。A、B型菌芽孢大于菌体，呈网球拍状，也是中毒的两个主要菌型。该菌产生神经毒素，存在于土壤、动物肠道、粪便、动物腐败尸体、腐败饲料及各种植物中。

2. 传播途径　　自然病例主要是摄食了污染饲料、食物中的毒素引起中毒。人中毒多以罐头食品、腌制食品、鱼制品为主，蜂蜜也是常累及的食品。西方国家多因家庭罐头食品中毒。也有伤口感染的，动物放牧时感染。

3. 易感性　　人和动物都具有易感性。

4. 流行特点　　一般与食用特殊类型食品（具有厌氧保藏条件的食品）有关，如青海、新疆发生以臭豆腐、真空包装的牛肉干常见，发生率非常低，一般散发，如野鸭中毒。动物在该病传播中作用不明确，但动物肠道携带肉毒梭菌。该菌为潜在生物战剂。

二、临床表现

1. 动物　　禽类（野鸭）中毒表现头颈无力，向前低垂，常以喙触地，有"软颈病"之称，翅膀下垂，两脚无力，有的呈嗜睡状或阵发性痉挛，病死率较高。

牛、羊、马等较大型动物表现为神经麻痹，由头部开始，迅速向后发展，直至后肢。肌肉软弱和麻痹，不能咀嚼和吞咽，流涎，颌下垂，眼半闭，瞳孔散大，共济失调，卧地不起，头颈弯于一侧；呼吸困难，直至呼吸肌麻痹死亡。病死率为 70%～90%。

2. 人　　潜伏期平均 2～10d，起病急，初感觉全身无力，恶心，呕吐，头晕，胃肠道功能紊乱等前驱症状；继而出现典型症状，视力模糊，复视，眼睑下垂，瞳孔散大，眼内外肌麻痹，严重时出现咀嚼和吞咽困难，呼吸困难，常因呼吸肌麻痹而死亡，体温正常，我国发生的致死率为 14%。

三、预防措施

注意罐装食品的加工和安全监测；动物不要吃腐败饲料等。

第二十一节　放　线　菌　病

放线菌病是由放线菌属引起的动物和人的慢性传染病，以头颈、颌下和舌的放线菌肿为特征。应该是人与动物共感染症，很少互相传染。

一、流行病学

1. 病原特性　　与人和动物有关的放线菌病原包括牛放线菌（*Actinomyces bovis*）、衣氏放线菌（*A. israelii*，专性厌氧菌）、黏性放线菌（*A. viscosus*）、化脓放线菌（*A. pyogens*）及猪放线菌（*A. suis*）等。放线菌革兰氏染色阳性，有成菌丝倾向，在病变组织中呈现带有辐射状菌丝颗粒性聚集物，外观似硫磺颗粒，质地柔软或坚硬，经涂片革兰氏染色后，菌体中心呈阳性，周围膨大部分呈阴性。该菌属于厌氧或兼性厌氧、需氧菌。

诺卡氏菌属于需氧性放线菌，有关的包括星状诺卡氏菌（*Nocardia asteroids*）和豚鼠耳炎诺卡氏菌（*N. otitidiscaviarrum*）等。我国人兽共患病主要涉及衣氏放线菌和星状诺卡氏菌。

2. 传播途径　　人与动物感染放线菌病主要通过直接接触，如长期刺激，草料刺伤感染。人也有内源性感染，即口腔携带的病菌因伤侵入，或通过吞咽或呼吸进入气管造成感染。也有星状诺卡氏菌污染蒸馏水，导致人的注射感染。

3. 易感性　　一般动物放线菌不攻击人，衣氏放线菌罕见在动物发病，牛放线菌罕见在人引起感染。放线菌病多与农业劳动者有关，星状诺卡氏菌与职业接触无关。

4. 流行特点　　动物中放线菌不能传播给人，不能以人-人或动物-动物方式传播。散发为主。

二、临床表现

1. 动物　　主要见于牛，上下颌骨肿大，界限明显，肿胀进展缓慢，一般要经过 6 个月以上才有明显硬结，初期肿部疼痛，晚期无感觉。病牛呼吸、吞咽和咀嚼困难，消瘦，有时皮肤化脓，脓汁流出，形成瘘管，经久不愈。头、颈、颌下组织也会发生硬结，无热痛。舌发硬为"木舌病"，流涎，咀嚼困难。乳房感染时有弥散性肿大或局灶性硬结。马主要发生于精索，形成硬实无痛的硬结。猪患病时乳房肿大，多因小猪牙齿咬伤而引起感染，也有扁桃体或颚骨肿。

2. 人　　因感染或侵入途径不同，病变也不一样。口腔或咽部黏膜损伤侵入，常于面颊及下颌部肿胀，形成硬结，后软化形成脓肿，破溃后流出硫黄样颗粒的脓汁。呼吸道侵入，多为肺炎，扩展到胸膜和胸壁瘘管，排出含硫黄样颗粒的脓汁。胃穿孔或胃肠手术引起，常见阑尾，再就是肛门、直肠和胃。慢性期可见腹痛、腹泻和腹部下坠感。侵犯骨骼系统，以下颌骨和胸椎多见。有时随血流侵犯全身，皮肤出现红肿结节，破溃后形成窦道。

三、预防措施

注意口腔卫生和术后感染，农业人员和野外游玩注意自身防护，防止皮肤损伤。没有成熟的动物防护机制。

第二十二节　钩端螺旋体病

钩端螺旋体病（leptospirosis）是一种重要而复杂的人兽共患病和自然疫源性传染病，由不同型别的致病性钩端螺旋体引起，是最常见、发生频率最高的一种人兽共患病。

一、流行病学

1. 病原特性　钩端螺旋体属有 2 种，一种是问号钩端螺旋体（*Leptospira interrogans*），对人、畜都有致病性；一种是双曲钩端螺旋体（*L. biflexa*），无致病性。菌体长丝状，有 12～18 个螺旋，菌体的一端或两端有钩状结构。革兰氏染色阴性，但不易着色。我国钩端螺旋体有 18 个群，70 个血清型。一般于水田、池塘和淤泥中存在数月或更长。

2. 传播途径　鼠是主要来源，动物中猪、犬和牛也是重要来源。

（1）直接接触　鼠咬，乳汁、胎盘、性交等途径直接感染，经皮肤和黏膜的损伤、消化道和呼吸道黏膜侵入机体。这是人类主要感染途径。

（2）间接接触　人和各种带菌动物经尿、乳汁、唾液和精液等多种途径向体外排出钩端螺旋体，以尿中排出量最大，时间最长，污染周围环境的水、土壤、植物、垫草、饲料、食物和用具等，接触这些污染物就可发生感染。

3. 易感性　几乎所有的温血动物和人都可感染。爬行动物、两栖动物、节肢动物、软体动物和蠕虫等都可自然感染钩端螺旋体，特别是蛙类。

4. 流行特点　存在广泛，感染和流行广泛，职业人群比较危险，如与水接触、与动物接触的人感染较多。野生动物和家畜等是病原保藏宿主。

二、临床表现

1. 动物　成猪以急性黄疸型多见，散发，发热，厌食，皮肤干燥，1～2d 后皮肤和黏膜发黄，尿呈茶色或血尿，病死率很高。小猪多见亚急性型和慢性型，地方流行，发热，眼结膜潮红，浆液性鼻漏，食欲减退，精神不振，几天后眼结膜潮红浮肿，头部或全身浮水肿，俗称"大头瘟"，茶色尿或血尿。小猪的病死率为 50%～90%。

牛和羊急性型突然高热，黏膜发黄，尿色黄暗，皮肤干裂、溃疡或坏死，可在发病 3～7d 死亡。亚急性型常见于奶牛，发热，结膜染黄，食欲不振，产奶下降，流产。

犬和猫急性出血型为高热，实质器官出血，以肺和消化道常见，后呼吸和循环衰竭而死。亚急性黄疸型以发热、严重黄疸、尿血、粪带血为特征，最终死亡。

2. 人　潜伏期为 10d 左右。根据病程及菌株致病特点可分为三个阶段。

（1）早期（钩体血症期）　发病 3d 内，突然发热，头痛，肌肉疼痛，以腓肠肌痛伴有压痛为特征，全身乏力，浅表淋巴结肿痛，以腹股沟淋巴结常见。

（2）中期　表现为流感样伤寒型、肺大出血型、黄疸出血型和脑膜脑炎型。

（3）晚期（恢复期）　一般 10d 后，退热，症状消失而趋于痊愈，有些出现后发症，如发热眼、反应性脑膜炎等。

三、预防措施

不食生乳或生水，不要在污染的河沟和池塘中洗澡，与水和动物接触较多的职业注意卫生防护，如戴手套、穿靴等。

第二十三节　莱　姆　病

莱姆病（Lyme disease）是由伯氏疏螺旋体（*Borrelia burgdorferi*）引起的人兽共患疫源性疾病，临床上以叮咬性皮损、发热、关节炎、脑炎、心肌炎为特征。

一、流行病学

1. 病原特性　伯氏疏螺旋体革兰氏染色阴性，有7个螺旋弯曲，末端尖，多根鞭毛，微需氧，最适培养温度为33℃，从蜱中易分离，但难从人体分离到。

2. 传播途径　30多种野生动物和49种鸟类及家畜作为病原宿主，啮齿动物是主要来源。通过蜱类传播，美国为达敏硬蜱，瑞士和德国北部为篦子硬蜱，俄罗斯和日本为全沟硬蜱、卵形硬蜱、肩肿硬蜱，我国主要为嗜群血蜱、长角血蜱、全沟硬蜱。

3. 易感性　人和动物均有易感性。

4. 流行特点　本病流行与蜱的生活习性有关，多数在森林或草地、牧区，北美多发。温暖季节多发。

二、临床表现

1. 动物　野生动物莱姆病症状不清楚；犬等主要是游走性关节炎，关节痛伴随发热、疲劳、厌食、淋巴结炎，关节炎一般为暂时的，但有时转为慢性。马包括关节炎、脑膜炎、皮炎、葡萄膜炎、肢体水肿。牛也是关节炎多发。

2. 人　被蜱叮咬部位皮肤产生慢性游走性红斑，发热，头痛，骨骼和肌肉游走性疼痛，关节疼痛，易疲劳，嗜睡，随后有脑炎、脑膜炎、多发性神经炎、心脏搏动异常和关节炎等。5～9岁儿童和60岁以上老人发病率更高。

三、预防措施

避免在流行区被蜱咬，进入流行地区、职业劳动都要穿防护服，犬、猫等要经常检查有无蜱叮咬。

第二十四节　蜱传回归热

蜱传回归热（tick-borne relapsing fever，TBRF）也称为地方性回归热，是由疏螺旋体属多种螺旋体引起的一种急性人兽共患病，以不规则热为特点。

一、流行病学

1. 病原特性　病原按媒介昆虫蜱的种类命名，有10余种。蜱的分布有严格的地区性，在亚洲，我国南方与北疆为波斯疏螺旋体、拉氏疏螺旋体；在非洲，中非有赫姆斯疏螺旋体等。回归热组的疏螺旋体是多样的，根据载体主要可分为三类，即软蜱传播的回归热疏螺旋体、硬蜱传播的回归热疏螺旋体、虱传播的回归热疏螺旋体。

2. 传播途径　鼠类、其他野生动物和家畜都是传染源，患者也可以作为传染源。传播媒介是蜱或虱。

3. 易感性　人和家畜都易感。

4. 流行特点　　有媒介蜱的地方就有该病传播，春夏季节多发。旅行易发生。

二、临床表现

1. 动物　　动物多数呈隐性感染，很少有症状。

2. 人　　叮咬部位有炎性反应，痒感，稍痛，局部淋巴结肿大。潜伏期一般为 4～9d，发热，寒战，伴有乏力、全身酸痛、恶心、呕吐，反复发热，但逐渐减轻。后引起虹膜睫状体炎、脑膜炎、脑炎等。有视力障碍和神经麻痹等后遗症。

三、预防措施

灭鼠，防止被蜱叮咬，穿好防护衣及配套服装。

第二十五节　　小螺菌鼠咬热

小螺菌鼠咬热是由小螺菌（*Spirillum minus*）和念珠状链杆菌（*Streptobacillus moniliformis*）引起的人和动物的急性热性传染病，以间歇热和各种皮疹为特征。

一、流行病学

1. 病原特性　　小螺菌也称为鼠咬热螺旋体（*Leptospira morsus muris*）。菌体为短粗、两端尖的螺旋形微生物，革兰氏染色阴性，多数具有 2～5 个粗螺旋，人工培养还未成功。念珠状链杆菌革兰氏染色阴性，多形态性，为微需氧杆菌，培养需要 20%血或腹腔液。

2. 传播途径　　啮齿动物是小螺菌的主要保藏宿主，存在于唾液腺中，通过咬伤感染人；人被雪貂、犬、猫和食肉动物咬伤都可以感染该病。鼠是念珠状链杆菌重要的保藏宿主，隐藏在咽喉部，通过鼠咬传播病菌给人；也可从乳传播给人；鼠粪污染水源传播。

3. 易感性　　人和鼠、家畜、宠物都易感。

4. 流行特点　　鼠疫源地和鼠咬是两个必备因素，很多是实验室鼠咬，鼠起到主要作用。

二、临床表现

1. 动物　　动物隐性感染，在鼠类可见结膜炎或角膜炎。

2. 人　　咬伤处疼痛，肿胀发紫甚至坏死，继而黑痂硬结下溃疡。局部淋巴结肿大，压痛，发热，全身乏力、肌痛及关节痛，腹泻、呕吐、便血、昏迷、颈强直等。50%的人有皮疹，暗红色，椭圆形，分布于四肢和躯干。间隔 3～7d 后体温又上升，上述症状即皮疹又出现，逐渐消退。由于长期发作，伴发心内膜炎、脑膜炎、心肌炎、肝炎、肾小球肾炎、贫血、附睾炎、胸膜渗出和脾肿大等。

三、预防措施

灭鼠和防止被鼠咬。与鼠接触的实验人员须戴防护手套等。

第二十六节　　气单胞菌病

气单胞菌病是由气单胞菌属中的嗜水气单胞菌和温和气单胞菌引起的人与动物传染病。

一、流行病学

1. 病原特性 气单胞菌为革兰氏阴性短杆菌，以基因杂交可分为有 13 个不同基因种，产生 β-溶血素和细胞兴奋素性肠毒素，与霍乱毒素有交叉反应。

2. 传播途径 消化道为主要传播途径，以水和食物传染。与鱼类密切接触、与不洁水接触或食用海产品、伤口接触水、被鱼刺伤或咬伤都可感染。

3. 易感性 缺乏特异宿主，人和多种动物易感。

4. 流行特点 主要来源是河、湖和池塘水，分布广泛，如自然界、水、动物粪便、动物源性食品。水源性传播为多数，鱼类是该菌的主要保藏宿主。

二、临床表现

1. 动物 多种动物都可感染，常见表现腹泻和败血症，一般均表现较高的发病率和死亡率，常与其他病原菌混合感染。鱼类表现局部感染和败血症。

2. 人 人感染主要表现急性胃肠炎、外伤感染、败血症及其他感染。外伤多与游泳、捕捞、钓鱼等有关。

三、预防措施

避免生食食物，特别是海产品；注意外伤的处理和清洁。该菌毒性决定因子和流行病学目前还不清楚。

第二十七节 红球菌病

红球菌病是由马红球菌（*Rhodococcus equi*）引起的一种人兽共患病。

一、流行病学

1. 病原特性 马红球菌属放线菌目，类球形或杆状，革兰氏染色阳性，有荚膜，正常生存在土壤中，有 14 个血清型。该菌为机会致病菌，可以隐藏在巨噬细胞中，是细胞内寄生菌。

2. 传播途径 草食动物粪便利于该菌生长。以吸入和消化道途径传播，人主要是吸入，而猪可能以粪-口途径为主。草食兽粪便起到传播作用。

3. 易感性 马、猪、牛和人易感。

4. 流行特点 以 1～6 月龄幼驹发生化脓性支气管炎为特征。

二、临床表现

1. 动物 病驹在发病初期精神沉郁，食欲减退，时有咳嗽，随后出现稽留高温，结膜潮红，贫血，随着病情的发展，发生化脓性肺炎，呼吸迫促，鼻腔流脓液性分泌物，以后转为脓性。有的病驹关节肿大，最后卧地不起，多因脓毒败血症而死。还可引起猪的化脓性肺炎和淋巴结炎，牛和绵羊的化脓性肺炎。

2. 人 人发生罕见，主要侵袭免疫抑制个体，持续发热，呼吸困难，干咳，胸痛。食用不熟的猪、牛、羊肉，特别是食用各种烤肉串常使人肺部感染。

三、预防措施

没有太好的预防措施。

第二十八节　嗜皮菌病

嗜皮菌病（dermatophilosis）是由刚果嗜皮菌（*Dermatophilus congolensis*）引起的人与动物皮肤病。

一、流行病学

1. 病原特性　刚果嗜皮菌为放线菌目细菌，兼性厌氧，革兰氏染色阳性，呈分枝丝状，横向和有鞭毛样芽孢，叫作游动孢子，专性寄生。溯源分析认为与巴西诺卡氏菌和链霉菌近缘。

2. 传播途径　人通过直接接触动物受伤部位感染。节肢动物媒介包括蜱、飞蝇和蚊虫。以游动孢子感染，外伤也是一种传播途径。

3. 易感性　牛、羊、马和人易感。

4. 流行特点　环境潮湿或皮肤潮湿是前提条件，游动孢子需要潮湿环境游走和释放。反刍动物多见，春末夏季多发，热带和亚热带流行，旅行与接触动物易感染。嗜皮菌病是人与动物的一种急性、亚急性或慢性皮肤病。

二、临床表现

1. 动物　牛、羊、马的皮肤渗出物形成痂皮，然后痂皮脱落，形成潮湿秃的区域，损伤呈各种大小，发生在背、颈、头和任何侵袭部位。羊为肉芽肿性支气管肺炎。

2. 人　病例较少，有欧洲旅客到泰国旅游并接触大象等动物后皮肤感染的报道，以手和前臂的丘疹为特征，含有黄白色渗出物，如果破裂，形成漏斗状浅红色腔。损伤 3～14d 痊愈，留下紫红色疤痕。

三、预防措施

人病例很少，主要注意不要徒手接触动物。

第二十九节　绿脓杆菌感染

绿脓杆菌感染是由绿脓杆菌引起的人和动物共患病，呈世界性广泛分布。

一、流行病学

1. 病原特性　绿脓杆菌也称为铜绿假单胞菌（*Pseudomonas aeruginosa*），为革兰氏阴性较大的杆菌，产生两种水溶性色素，可见感染处的绿色脓汁。该菌强大的适应能力使其具备慢性感染能力。

2. 传播途径　主要是直接接触和空气的气溶胶传播，接触环境污染物如院内感染、接触患病动物、创伤感染等。动物抵抗力下降时易感，经饲料也可感染动物。

3. 易感性　人和动物都易感，人在烧伤或免疫力低下时易感染，感染动物多为幼龄动物。

4. 流行特点　分布广泛，条件致病，养殖环境不洁或突然改变都是诱因。

二、临床表现

1. 动物　经济动物如狐狸、貂常表现为出血性肺炎，死亡率很高；犬发生眼部感染；马发生流产和化脓性肺炎。鸡发生孵化胚胎期感染和新生雏鸡的败血症、关节炎等；雏鸡下痢、水样便、黄绿色，死亡率很高。牛羊可引起下痢、乳房炎、皮肤肉芽肿、子宫炎，化脓性肺炎。

2. 人　人感染包括全身感染和各种局部感染，表现幼儿败血症、皮疹、化脓。全身感染包括呼吸系统、泌尿系统、中枢神经系统等的感染。局部感染包括心内膜炎、皮肤炎、骨骼感染和骨髓炎、创伤感染、脓胸、皮肤软组织感染、眼部感染、耳鼻咽喉部感染及新生儿脐部感染等。

三、预防措施

做好卫生措施，防止感染，提高动物免疫力。人防止皮肤受伤，接触动物注意防护，特别是养殖人员更要注意防护。

第三十节　军 团 菌 病

由军团菌属细菌引起的以发热和呼吸道症状为主的疾病称为军团菌病。

一、流行病学

1. 病原特性　军团菌目前发现的有 50 种，能引起人和动物疾病的约有 20 种，常见的有嗜肺军团菌（*Legionella pneumophila*）、麦氏军团菌（*L. micdadei*）、博氏军团菌（*L. bozemanae*）、菲氏军团菌（*L. feeleii*）、杜氏军团菌（*L. dumoffii*）、长滩军团菌（*L. longbeachae*）等。军团菌革兰氏染色阴性，杆状或长丝状，不能在一般培养基上生长，也不能被一般染色剂着色，1%甲苯胺蓝加热染色，需氧，但需要 2.5%～5.0%CO_2 环境。胞内寄生菌。

2. 传播途径　军团菌分布广泛，从空调冷却水、河流、湖泊、潮湿土壤中都可分离到。气溶胶和污染水吸入是主要传播途径。借助阿米巴原虫也是传播途径之一，军团菌与原虫形成稳定互惠关系，并释放到周围环境。外伤接触了污染水也可感染。院内感染，患者可能是一个主要来源。

3. 易感性　人和家畜都易感。

4. 流行特点　流行多数与水有关，世界性分布，散发或点状暴发流行，普遍流行率为 13.7%。感染可能与职业有关。

二、临床表现

1. 动物　动物感染一般不表现临床症状，我国调查资料显示，家畜禽普遍存在抗体。牛、犬、山羊抗体滴度高。动物与人的传播关系不清楚。

2. 人　临床上有两种类型：一种是以发热、咳嗽和肺部炎症为主的肺炎型，称为军团菌肺炎；另一种是散发，病情轻，为发热、头痛、肌痛等急性自限性流感样。在意大利，军团菌病每年导致 1000 多人入院，致死率为 5%～10%。

三、预防措施

各种水环境如空调冷却水、淋浴水等应注意清洁，注意与水接触时的卫生。没有特定的预防措施。

第三十一节　迟缓爱德华菌感染

由迟缓爱德华菌（*Edwardsiella tarda*）引起的人和鱼类的爱德华菌病称为迟缓爱德华菌感染。

一、流行病学

1. 病原特性　迟缓爱德华菌为爱德华菌属革兰氏阴性菌，需氧，引起自限性胃肠炎。

2. 传播途径　传播途径并不是十分清楚，接触带菌动物及其粪便（粪–口途径）是感染的主要途径，水体是另一个主要途径。外部伤口和肠道也可能是其他传播途径。日本有因接触烤鳗鱼和生鱼片引起菌血症的病例。

3. 易感性　人和鱼类可被该菌感染，以及爬行动物、鸟类、牛、猪、犬。

4. 流行特点　局部范围或散在病例，鱼的感染比人广泛。

二、临床表现

1. 动物　鱼表现溃疡、肝肾病、鳍感染，游泳异常，色素沉着丧失，眼球突出，眼睛混浊，腹部表面肿胀，鳍和皮肤瘀点出血。

2. 人　人主要表现胃肠道感染和胃肠道外感染。胃肠道感染症状是轻症腹泻、呕吐、腹痛等。胃肠道外感染表现脑膜炎、腹膜炎、菌血症及败血症、皮肤软组织感染、腹内脓肿、输卵管脓肿、肝脓肿、心内膜炎、伤口感染、尿路感染、肺部感染等。迟缓爱德华菌菌血症的致死率为38.1%。

三、预防措施

注意饮食卫生，与鱼类接触注意不要被刺伤。

第三十二节　鼠　　疫

鼠疫（plague）是由鼠疫耶尔森菌（*Yersinia pestis*）引起的啮齿动物和人的一种急性烈性传染病，以发热、严重毒血症、淋巴结肿大和肺炎为特征。

一、流行病学

1. 病原特性　鼠疫耶尔森菌为革兰氏阴性短杆菌，有荚膜，无芽孢。该菌有18种抗原，F、T、W是该菌的特异抗原，F为荚膜抗原，可以作为诊断抗原；VW为菌体表面抗原；T抗原及鼠毒素可以导致宿主发病和死亡，免疫原性好。

2. 传播途径　野生啮齿动物是主要保藏宿主，以跳蚤从鼠传播到人，也可经皮肤伤口和口腔黏膜使人感染。鼠疫的维持依赖于自然疫源地中鼠疫耶尔森菌–啮齿动物–跳蚤复合群的状况。共生的大鼠引起腺鼠疫，扩展到人鼠疫。

3. 易感性　人易感，但属意外宿主。动物也有感染鼠疫的，大概累及250种动物。

4. 流行特点　鼠疫是自然疫源性疾病，自然条件下在啮齿动物中循环，偶然传播给人。

二、临床表现

1. 动物　啮齿动物表现为腺鼠疫或肺鼠疫，也有隐性感染。家畜中骆驼可以发病，发热，全身症状明显，侵入肺，表现肺炎症状，病驼不久死亡。犬、猫多隐性感染。

2. 人　潜伏期为3～5d，有腺型、肺型和败血型，可单独发生或混合发生。各型初期多有全身中毒症状，发病快，发热，寒战，呼吸急促，头痛，全身痛，结膜充血，出血症状，发病3～6d死亡。腺鼠疫相对常见，除全身症状外，还表现严重淋巴结炎，进一步化脓或肺型和败血型鼠疫而死亡，死亡率在50%～90%。肺型以剧烈胸痛、咳嗽、咳痰、呼吸困难、皮肤和黏膜发绀为特征，病死率达70%～100%。败血型鼠疫多继发于肺鼠疫和腺鼠疫，病情迅速加剧，伴有严重毒血症症状，昏迷，皮肤、黏膜和脏器广泛出血，可于数小时或 1～2d 死亡。

三、预防措施

主要是控制鼠和跳蚤，这是一项长期的工作。进入疫区的个人要注意防护。

第三十三节　肺炎克雷伯菌感染

肺炎克雷伯菌感染是由肺炎克雷伯菌（*Klebsiella pneumoniae*）引起的人和动物呼吸系统感染性疾病。

一、流行病学

1. 病原特性　　肺炎克雷伯菌为革兰氏阴性杆菌，有荚膜。K 和 O 抗原均具有良好免疫原性。从犬、猫和马的软组织、呼吸道、泌尿生殖道、伤口和粪便都能分离到该菌。

2. 传播途径　　人和患病动物是主要来源。传播途径包括呼吸道、泌尿道、胃肠道、腹腔、静脉注射、新生儿脐带等，动物是通过群体间接触、饲料污染、水源污染等途径传播。在适当条件下，可通过内源性或污染环境等引起人的感染或食物中毒。

3. 易感性　　缺乏特异宿主，人和动物的感染为条件致病或机会致病所引起，感染广泛。

4. 流行特点　　散发，几乎不具有流行性。

二、临床表现

1. 动物　　猪、鸡、牛、羊、兔、熊猫及猴等都可感染，主要是呼吸系统感染。

2. 人　　人的感染分为三类：①杜诺凡病（donovanosis），由肉芽肿克雷伯菌引起的人腹股沟肉芽肿，主要侵害生殖器官；②肺炎和呼吸道感染，人兽共患；③呼吸系统外感染，包括泌尿道感染、腹腔内感染、创伤感染、菌血症等。

三、预防措施

做好卫生条件改善和提高人和动物抵抗力，防止院内感染，加强动物卫生管理。

第三十四节　弓形菌感染

弓形菌感染是由弓形菌属（*Arcobacter*）细菌引起的人类和动物的腹泻、菌血症等疾病。

一、流行病学

1. 病原特性　　目前已发现 11 种弓形菌属细菌，最常见的是嗜低温弓形菌（*A. cryaerophilus*）、布氏弓形菌（*A. butzleri*）、斯氏弓形菌（*A. skirrowii*）和硝化弓形菌（*A. nitrofigilis*）4 种，其中，前 3 种与人类和动物的腹泻、菌血症等疾病密切相关。弓形菌广泛分布于自然界，致病力与弯曲菌相当，且比弯曲菌更易存活。

2. 传播途径　　感染的途径可能包括人对人（宿主对宿主）的直接接触、食入被污染的饮用水或食物，在牛、猪、火鸡、鹅等制品中均可检出，其中禽类被认为是最大的储存库，宠物带染率也很高。此外，未经杀菌处理的乳制品也是造成弓形菌传播至人类的重要途径之一。还大量存在于各种水体中，可通过水体媒介进入人肠道，引发一系列的肠道疾病，危害人类和动物的健康。

3. 易感性　人和很多动物易感。

4. 流行特点　主要为食源性传染，包括水产品，散发。为城市污水和污水化学生物絮凝池活性污泥中的优势菌群，且具有致病性。

二、临床表现

1. 动物　主要在牛、马、绵羊、禽类引起疾病，引起流产、乳房炎和胃肠炎。

2. 人　弓形菌引起人类胃肠炎和菌血症等疾病，胃肠炎的临床症状与弯曲杆菌病类似，严重的有致命性急性呼吸道疾病、DIC 和肾衰竭，机制目前还不清楚，可危及老年人生命；但引起腹泻的频率和持久性比空肠弯曲菌更高。

三、预防措施

注意动物屠宰线卫生控制，在日常生产加工中，应依据 HACCP 原则，建立"过程控制"和定期微生物监测系统，接触环境水源应注意防护。

第三十五节　鲍 特 菌 病

鲍特菌病也称为波氏菌病（bordetellosis），是由支气管炎鲍特菌（*Bordetella bronchiseptica*）等引起的人与动物呼吸道传染病。

一、流行病学

1. 病原特性　支气管炎鲍特菌为革兰氏阴性球杆菌，需氧，两极多浓染，是人和温血动物严格寄生菌和致病菌。

2. 传播途径　接触唾液、痰液，以气溶胶形式传播给人。

3. 易感性　人和很多温血动物都可感染，包括猪、犬、兔、鼠、豚鼠、鸡、鸭、鹅、文鸟、小熊猫、狐猴、袋鼠等。

4. 流行特点　世界性分布，有时与其他菌混合感染，如与多杀性巴氏杆菌共同感染引起萎缩性鼻炎。

二、临床表现

1. 动物　猪主要表现萎缩性鼻炎；兔以鼻炎为主；小熊猫、节尾狐猴、袋鼠表现为肺水肿、出血，胃胀气；犬表现为支气管炎和肺炎。

2. 人　人表现鼻窦炎、支气管炎、百日咳样病，在免疫力低下情况下发生肺病和传染性疾病。

三、预防措施

与宠物接触注意气溶胶传播。

细菌性人兽共患病除上述外，还有变形杆菌、副溶血性弧菌、阴沟肠杆菌、鲍曼不动杆菌、志贺氏菌、狗咬二氧化碳嗜纤维菌、犬咬二氧化碳嗜纤维菌等细菌感染，也是近些年从各种证据上认为是人兽共患病病原菌，但感染人的概率小一些或互相传播较弱，因此，重视程度还是不够。这里就不一一详述，参考相关章节和文献。狗咬二氧化碳嗜纤维菌（*Capnocytophaga canimorsus*）和犬咬二氧化碳嗜纤维菌（*C. cynodegmi*）见宠物人兽共患病章。费氏藻属（*Pfiesteria*）包括杀鱼费氏藻（*P. pisicicida*）和 *P. shumwayae* 可能具有人兽共患病性质，见第三章第十二节。

第三十六节　人的克罗恩病和牛的副结核的关联性

人的克罗恩病（Crohn's disease，CD）和牛的副结核（Johne's disease）之间可能存在密切的关联性，如果存在这种关联性，那就属于人兽共患病。人的克罗恩病曾称为局限性回肠炎、局限性肠炎、节段性肠炎或肉芽肿性肠炎，是一种慢性、复发性、原因不明的肠道炎症性疾病，与慢性非特异性溃疡性结肠炎统称为炎症性肠病（IBD）。牛的副结核也称为牛的慢性细菌性肠炎，是由牛分枝杆菌亚种——副结核分枝杆菌（MAP）引起的牛肠道和其他器官慢性颗粒性炎症。

1. 牛的副结核流行病学　　牛的副结核主要表现间歇性腹泻、体重损失和生产性能严重下降，最终死亡或极度衰弱。感染该病的牛菌体隐藏于粪便和乳中，几乎每个国家的牛群都患有该病，引起严重的经济损失。该病检验很困难，一般不易在粪便检出菌体或在血中检出抗体。赤峰于 1987～1990 年检疫 9856 头牛，406 头阳性，白宇等于 2005 年对长春、上海 760 头鹿进行检疫，61 头阳性。加拿大屠宰场取淋巴结和肠道进行微生物检验，乳用牛 16% 感染，但这些牛并不表现临床症状，仍可引起其他动物感染。反刍动物和野生动物（如鹿、麋鹿）作为森林动物 MAP 的保藏宿主，MAP 也存在水源性传染。

2. 炎症性肠病（IBD）流行病学　　由人 CD 和溃疡性结肠炎构成 IBD，表现慢性逐渐恶化的肠道炎症，原因不明，治愈困难。工业化国家流行严重，一般在 18～35 岁居多，儿童占 10%～15%。部分原因是受环境和微生物影响，概括起来是基因-肠道微生物-环境复杂反应所致。

3. 人的克罗恩病（CD）流行病学　　人的 CD 很难治愈，导致慢性免疫抑制。在发达国家这类患者不在少数，如加拿大有 5 万～10 万例，美国在 50 万例左右，我国 1987～1993 年报道 625 例。病因不清楚，一般认为是遗传敏感性个体肠道微生物与环境反应的结果（饮食习惯），胃肠感染 MAP 继发慢性炎症，与工业化发展关系密切。在啮齿动物模型中，肠道没有微生物，特别是 MAP，则不产生肠炎；将肠道微生物放回肠道，则能重新发生肠炎。CD 病理中常见 MAP，证明相关性较高，后来认为人类感染 MAP 的继发感染引起 CD。MAP 具有广泛宿主和潜在人兽共患病致病性，但由于生长缓慢，分离特别是从人的病例中分离更加困难，现在通过指纹技术和 PCR 技术证明两株人与动物分离株基因同型，而且在同一地理区域。但现在还缺乏直接证据证明人与动物中的 MAP 直接相关。欧洲研究证据证明野生动物和家畜反刍动物之间 MAP 可以传播，这与食物链密切相关，MAP 也可以通过污染游泳水和饮用水感染人。

总之，人的克罗恩病与牛副结核之间的关系具有人兽共患病潜在风险（Rabinowitz and Conti，2009）。

第十一章　人兽共患衣原体病、支原体病和立克次体病

第一节　衣 原 体 病

人兽共患性衣原体病是由鹦鹉热衣原体等病原体引起的人兽共患病。

一、流行病学

1. 病原特性　目前认为衣原体属有 4 个种，即沙眼衣原体（*Chlamydia trachomatis*）、鹦鹉热衣原体（*C. psittaci*）、肺炎衣原体（*C. pneumoniae*）和反刍动物衣原体（*C. pecorum*）。肺炎衣原体仅限于人类，其余三种都具有人兽共患性质，以鹦鹉热衣原体引起的人兽共患病常见。衣原体是专性细胞内寄生细菌，具有独特的双相发育周期，根据其生命周期的阶段，以基本体或网状体的形式出现。目前对其细胞内寄生环境和进出细胞机制都有了初步了解。

2. 传播途径　鹦鹉热可通过与动物的直接接触、鸟类的鼻腔和眼分泌物、感染性的鸟类粪尿传播给人类。人与人传播有报道，但极为罕见。

（1）鸟（禽）类中传播　通过气溶胶吸入和食入了鸟类粪便污染的饲料传播，通过卵或吸血昆虫传播。

（2）人感染途径　包括：①吸入气溶胶而感染，如打扫禽舍，清理鸟笼或鸽舍中粪尿，宰杀禽类、拔毛时产生的气溶胶；②在接触鸟（禽）类，宰杀等直接接触活动中，通过损伤皮肤、黏膜感染。

3. 易感性　鸟最易感，最常见鹦鹉热，30 目的 467 种鸟易感，家畜易感，野生动物和人也易感。

4. 流行特点　世界性分布，多数动物和人引起的疾病不表现症状，呈隐性感染，一旦环境改变或抵抗力降低就可转化为活动性感染。

二、临床表现

1. 动物

（1）鸟类　鸟鹦鹉热表现精神萎顿，厌食，眼鼻分泌物增多，腹泻；后期脱水，消瘦，幼龄常死亡，成年症状轻。

（2）家禽　多隐性感染。火鸡症状明显，发热，食欲减少，萎顿，腹泻，消瘦，病死率一般不高。病鸭眼鼻分泌物增多，厌食，腹泻，消瘦，死亡。

（3）鸽　精神不安，眼鼻分泌物增多，厌食，腹泻，雏鸽死亡，成年鸽康复呈带菌者。

（4）哺乳动物　①流产型。主要见于牛、羊、猪；公牛精囊炎，猪睾丸炎、附睾炎、阴茎炎、尿道炎等。②肺肠炎型。主要见于 6 月龄前的犊牛、仔猪，犊牛精神沉郁，腹泻，发热，鼻流浆液性、黏液性分泌物，流泪，咳嗽和支气管炎；仔猪胸膜炎和心包炎。③关节炎型。主要见于羔羊，犊牛也有。④结膜炎型。主要见于绵羊，尤其是肥育羔和哺乳羔。⑤脑脊髓炎型。主要见于牛，特征为脑炎、纤维素性胸膜炎和腹膜炎，病牛表

现神经症状、流涎、咳嗽。

2. 人　引起鹦鹉热、赖特综合征（Reiter syndrome）和沙眼衣原体病等。

（1）鹦鹉热　潜伏期为 6~15d，多隐性感染。表现症状为肺炎型，急性发热，轻微咳嗽；伤寒型或重度败血症型多剧烈头痛、喉痛，伴有肌痛，一周后肝肿大，还有其他各种表现。

（2）赖特综合征　也称为反应性关节炎，成年男性多见。

（3）沙眼衣原体病　主要是直接接触或间接接触引起，又包括包涵体包膜炎、泌尿生殖道感染、性病淋巴肉芽肿，后两种通过性传播。

三、预防措施

增强动物抵抗力，加强动物检疫，及时发现病畜禽并及时处理；注意与动物接触人员的个人防护；牛、羊和猫可用疫苗预防。性接触正确适当。

第二节　支 原 体 病

支原体（mycoplasma）是一类缺乏细胞壁、高度多形态性、能通过细菌滤器、可在无生命培养基中生长繁殖的最小原核细胞型微生物，也是迄今发现能够独立生活，自行繁殖而不需要寄生于其他生物细胞的最小微生物。支原体病是由支原体引起的以肺病为主的人兽共患病。

一、流行病学

1. 病原特性　支原体的大小为 0.2~0.3μm，菌落小（直径 0.1~1.0mm），在固体培养基表面呈特有的"油煎蛋"状。支原体对渗透压敏感，对抑制细胞壁合成的抗生素不敏感，革兰氏染色不易着色，故常用吉姆萨染色法将其染成淡紫色。支原体广泛寄生于人、动物和植物，是重要的人兽共患病病原。在支原体属中，肺炎支原体、生殖支原体、人型支原体或解脲支原体是传统上与感染过程有关的主要种类，还有各种动物相对特异种类。海豹指的病原包括海豹脑支原体（*Mycoplasma phocacerebrale* sp. nov.）、海豹支原体（*M. phocidae*）、海豹鼻黏膜炎支原体（*M. phocarhinis* sp. nov.），在海豹口腔中生存。嗜血支原体（hemotropic *Mycoplasma* spp.）可感染家畜、野生动物、伴侣动物和人类。鼠肺支原体（*M. pulmonis*）是啮齿类动物中一种自然发生的呼吸道病病原体，PCR 检测阳性率分别在宠物大鼠为 70.49%、实验室大鼠为 49.56%，在宠物鼠的宿主为 24.42%、与鼠饲养和实验相关技术人员为 76.32% 及兽医 25.0%，这些人员的血清抗体阳性率为 59.09%。血液支原体 PCR 阳性率在鲸目动物为 14.8%、鳍足动物为 16.6%。在兽医、兽医技术员及其配偶和其他广泛接触节肢动物及频繁接触动物的人群中，羊支原体（*M. ovis*）16S rRNA 的 PCR 检出率为 4.7%。

2. 传播途径

（1）呼吸道　经呼吸飞沫或气溶胶传播。

（2）消化道　口腔支原体随粪便或唾液排出体外，通过粪-口途径传播。

（3）间接接触　共用浴盆、浴巾等传播，媒介和虱源性传播。

（4）直接接触　通过海豹咬伤、屠宰与胴体修饰接触，动物之间的直接接触，性接触传播。

（5）垂直传播　人能通过胎盘传播；禽可通过卵传播。

3. 易感性　人和动物均易感，但以幼龄动物易感。

4. 流行特点　全球分布，动物支原体要比人的广泛，发病率高，死亡率低。宠物鼠和实验鼠支原体携带率较高，接触人员抗体检出率也高。在阿根廷犬血液中发现猪支原体抗体检出率很高，也可能是潜在媒介源人兽共患性质。海豹支原体流行于斯堪的纳维亚半岛、加拿大和格陵兰岛，以及阿拉斯加、马尔维纳斯群岛和南乔治亚岛等地的海豹中。

二、临床表现

1. 动物

（1）海豹支原体病　　存在于一定海域的海豹口腔中，但还没发现海豹有临床表现。

（2）鼠支原体病　　宠物鼠与实验鼠核酸和抗体都有较高检出率，但不表现症状。

（3）禽支原体病　　病原包括鸡毒支原体、滑液支原体和火鸡支原体，引起鸡呼吸道疾病和产蛋下降。野生禽类如绿头鸭、大雁等可能是支原体携带宿主之一。

2. 人

（1）支原体肺炎　　起病缓慢，表现发热、咳嗽、气喘、乏力，以幼龄儿童多见。

（2）其他支原体病　　上呼吸道支原体病包括唾液支原体、口腔支原体和人型支原体等；泌尿生殖道感染与解脲支原体感染有关；发酵支原体感染与急性感染有关，引起多器官功能衰竭。海豹指是处理海豹或海豹产品的人的手部一种相对严重且极其疼痛的局部感染，支原体通过皮肤擦伤或伤口进入。潜伏期为3d至3周，受累手指变红、水肿和变软，相邻手指关节可能受累，如不治疗，可能导致指骨间关节永久僵硬。鼠支原体在宠物鼠主人和实验鼠处理人员中流行率都很高，存在潜在人兽共患风险。鼠嗜血支原体（*M. haemomuris*）引起人贫血和发热等症状。

三、预防措施

防止动物之间的相互感染，人接触时注意个人防护。

第三节　立克次体病

立克次体病（rickettsiosis）是由立克次体目中某些致病立克次体所引起的多种急性感染的统称。据16S rRNA序列，立克次体可分为两个亚群，α亚群包括立克次体属（*Rickettsia*）、埃立克体属（*Ehrlichia*）、埃菲比体属（*Afibia*）、考德里体属（*Cowdria*）和巴尔通体属（*Bartonella*）；γ亚群包括柯克斯体属（*Coxiella*）和沃巴哈体属（*Wolbachia*）。已发现很多新的种属，如日本立克次体（*R. japonica*）、查菲埃立克体（*E. chaffeensis*）、腺热埃立克体（*E. sennetsu*）、汉赛巴尔通体（*B. henselae*）等。

立克次体病呈世界性或地方性流行，临床表现轻重不一。传播媒介主要为节肢动物如蜱、虱、蚤、螨等，也可因宠物如猫、犬等抓、咬而发生。各种立克次体以共生形式存在于节肢动物体内，也可经卵传代；蜱、螨、虱、蚤等的粪便中均含有该类病原体，随粪排出体外。此外，蜱和螨体内的立克次体尚可进入唾液腺和生殖道中。各种立克次体主要经节肢动物叮咬从皮肤进入人体，而贝纳柯克斯体（*Coxiella burnetii*）主要从呼吸道进入体内而使人受染。在哺乳动物与节肢动物间循环传播，存在共感染现象。

一、Q热

Q热是由贝纳柯克斯体引起的一种自然疫源性人兽共患传染病。

（一）流行病学

1. 病原特性　　贝纳柯克斯体革兰氏染色阴性，多形态，只能在鸡胚或细胞培养中生长，专性细胞内寄生。除贝纳柯克斯体外，墨西哥常见猫立克次体（*R. felis*）、立克立克次体（*R. rickettsii*）、伤寒立克次体（*R. typhi*），在美洲又发现帕克立克次体（*R. parkeri*）可以感染人。

2. 传播途径　　可直接传播，通过气溶胶远距离传播；通过蜱叮咬传播。Q热在袋鼠、砂土鼠、野兔及其他野生动物中循环，形成自然疫源地。家畜感染后的排泄物污染环境，其他家畜接触后可经多途径感染。

3. 易感性　　人易感，多种动物也易感。

4. 流行特点　　一年四季发生，但在农村、牧区、春季接羔、产犊时期多见。人群Q热多见于一些与动物接触人群，有职业特点。

（二）临床表现

1. 动物　动物多呈隐性感染。有的表现发热、食欲不振、精神萎顿、鼻炎、结膜炎、乳房炎等，羊有的流产，犬可能发生支气管炎和脾肿大。

2. 人　潜伏期长，表现发热、头痛、肌痛、乏力、干咳，胸痛。还可以表现其他各种炎症。典型表现是引起微血管炎，各器官微小梗塞，还可以表现脑炎、心内膜炎等其他各种炎症。

（三）预防措施

加强检疫和动物疫病的控制，注意职业风险，防止被蜱咬。

二、恙虫病

恙虫病也称为丛林斑疹伤寒（scrub typhus），由恙虫病立克次体（*Rickettsia tsutsugamushi*）引起的自然疫源性传染病。

（一）流行病学

1. 病原特性　恙虫病立克次体呈双球菌或短杆状，革兰氏染色阴性，不能在人工培养基上生长，一般用小鼠腹腔接种分离，细胞培养能够很好生长。发热期间，患者的血液、淋巴结、焦痂、骨髓等能够分离出病原。

2. 传播途径　鼠是主要传染源，家畜禽、鸟类也可以成为传染源，通过恙虫即红恙螨和地里恙螨叮咬感染动物和人。

3. 易感性　人易感，家畜禽、鼠都易感。

4. 流行特点　具有季节流行特点，春夏季节多发，与野外职业、活动有关。

（二）临床表现

1. 动物　动物感染多呈隐性，猪、兔即使有症状也比较轻。

2. 人　发热，叮咬处呈原发性焦痂（或溃疡）、淋巴结肿大及皮疹为特征。

（三）预防措施

及时处理患病动物，消灭传染源；切断传播途径，搞好环境卫生；对于野外工作和活动人员，注意个人防护。

三、流行性斑疹伤寒

流行性斑疹伤寒（epidemic typhus）是由普氏立克次体（*Rickettsia prowazekii*）引起的一种以稽留热、严重头痛、皮疹和中枢神经系统症状为特征的人兽共患病。

（一）流行病学

1. 病原特性　普氏立克次体为革兰氏阴性、双极性球状、微小球杆菌，可在鸡胚卵黄囊培养。

2. 传播途径　人群流行主要通过人虱（体虱、头虱）叮咬而传播，人被虱叮咬时通过搔抓或虱被压碎使立克次体逸出，通过抓痕进入皮肤；也可通过眼或呼吸道黏膜侵入。动物间的传播以蜱叮咬传播为主。

3. 易感性　人易感，特别是儿童。动物感染一般不表现症状。

4. 流行特点　有季节性流行，在媒介动物活跃期多发，与卫生条件有关，也与野外活动有关。

（二）临床表现

1. 动物　动物呈隐性感染。

2. 人

（1）典型斑疹伤寒　发热，乏力，全身疼痛，头痛，面部和眼结膜充血等。皮疹是主要特征，有的表现神经症状，反应迟钝、狂躁。肝脾肿大。

（2）轻型　　散发病例，发热较轻，明显头痛及全身疼痛。

（3）复发型　　我国少见，人体带菌达数年至数十年，抵抗力下降时再发。

（三）预防措施

灭虱、灭蜱，注意环境卫生，免疫预防。

四、鼠型斑疹伤寒

鼠型斑疹伤寒也称为地方性斑疹伤寒，是由莫氏立克次体（*Rickettsia mooseri*）引起的经鼠蚤传播的人兽急性传染病。

（一）流行病学

1. 病原特性　　莫氏立克次体与普氏立克次体基本一致，但菌体较小，形态较一致。

2. 传播途径　　家鼠是自然保藏宿主和主要传染源，以鼠–鼠跳蚤–鼠自然传播，跳蚤再感染人。传播媒介主要包括印鼠客蚤、不等单蚤、猫栉首蚤、盲蚤、欧洲鼠蚤等。螨也可能作为媒介。

3. 易感性　　人易感，鼠和家畜也易感。

4. 流行特点　　散发，无明显季节性。发病轻，病程短，病死率低。

（二）临床表现

1. 动物　　一般呈隐性感染。

2. 人　　发热，明显头痛，全身疼痛及结膜充血，脾肿大。

（三）预防措施

灭鼠、灭跳蚤，患者及早隔离。

第四节　埃立克体病

埃立克体病（ehrlichiosis）是由埃立克体（*ehrlichia*）引起的人兽共患病和自然疫源性传染病。

一、流行病学

1. 病原特性　　埃立克体为严格细胞内寄生的革兰氏阴性菌，主要寄生在单核细胞、粒细胞或血小板内。埃立克体属有 6 种，涉及人兽共患病的埃立克体包括犬埃立克体、查菲埃立克体、尤因埃立克体（*E. ewingii*）、鼠埃立克体（*E. muris eauclarensis*）、反刍兽埃立克体（*E. ruminantium*）及 *E. minasensis* 等。但新种不断发现，如国内在患者中发现新种暂定名为红斑埃立克体（*E. erythraense*）。反刍兽埃立克体在热带反刍兽引起心水病，也可引起人的类似疾病。埃立克体在真核细胞或蜱细胞中以液泡形式存在，将效应蛋白从液泡分泌到宿主细胞中，以建立酸性复制生态位，并获得营养和逃避杀伤。

2. 传播途径　　传播媒介主要是硬蜱；也可通过消化道（鱼或水生贝壳类）、呼吸道、血液（注射、输血）和其他昆虫叮咬传播。

3. 易感性　　人易感；动物主要为哺乳动物，其中犬科动物、啮齿动物为自然感染宿主，犬、猫常见，水生贝壳类也是该病原宿主。主要感染哺乳动物的白细胞和蜱的肠道、血腔和唾液腺细胞。

4. 流行特点　　蜱传，与职业和野外活动有关。

二、临床表现

1. 动物　　一般症状不明显，具有抗体反应。犬常见症状有发热、嗜睡、厌食、出血或无出血。

2. 人　一般症状为发热、不适、头痛、肌痛等，还有白细胞、血小板减少，重症者表现为中毒性休克综合征，合并多器官衰竭。

三、预防措施

职业和野外活动注意避免与蜱接触，注意个人防护。

第五节　附红细胞体病

附红细胞体病（eperythrozoonosis）是由一群嗜血并寄生于人和动物红细胞表面或游离于血浆、组织液及脑脊液中的支原体和附红细胞体属病原（支原体）等引起的以感染性贫血为主要特征的人兽共患病的总称。

一、流行病学

1. 病原特性　附红细胞体在分类上存在争议，曾被分为原虫，现在分类为支原体，包括温氏支原体（*Mycoplasma wenyonii*）、猪支原体（*M. suis*）、羊支原体（*M. ovis*）、鼠支原体（*M. muris*）、嗜血人型支原体（暂定 *M. haemohominis*）、猫嗜血支原体（*M. haemofelis*）、犬嗜血支原体（*M. haemocanis*）、嗜血小支原体（*M. haemominutum*）、微小支原体（*M. parvum*）、新型猪血养支原体、土耳其支原体（暂定 *M. turicensis*）；球状附红细胞体（*Eperythrozoon coccoides*）也建议归类为支原体。附红细胞体既有原虫的某些特点，又有立克次体的一些特征，基因部分相似。附红细胞体无细胞壁，无明显的细胞核、细胞器，无鞭毛，红细胞专性寄生，吉姆萨染色在红细胞表面见到嗜碱性病原体，革兰氏染色阴性，培养困难。其为多形性，如球形、盘形、哑铃形、球拍形及逗号形等。大小波动较大，寄生在人、牛、绵羊及啮齿类中的附红细胞体直径为 0.3～0.8μm，而寄生在猪体中的附红细胞体直径为 0.8～1.5μm，最大可达 2.5μm。实际上对附红细胞体病病原种类及特性、致病机制、流行病学等还有更多疑问需要解答。

2. 传播途径　吸血昆虫和节肢动物是主要传播方式。可能包括所有吸血昆虫类，蝙蝠也可能是宿主之一。也可以垂直传播，如仔猪初乳传播。可通过摄食带血的食物、舔伤口、咬尾、交配的方式互相传播。实际上传播途径并不十分清晰，血液是可能的途径，人也有针刺感染的病例。

3. 易感性　人和动物都易感，牛、猪感染率最高。存在共感染。

4. 流行特点　嗜血性支原体在哺乳动物广泛分布，包括家畜和伴侣动物，以及野生动物和人类。与管理条件和应激因素有关，具有职业风险。我国部分地区（如江苏、宁夏、河北）幼儿感染率为 94%，挤奶工人感染率为 20%。

二、临床表现

1. 动物　一般呈亚临床症状，包括低度贫血、繁殖能力差和生长率降低，也呈现严重的贫血、高热、黄疸、消瘦症状。

2. 人　一般没有症状，严重时发热、黄疸、出汗、疲劳、嗜睡、肝脾及淋巴结肿大、皮疹、关节酸痛、厌食、骨髓增生，有的并发噬血细胞综合征（HPS）。轻型表现为疲劳综合征。1991 年在内蒙古首次报道，后江苏、广东、广西、甘肃、宁夏、云南、新疆、内蒙古等省（自治区）的许多地区都有该病流行。

三、预防措施

没有特殊针对性措施，但四环素类和氨基糖苷类药物有较好治疗效果。

第六节　人粒细胞无形体病

人粒细胞无形体病（human granulocytic anaplasmosis，HGA）由嗜吞噬细胞无形体（*Anaplasma phagocytophilum*）侵染人末梢血中性粒细胞引起。

一、流行病学

1. 病原特性　　嗜吞噬细胞无形体为无形体科无形体属中的一新种，是一种细胞内的寄生菌，侵染人末梢血中性粒细胞。嗜吞噬细胞无形体、片形无形体（*A. platys*）、牛无形体（*A. bovis*）、山羊无形体（暂定 *A. capra*）和绵羊无形体（*A. ovis*）已经明确为人兽共患病病原体。暂定新种 *A. turritanum* 和中华无形体（暂定 *A. cinensis*）与片形无形体关系紧密，中华无形体分离自中国。潜在人兽共患性质新种包括 *A. boleense*、非洲无形体（*A. africanum*）。

2. 传播途径　　蜱传。蜱叮咬携带病原体的宿主动物（主要有鼠、鹿、牛、羊等野生和家养动物）后再叮咬人传播。国外曾有屠宰场工人因接触鹿血经伤口感染。

3. 易感性　　我国曾在黑龙江、河南、内蒙古和新疆等地的全沟硬蜱中检测到嗜吞噬细胞无形体。在有蜱类存在的地区，往往嗜吞噬细胞无形体感染率比较高。有些哺乳动物也可能是嗜吞噬细胞无形体的保藏宿主，如美国发现的白足鼠、白尾鹿，欧洲的红鹿、牛、山羊等。

4. 流行特点　　接触蜱的人群为高危人群，与人粒细胞无形体病患者密切接触、直接接触患者血液等也有可能被感染。美国 2001～2002 年人粒细胞无形体病的年发病率为 1.4 例/百万人。2006 年安徽省发现了人粒细胞无形体病病例。2011 年河南省共报告发热伴血小板减少综合征 70 例，死亡 4 例。2011 年调查浙江家畜动物无形体携带率为 39.42%。

二、临床表现

1. 动物　　一般症状不明显。在绵羊、牛、马、驯鹿、鹿、驼鹿、犬有死亡病例报告。反刍动物典型症状是高热、厌食、迟钝和产奶量突然下降、流产。

2. 人　　以发热伴白细胞、血小板减少和多脏器功能损害为主要特点，潜伏期 1～2 周，大多急性起病，持续高热，可达 40℃以上，主要表现为全身不适、乏力、头痛、肌肉酸痛。有死亡病例报告。

三、预防措施

职业和野外活动注意避免与蜱接触。

关于**猫抓病**见第五章中**巴尔通体病**的相关内容。

第十二章　人兽共患病毒病

人兽共患病毒病在人兽共患病中较多以新现和再现形式出现或以新认识的病原出现为特征，有些属于外来病，但基于人兽共患病特点，人们出国旅游、商贸、相关国家留学生来华学习等活动，难免涉及这些人兽共患病毒病。按照学科体系完整性，我们将对涉及人兽共患病性质的和有较明确致病性的病毒病进行简单阐述，在教学过程中根据需要选择相关内容。

第一节　以接触性传播为主的人兽共患病毒传染病

一、狂犬病

狂犬病（rabies）是由狂犬病毒（rabies virus）引起的一种急性人兽共患传染病。

（一）流行病学

1. 病原特性　狂犬病毒为弹状病毒科狂犬病毒属（*Lyssavirus*）病毒，呈子弹形，单股 RNA，有囊膜，存在于动物神经组织、唾液腺内，在感染细胞内形成包涵体。自然病例分离株为"街毒"；通过兔脑传代后成为"固定毒"：对兔致病力强，但对人和动物无致病力。

2. 传播途径　病毒存在于犬科动物、猫科动物、浣熊、臭鼬、蝙蝠等中。咬伤是主要传播途径，皮肤、黏膜接触也能感染。少见经呼吸道、消化道和胎盘感染。

3. 易感性　人和温血动物都易感。

4. 流行特点　世界性分布，一般散发。与犬群、蝙蝠活动规律及暴露史有关。人患病如治疗不及时，死亡率达 100%。

（二）临床表现

1. 动物　犬症状最典型，潜伏期一般为 14～60d，沉郁，常躲在暗处，易兴奋。兴奋期狂暴，常咬人、动物或自咬，四处游荡，表现肌肉痉挛、下颌麻痹、叫声嘶哑、流涎、吞咽困难、恐水，后麻痹死亡。

2. 人　潜伏期 10d 至 1 年以上，主要表现：①咬伤部位出现异常、麻木感、蚁行感，肌肉水肿；②怕水，咽喉部肌肉痉挛，流涎；③沉郁型或麻痹型少见，症状不明显。因呼吸和循环衰竭而死亡。

（三）预防措施

控制犬特别是流浪犬，预防免疫。注意职业风险。

二、口蹄疫

口蹄疫（foot and mouth disease，FMD）是由口蹄疫病毒引起的偶蹄动物共患的急性接触性传染病，人也可以感染。严格意义上口蹄疫的人兽共患性质不明显，全世界仅有几例人感染。

（一）流行病学

1. 病原特性 口蹄疫病毒属小 RNA 病毒科口蹄疫病毒属（*Aphthovirus*）。病毒呈球形，单股 RNA，无囊膜，核衣壳决定其抗原性，具有 7 个血清型、65 个亚型，各型之间无交叉反应。

2. 传播途径 偶蹄动物是其来源。直接接触和间接接触方式传播。经消化道和呼吸道感染，也可经损伤的皮肤黏膜感染。病畜的分泌物、排泄物、呼出气体及被其污染的物品和动物均可作为该病的传播媒介。能随空气远距离传播，人多因与病畜接触或饮用带毒鲜乳感染。

3. 易感性 偶蹄动物易感；人偶然感染。

4. 流行特点 传染性强，传播速度极快，随空气远距离、跳跃式传播。流行有周期性特点。

（二）临床表现

1. 动物 牛潜伏期一般为 2～4d，发热（40～41℃），精神萎顿，食欲减退，流涎。在唇内、齿龈、舌面和颊部黏膜发生蚕豆至核桃大小的水疱，流涎增多，呈白色泡沫挂满嘴边，采食和反刍停止。水疱破溃，呈红色烂斑，逐渐愈合，全身症状好转。趾间和蹄冠皮肤产生水疱，破溃后形成烂斑，如感染则化脓坏死，甚至蹄匣脱落。有时乳头出现水疱。一般良性经过，但恶性口蹄疫侵害心肌，病死率可达 20%～50%。犊牛水疱不明显，主要表现出血性肠炎和心肌麻痹，病死率更高。

猪潜伏期为 1～2d，体温升高至 40～41℃，精神不振，厌食。蹄冠、蹄叉、蹄踵等部位局部红肿、微热、敏感，不久形成米粒、蚕豆大小水疱，破溃后呈红色烂斑，继发感染则蹄甲脱落，行走困难，卧地不起；鼻镜、口腔黏膜、舌、乳头皮肤出现水疱和烂斑。一般良性经过，仔猪因肠炎和心肌炎突然死亡，病死率达 60%～80%。

羊、骆驼和鹿与牛症状相似，感染率低，症状也轻。

2. 人 潜伏期为 2～18d。突然发病，发热，头痛，全身不适。口腔黏膜发热，齿龈、颊部黏膜潮红，舌部和咽部水疱。皮肤水疱多见于指掌面、指甲、足底、足趾上，口唇、鼻翼、面部和乳房周也常见。口腔水疱破溃后呈烂斑，流涎、厌食、恶心、呕吐等，破溃后结痂。重者有胃肠炎、心肌炎、皮肤、肺部继发感染。

（三）预防措施

不要从疫区引进动物及产品、饲料和生物制品。接触动物注意个人防护。严密监视，一旦发现，及时处理。疫区使用疫苗预防。

三、羊传染性脓疱

羊传染性脓疱（contagious ecthyma）俗称"羊口疮"，是由传染性脓疱病毒（contagious ecthyma virus 或 orf virus）引起的一种接触性人兽共患传染病。分布于养羊的国家。

（一）流行病学

1. 病原特性 传染性脓疱病毒为痘病毒科副痘病毒属（*Parapoxvirus*）病毒，砖形，双股 DNA，有囊膜。不同地区和国家的毒株有抗原交叉。对环境抵抗较强。

2. 传播途径 病羊和带毒羊是主要传染源，主要经破损的皮肤和黏膜感染。羊通过接触病羊及病羊污染的牧草和场地而感染，羔羊通过母羊乳头互相传染。人多因与病羊接触而感染。

3. 易感性 人和羊、猫都易感。

4. 流行特点 世界性分布，一般散发，有职业特点，人少见，一般是局部感染。

（二）临床表现

1. 动物 羊潜伏期为 4～7d。可分为唇型、蹄型、外阴型和乳房型。唇型常见，口角、上唇或鼻镜出现散在小红点，继而出现小结节、水疱和脓疱，破溃形成硬痂，1～2 周脱落恢复正常。严重的羔羊发生较多的水疱、脓疱、痂垢，扩散形成大面积龟裂、污秽的痂垢。还可以在蹄叉、蹄冠、外阴、乳房等部位形成水疱或脓疱。

2. 人　　潜伏期为3～7d。擦伤处皮肤发红，出现丘疹、水疱或脓疱，皮肤红肿，腋下淋巴结肿胀。皮疹多见于手、前臂、眼睑、口唇，水疱破溃后自愈。

（三）预防措施

相关职业和常户外活动的人群注意个人防护。

四、痘病

痘病（pox）是由痘病毒引起的各种家畜、家禽和人的一种急性传染病。传染性强，发病率高，常造成巨大经济损失。

（一）流行病学

1. 病原特性　　痘病毒包括正痘病毒属（*Orthopoxvirus*）、副痘病毒属（*Parapoxvirus*）、软疣痘病毒属（*Molluscipoxvirus*）和亚塔痘病毒属（*Yatapoxvirus*），与人感染有关。痘病毒为双股DNA病毒，有囊膜，砖形或卵圆形。对人毒性较强的有天花病毒、猴痘病毒、牛痘病毒和痘苗病毒。

2. 传播途径　　主要通过直接接触感染，也有通过节肢动物传染。

3. 易感性　　人和牛、羊、猴、马、猪、猫、猴等都易感。

4. 流行特点　　世界性分布，一般散发，一旦进入牛群可迅速传播。有职业接触特点，人少见，一般是局部感染。

（二）临床表现

1. 动物　　发热，乳头或乳房触痛，局限性红斑，红疹，水疱化脓、破溃，结痂。

2. 人　　手等皮肤局限性结节，感染处丘疹，结痂，发热和全身症状。

（三）预防措施

动物预防接种；及时隔离，避免犊牛等食用病牛等乳汁；接触人员注意个人防护。

五、猪水疱病

猪水疱病（swine vesicular disease）是由猪水疱病病毒（swine vesicular disease virus，SVDV）引起的一种人兽共患病。

（一）流行病学

1. 病原特性　　猪水疱病病毒属小核糖核酸病毒科肠道病毒属（*Enterovirus*），球形，单股RNA，无囊膜。对环境抵抗力较强。

2. 传播途径　　病猪是主要传染来源。接触传播是主要途径，通过消化道和呼吸道，经破损皮肤和黏膜也可感染；妊娠母猪可通过胎盘垂直传播。

3. 易感性　　人和猪易感。

4. 流行特点　　主要在猪场高度集中或频繁调运状况下多见。人主要是接触感染，具有职业特点。

（二）临床表现

1. 动物　　猪潜伏期为2～5d。发热，蹄冠、蹄叉等部位出现水疱，米粒至黄豆大小。充满青色或黄色液体，1～2d破溃，形成溃疡，严重时蹄壳脱落，行走困难。水疱也可见于鼻盘、舌、唇和乳头上，发病率高，病死率低。

2. 人　　人多数隐性感染，个别有类似流感样表现，有的类似口蹄疫表现。

（三）预防措施

加强猪的检疫；接触人员注意个人卫生防护。

六、淋巴细胞脉络丛脑膜炎

淋巴细胞脉络丛脑膜炎（lymphocytic choriomeningitis，LCM）是由淋巴细胞脉络丛脑膜炎病毒引起的一种人和多种动物共患的急性神经系统传染病。人感染后轻者流感样症状，重者脑膜炎症状。

（一）流行病学

1. 病原特性　LCM 病毒属于沙粒病毒科沙粒病毒属（*Arenavirus*），球形或多形态，单股 RNA，有囊膜。

2. 传播途径　小鼠是主要传染来源。可经接触、垂直和其他途径传播，接触鼠经破损皮肤感染较多，也可经呼吸道传播。媒介传播目前还没有定论。

3. 易感性　人、猴、啮齿动物、犬、猫都易感。

4. 流行特点　散发，有职业接触特点，世界性分布。

（二）临床表现

1. 动物　主要是鼠类，新生小鼠可形成持久的耐受性感染，通常表现慢性肾小球肾炎。大于 3 日龄鼠表现为急性症状，如弓背、竖毛、嗜睡、眼睑炎和水肿等，还可突发阵挛性惊厥。犬、猪、兔一般无症状。

2. 人　①感冒型，潜伏期为 5～10d。发热、头痛、眼痛、肌肉酸痛、乏力、流鼻涕、咳嗽、食欲不振。②脑膜炎型，潜伏期为 15～23d。发热、流鼻涕、咳嗽等，体温下降，1～2d 后再次发热，头痛、呕吐、颈硬、关节痛、肌肉痛等，很快恢复。可能有其他炎症。

（三）预防措施

加强动物检疫；接触动物注意个人卫生防护。

七、亨德拉病毒病和尼帕病毒病

农业农村部《全国畜间人兽共患病防治规划（2022—2030 年)》将其作为外来防范病种。

（一）流行病学

1. 病原特性　亨德拉病毒（Hendra virus，HeV）和尼帕病毒（Nipah virus，NiV）属副黏病毒科副黏病毒亚科亨尼帕病毒属（*Henipavirus*），球形到丝状形态各异，HeV 呈"双侧边缘"结构，NiV 呈"单层边缘"结构，单股 RNA。

2. 传播途径　蝙蝠是主要传播媒介。果蝠污染环境，马接触到污染草地就可感染。猪捡食果蝠吃剩的果实可感染发病。人接触猪或污染环境感染。也可经呼吸道和消化道传播。

3. 易感性　人、马、猪、蝙蝠、犬、猫、羊、鸡等敏感。

4. 流行特点　流行与蝙蝠有关，人感染与职业关系较大，主要是与动物接触，如猪、马。

（二）临床表现

1. 动物　①亨德拉病毒病：仅限于澳大利亚，病例很少。马主要表现呼吸道症状和高死亡率。②尼帕病毒病：猪多数为亚临床表现，少数有症状，感染率高，死亡率低，以发热、呼吸道或神经症状为特征。

2. 人　①亨德拉病毒病：人表现流感样，病例很少，也有表现呼吸道症状和反复发作性脑炎症状。②尼帕病毒病：发热、头痛、头晕、肌肉痛、呕吐，意识障碍，呼吸急促，病死率达 38%～75%。

（三）预防措施

有蝙蝠的地区注意防范其污染环境；到流行区旅行应注意个人防护。

八、严重急性呼吸综合征

严重急性呼吸综合征（severe acute respiratory syndrome，SARS）是由 SARS 病毒引起的急性人兽共患传染病。

（一）流行病学

1. 病原特性　　SARS 冠状病毒（SARS-CoV）属于套式病毒目冠状病毒科冠状病毒属（*Coronavirus*），有囊膜，囊膜外有棒状刺突结构，呈圆形花球状。

2. 传播途径　　蝙蝠是主要来源和传播媒介，中华菊头蝠是可能的主要源头。主要通过亲密接触，呼吸道、消化道等途径传播。

3. 易感性　　人、蝙蝠、果子狸等敏感。

4. 流行特点　　流行与蝙蝠有关，人–人可通过气溶胶传播，接触感染动物也是可能的途径，致死率高。

（二）临床表现

1. 动物　　动物临床表现不太清楚，一般可能隐性感染，如蝙蝠、果子狸。

2. 人　　潜伏期为 1～12d。发热，类感冒症状，上呼吸道和肺部感染严重，引起人的死亡。

（三）预防措施

没有特殊措施，注意及时发现疫区和对蝙蝠等动物的卫生防护。食用和接触野生动物应注意防护。人与人注意呼吸道互相传染。

九、埃博拉出血热与马尔堡出血热

埃博拉出血热与马尔堡出血热是由埃博拉病毒（Ebola virus）和马尔堡病毒（Marburg virus，MBV）引起的人兽共患传染病。

（一）流行病学

1. 病原特性　　埃博拉状病毒和马尔堡病毒属于 RNA 病毒目丝状病毒科丝状病毒属（*Filovirus*），有囊膜，囊膜外有瘤状突起结构，多形态，有丝状、杆状、"L"形等。目前发现有 7 种丝状病毒与人类疾病有关：埃博拉病毒属（*Ebolavirus*）[Bundibugyo virus（BDBV）、Ebola virus（EBOV）、Reston virus（RESTV）、Sudan virus（SUDV）、Taï Forest virus（TAFV）]，马尔堡病毒属（*Marburgvirus*）[Marburg virus（MARV）及 Ravn virus（RAVV）]。

2. 传播途径　　对于埃博拉病毒，人是主要来源；对于马尔堡病，毒患病动物和人是主要来源。传播途径包括：①直接接触：埃博拉出血热以人–人传播为主，直接接触感染，通过体液传播，包括血液、汗液、呕吐物、排泄物、唾液、精液等接触。②呼吸道：气溶胶可导致埃博拉病毒和马尔堡病毒的传播。③实验室感染：马尔堡病毒有实验室感染实例。④昆虫传播：通过蚊虫叮咬传播，可由血液和其他体液传播，传播速度很快，可导致埃博拉出血热。但人群最初来源并不清楚。

3. 易感性　　人、猴、鼠等敏感。埃博拉病毒可分为扎伊尔型、苏丹型、本迪布焦型、塔伊森林型和莱斯顿型。除莱斯顿型对人不致病外，其余四种亚型感染后均可导致人发病。

4. 流行特点　　仅在非洲流行，传染性强，致死率高，是全球重点防范的人兽共患病。1976 年刚果发现埃博拉病毒以来有 33604 人感染，死亡率平均为 43.8%。2000 年的乌干达，感染死亡 425 人。2014 年 7 月西非发生最大规模暴发，感染 3967 人，死亡 2105 人。6 个月内共有 225 名医务工作人员感染埃博拉病毒，其中约 130 人死亡，死亡率为 70%～90%。直接接触患者体液可能是最危险的方式，如照顾患者的人感染较多。

（二）临床表现

1. 动物　　猴感染：发热，对外界反应迟钝，皮肤丘疹，呼吸困难，6～13d 死亡。

2. 人　　①埃博拉出血热：潜伏期为 7d。发病突然，发热，类感冒症状，数天后病情恶化，腹泻、呕吐、肾功能衰竭、体内出血、皮疹、头痛、关节与肌肉疼痛、喉咙痛，重症引起人的死亡，死亡时会口鼻流血。②马尔堡出血热：潜伏期为 3～9d，发病突然，发热，出汗，类感冒，随后病情加重，恶心、呕吐、水样腹泻和弥漫性腹痛等。内脏出血，皮疹，休克和神经症状死亡。

（三）预防措施

没有特殊预防措施，疫区注意与人接触时的自我防护。注意动物检疫，前往疫区注意与动物接触的防护。

十、病毒性脑心肌炎

病毒性脑心肌炎是由脑心肌炎病毒（encephalomyocarditis virus，EMCV）引起的人兽共患传染病。在各种哺乳动物以脑炎、心肌炎或心肌周围炎和生殖障碍为主要临床特征。

（一）流行病学

1. 病原特性　　脑心肌炎病毒属于小 RNA 病毒科心肌炎病毒属（*Cardiovirus*），无囊膜，单股正链 RNA，圆形。

2. 传播途径　　带毒的啮齿动物及其污染的饲料、水、隐性感染猪是主要来源。传播途径还不十分清楚，粪–口传播，与啮齿动物直接接触或食用了污染的饲料、饮水等感染，猪之间水平传播、胎盘感染。蚊子传播还不确定。

3. 易感性　　人、哺乳动物、鸟类、昆虫、鼠、猴等敏感。

4. 流行特点　　主要在猪中流行较多，有季节性，与啮齿动物有关。

（二）临床表现

1. 动物　　啮齿动物常呈隐性感染。人工感染表现致死性脑炎和心肌炎，最终死亡。类人猿表现口鼻流泡沫样液体，急性病例很少有临床症状。猪急性的没有表现临床症状就会死亡，仔猪常因心肌衰竭而死亡，断奶前后仔猪可能 100% 死亡，但成猪可能就是隐性感染。急性病例表现发热、食欲不振、进行性麻痹等症状，病死率高，成年猪多呈隐性感染。怀孕母猪可能流产。

2. 人　　人表现发热、头痛、颈部强直、咽炎、呕吐等，多数患者康复没有后遗症。

（三）预防措施

目前还没有很好的预防措施，在与啮齿动物和猪的接触中注意防护。

十一、疱疹病毒感染

疱疹病毒（herpesvirus）感染是由疱疹病毒科病毒引起的人类、哺乳动物和鸟类等多种动物的疾病总称。

（一）流行病学

1. 病原特性　　疱疹病毒科包括疱疹病毒甲亚科、疱疹病毒乙亚科、疱疹病毒丙亚科和未定名亚科 4 亚科。感染人类的疱疹病包括 8 种：单纯疱疹病毒 1 型和 2 型，带状疱疹病毒，EB 病毒，巨细胞病毒，人类疱疹病毒 6 型、7 型、8 型。感染动物的疱疹病毒包括 7 种：伪狂犬病毒（PRV）、传染性喉气管炎病毒、马立克病毒、鸭瘟病毒、传染性牛鼻气管炎病毒、恶性卡他热病毒和马鼻肺炎病毒。疱疹病毒呈球形，有囊膜，双链 DNA。

2. 传播途径　　带毒的人和动物是主要来源。人类疱疹病毒通过直接接触感染是主要途径，以损伤皮肤或黏膜感染；也可通过呼吸道、消化道、生殖道、子宫内感染而传播，性交、器官移植、输血等都可传播。动物主要通过消化道、呼吸道传播，也可通过精液、胎盘、机械传播，还有蚊虫叮咬传播。

3. 易感性　　人、哺乳动物、鸟类等敏感。

4. 流行特点　　病原多，表现形式多样，以疱疹变化为主，是动物流行较为严重的一类传染病。伪狂犬病毒以气源传播为主，食物、水和排泄物为病毒中间载体。

（二）临床表现

1. 动物　　伪狂犬病毒引起家畜和野生动物发热、奇痒、脑脊髓炎。传染性喉气管炎病毒引起喉、肺感染。鸡马立克病是以外周神经、虹膜、皮肤、肌肉和内脏器官的淋巴样细胞浸润、增生和肿瘤为特征。犬瘟热病毒引起犬、貉、狐狸等动物的急性传染病，以呼吸系统、神经系统和消化系统症状，脚垫发硬、脓性疱疹为特征。还有其他动物疱疹，如鸭瘟。

2. 人 最近，报告了 20 多例人类严重伪狂犬病脑炎病例。所有感染伪狂犬病毒变体的患者都与猪有密切接触，这表明猪可能是人类感染伪狂犬病毒的病因。人表现：①急性疱疹性口腔齿龈炎，主要见于儿童；②角膜结膜炎、眼部发炎或疱疹；③生殖器疱疹；④疱疹性脑炎，头痛、疲乏和颈强直等；⑤皮肤疱疹。在初次感染后在宿主中保持终身潜伏，并且可以周期性地重新激活为无症状病毒脱落或临床疾病。

（三）预防措施

免疫接种预防；保持较好的环境卫生，发现各种炎症后及时处理。

十二、阿根廷出血热

阿根廷出血热（Argentine hemor rhagic fever）是由鸠宁病毒（Junin virus）引起的以啮齿动物为主的自然疫源性疾病和人兽共患病。临床特征有发热、剧烈肌痛、出血、休克、神经异常及白细胞和血小板减少等。

（一）流行病学

1. 病原特性 鸠宁病毒属于沙粒病毒属（*Arenavirus*），因在超薄切片上呈沙粒状而得名。鸠宁病毒为分节段单股负链 RNA 病毒，呈球形、扁球形或多样形，有囊膜。该病毒对新生小白鼠和地鼠有致病性，故可用来分离病毒。与鸠宁病毒进入细胞相关的受体是人转铁蛋白受体 1（hTfR1）或其他非常规受体，病毒利用网格蛋白介导的内分泌途径实现病毒进入。

2. 传播途径 与鼠密切接触而感染，通过呼吸道或胃肠道传播，水平和垂直传播，人–人接触传播。

3. 易感性 人和鼠易感。

4. 流行特点 主要发生于阿根廷。流行地区与一种野鼠活动有关，旱季多见，人主要是农作物收获期间接触鼠类粪尿污染的植物或雾化而感染。1992 年左右每年 400～500 例，后逐渐减少，2018 年仅报告 13 例，2022 年仅报告 2 例。到阿根廷流行区旅行有感染风险，2020 年比利时一名妇女因旅行感染。

（二）临床表现

1. 动物 主要是鼠，一般不表现明显症状，持续性病毒血症。病毒存在于啮齿动物唾液、尿和粪中。

2. 人 流感样表现，病初发热、乏力、头痛、肌痛、干咳、手足后部斑丘疹。后全身关节痛、食欲下降、恶心、呕吐、腹泻、精神迟钝、结膜充血、黏膜出血、血尿，以及淋巴细胞减少症、严重血小板减少症和非典型肝炎。无后遗症。

（三）预防措施

到疫区旅行注意个人卫生，避免受染，防止与啮齿动物及其可能污染物体接触。

十三、玻利维亚出血热

玻利维亚出血热（Bolivian hemorrhagic fever，BHF）是一种散发性高死亡率的发热性人兽共患病，目前已知两种病原体：马丘波病毒（Machupo virus）和查帕雷病毒（Chapare virus）。

（一）流行病学

1. 病原特性 马丘波病毒属于沙粒病毒属（*Arenavirus*）。马丘波病毒为分节段单股负链 RNA 病毒，呈球形、扁球形或多样形，有囊膜，1963 年按第一次从人分离的地点命名，与鸠宁病毒近缘。查帕雷病毒也是按玻利维亚分离地点命名，认为是沙粒病毒属新成员。两种病毒在该地区可能是共循环。

2. 传播途径 病毒长期存在于鼠的鼻、口腔唾液和尿液中，由鼠的排泄物、分泌物污染尘埃、农作物、食物，经消化道或呼吸道感染，也可经破损的皮肤感染，接触是主要途径。

3. 易感性 人和鼠易感。致死率约为 30%。

4. 流行特点　　发生于玻利维亚，1963～1964 年玻利维亚圣金华市发生 637 例。流行地区与鼠类活动有关，发生在雨季，与啮齿动物迁徙有关。农民、经常与发热患者接触的研究人员和卫生人员也被认为是高危人群，20 世纪 90 年代有家庭暴发过，有死亡病例，2000～2008 年超过 200 例发生，2019 年由查帕雷病毒引起 5 人发病，3 人死亡。

（二）临床表现

有三个临床阶段：前驱期、出血期和恢复期。

1. 动物　　主要是鼠，一般不表现明显症状，持续性病毒血症。

2. 人　　该病的潜伏期为 6～14d。主要表现：①白细胞和血小板减少；②眶周水肿、咽黏膜充血、瘀点、颜面潮红、结膜充血、瘀斑及小水疱出现；③蛋白尿；④出现腰痛、肌肉关节痛、眼眶痛、发热、瘀斑及子宫出血、剧烈头痛、上腹痛、皮肤瘀点等。

（三）预防措施

到玻利维亚疫区旅行注意自身防范和卫生意识，打疫苗，不喝当地生水和未熟食物。

第二节　以虫媒传播为主的人兽共患病毒病

一、流行性乙型脑炎

流行性乙型脑炎（epidemic encephalitis B）也称为日本乙型脑炎，简称乙脑，是由流行性乙型脑炎病毒引起的一种急性人兽共患传染病。为农业农村部《全国畜间人兽共患病防治规划（2022—2030 年）》常规防治病种。

（一）流行病学

1. 病原特性　　流行性乙型脑炎病毒属于黄病毒科黄病毒属（*Flavivirus*），球形，单股正链 RNA，有囊膜。脂蛋白囊膜上有血凝素纤突。

2. 传播途径　　通过蚊子传播。通过蚊-猪-蚊循环使乙脑扩散。库蚊、伊蚊、按蚊、库蠓、三带喙库蚊是主要传播媒介，病毒可在其中繁殖。

3. 易感性　　人和很多畜禽都易感。

4. 流行特点　　具有季节性和区域特征，主要发生于东北亚、东南亚，我国也有。流行地区与蚊虫活动有关。

（二）临床表现

1. 动物　　①马：幼龄多发，潜伏期为 4～15d，病初发热、精神不振、头颈下垂、食欲废绝。做圆圈运动，站立不稳，后躯麻痹，卧地不起。有的马兴奋、狂躁。一般表现沉郁、兴奋和麻痹交替出现。吞咽困难，衰竭死亡。②猪：无特征性脑炎症状。发热，稽留数日，沉郁，嗜睡，食欲减少。母猪流产、死胎。公猪不明显。

2. 人　　儿童多发，潜伏期一般为 10～14d。体温升高，感染中毒症状，嗜睡，颈项强直，短暂抽搐，神志清醒；体温稽留 40℃以上，脑炎症状加重，意识障碍，全身抽搐、痉挛或瘫痪，呼吸衰竭死亡。体温下降，逐渐好转。临床上根据病情可分为轻型、中型、重型、极重型。

（三）预防措施

灭蚊防蚊，野外活动时注意个人防护；马、猪定期接种。

二、森林脑炎

森林脑炎也称为远东脑炎、蜱传脑炎（tick-borne encephalitis，TBE），是由森林脑炎病毒［蜱传脑炎病毒（tick-borne encephalitis virus，TBEV）］引起的一种自然疫源性人兽共患传染病。

（一）流行病学

1. 病原特性 森林脑炎病毒属黄病毒科黄病毒属（*Flavivirus*），球形，单股 RNA，有囊膜。

2. 传播途径 蜱叮咬是主要传播途径，主要是硬蜱，如全沟硬蜱、嗜群血蜱、森林革蜱和日本血蜱等。人类饮用羊乳也可引起感染，食源途径是可能的，乳汁和乳制品（奶酪）中能够分离出病毒。还可能通过人类接触麝鼠污染的环境而感染。

3. 易感性 人和动物中啮齿类、家畜、鸟类、猴等都易感。

4. 流行特点 该病流行与蜱活动规律有关，有职业接触特点，伐木工人、森林作业人员感染概率大。

（二）临床表现

1. 动物 ①小动物：鼠一般呈隐性感染，齐氏鼠和刺猬感染后症状明显。②羊和猪感染，羊可从乳汁排出，羊和猴实验感染发病明显，羊肢体麻痹。③马、牛、骡都能感染，牛感染仅体温升高和食欲减退。其他家畜呈隐性感染。

2. 人 潜伏期为 9～14d，以高热，意识障碍，头痛，上肢、颈部及肩胛麻痹为特征。急性发病，发热，早期头昏、乏力、嗜睡、昏迷等，脑膜刺激症状为常见体征，剧烈头痛、恶心、呕吐、颈强直等，可持续 5～10d。后出现颈肌、上肢肌肉麻痹，头下垂及手臂呈摇摆无依靠状，多数恢复。少数因延髓麻痹而死亡。

（三）预防措施

保护环境和防蜱，对特定人员接触预防，注意个人防护。

三、登革热

登革热（Dengue fever）是由登革病毒（Dengue virus）引起的急性人兽共患传染病。轻型的称为登革热，以双相热、头痛、肌肉痛、关节痛、皮疹和淋巴结肿大为特征，病死率极低；重型的称为登革出血热，以发热、皮疹、出血和休克为特征，病死率高。

（一）流行病学

1. 病原特性 登革病毒属黄病毒科黄病毒属（*Flavivirus*），球形，单股 RNA，有囊膜。登革病毒有 4 个血清型，各型之间有部分交叉。

2. 传播途径 自然宿主是人、灵长类和蚊。主要传播媒介是蚊，伊蚊为主。

3. 易感性 人和动物中啮齿类、灵长类、猪等都易感。

4. 流行特点 从我国登革热发生情况看，发病突然，来势凶猛，传播快，经 2～3 年流行后消失。流行与伊蚊活动规律有关，东南亚和我国广东流行率高，3～5 年周期高峰。具有抗体依赖性增强（ADE）特点，因此疫苗制备较难。

（二）临床表现

1. 动物 动物感染登革热很少有明显症状，但特异性抗体明显升高。棕果蝙蝠和猪为登革病毒的保藏宿主，埃及伊蚊和白纹伊蚊是主要传播媒介。

2. 人 潜伏期为 3～15d。按 WHO 要求将登革热分为典型登革热（DF）、登革出血热（DHF）和登革休克综合征（DSS）。

1）典型登革热：发热，3～5d 降至正常，1d 后再次升高，呈双峰热，持续 5～7d，头痛或眼球后痛，骨骼、关节和肌肉酸痛，乏力，食欲不振、恶心、呕吐、逆呕、腹痛、腹泻等。皮疹：麻疹样或出血样皮疹，也有红斑疹、猩红热样皮疹和荨麻疹样皮疹，有痒感，3～4d 后消退。出血：鼻出血常见，其次皮肤淤血、牙龈出血、消化道出血、子宫出血、血尿、咯血等。淋巴结肿大：颈部、颌下、耳后、腋窝、腹股沟等淋巴结肿大，并有触痛。其他表现：咳嗽、胸痛、气促、肝肿大有压痛等。

2）登革出血热：具有典型登革热症状，但发热过程中或退热后，病情加重，出汗、瘀斑、消化道和其他器官出血。

3）登革休克综合征：登革热循环衰竭体征，持续腹痛，持续呕吐，烦躁不安或昏睡，高热突然转变为低温并出汗或虚脱。

（三）预防措施

进入疫区，注意个人防护，防止蚊虫叮咬。

四、新疆出血热

新疆出血热（Xinjiang hemorrhagic fever，XHF）是由新疆出血热病毒（Xinjiang hemorrhagic fever virus，XHFV）引起的一种自然疫源性人兽共患传染病，以发热和出血为特征。

（一）流行病学

1. 病原特性　新疆出血热病毒属布尼亚病毒科（*Bunyaviridae*）内罗病毒属（*Nairovirus*），球形或长圆形，单股 RNA，有囊膜。

2. 传播途径　蜱叮咬是主要传播途径，7 属 30 多种蜱感染 XHFV。接触感染也是该病毒的传播方式，通过破损的皮肤与毒血症患者的血液或家畜的血液或脏器接触感染；剪羊（驼）毛或抓山羊时将带毒蜱挤压或剪碎时污染破损的皮肤也可感染。医护人员和陪护人员因接触患者而感染，症状特别严重，病死率较高。

3. 易感性　人易感，动物不易感。

4. 流行特点　该病流行与蜱活动规律有关，有职业接触特点，伐木工人、森林作业人员、牧民、剪毛工人、屠宰工人等感染概率大。

（二）临床表现

1. 动物　动物发病报道极少，接种乳鼠后兴奋、惊跳、弓背、平衡失调等，继而衰弱、皮肤苍白而死亡。

2. 人　潜伏期为 2~12d，急性发病，发热、头痛、乏力、全身酸痛、口渴、面与胸部皮肤潮红；出血症状突出：软腭及颊黏膜斑点出血和鼻出血，继而出现皮肤出血斑点。

（三）预防措施

保护环境和防蜱，对特定人员接触蜱的预防，注意个人防护。医护人员、陪护人员、兽医和牧民注意个人防护，不喝生鲜牛羊乳，不吃生肉等。加强检疫和预防接种。

五、西尼罗热

西尼罗热是由西尼罗病毒（West Nile virus，WNV）引起的人兽共患病。

（一）流行病学

1. 病原特性　西尼罗病毒属黄病毒科黄病毒属（*Flavivirus*），球形或长圆形，单股正链 RNA，有囊膜和蛋白衣壳。1937 年首次从乌干达西尼罗河地区一名发热妇女的血液中分离出来，后在埃及、以色列和欧洲多地分离，1999 年引入美国，2000~2012 年在美洲扩大传播。鸟类和蚊子嗜性是促进扩散的关键。

2. 传播途径　鸟是病毒主要来源，沿着鸟-蚊-鸟途径在自然界循环，鸟类是病毒扩散宿主，蚊子（特别是库蚊）是主要传播媒介。

3. 易感性　人易感。哺乳动物、鸟类都可感染。两栖类和爬行类动物也分离出病毒。

4. 流行特点　主要发生于晚夏或早秋，温暖区域一年四季都有。该病流行范围不断扩大。可通过输血、器官移植或使用血制品在人之间传播，具有实验室职业感染风险；母乳引起母婴传播。

（二）临床表现

1. 动物　　动物发病报道极少，个别马匹发病，有神经症状，如脑炎：转圈，后肢无力，瞎眼，嘴唇垂落或麻痹，磨牙，急性死亡等。鸟类感染死亡的较多，如美国乌鸦死亡。

2. 人　　潜伏期为3～14d，1996年前多为一过性发热，是一种轻型传染病，人感染多数呈隐性感染。但近年发生的多以中枢神经系统损害表现为主，如发热、全身不适、乏力、肌肉疼痛、头痛、咽喉痛、结膜充血、颈项强直、神经错乱、肌肉无力、昏迷，甚至呼吸衰竭，直至死亡。美国估计有700万人感染。

（三）预防措施

进入疫区、森林、草地、野外注意防止蚊虫叮咬。

六、基孔肯亚病

基孔肯亚病（Chikungunya）也叫作"屈曲病"，是由基孔肯亚病毒（Chikungunya virus）引起的一种急性人兽共患病。以关节疼痛、发热、皮疹为主要特征。

（一）流行病学

1. 病原特性　　基孔肯亚病毒属于披膜病毒科甲病毒属（*Alphavirus*），圆形，单股RNA，有囊膜。有两种主要病毒蛋白，血凝素蛋白与核心蛋白，只有1个血清型。

2. 传播途径　　患者、患病动物及隐性感染动物都是该病传染源。主要经蚊虫叮咬传播，我国包括埃及伊蚊、白纹伊蚊、东乡伊蚊及三列伊蚊等；软蜱和臭虫也是传播媒介；也可经气溶胶通过呼吸道传播。

3. 易感性　　灵长类、啮齿动物、家畜都易感；人普遍易感。

4. 流行特点　　已经流行于100多个国家，主要流行于东非和中非、南美和东南亚，在亚洲主要流行于城市，有明显季节性，以8～11月多发。气候变化的影响及商业和旅行日益全球化，导致伊蚊栖息地的增加。

（二）临床表现

1. 动物　　灵长类与人表现一致，其他动物呈隐性感染。

2. 人　　感染表现与登革热相似，特点是严重的关节痛和肌痛，可持续数年。发病突然，发热期短，平均为72h（登革热116h）；关节痛和肌痛，关节炎；皮疹常见，只在发热期出现一次；白细胞数正常或稍低；很少伴有出血症状和味觉改变；结膜炎。严重并发症包括心肌炎、葡萄膜炎、视网膜炎、肝炎、急性肾病、严重大疱性病变、脑膜脑炎、吉兰-巴雷综合征、脊髓炎和脑神经麻痹。

（三）预防措施

隔离患者，防蚊灭蚊，没有有效的疫苗可用。

七、黄热病

黄热病是由黄热病病毒（yellow fever virus，YFV）引起的媒介传播性急性人兽共患病。

（一）流行病学

1. 病原特性　　黄热病病毒属于黄病毒科黄病毒属（*Flavivirus*），圆形，单股RNA，有囊膜，囊膜外有刺突，有1个血清型和7个基因型。

2. 传播途径　　主要经蚊虫传播，包括非洲伊蚊、辛普森伊蚊、趋血蚊属、煞蚊属的蚊虫。以猴-蚊-猴、人-蚊-人传播模式循环。实验室也有通过气溶胶形式传播。

3. 易感性　　人和脊椎动物易感。在重症病例中，全球死亡率为5%～10%，巴西有40%的致死率。

4. 流行特点　　主要流行于非洲和南美洲。城市型：人-蚊-人传播。森林型：蚊-猴-蚊形成循环，构成黄热病自然疫源地。

（二）临床表现

1. 动物　动物呈隐性感染。

2. 人　潜伏期为 3～6d。多为隐性感染，病毒表现为嗜内脏性或主要侵犯内脏，包括肝、肾、心脏、高热、头痛、恶心、呕吐、黄疸、蛋白尿，重者感染器官衰竭而死亡。

（三）预防措施

加强动物检疫，防止蚊虫叮咬。

八、裂谷热

裂谷热（rift valley fever）是由蚊虫叮咬传播的裂谷热病毒（rift valley fever virus，RVFV）引起的媒介源人兽共患传染病。存在旅游感染风险，是潜在生物武器病原。

（一）流行病学

1. 病原特性　裂谷热病毒属于布尼亚病毒科白蛉热病毒属（*Phlebovirus*），有囊膜，圆形。

2. 传播途径　通过蚊虫叮咬传播；动物体液的直接接触传播；气溶胶也是传播途径之一；偶有实验室操作感染。

3. 易感性　人、家畜、鼠等敏感。与 RVFV 感染相关的风险因素包括牧民或农民等职业，食用、处理或屠宰生病的动物，生活在动物附近。

4. 流行特点　仅在非洲流行，也曾从非洲传播至阿拉伯半岛流行。大概有 7 种蚊子传播该病。

（二）临床表现

1. 动物　动物中牛、羊常见，羊最严重，羔羊发病率达 100%，死亡率可达 95%，成年羊为 15%～30%。绵羊最急性突然死亡，潜伏期非常短，然后是发热、脉搏加快、步态不稳、呕吐、流黏性鼻液、可视黏膜淤血斑。成年羊主要是亚急性，发热、虚弱、黄疸、呕吐和腹痛。母羊流产。

2. 人　发热、头痛等流感样症状和关节与躯干疼痛，有肝炎和脑炎，严重的有出血性体征，可能会持续一周或更长时间。葡萄膜炎、视网膜炎和视网膜出血。孕妇流产。

（三）预防措施

实验室注意气溶胶方式传播；接触动物排泄性液体应注意，具有职业卫生风险；旅游防止蚊虫叮咬。

九、科罗拉多蜱传热

科罗拉多蜱传热也称为山林热或山林蜱热，是北美经蜱传播的人兽共患病毒病。以感冒样症状、双峰热和白细胞减少为特征。

（一）流行病学

1. 病原特性　病毒属于呼肠孤病毒目棘病毒科科州蜱传热病毒属（*Coltivirus*），为 12 节段双链 RNA 病毒，我国也有该病毒的存在。

2. 传播途径　病毒主要经蜱、蚊传播。例如，洛基山森林蜱、西方革蜱、等翅革蜱等；亚洲携带该病毒的蚊包括三带喙库蚊、白纹伊蚊、常型曼蚊、环纹按蚊、圆斑伊蚊、多节领蚊、迷走按蚊、环胫伊蚊、棕头库蚊、股点伊蚊等。由于这些媒介也是其他病原载体，因此可能存在共感染。

3. 易感性　人和啮齿动物易感，也包括野兔、豪猪和牛带毒。

4. 流行特点　主要发生于北美（美国西部和加拿大西南部）、亚洲和欧洲部分地区，与蜱活动规律有关。松鼠尤其是金被松鼠是天然宿主，也包括其他松鼠。

（二）临床表现

1. 动物　　动物发病报道极少，实验感染鼠发生毒血症或死亡。

2. 人　　人多为自限性发热。潜伏期为 3～7d。①急性期：突然发病，发热，肌肉和关节痛，嗜睡，咽痛，恶心，呕吐，双峰热，皮疹，严重的有脑炎等。②恢复期：偶有肌肉疼痛，关节痛，淋巴细胞减少。③并发症和后遗症：儿童可并发脑炎、脑膜炎，出血，皮肤瘀点，紫癜，胃肠道 DIC，伴有肝炎、心包炎、附睾睾丸炎、严重急性呼吸综合征，有瘫痪后遗症。

（三）预防措施

没有特殊的预防措施，防止蜱、蚊虫叮咬。

十、辛德比斯病

辛德比斯病（Sindbis disease）是我国新现的蚊虫媒介人兽共患病毒性传染病。辛德比斯病毒（Sindbis virus，SINV）是一种广泛分布于欧亚大陆、非洲、大洋洲和澳大利亚的披膜 RNA 病毒。我国于 20 世纪 50 年代曾从内蒙古人群中查到感染者，1983 年又在一些地区的人群血清中查出针对辛德比斯病毒的抗体，1993 年从新疆伊犁地区蚊类中分离到病毒。

（一）流行病学

1. 病原特性　　辛德比斯病毒为披膜病毒科甲病毒属（*Alphavirus*）的典型代表株，球形，有囊膜，为不分节段的单股 RNA，目前已知有 29 种病毒。

2. 传播途径　　病毒主要经蚊传播，三带喙库蚊是主要品种。SINV 通过蚊子在天然鸟类宿主之间传播，鸟类是放大宿主。

3. 易感性　　人易感。动物宿主不十分清楚，但鸟类明确，蚊虫是主要传播媒介。

4. 流行特点　　主要发生于热带、温热带部分林区，与蚊虫活动规律有关。

（二）临床表现

1. 动物　　动物发病目前不清楚。除了蚊、鸟，也可以在蛙、蜱中分离到。

2. 人　　早期是发热、不适、躯干部位皮肤损害，出现红斑、肌痛。随后直接损害中枢神经，引起脑膜炎、脑炎、脑膜脑炎等严重症状。人感染主要在南非和北欧报道，1995 年芬兰诊断 1310 人感染，我国福建部分地区流行。

（三）预防措施

注意防蚊等措施，没有特殊预防措施。在我国由于是新现传染病，还没有引起大家注意，需要提高防范意识。

十一、环状病毒病

环状病毒病（orbivirus disease）是以吸血昆虫媒介传播的人兽共患传染病，以神经系统损伤为特征，由多种叮咬的蚊传播。环状病毒（orbivirus）主要包括蓝舌病病毒、流行性出血热病毒和非洲马瘟病毒。

（一）流行病学

1. 病原特性　　环状病毒涉及人兽共患病的包括科里帕塔病毒（Corriparta virus）、钱古诺拉病毒（Changuinola virus，CGLV）、克麦罗沃病毒（Kemerovo virus，KEMV）、奥罗戈病毒（Orungo virus）等。环状病毒呈环状，有双层衣壳，双股 RNA。已经认可 22 种环状病毒，后又从家畜或野生动物分离几个新环状病毒，已达 33 种。科里帕塔病毒含有 5 个已命名病毒 [*Corriparta virus* MRM1（CORV-MRM1），CS0109，V654，V370，Acado virus-Jacareacanga virus]，从鸟中分离，经蚊传播，在人、马、牛、鸟、有袋动物中检测到抗体。CGLV 从白蛉中分离，有 12 个血清型，在巴拿马短暂发热性疾病患者中分离，啮齿动物有抗体。KEMV

涉及俄罗斯和欧洲人非特异热和神经感染，蜱传，被怀疑与慢性神经系统疾病，包括多发性神经根神经炎和多发性硬化症有关。奥罗戈病毒有 4 个血清型，经蚊传播，广泛分布于非洲，可从人、牛、羊、骆驼、猴和蚊中分离到，从猿、绵羊、牛检测到抗体。

2. 传播途径　传播媒介包括蜱、蠓、蚊、虻、白蛉等，传播环节是宿主-媒介-宿主。动物宿主主要是绵羊、牛、山羊、野生反刍动物。

3. 易感性　人易感。反刍动物如水牛、黄牛、山羊、绵羊、奶牛。

4. 流行特点　主要发生于热带、温热带部分地区，与蚊等媒介活动规律有关。

（二）临床表现

1. 动物　动物普遍存在抗体，实验动物可因神经系统感染，形成脑炎死亡。

2. 人　奥罗戈病毒感染出现虚弱症状、发热和腹泻，随后是腿部无力性麻痹和全身抽搐、头痛、肌痛、恶心和呕吐。KEMV 引起人神经系统感染、根神经炎等。

（三）预防措施

疫苗免疫预防；应注意预防，防止昆虫叮咬。

十二、东方马脑炎

东方马脑炎（eastern equine encephalitis，EEE）是由东方马脑炎病毒（EEEV）引起的人和马的急性病毒性传染病，是一种节肢动物传播的病毒，维持在黑库蚊和雀形目鸟类之间的地方病循环中。

（一）流行病学

1. 病原特性　东方马脑炎病毒属于披膜病毒科甲病毒属（*Alphavirus*），单股 RNA，有囊膜，是披膜病毒科中致病性最强的一种，与西方马脑炎病毒和委内瑞拉马脑炎病毒密切相关，有 4 个 EEEV 谱系，第一谱系与人类疾病有关，Ⅱ～Ⅳ谱系被归类为马达里亚加病毒（Madariaga virus，MADV），与马病有关。尽管 MADV 是最接近 EEEV 的病毒，但在核苷酸水平上约有 25% 的差异，在氨基酸水平上约为 10% 的差异。

2. 传播途径　保藏宿主是野鸟，自然情况下经蚊在鸟之间传播。

3. 易感性　人易感，动物中马、骡、鸟易感，家畜和野生动物一般为死亡终端。EEEV 已在 35 种蚊子、200 多种鸟类、各种家畜、野生哺乳动物、爬行动物和两栖动物中被鉴定。

4. 流行特点　主要发生于美洲和加勒比地区、东南亚的菲律宾、泰国和欧洲部分地区。与蚊虫活动规律有关，主要引起脑炎等神经感染。

（二）临床表现

1. 动物　马表现高热、中枢神经系统症状，致死率为 75%～90%。狼也出现神经感染。在猪、牛、白尾鹿、羊驼、海豹、犬科动物、野鸡、企鹅和食火鸡都有检测到。

2. 人　轻微到严重表现，主要以神经系统损害为主，多数留下不同程度神经系统后遗症，致死率为37.5%，长期后遗症患病率为 2.9%。临床上分三个阶段：①初热期。发病突然，高热、寒战，伴剧烈头痛，恶心呕吐，体温上升。持续 2～3d，稍下降，然后再上升进入极期。②极期（脑炎期）。持续高热（40℃以上），明显的中枢神经系统症状、体征。剧烈头痛，呕吐，肌张力增强，嗜睡，进入昏迷或惊厥，颈强直明显，肌肉痉挛，严重脑水肿进一步脑疝，心跳呼吸停止，一般持续 7～8d。③恢复期。病程约 10d，逐渐恢复，但多留有语言障碍、嗜睡状、定向力差等症状。2019 年美国发生 38 例确诊。

（三）预防措施

无特效疗法，对症治疗；防蚊虫等。我国主要是注意在这些地区旅游的安全。

十三、西方马脑炎

西方马脑炎（western equine encephalitis，WEE）是由西方马脑炎病毒（WEEV）引起的人和马共患的急性病毒性媒介传播性传染病。

（一）流行病学

1. 病原特性　西方马脑炎病毒属于披膜病毒科甲病毒属（*Alphavirus*），单股 RNA，有囊膜，与东方马脑炎病毒有部分抗原交叉。

2. 传播途径　主要保藏宿主是野鸟，自然情况下经蚊在鸟之间传播。

3. 易感性　人易感。宿主广泛，多种鸟类、啮齿类、家畜都不同程度易感。

4. 流行特点　主要发生于美洲，近些年发生率下降。与蚊虫活动规律有关。

（二）临床表现

1. 动物　马表现中枢神经系统症状和出血斑，但较东方马脑炎轻。

2. 人　仅少数人发病，主要临床表现与东方马脑炎相似，但要比东方马脑炎轻，病死率也低。潜伏期为 5～10d，西方马型脑炎病程为 3～5d。成年人多无后遗症，乳幼儿后遗症常有智能低下、情绪不稳、四肢强直性瘫痪。老年患者则表现为精神障碍和人格改变。人类脑炎感染幸存者多数无后遗症，但少部分可能会出现长期的神经后遗症。

（三）预防措施

无特效疗法，对症治疗；防蚊虫等。我国主要是注意在这些地区旅游的安全。

十四、委内瑞拉马脑炎

委内瑞拉马脑炎（Venezuelan equine encephalitis，VEE）是由委内瑞拉马脑炎病毒（VEEV）引起的一种蚊媒性人兽共患病。

（一）流行病学

1. 病原特性　委内瑞拉马脑炎病毒属于披膜病毒科甲病毒属（*Alphavirus*），单股 RNA，有囊膜。主要致病亚型为 IA、IB、IC，引起人类散发和兽类地方流行的是亚型 IB。

2. 传播途径　患者和在疫源地内受染的野生小啮齿动物，以及受染的马、骡、驴等带病毒，主要是经蚊传播。

3. 易感性　人易感；动物中马、骡、驴、啮齿动物易感。

4. 流行特点　主要发生于美洲，流行于西半球热带区域，具有职业特点，高危人群有马、骡、驴等饲养员、兽医、屠宰人员及实验室工作人员。与蚊虫活动规律有关。

（二）临床表现

1. 动物　马表现中枢神经系统症状和出血斑，但较东方马脑炎轻。

2. 人　潜伏期为 2～5d。大多表现为流感样症状，发冷、发热、头痛、肌痛（以下背部及腿部明显）及恶心、呕吐等。可有心动过速、结膜炎和非渗出性咽峡炎等体征。4～6d 上述症状消失，仅有少数患者有嗜睡、昏迷、抽搐、痉挛性瘫痪及中枢性呼吸型衰竭等脑炎的典型表现。末梢血白细胞轻度增高。有脑炎表现者脑脊液呈病毒性脑炎特点。死亡率为 10%～20%。

（三）预防措施

无特效疗法，对症治疗；防蚊虫等。我国主要是注意在这些地区旅游的安全。

十五、圣路易斯脑炎

圣路易斯脑炎（St Louis encephalitis）是由圣路易斯型脑炎病毒（SLEV）引起的，经蚊媒传播的人兽共患中枢神经系统感染性疾病。

（一）流行病学

1. 病原特性　圣路易斯型脑炎病毒属于黄病毒科黄病毒属（*Flavivirus*）病毒，病毒颗粒呈球形，有囊膜，单股正链 RNA。

2. 传播途径　野鸟（鸽子和麻雀）和家畜为主要携带病毒者，鸟是病毒宿主；传播媒介包括跗斑库蚊、尖音库蚊、黑须库蚊和鸡刺皮螨等。

3. 易感性　人易感。动物中马及鸟类等多种动物易感。

4. 流行特点　该病流行于北美洲，主要在密西西比河流域及 21℃ 等温线以南地区，发生于 6 月。分为 8 种基因型，基因型 I 和 II 在美国流行，基因型 V 在南美洲广泛分布。其他基因型分布有限：基因型 III 在南美洲南部，IV 仅限于哥伦比亚和巴拿马，VI 在巴拿马，VII 在阿根廷，VIII 仅在巴西亚马孙地区检测到。

（二）临床表现

1. 动物　马、鸟无症状感染。鸟检出率很高。

2. 人　潜伏期为 4~21d，多数患者表现为发热、头痛、咽痛、肌痛，感觉抑郁、时空定向障碍、震颤和意识变化，数天后即完全恢复。仅有少数患者（多见于儿童和 40 岁以上患者）出现脑炎症状和体征。脑脊髓炎发病率为 80%~95%，成人脑炎病死率为 10%~25%。部分患者留有较轻的后遗症，高龄是病死的高危因素。美国 2003~2017 年报告 193 例中 148 例神经侵袭性疾病。

（三）预防措施

无特效疗法，对症治疗；防蚊虫等。我国主要是注意在这些地区旅游的安全。

十六、苏格兰脑炎

苏格兰脑炎（Scotland encephalitis）是由羊跳跃病病毒（louping ill virus，LIV）引起的人兽共患病，由蜱传叮咬，主要侵犯神经系统。在羊也称为跳跃病（louping illness，LI）。

（一）流行病学

1. 病原特性　羊跳跃病病毒属黄病毒科黄病毒属（*Flavivirus*）B 组，单股正链 RNA 病毒，分为 4 个亚型。

2. 传播途径　绵羊、松鸡及其他小哺乳动物带病毒，通过人与病羊接触或蜱（蓖麻蜱）叮咬而受染。也有经过呼吸道传播的可能。

3. 易感性　人易感。多数家畜易感。

4. 流行特点　该病分布于苏格兰、北爱尔兰、威尔士和爱尔兰所有的丘陵放牧区。人群普遍易感，但以牧羊人、羊毛处理人员、屠羊或实验室工作人员多见。夏秋季多发。

（二）临床表现

1. 动物　羊等动物一般为亚临床表现，有的以发热（双峰热）、共济失调、肌肉震颤、痉挛、麻痹为特征。

2. 人　潜伏期为 5~15d。表现为流感症状发热轻微，可有双峰热，第二次发热时部分患者出现严重脑膜炎症状。末梢血白细胞总数初期轻度减少，后期增多。脑脊液呈无菌性脑膜炎改变（病毒性）。

（三）预防措施

无特殊预防措施，到这些地区旅游注意与动物的接触和防止蜱咬。

十七、墨累山谷脑炎

墨累山谷脑炎（Murray valley encephalitis，MVE）是由墨累山谷脑炎病毒（MVEV）感染引起的急性高致死性人兽共患传染病。

（一）流行病学

1. 病原特性 墨累山谷脑炎病毒属黄病毒科黄病毒属（*Flavivirus*），球形，RNA 病毒，有囊膜。该病毒在基因和抗原上与日本乙型脑炎病毒（JEV）有关。

2. 传播途径 水鸟是主要传染来源，通过蚊虫叮咬传播，主要是库蚊。

3. 易感性 人易感，多数家畜、禽、鸟易感。

4. 流行特点 该病主要发生在巴布亚新几内亚岛和澳大利亚的部分地区。

（二）临床表现

1. 动物 动物感染一般无明显临床症状。马的临床疾病与人的临床症状相似，有一部分感染发展为脑炎和死亡。人和马作为死亡终端宿主。

2. 人 临床症状主要包括严重头疼、高热、不适、瞌睡或惊厥、脊柱强直和广泛的脑损伤。有极高的死亡率，儿童尤甚。血清学研究表明 800～1000 个感染的人中仅有 1 个出现明显的临床症状，而具有临床症状的这些人中有 25% 死亡，其余 25%～50% 的人会留下终身的神经性缺陷。1974 年澳大利亚发生 58 人感染，与水禽迁徙活动有关，2021 年一个岛发生 45 例，死亡 7 例。

（三）预防措施

没有特殊预防措施，未感染的人群易感，因此到流行区旅游要防止蚊虫感染。

十八、波瓦生脑炎

波瓦生脑炎（Powassan encephalitis，POW）是由波瓦生病毒（Powassan virus）引起的自然疫源性人兽共患传染病。

（一）流行病学

1. 病原特性 波瓦生病毒属于黄病毒属虫媒病毒 B 组，球形，有囊膜，RNA 病毒。保藏宿主主要为小哺乳动物，以及蜱，波瓦生病毒Ⅰ和Ⅱ系分布于不同地理区域不同哺乳动物中。谱系Ⅰ主要在加拿大和美国五大湖周围地区的土拨鼠和松鼠中被检测到。相比之下，谱系Ⅱ［蜱传病毒（DTV）］在美国东北部和中北部发现。

2. 传播途径 波瓦生病毒的传播途径同莱姆病相同，都是通过携带病原的鹿蜱叮咬、旱獭或小型啮齿动物叮咬进行传播。波瓦生病毒的传播时间非常短，仅仅需要 15min；而大多数莱姆病则是在被叮咬 36～48h 后，莱姆病细菌才可以进行传播。

3. 易感性 人与鼠易感。

4. 流行特点 主要发生在北美、北欧，以及俄罗斯部分地区。儿童多见，夏秋季发生。

（二）临床表现

1. 动物 动物感染一般无明显临床症状。

2. 人 导致蜱传脑炎，发病急，引起发热、头痛、呕吐、体质虚弱、意识错乱、癫痫和记忆丧失等临床症状，患者可能长期忍受神经系统疾病的折磨。自 1958 年发现以来，美国和加拿大报告了大约 270 例病例。

（三）预防措施

没有特殊预防措施，到流行区旅游注意防止蜱等叮咬。

十九、鄂木斯克出血热

鄂木斯克出血热（Omsk hemorrhagic fever，OHF）是由鄂木斯克出血热病毒（OHFV）引起的蜱传性自然疫源性传染病，与蜱传脑炎病毒（TBEV）密切相关，认为 TBEV 在宿主跨越后成为 OHFV。

（一）流行病学

1. 病原特性　鄂木斯克出血热病毒为黄病毒科黄病毒属（*Flavivirus*）RNA 病毒，球形，有囊膜。
2. 传播途径　蜱的叮咬传播。
3. 易感性　人易感。豚鼠、猫、小猪、绵羊、猴、牛、乌鸦、麻雀敏感，小白鼠高度敏感。
4. 流行特点　该病是一种自然的局灶性感染，仅在俄罗斯西西伯利亚的 4 个地区传播，与蜱活动规律相关，并与麝鼠（*Ondatra zibencius*）有关。流行范围与 TBEV 完全覆盖。

（二）临床表现

1. 动物　动物感染一般无明显临床症状。
2. 人　潜伏期为 3～4d。主要侵犯神经系统，但中枢神经系统损伤迹象很少，发病突然、中度发热、呕吐、腹泻等；持续发热、吐血、便血、尿血及皮下出血等，出血表现为通常在疾病第 7～12 天出现毛细血管出血，全身淋巴结压痛明显。多数是良性的，死亡率很低，约为 1%。

（三）预防措施

没有特殊预防措施，到流行区旅游注意防止蜱等叮咬。

二十、寨卡热

寨卡热（Zika fever）是由寨卡病毒（Zika virus）引起的蚊媒性人兽共患病，主要引起出生缺陷和感染后遗症。

（一）流行病学

1. 病原特性　寨卡病毒为黄病毒科黄病毒属虫媒病毒 B 组，RNA 病毒，球形，有囊膜。
2. 传播途径　病猴或带毒猴是主要来源，经蚊虫叮咬传播。
3. 易感性　人和猴易感。
4. 流行特点　该病主要发生在非洲和美洲及加勒比海地区，已经流行于 45 个国家，与蚊虫活动规律相关。2013 年法属波利尼西亚怀疑有 3 万病例。

（二）临床表现

1. 动物　动物感染与登革热类似，但更加温和，无出血现象。
2. 人　大多数感染者通常症状轻微，包括皮疹、结膜炎、发热和关节痛，症状通常持续 2～7d。可能与小头畸形病例和其他神经系统疾病集群有关。

（三）预防措施

无特殊预防和治疗措施，主要是到疫区旅行注意防蚊。

二十一、韦塞尔斯布朗病

韦塞尔斯布朗病（Wesselsbron disease）是由韦塞尔斯布朗病毒（Wesselsbron disease virus）引起的昆虫传播的急性病毒性人兽共患病。

（一）流行病学

1. 病原特性　韦塞尔斯布朗病毒属披膜病毒科黄病毒属（*Flavivirus*），球形，单股 RNA，有双层囊膜。
2. 传播途径　通过蚊虫叮咬传播。主要是神秘伊蚊（*Aedes allopictus*）和环黄伊蚊传播。
3. 易感性　人，绵羊、牛等反刍动物自然感染发病。
4. 流行特点　该病主要发生在非洲，来自反刍动物。自然疫源性和季节性明显：多发生于雨季、昆虫滋生的夏秋季。

（二）临床表现

1. 动物　潜伏期为 1～3d。羔羊：发热、食欲废绝、虚弱、脑炎、嗜睡，3～4d 死亡，死亡率高达 100%。成年羊：病毒血症，随后发热、抑郁、食欲缺乏、白细胞减少、出血、黄疸、流产、胎儿木乃伊化、畸形、脑膜炎，死亡率为 20%～70%。

2. 人　临床症状主要包括发热、头痛、肌肉痛、四肢和眼球疼痛等流感样症状。1955～2022 年有 31 例人感染。

（三）预防措施

预防接种免疫，可获得坚强免疫力；到疫区主要是防蚊。

二十二、正布尼亚病毒感染

正布尼亚病毒属（*Orthobunyavirus*）目前认定 45 个成员，为蚊媒传播性人兽共患病病毒，多以新现人兽共患病病毒感染的形式出现。

（一）流行病学

1. 病原特性　正布尼亚病毒属为布尼亚病毒科负链单股 RNA 虫媒病毒，共享相同颗粒结构和复制机制的最大虫媒病毒群。近些年发现一些正布尼亚病毒具有人兽共患病性质，对人致病的有邻布尼亚病毒（Ngari virus，NRIV）、布尼亚韦拉病毒（Bunyamwera virus，BUNV）、巴泰正布尼亚病毒（Batai orthobunyavirus，BATV）、La Crosse virus（LACV）（引起小儿脑炎）、Oropouche virus（OROV）；对家畜致病的有 Akabane virus（AKAV）、Schmallenberg virus（SBV）（致畸）。自然重组频繁，通过缓慢遗传漂移来扩大其遗传多样性，如 NRIV 被认为是一种与肯尼亚和索马里暴发的出血热有关的天然重组病毒。巴泰正布尼亚病毒在各大洲分离株表现不同血清型。塔西那病毒（Tahyna virus，TAHV）属于布尼亚病毒科正布尼亚病毒属加利福尼亚脑炎病毒血清组。小哺乳动物和大哺乳动物为保藏宿主，由刺扰伊蚊叮咬传播。

2. 传播途径　通过蚊虫、蠓、蜱叮咬传播，以蚊虫叮咬为主。

3. 易感性　在蚊、哺乳动物、鸟类都有分离，牛、山羊、绵羊都有血清学证据，欧洲家畜流行率为 46%，人血清阳性率很低。BUNV、NRIV、LACV、OROV 等人兽共患，SBV 和 AKAV 引起反刍家畜先天畸形。

4. 流行特点　该病主要发生在（东）非洲、亚洲、欧洲、美洲，BATV 分布最广。不同病毒流行区域不同，NRIV 流行于亚撒哈拉热带区域，引起出血热，LACV 和 OROV 美洲流行，BATV 和 SBV 欧洲流行，BUNV 流行于非洲、北美洲、南美洲。

（二）临床表现

正布尼亚病毒引起中枢神经系统感染或发热伴衰弱性关节痛/肌痛综合征，无有效治疗。

1. 动物　欧洲流行的 SBV 导致奶牛发热、腹泻和产奶量下降，以关节畸形和积水无脑为特征的小牛、羔羊和山羊流产和先天畸形流行。SBV RNA 在流产和先天畸形的胎儿及在库蠓中都得到了分离。马的 BUNV 感染与脑炎、神经系统疾病和流产有关。

2. 人　与 BUNV 相关的疾病会在包括人类在内的许多哺乳动物中引起轻微症状，如发热、关节疼痛和皮疹。LACV 引起小儿脑炎。BATV 引起人急性出血热、轻度流感样、急性胃肠炎和非特异表现。有的因表现轻微而被忽视，或者与基孔肯亚病等类似而误诊。

（三）预防措施

主要是到疫区旅游、郊外或农业活动注意防蚊虫叮咬。

二十三、大别班达病毒感染

大别班达病毒感染是由大别班达病毒（Dabie bandavirus，DBV）引起的新发传染病，引起严重发热伴血小板减少综合征（SFTS），蜱媒传播。2009 年在河北省和河南省新现 SFTS。

（一）流行病学

1. 病原特性　　大别班达病毒是一种新现的布尼亚病毒，属于白纤病毒科（Phenuiviridae）班达病毒属（*Bandavirus*），为负链 RNA 病毒，有三个基因组片段。按地理分布谱系分成中国谱系和日本谱系，还可进一步分成 C1～C5 和 J1～J3 亚系，6 个基因型（A～F）。

2. 传播途径　　通过蜱叮咬传播，也可以通过体液接触传播。

3. 易感性　　在实验动物雪貂敏感，人也易感。

4. 流行特点　　中国报道了第一例 SFTS 病例，其次是日本、韩国和越南的病例。40 岁以上发病较多，致死率约 10%。与远距离传播和候鸟迁徙有关。

（二）临床表现

1. 动物　　实验雪貂敏感，发热，失重明显，死亡率高。

2. 人　　SFTS 的临床表现包括发热、白细胞减少、血小板减少和胃肠道症状，病死率约为 10%。

（三）预防措施

主要是到疫区旅游、郊外或农业活动注意防蜱叮咬。

第三节　以食源性传播为主的人兽共患病毒病

一、疯牛病

疯牛病也称为牛海绵状脑病（bovine spongiform encephalopathy，BSE），是由朊病毒引起的成年牛致死性神经系统疾病，也是人兽共患病，以潜伏期长、发病突然、病程进展缓慢、感觉过敏、共济失调、脑灰质发生海绵样变化为特征。疯鹿病与此相似，只在北美洲存在，在野生鹿和圈养鹿发生，目前还没有发现传播给人，但通过鹿肉传播给人的风险较大。

（一）流行病学

1. 病原特性　　朊病毒病原的本身性质并不清楚，也叫作朊蛋白。目前认为是一种变形蛋白 PrP^{Sc}，对理化因素抵抗力极强，一般烹调方法难以灭活，主要存在于英国。

2. 传播途径　　动物之间传播是通过肉骨粉饲料。人主要是食用病牛肉、内脏和脑感染。

3. 易感性　　牛易感，羊、水貂、鹿和猫都易感，人也易感。

4. 流行特点　　主要见于牛，乳牛多于肉牛，散发。我国不存在。目前该病已得到有效控制。

（二）临床表现

1. 动物　　潜伏期平均为 4～6 年或更长，初期症状轻微，很难察觉。死前 1～6 个月病情逐渐加重，主要表现中枢神经系统的异常变化，精神沉郁、行为反常、感觉过敏、恐惧狂躁、有攻击行为、共济失调、卧地不起、强直性痉挛、瘙痒。后期极度消瘦死亡。

2. 人　　人主要是克-雅病表现，与疯牛病基本一致。肌肉震颤，大脑机能障碍，最后昏迷致死。最初人类流行在非洲，称为库鲁病。

（三）预防措施

不从疫病国家进口牛或相关产品，加强检疫，防止类似外来病传入。农业农村部《全国畜间人兽共患病防治规划（2022—2030 年）》作为外来防范病种。

二、痒病

痒病（scrapie）也称为痒疫，是由痒病因子引起的慢性进行性中枢神经系统疾病，也是人兽共患病。

（一）流行病学

1. 病原特性　　痒病因子是一种亚病毒，与朊病毒相似，但对理化因素敏感。在痒病羊脑组织中有淀粉样纤维组成的物质，称为痒病相关纤维（SAF）。

2. 传播途径　　病羊和带毒羊是传染来源，传播途径不太清楚，认为是接触传播，也可通过胎盘传播；人因接触病羊或食用带毒羊肉感染。

3. 易感性　　人和羊敏感。

4. 流行特点　　主要流行于羊中。

（二）临床表现

1. 动物　　羊潜伏期为 1～5 年。主要表现瘙痒和共济失调。病初病羊易惊、不安，有癫痫症状；头高举，头、颈、腹震颤；多数出现瘙痒，啃咬腹、肋、股部，或摩擦体表，日渐消瘦，最后几乎不能站立，100% 死亡。

2. 人　　潜伏期长，主要为慢性表现，发热、头痛、眩晕、视力模糊、语言失调、表情淡漠、静止性震颤、肌肉痉挛。最终死亡。

（三）预防措施

加强病羊检疫和扑杀，对病羊肉不得食用。

三、戊型肝炎

戊型肝炎是由戊型肝炎病毒（hepatitis E virus，HEV）引起的以黄疸型为主的人兽共患性肝炎。2005 年全球有 2000 万人感染 1 型（G1）和 2 型（G2）混合型 HEV，2015 年有 44 000 人因该病毒死亡（WHO，2019）。

（一）流行病学

1. 病原特性　　戊型肝炎病毒为杯状病毒科 HEV 样病毒属，单股正链 RNA 病毒，呈球形，无囊膜。该病毒分为 8 种基因型，在哺乳动物谱系中，有 4 种基因型与人类感染有关：基因型 1 和 2 仅感染人类和非人灵长类动物，主要在发展中国家发现，而基因型 3 和 4 是人兽共患的，在包括猪在内的多种动物中发现，在发达国家是本地的。基因型 3～8 感染许多动物，如猪、鹿、骆驼、牛、羊、兔子和海豚，基因型 3 最具地理多样性。

2. 传播途径　　猪是主要来源。①食物污染可导致该病暴发，我国曾报道因为食物污染而导致戊型肝炎暴发，鹿肉可能是途径之一；②经粪-口途径传播，因为水源被粪便污染所导致，包括水生贝壳类被污染，发病高峰多在雨季或者洪水后，其流行规模视水源污染程度而异；③平时生活接触传播；④输血渠道，研究表明通过静脉输入含 HEV 的血液或血浆，也会使受血者发生 HEV 感染。

3. 易感性　　人和家畜、禽敏感。

4. 流行特点　　流行特征与基因型有关，与雨季和洪水使病毒扩散造成流行有关。人感染多与生食海鲜有关。

（二）临床表现

1. 动物　　动物感染多为隐性或亚临床感染。

2. 人　　一般来说，HEV 会导致急性自限性感染，并在几周内消退；然而，在某些人（如免疫功能低下的人），会导致慢性感染、暴发性肝炎（急性肝衰竭）和肝外表现（其他器官感染），这些都是致命的。潜伏期为 10～60d，平均为 40d。一般起病急，黄疸多见，半数有发热，伴有乏力、恶心、呕吐、肝区疼痛。约 1/3 有关节痛。常见胆汁淤积状，如皮肤瘙痒、大便色变浅较甲型肝炎明显。肝大，脾大较少见。多数患者黄疸于 2 周左右消退，病程 6～8 周，一般不发展为慢性。基因型 1 和 2 的孕妇症状尤其严重，致死率很高，可见流产与死胎，其原因可能与血清免疫球蛋白水平低下有关。乙型肝炎病毒表面抗原（HBsAg）阳性者重叠感染 HEV，病情加重，易发展为急性重型肝炎。

（三）预防措施

切断粪-口传播途径，不喝生水，加强公共卫生。

四、病毒性腹泻

病毒性腹泻是由轮状病毒、传染性胃肠炎病毒和流行性腹泻病毒引起的人和动物急性胃肠道传染病。

（一）流行病学

1. 病原特性　轮状病毒属于呼肠孤病毒科轮状病毒属（*Rotavirus*）双股 RNA 病毒，呈车轮状。传染性胃肠炎病毒属于冠状病毒科冠状病毒属（*Coronavirus*）单股 RNA 病毒，呈圆形，有囊膜。流行性腹泻病毒为冠状病毒科冠状病毒属病毒。

2. 传播途径　猪是主要来源。消化道传播是主要途径，猪传染性胃肠炎病毒可经呼吸道传播。

3. 易感性　人主要是儿童，动物主要是猪敏感。

4. 流行特点　人秋季较多发。猪发病和流行。轮状病毒 G2、G3、G4、G9 和 P 在人和动物常见。

（二）临床表现

1. 动物　厌食、精神萎顿、呕吐、腹泻、脱水。

2. 人　人的腹泻主要是轮状病毒引起，初期有咳嗽、流涕、发热等上呼吸道症状，儿童发热、水样便、呕吐、脱水。

（三）预防措施

对猪等动物加强饲养管理。切断粪-口传播途径，加强公共卫生，特别是儿童的日常卫生防护。人可接种免疫预防。

第四节　经输血传播的人兽共患病毒病

一、艾滋病

艾滋病是获得性免疫缺陷综合征（acquired immunodeficiency syndrome，AIDS）的简称，是由人类免疫缺陷病毒（human immunodeficiency virus，HIV）引起的致死率极高的传染病。主要在人间传播。

（一）流行病学

1. 病原特性　人免疫缺陷病毒为反转录病毒科慢病毒属（*Lentivirus*）灵长类动物慢病毒群，呈球形，有囊膜，单股正链 RNA。

2. 传播途径　①性传播，为主要传播方式之一；②血液传播，如输血，共用针头，共用生活用具；③母婴传播。

3. 易感性　人易感；猴、猫、牛都有感染该病毒的情况。

4. 流行特点　全球分布，我国流行也很严重。主要分布在乱性、吸毒、输血人群。

（二）临床表现

1. 动物　猴感染病初有病毒血症表现，发热、皮疹、腹泻、浅表淋巴结肿大等，严重的体重下降、全身衰竭。猫有免疫缺陷综合征表现，免疫功能不足、继发感染、神经功能紊乱、恶性肿瘤等。

2. 人　潜伏期较长。早期有非特异性综合征表现，发热、头晕、无力、咽痛、不适、肌痛、躯干丘斑疹、腹泻、淋巴结病等类感冒症状。后转为无症状期，在某些因素刺激下病毒被激活，损伤淋巴细胞，转为艾滋病。呈慢性渐进性感染，超长潜伏期，免疫功能低下，继发感染增加，严重者因多发性感染死亡。

（三）预防措施

防止该病性传播，注意输血感染和传播，加强吸毒人群的管理。

二、丙型肝炎

丙型肝炎病毒（hepatitis C virus，HCV）是人类急慢性肝炎的重要病原体。丙型肝炎病毒中基因高度分化的大鼠源性肝炎病毒（HEV-C1）也能够在人类中引起人兽共患感染和症状性疾病（肝炎）。HCV 是血液传播病毒的一种。

（一）流行病学

1. 病原特性 HCV 属于黄病毒科肝炎病毒属（*Hepacivirus*）正链 RNA 病毒模式种，有 7 个基因型和许多亚型（a、b、c 等，67 个确定性亚型和 20 个假定），与地理分布有关。马 HCV 病毒基因组与人病毒最高相似度为 99.7%。HCV 推测最初可能来源于啮齿动物或蝙蝠进而跨越物种屏障，进入人群后人–人传播，或马直接传给人群（或通过使用马血清传播），跨物种传播可能有助于其基因多样化。

2. 传播途径 非肠道接触是丙型肝炎病毒的主要传播方式：①血液传播，如输血、器官移植；②昆虫叮咬，宿主种群（可能是共生蝙蝠或啮齿动物）经蚊媒等嗜血昆虫传播给人、犬、马，热带地区比其他地区发生率明显高，已从 HCV 感染者的房屋中采集的蚊子身体或头部分离出 HCV；③性接触，母婴传播；④经破损的皮肤和黏膜传播，吸毒、针刺和不洁操作；⑤动物中啮齿动物和蝙蝠可能有另外的传播环。

3. 易感性 人易感；马、犬也有发现，主要嗜性在呼吸道、胃肠道、肝，以隐形病毒血症方式感染。HCV 或 HEV-C1 存在于大鼠、駒、鹿鼠、田鼠、棕熊、黑白疣猴、雪貂、水貂、红隼、赤狐、奶牛、鲨、蝙蝠。

4. 流行特点 截至 2022 年，全球感染率约为 2.35%，据估计可感染全球超过 2.1 亿人，占人群的 3%，热带略高。

（二）临床表现

1. 动物 动物有急性肝炎，黑猩猩较轻，急性实验性感染以比人类高得多的速率自发消退，黑猩猩感染丙型肝炎后发展为慢性疾病的比例在 33%～60% 及以上。马和犬呈隐性感染，马丙型肝炎病毒（NPHV）最接近人 HCV。在特定宿主中长期循环的病毒通常适应良好，可能导致低病理性，而在新宿主中发病机制可能会立即变得明显，马的 HCV 可能就是这样的情况，其在马中也是肝嗜性，与人 HCV 类似。

2. 人 人感染有急性黄疸性肝炎、急性无疸性肝炎和慢性病毒性肝炎，长期化 10%～20% 患者可发展为肝硬化。人类中 75%～85% 的患者发展为慢性肝炎，多为隐匿性发展。

（三）预防措施

疫苗可起到预防作用，注意输血感染和传播，防止该病性传播，加强吸毒人群的管理。

已被证实经输血传播的人兽共患病病原有**西尼罗病毒、锥虫、疟原虫、巴贝斯虫、细小病毒 B19、登革热病毒和朊病毒**等，见相关疾病或文献。

第五节　以呼吸道传播为主的人兽共患病毒病

一、流行性感冒

流行性感冒（influenza）简称流感，是由流感病毒引起的一种以高度传染性呼吸道症状为主的人兽共患病。

（一）流行病学

1. 病原特性 流感病毒属正黏病毒科甲型和乙型流感病毒属及丙型流感病毒属、类托高土病毒属，呈多形态性，单股负链 RNA，有囊膜，核蛋白（NP）和基质蛋白（M_1 和 M_2）是其型特异性抗原。根据 NP 和 M 差异，将流感病毒分成 A、B、C 三型，根据血凝素（HA）和神经氨酸酶（NA）抗原性不同，又将甲型流感病毒进一步分型，甲型流感病毒的 HA 抗原共有 16 个亚型（H1～H16），NA 抗原共有 9 个亚型（N1～N9）。H1、H2、H3、H5、H7、H9 禽流感都能感染人。

2. 传播途径　　病毒存在于人和动物的鼻液、口涎、痰液等分泌物中，人、猪、禽是主要带毒者，随咳嗽、喷嚏、呼出气体散布于空气中，通过飞沫经呼吸道感染。也可经接触途径传染。

3. 易感性　　人和禽、鸟、猪、哺乳动物等都易感，海豹、鲸也是主要带染者。

4. 流行特点　　世界性分布，传播迅速，流行广泛，发病率高，流行过程短。流感通常于冬季暴发，1～2 月为高峰期。在感染牛的牛乳中检测到高浓度 H5N1 基因片段，但病毒在牛乳中存活多长时间目前并不清楚。

（二）临床表现

1. 动物　　有禽流感、猪流感、马流感等。①禽流感：症状多样，禽突然发病并迅速蔓延，鸡未表现症状即死亡，发病率可达 100%，死亡快（发病 5d 内），病死率高（30%～80%）；死前皮肤发绀，极度消瘦，腹泻，身体蜷缩，表现共济失调、惊厥等神经症状。②猪流感：病毒有 H1N1、类禽 H1N1、类人 H3N2 亚型。厌食，精神沉郁，衰竭，呼吸急促，张口呼吸和腹式呼吸，流鼻液，结膜潮红。发病率高（100%），死亡率低（小于 1%）。③马流感：病毒有 H7N1、II3N8。干咳，鼻炎，呼吸急促，肌肉酸痛。死亡率一般不超过 5%.

2. 人　　人感染以禽流感最为严重，禽流感初期与普通流感一样，重者可有肺炎、肺出血、胸腔积液、血细胞减少、肾功能衰竭、败血症、休克等，甚至死亡。重度者还可引起神经系统和心血管系统的中毒症状。美国疾病控制与预防中心（COC）2013 年底宣布，H1N1 型流感扩散到全美超过 10 个州，引起 4 名儿童死亡，上万成年人入院治疗。H1N1 病毒始于 2009 年暴发的猪流感，这种病毒首次于 2009 年在人类身上发现，此后每年的冬季流感季都会不同程度地暴发。2012 年全美共有 169 名儿童因为流感引发严重病情丧生，超过 38 万成年人入院治疗。2022 年有 67 个国家在五大洲报告了高致病性 H5N1 禽流感在家禽和野生鸟类中的暴发，超过 1.31 亿只家禽死亡或被扑杀。

（三）预防措施

加强禽类检疫，避免与患者、禽类接触，加强公共卫生措施，预防接种。

二、流行性出血热

流行性出血热（epidemic hemorrhagic fever，EHF）是由流行性出血热病毒（EHFV）引起的一种急性出血性人兽共患传染病。

（一）流行病学

1. 病原特性　　流行性出血热病毒属布尼亚病毒科汉坦病毒属（*Hantavirus*），以汉坦病毒（HTV）为原型株，呈球形或多形态，单股负链 RNA，有囊膜。汉坦病毒有汉滩病毒、首尔病毒、贝尔格莱德病毒、泰国病毒、普马拉病毒和辛诺柏病毒等。

2. 传播途径　　多途径传播，人感染主要通过呼吸道感染，也可通过皮肤损伤或经消化道传染。病鼠和带毒鼠是主要感染来源，革螨是鼠间传播媒介和病毒保藏宿主，还可能是鼠与人之间 EHF 的传播媒介之一。也可经胎儿垂直传播。

3. 易感性　　人和鼠、犬、猫、牛、绵羊、猪、兔子也易感。

4. 流行特点　　为自然疫源性疾病，主要在荒野、森林、草原和低洼潮湿地区分布，我国云南、浙江等地鼠汉坦病毒流行率为 2.46%。有明显季节性，有职业接触特点如农民和林业工人。

（二）临床表现

1. 动物　　一般为隐性感染。

2. 人　　人感染的潜伏期多为 7～14d。症状轻重不一，病程一般可分为 5 期。①发热期：发热，全身酸痛，有腹泻和呕吐等胃肠炎症状，也有嗜睡等神经症状；之后皮肤、黏膜淤血点扩大。②低血压休克期：发热末期有暂时性低血压和休克，胃肠道症状、出血、神经症状加重。③少尿期：低血压后期，表现尿毒症。④多尿期：症状减轻，但因失血等导致休克，再次肾功能衰竭。⑤恢复期：一般需要 1～2 个月才能恢复。

（三）预防措施

加强环境卫生与食品卫生。

三、新城疫

新城疫（newcastle disease，ND）是由新城疫病毒（NDV）或副黏病毒血清 1 型（APMV-1）的强毒株引起的一种急性、热性、高度接触性人兽传染病。在全球范围内广泛分布，在多种禽类中引起致命感染，人也可以感染。在免疫功能受损的人类和包括水貂、猪和牛在内的非禽类中，已经证实了一种致命的感染形式，这表明新城疫病毒有能力跨越物种屏障。现在发现新城疫的宿主范围极广，对公共卫生形成较大威胁。

（一）流行病学

1. 病原特性　　新城疫病毒属于副黏病毒科腮腺炎病毒属（*Rulubavirus*）病毒，呈多形性，多为不规则圆形，单股负链 RNA，有囊膜，上有血凝素和神经氨酸酶。AMPV-1 毒株的毒力存在显著差异：Ⅰ类毒株是典型的无毒株，而Ⅱ类毒株可以是无毒或毒力株。APMV-1 的Ⅱ类基因型Ⅵ毒株，即鸽副黏病毒 1 型（PPMV-1），通常具有高致病性，鸽子是保藏宿主。

2. 传播途径　　多途径传播，主要通过呼吸道和消化道感染，也可通过皮肤损伤或交配传染。也可机械性传播，如接触禽蛋的手再摸眼，可能感染结膜炎。

3. 易感性　　人和禽类。

4. 流行特点　　春秋流行较多，雏鸡发病率高于成鸡，一旦鸡群发病，几乎影响全群，病死率可达 90%。兽医、禽类饲养员等具有职业风险，免疫抑制个体易感。AMPV-1 引起人的结膜炎，也可以引起猴、兔和猪的感染。

（二）临床表现

1. 动物　　受影响的禽类会出现严重免疫抑制的呼吸、消化和神经症状。鸡潜伏期为 3～14d。可分为最急性型、急性型、亚急性型和慢性型 4 型。①最急性型：雏鸡或流行初期，突然发病，无特殊症状而死亡。②急性型：常见，体温升高到 43～44℃，精神萎顿，厌食，呆立，垂头缩尾，眼半开似昏睡状，冠及肉髯暗红，流涎，不断抬头吞咽，呼吸困难；拉黄色稀便；出现翅、腿麻痹等神经症状，体温下降，不久昏迷死亡，病死率很高。③亚急性型和慢性型：病初与急性型相似，后症状减轻，同时出现神经症状，头向后仰，翅下垂，腿麻痹，常伏地旋转，动作失调，瘫痪，经 10～20d 死亡。

在牛科（牛和羊）、鼬科（水貂）、鹿科（仓鼠）、鼠科（小鼠）、兔科（兔）、骆驼科（骆驼）、猪科（猪）、猴科（猴）中已经报道了新城疫感染的证据及基于基因组的检测。

2. 人　　在人类和其他非禽类宿主中可以观察到仅限于呼吸和神经系统的轻度系统性新城疫感染。大多数报告的人类新城疫病毒感染是自限性的，没有生命危险，没有永久的后遗症，通常不会使人衰弱超过 4～5d。然而，值得注意的是，已经观察到三例免疫功能低下的肺炎患者因呼吸衰竭而死亡。潜伏期为 1～2d。多为眼部感染，病初流泪，结膜潮红。1～2d 后炎症加重，眼睑水肿，耳前淋巴结肿大。表现发热、咽炎等流感症状。禽类养殖、禽类产品加工等职业风险较高。英国有 288 例人感染新城疫，巴基斯坦 83 例，以色列 34 例，美国、澳大利亚、荷兰和加拿大等国家都有人感染发生。2023 年报道澳大利亚 2 岁白血病儿童脑感染 PPMV-1。

（三）预防措施

注意从疫区引进鸡种，注意饲养场所的卫生消毒措施，接触人员注意个人卫生防护，疫苗接种预防。

四、拉沙热

拉沙热（Lassa fever，LF）是由拉沙病毒（Lassa virus）引起的一种人兽共患急性热性出血性传染病。拉沙为尼日利亚地名。

（一）流行病学

1. 病原特性　拉沙病毒为沙粒病毒科沙粒病毒属（*Arenavirus*），与淋巴细胞脉络丛脑膜炎病毒同科。病毒呈球形、卵圆形，有囊膜，因病毒内有沙样颗粒分布而得名。

2. 传播途径　鼠是该病毒的重要宿主，患者和病毒携带者都是重要来源。①人-人传播，人患病后通过咳嗽、喷嚏传染他人；通过接触患者污染环境感染；伤口感染。②鼠-人传染，鼠排出病毒，污染环境，以气溶胶、食物或水传染。昆虫叮咬、机械传播没有证实。

3. 易感性　人、鼠和猴。

4. 流行特点　地方流行和院内感染形式多见，主要流行在非洲，西非最常见。不同地区表现旱季或雨季流行差异，可能与该地区动物的活动规律有关；与职业人群有关，医生、护士、实验室人员感染率高，致死率也高。据估计 LF 每年导致 200 万病例和 5000～10 000 人死亡。

（二）临床表现

1. 动物　动物多呈隐性感染。

2. 人　潜伏期为 3～17d。差别很大，有的为隐性感染；严重疾病表现发热、寒战、全身不适、头痛、弥散性肌痛，随后咽喉痛、吞咽困难、咳嗽、胸痛、呕吐、腹泻、腹痛等，脱水。

（三）预防措施

加强动物检疫，防止该病进入国门。到非洲特别是西非旅行时注意接触和卫生防护。

五、新型冠状病毒感染

新型冠状病毒为引起新型冠状病毒感染（coronavirus disease 2019，COVID-19）的病毒，为与 SARS 冠状病毒区分，称为 SARS-CoV-2。截至 2024 年已经有超过 6 亿人感染，660 多万人死亡，流行规模和速度前所未有，也是新时代人兽共患病新现和流行的典型之一。

（一）流行病学

1. 病原特性　SARS-CoV-2 属于冠状病毒属的 β 冠状病毒，是迄今为止发现的第 7 种可以感染人类的冠状病毒，为单股正链 RNA 有包膜病毒，病毒颗粒呈圆形或椭圆形，多为不规则圆形，衣壳上有纤突蛋白（S 蛋白）和血凝素酯酶糖蛋白（HE 蛋白）。病毒以变异快速、种类多样、传播快速为特点。

2. 传播途径　多途径传播，人感染主要通过呼吸道和直接接触传播。人-人传播主要是呼吸道的气溶胶传播。

3. 易感性　人和多种动物易感。主要感染鸟类和哺乳动物，导致各种致命疾病，但 SARS-CoV-2 对人有特殊易感性。蝙蝠可能是原始来源，穿山甲等可能是中间宿主，但目前动物源性并不清楚。犬、猫、雪貂、貉等与人可以互传，得到病例的支持，动物种内传播。

4. 流行特点　世界各地流行，随气候变化并随人流快速传播。

（二）临床表现

1. 动物　动物感染出现类似人类感染症状，咳嗽、呼吸困难，以及皮肤感染症状等（如斑丘疹或荨麻疹，水疱样、冻疮样皮疹）。

2. 人　主要是呼吸道感染症状和其他各种病症，如皮肤感染，抵抗力低下或有基础病症个体风险高，如发热、干咳、乏力、肌痛等。重症或合并并发症死亡。虽然表现复杂，但大致可分为 4 种主要症状模式，第一种模式以心脏和肾问题为特征，第二种模式包括呼吸系统问题、焦虑、睡眠障碍和其他症状，包括头痛和胸痛，第三种以肌肉骨骼和神经系统症状为主，包括关节炎（23%的患者），第四种以消化道和呼吸道症状的组合为主（10%）。具体发生特点可能与自身基础病有关。感染 SARS-CoV-2 后有约 10%的病例会出现"长新冠"的症状，"长新冠"是一种在新冠病毒感染后涉及多系统的严重症状，目前已经发现的症状超过 200 种，常见的病症包括心血管病、2 型糖尿病和自主神经功能障碍等，许多患者会出现累及多个器官和系统的症状。

（三）预防措施

提高自身抵抗力，减少接触风险感染源，戴口罩、勤洗手等，能减轻风险。

还有发病率低，人感染属偶然事件的人兽共患病，如**马传染性贫血**是马属动物的一种急性烈性传染病，只有 3 位兽医患病，但传染性较强；**梅那哥病毒感染**（也称为**曼那角病毒病**），引起猪的繁殖障碍和先天畸形，存储在果蝠中，仅有养猪人员、实验室人员极少量感染；**博尔纳病**（Borna disease，BD）是马的一种神经型疾病，可能与人类某些精神疾病有关，主要证据是人类阳性抗体；**输血传输病毒病、人偏肺病毒感染**等在人的发生频率极低，还称不上是完全的人兽共患病，但具有这种潜能，需要注意。

第十三章　人兽共患寄生虫病

人兽共患寄生虫病因寄生虫分布广泛，与动物的生活密切相关，引起人兽共患病的概率很大，是人们防范的重要人兽共患病病种。

第一节　人兽共患原虫病

一、弓形虫病

弓形虫病（toxoplasmosis）是由刚地弓形虫（*Toxoplasma gongdii*）寄生于人、畜、野生动物、鸟类及一些冷血动物体内所致的一种人兽共患寄生虫病，被列为农业农村部《全国畜间人兽共患病防治规划（2022—2030 年）》常规防治病种。

（一）流行病学

1. 病原特性　　刚地弓形虫为弓形虫科弓形虫属，发育过程中有滋养体、速殖子、缓殖子、裂殖子、配子体和卵囊等形态。猫吞食弓形虫包囊，弓形虫在其体内繁殖后排出孢子化卵囊，被人、畜等中间宿主吞食，繁殖寄生在肌肉和脑等组织，发育为缓殖子，并形成包囊。

2. 传播途径　　猫科动物是终宿主和重要传染源。可经皮肤、口、黏膜、胎盘等途径侵入人或动物体。

3. 易感性　　人、家畜、禽和野生动物易感。

4. 流行特点　　人感染多与生活习惯、接触动物机会等有关，如动物饲养员、屠宰加工人员、兽医、实验室人员等感染率高。2008～2018 年马来西亚社区成员（59.7%）和移民工人（57.4%）的血清阳性率惊人，孕妇的血清阳性率为 42.5%。

（二）临床表现

1. 动物　　猪易感，高热，精神沉郁，食欲废绝，便秘或腹泻，呕吐，呼吸困难，咳嗽，肌肉强直，浅表淋巴结肿大，流产，生长缓慢。羊呈隐性感染。牛有神经症状，发热，呼吸困难，咳嗽，初便秘后腹泻，淋巴结肿大。犬的症状类似犬瘟热。

2. 人　　多为隐性感染。抵抗力弱时出现严重症状，主要侵害脑、淋巴结和眼等器官。急性期表现淋巴结炎、脑炎、心肌炎、肺炎、肠炎、肝炎、扁桃体炎、脉管炎、胎盘炎、贫血、视网膜脉络膜炎等表现；发热、头痛、乏力、肌肉疼痛、淋巴结肿大，肌肉痛可持续 1 个月或更久；流产、早产、死胎；肝肿大、惊厥、脑积水、心肌炎等。

（三）预防措施

加强动物弓形虫监测和适当处理；屠宰动物弓形虫监测，发现应销毁；加强粪便管理，环境、食品和饮水卫生管理。

二、肉孢子虫病

肉孢子虫病（sarcocystosis）是由肉孢子虫寄生于人和哺乳动物、爬行动物及鸟类等引起的人兽共患病。犬科和猫科动物是主要的终宿主，家畜和野生动物是中间宿主。

（一）流行病学

1. 病原特性　肉孢子虫属于肉孢子虫科肉孢子虫属（*Sarcocystis*），有 100 多种，为细胞内寄生原虫。以人为终宿主的主要有人肉孢子虫、猪人肉孢子虫。终宿主（可能是肉食动物）吞食含有肉孢子囊的肉，经过发育排出卵囊，被中间宿主吞食后发育成裂殖子，进入肌肉组织发育为肉孢子虫囊。

2. 传播途径　感染的人、家畜、啮齿类、鸟类、爬行类动物为重要传染源。可经消化道传播。中间宿主有草食、杂食、啮齿、爬行类动物和禽类，因采食了被卵囊污染的饲料或饮水而感染；包括中间宿主——人，人因食用未熟透肉类或生肉而感染。

3. 易感性　人、家畜、禽和野生动物易感。家畜中猪、牛、羊、马、骆驼均可感染。

4. 流行特点　人感染多与生活习惯等有关，食用半熟、未熟透肉感染。

（二）临床表现

1. 动物　动物轻度一般无症状。重者发热、不安、厌食、虚弱、消瘦、贫血、水肿、淋巴结肿大，少数有肌肉僵直、角弓反张、四肢强直等症状。

2. 人　人感染后有头痛、恶心、呕吐、腹痛、腹泻、食欲不振、发热等症状。重者出现贫血、下肢疼痛，行走困难。

（三）预防措施

加强动物粪便管理和环境卫生；不吃生的、未熟透肉食。

三、隐孢子虫病

隐孢子虫病（cryptosporidiosis）是由隐孢子虫寄生于人、哺乳动物、爬行类、鸟类和鱼类等动物消化道与呼吸道黏膜引起的一种常见人兽共患寄生虫病。

（一）流行病学

1. 病原特性　隐孢子虫为隐孢子虫科，常见微小隐孢子虫（*Cryptosporidium parvum*），是单宿主寄生虫，各发育阶段都在小肠上皮细胞的纳虫空泡内进行。孢子化卵囊排出后，污染饮水、食品或饲料。

2. 传播途径　经口感染人和动物。

3. 易感性　人和动物易感。动物可能包括 40 多种，猪、牛、羊易感。

4. 流行特点　水源污染引起传播或暴发，一年四季皆可发生，但温暖季节多见。

（二）临床表现

1. 动物　一般无症状，重者腹泻、脱水、精神萎顿、食欲不振、消瘦、生长停止，甚至死亡。

2. 人　隐性感染或严重腹泻、精神不振、食欲减退、腹痛、水样便、发热、恶心、呕吐、肌肉和关节痛。

（三）预防措施

及时治疗病畜；加强饮水和食品安全管理，不饮生水和未消毒乳。

四、利什曼病

利什曼病（leishmaniasis）是由利什曼原虫寄生于人和动物体内（表）而引起的一种慢性地方性媒介源人兽共患寄生虫病，被列为农业农村部《全国畜间人兽共患病防治规划（2022—2030 年）》常规防治病种。

（一）流行病学

1. 病原特性 利什曼原虫为锥虫科利什曼属（*Leishmania*），有16种，其中杜氏利什曼原虫可侵害内脏器官，引起黑热病；热带利什曼原虫引起皮肤利什曼病；巴西利什曼原虫寄生于皮肤和鼻腔黏膜，引起黏膜皮肤利什曼病。按其生活史的共同特点分为前鞭毛体和无鞭毛体（利杜体），前鞭毛体寄生在无脊椎动物的消化道内，其宿主为白蛉。无鞭毛体寄生在脊椎动物的网状内皮细胞内，其宿主为哺乳类和爬行类动物。白蛉吸食人和动物血液时，将含有利什曼原虫的巨噬细胞吸入，在肠内繁殖，形成前鞭毛体，7~8d返回口腔内。当白蛉再次吸血时，前鞭毛体进入健康人或动物体内，鞭毛脱落，变成无鞭毛体，部分被多核白细胞吞噬，部分随血液到达骨髓、肝、脾、淋巴结等组织的巨噬细胞内寄生。

2. 传播途径 患者、病犬、狼、狐等野生动物是主要传染来源。白蛉叮咬传播。病原贮藏在犬体内，再由犬类传给人类，形成人兽共传的传染病。

3. 易感性 人、犬、狼、狐狸、豪猪、草原鼠等易感。

4. 流行特点 白蛉多的地方传播也多，在每一个流行区域都有自己的特点。地中海、热带和亚热带地区主要是犬和人之间传播；巴西北部流行较多；印度人是主要保藏宿主；我国也有流行。

（二）临床表现

1. 动物 病畜头部尤其是耳、鼻、脸部、眼睛周围及趾部脱毛，皮肤增厚，局部溃烂，渗出物结痂，痂皮脱落后出血。伴有食欲不振、精神萎靡、消瘦、贫血、发热、嗓音嘶哑等症状，重者死亡。

2. 人 长期发热、头痛、食欲减退、消瘦、乏力、贫血、腹泻、浮肿、肝脾和淋巴结肿大、牙龈出血、血尿、白细胞减少，重者死亡；皮肤丘疹、结节和红斑，表面粗糙，结节可连成片酷似瘤型麻风。我国以内脏型多见。

（三）预防措施

流行区内监测患者和动物，发现动物发病立即扑杀。防止被白蛉叮咬。由于预防困难，现在科学家积极尝试疫苗创制，并且有所突破。

五、阿米巴病

阿米巴病（amebiasis）是由溶组织阿米巴（*Entamoeba histolytica*）寄生于人和动物肠道及其他组织所引起的一种常见食源性寄生虫病，主要以阿米巴痢疾和阿米巴肝脓肿为特征。

（一）流行病学

1. 病原特性 溶组织阿米巴属于内阿米巴科（*Entamoebae*），形态包括滋养体和包囊两种。人和动物食入后在肠内脱囊，发育为小滋养体，形成包囊，经粪便排出。

2. 传播途径 患者、带虫者是主要传染来源。人和动物因食用污染包囊的水、食物而感染。苍蝇和蟑螂携带包囊帮助传播。流行区旅游有一定风险。

3. 易感性 人、猫、犬、鼠等易感。

4. 流行特点 主要是因食用不卫生食物、饮水而感染。

（二）临床表现

1. 动物 犬多数为隐性；猴也是隐性感染；其他与人相似。

2. 人 肠阿米巴病最常见，发热、腹痛、呕吐、严重腹泻、粪便带血、背痛、体重减轻等。慢性持续数月，贫血、乏力。重者虚脱，肠出血、穿孔、阑尾炎、腹膜炎等。还可引起肝脓肿等其他感染。

（三）预防措施

监测食品行业人员的携带情况，加强食品卫生管理，流行区旅游注意饮食卫生。

六、贾第虫病

贾第虫病（giardiasis）是由蓝氏贾第鞭毛虫（*Giardia lamblia*）寄生于人和动物小肠，偶尔寄生于胆道和胆囊引起的以腹泻为特征的人兽共患寄生虫病。每年导致 1.9 亿人急性水样腹泻或贾第虫病。

（一）流行病学

1. 病原特性　蓝氏贾第鞭毛虫属于六鞭科贾第虫属。发育中有滋养体和包囊两个阶段。

2. 传播途径　患者和带虫者是传染来源，粪-口途径，人和动物主要是摄食被包囊污染的水、食物引起感染，蝇和蟑螂可协助传播。直接接触，人-人传播。

3. 易感性　人易感，家畜、宠物、猿、河狸等都易感。感染的风险因素包括日托环境中的儿童、儿童保育工作者、被收容的个人、流行地区的旅行者、摄入受污染或娱乐用水。非侵入性感染，感染上小肠。

4. 流行特点　因食用或饮用污染的食物或水而感染。

（二）临床表现

1. 动物　多为隐性感染，有时出现与人类相似症状。

2. 人　人感染后症状不一致，从无症状到急性期上腹部疼痛、腹胀、腹泻并带有黏液、恶心、呕吐、体重减轻、衰弱等，有时胆绞痛和黄疸；长期腹泻导致营养不良、消瘦、贫血、发育不良等。50%～75%的受感染儿童没有症状。肠道外感染包括上皮吸收不良和消化不良、转运增加、黏液消耗和共生微生物群的破坏。可导致肠易激综合征（IBS），治疗失败较多，但机制不清楚。

（三）预防措施

积极治疗患者，注意公共卫生和个人卫生，旅游注意风险因素。

七、肺孢子虫病

肺孢子虫病（pneumocystosis）是由卡氏肺孢子虫（*Pneumocystis carinii*）寄生于肺引起的一种人兽共患的原虫性寄生虫病。

（一）流行病学

1. 病原特性　卡氏肺孢子虫分类学上与真菌接近，又称为耶氏肺孢子菌（*Pneumocystis jirovecii*，PJ），应该是一个独立的真菌纲。肺孢子虫在体内存在三种主要形式：滋养体、包囊和孢子体（或囊内小体），其生命周期包括有性生殖和无性生殖。

2. 传播途径　鼠可能是传染源，犬可能是重要保藏宿主。有直接接触传播、消化道传播、呼吸道传播途径。人经呼吸道传播更重要。

3. 易感性　人易感，哺乳动物如鼠、犬、猪、羊、兔等易感，野生田鼠、刺猬和鼩鼱、白鼻浣熊等也是易感动物。免疫抑制个体更易感染，器官移植发生率较高。

4. 流行特点　世界性分布，散发。

（二）临床表现

1. 动物　动物主要表现呼吸道症状，如咳嗽、呼吸困难、咯血，间质性浆细胞型肺炎。

2. 人　经常无症状带染，干咳、呼吸急促、黏膜发绀，发热或无热，偶有腹泻，体重减轻，幼儿可发生纵隔气肿和皮下气肿。

（三）预防措施

由于传播途径不十分明了，还缺乏有效控制手段。

八、兔脑原虫病

兔脑原虫病（encephalitozoonosis）是由兔脑原虫（*Encephalitozoon cuniculi*）引起的一种专性细胞内寄生的人兽共患寄生虫病。兔感染较为严重，人与哺乳动物分离株同源。

（一）流行病学

1. 病原特性　微孢子门的兔脑原虫在体内有假囊和滋养体，但在细胞外很难看到。比氏肠胞虫（*Enterocytozoon bieneusi*）也被认为是人兽共患微孢子虫，目前还不能体外培养和建立动物感染模型。微孢子虫为单细胞生物，形成孢子，细胞内寄生，宿主广泛，传统上认为是原虫，也接近真菌。

2. 传播途径　传播途径并不十分清楚，动物通过排泄物传播，也可经胎盘传播，人可能通过接触感染。

3. 易感性　对宿主有比较严格的选择性，非流行区人和动物进入流行区后，动物和人就会易感。在兔、鼠、反刍动物、猪、马、家犬、野生和圈养狐狸、家猫、各种外来食肉动物和非人类灵长类动物中都有自发感染的记录，人也易感。

4. 流行特点　兔场广泛流行，世界性分布，对人危害很大。宠物微孢子虫病有证据认为是人兽共患性质。

（二）临床表现

1. 动物　动物多为隐性感染。出现症状时病兔表现逐渐衰弱，体重减轻，尿毒症，严重的有神经症状，如惊厥、颤抖、斜颈、麻痹、昏迷、共济失调、斜视、感觉过敏或瘫痪等。

2. 人　人临床表现以神经、眼部和（或）肾症状为特征，最多见神经系统症状，也包括呼吸道和消化道症状，脑炎和肾炎多见，严重腹泻也有。艾滋病患者群体中比氏肠微孢子虫病的患病率接近15%，比氏肠胞虫是重要继发入侵者，也被认为是免疫活性个体自我限制性"旅行者腹泻"的原因。

（三）预防措施

由于对其传播方式不是太清楚，目前还没有很好的预防措施。

九、巴贝斯虫病

巴贝斯虫病是指由巴贝斯科的原虫经蜱传播所引起的一种人兽共患寄生虫病，也称为梨形虫病（焦虫病）。

（一）流行病学

1. 病原特性　我国存在的病原寄生于马属动物，主要为驽巴贝斯虫（*Babesia caballi*，又称驽梨形虫）、田鼠巴贝斯虫（*Babesia microti*）和马巴贝斯虫（*B. equi*，又称马纳脱原虫）。虫体不超过2.5μm和大于3μm两种类型。寄生于哺乳动物红细胞内的虫体呈圆形、梨形、杆状、阿米巴形等多形态；同一种虫体有不同形态，但各种巴贝斯虫都有某一固定形态。巴贝斯虫需要裂殖生殖、配子生殖和孢子生殖三个阶段才具有感染能力。田鼠巴贝斯虫全球流行最广。

2. 传播途径　传染来源主要是患病动物和带虫者，经硬蜱吸血传播。

3. 易感性　人易感，家畜中牛、马、野生动物都易感，巴贝斯虫病对宿主的选择比较严格，进入疫区的非疫区的人和动物都易感。动物与人的虫体核酸普遍存在。

4. 流行特点　在我国分布于东北、西北、西南等地。因蜱的活动规律而表现较强的季节性和区域性，在北方驽巴贝斯虫病于3月初开始出现，4月达高潮，5月下旬以后逐渐停止流行。马巴贝斯虫病的出现稍晚。各种动物各自有特定病原体，彼此互不感染，特定条件下有可能交互感染。多种巴贝斯虫可感染人。

（二）临床表现

1. 动物　病畜主要表现高热、贫血、黄疸、消瘦和衰弱等。除驽巴贝斯虫病外，都有血红蛋白尿。幼畜或外地新输入的家畜常出现严重症状。诊治不及时，死亡率高。

2. 人　严重的患者表现发冷或发热、精神不振、厌食、黄疸、溶血性贫血、血红蛋白尿、关节疼痛、昏迷，直至死亡。切除脾的人症状轻微。

（三）预防措施

进入疫区注意防止蜱的叮咬。

十、小袋纤毛虫病

小袋纤毛虫病（balantidiasis）是由结肠小袋纤毛虫（*Balantidium coli*）寄生于人和动物结肠而引起的人兽共患性寄生虫病。

（一）流行病学

1. 病原特性 结肠小袋纤毛虫是最大的人体内寄生原虫，属于小袋科，有滋养体和包囊两个阶段，主要是包囊阶段传播给人和动物。

2. 传播途径 人主要是通过食入包囊污染的食物或饮水感染，猪是该病的主要宿主。

3. 易感性 人和哺乳动物如猪、猫、鼠等易感。

4. 流行特点 主要分布在热带和亚热带地区。人与猪密切接触者感染率高，1910～2020年非洲的埃塞俄比亚人血清最高阳性率为68.9%，亚洲也有很高流行率，猪为16.5%。

（二）临床表现

1. 动物 动物感染潜伏期为5～16d。一般呈带虫状态，急性型表现为精神萎靡、食欲缺乏、喜躺卧、怕冷、颤抖、发热；下痢。慢性型持续数月，表现为卡他性-出血性-坏死性-溃疡性大肠炎。

2. 人 人感染后表现无症状型、急性型和慢性型三种状况。急性型：发病突然，腹泻、腹痛、里急后重、脱水、营养不良、消瘦，病程短，自限性。慢性型：腹泻、水样腹泻与便秘交替进行，腹部有压痛。

（三）预防措施

加强猪的粪便管理，注意个人卫生。疫区国家旅行注意防范。

十一、锥虫病

锥虫病（trypanosomiasis）是非洲和南美洲国家广泛流行的致死性人兽共患病。

（一）非洲锥虫病

非洲锥虫病也称为睡眠病，由冈比亚布氏锥虫（*Trypanosoma brucei gambiense*）和罗德西亚布氏锥虫（*T. brucei rhodesiense*）引起。

1. 流行病学

（1）病原特性 冈比亚布氏锥虫和罗德西亚布氏锥虫属于锥虫科、锥虫属（*Trypanosoma*）。虫体在舌蝇体内繁殖。舌蝇吸血吸入含锥鞭毛体，发育后进入唾液腺，再次刺吸人血时，进入人体血液。

（2）传播途径 人感染主要是舌蝇叮咬。

（3）易感性 人易感，林羚、麋羚、牛、绵羊、山羊、猪、犬及其他野生动物等可能是虫体宿主。

（4）流行特点 分布于非洲。主要涉及农民、旅游者、野外工作人员。人类非洲锥虫病（HAT）有慢性和急性两种形式。慢性形式的HAT是由冈比亚布氏锥虫引起的，发生在西非和中非，在2001～2002年，约97%的昏睡病病例都是由这种形式引起；急性HAT发生在非洲东部和南部，由罗德西亚布氏锥虫引起，占3% HAT病例。

2. 临床表现

（1）动物 动物症状不清楚，应该是隐性带虫状态，存在于血液和皮肤中，携带虫体哺乳动物可能表现瘙痒、皮疹和皮肤损伤等。

（2）人 人感染后表现初期，发热、皮损、皮疹、浮肿和淋巴结肿大；血淋巴期，淋巴结肿大、脾肿大、肝细胞变性、心肌炎等；脑膜脑炎期，感觉过敏、共济失调、嗜睡等。

3. 预防措施 控制舌蝇数量，防止被叮咬。WHO协同措施降低这种疾病发生，2015年报告的病例不到 3000 例，现在进一步减少到 600 多例。旅游注意防范。

（二）美洲锥虫病

美洲锥虫病也称为恰加斯（Chagas）病或克氏锥虫病，病原体是克氏锥虫（*Trypanosoma cruzi*），主要分布在南美洲和中美洲，是通过锥蝽（臭虫）引起的一种人兽共患寄生虫病。

1. 流行病学

（1）病原特性   克氏锥虫生活史包括三个阶段：无鞭毛体、上鞭毛体、锥鞭毛体。锥蝽自人体或哺乳动物吸入含锥蝽鞭毛体的血液，转变为无鞭毛体、球鞭毛体、小型上鞭毛体、大型上鞭毛体、锥鞭毛体。锥蝽吸血时经皮肤或黏膜侵入人体。

（2）传播途径   主要经锥蝽叮咬、吸血传播。也可以经克氏锥虫污染的食物传播，如通过接触锥蝽的粪便；使用受感染献血者的血液进行输血；在妊娠或分娩期间由受感染的母亲传播给新生儿；使用受感染捐献者的器官进行器官移植；也有实验室事故等传播途径，但少见。

（3）易感性   人易感，犬、猫、狐、雪貂、松鼠、家鼠等也易感。

（4）流行特点   南美洲的恰加斯病流行和死亡很严重，现在已经扩散到欧洲。人群附近犬、猫是重要宿主。

2. 临床表现

（1）动物   动物一般呈隐性感染或带虫状态。

（2）人   恰加斯病为两个阶段，最初的急性期在感染之后持续约两个月。在急性期多数病例无症状或症状温和，临床表现包括发热、头痛、淋巴结肿大、脸色苍白、肌肉疼痛、呼吸困难、肿胀及腹部或胸部疼痛。可见的典型体征可以是皮损或一侧眼睑青紫肿胀。慢性期患者出现心脏障碍，食道或结肠扩大等。绝大多数患者在急性期无症状，而慢性期症状出现在几年后，约 30% 的患者进展为可检测的器官损伤，主要影响心血管和消化系统。慢性恰加斯心肌病，数年内感染可导致猝死或心力衰竭。

3. 预防措施   主要是控制传播媒介——锥蝽。旅游注意防范。

还有**疟疾**（猴、人）、**人芽囊原虫病、等孢子虫病、艾美耳球虫病、毛滴虫病**等人兽共患原虫病（参考文心田等，2011）。

第二节   人兽共患吸虫病

一、日本血吸虫病

日本血吸虫病（schistosomiasis japanica）是日本血吸虫（*Schistosoma japonicum*）寄生于人和家畜门静脉系统引起的人兽共患的寄生虫病。农业农村部《全国畜间人兽共患病防治规划（2022—2030 年）》将其列为重点防治病种，2030 年全国达到消除标准。

（一）流行病学

1. 病原特性   日本血吸虫属于分体科分体属（*Schistosoma*），雌雄异体，常合抱寄生在人和动物的门静脉处。造成传播的条件是带虫卵的粪便入水，钉螺的存在和滋生，接触疫水。

2. 传播途径   传播途径是经皮肤、黏膜侵入人或家畜体内。

3. 易感性   人易感，家畜、宠物均易感。40 多种野生动物和家畜可以作为日本血吸虫的宿主。

4. 流行特点   夏秋季节多发，具备含虫卵的水环境、钉螺的存在、人和动物接触水。

（二）临床表现

1. 动物   以犊牛和犬的症状重一些，绵羊、山羊轻一些，马呈隐性感染。表现皮肤炎症、发热、食欲减退、精神沉郁、运动呆滞、下痢、粪带黏液或血液、贫血、腹痛、肝硬化、腹水、消瘦、发育迟缓，因极度衰竭而死亡。慢性表现精神萎靡、极度消瘦、贫血、流产。

2. 人　　人的症状严重且表现复杂。依据病程发展、寄生部位及人体反应不同，可分为4类：①急性血吸虫病，夏秋季多发，以青壮年和儿童多发，发热、腹胀、腹痛、腹泻、肝脾肿大、有腹水、荨麻疹、淋巴结肿大、血管神经肿大；②慢性血吸虫病，流行区多见该型，无明显症状，有症状的表现为腹泻、腹痛、脾脏肿大、消瘦、乏力，有时便血；③晚期血吸虫病，多因反复严重感染而又未及时治疗所致，有巨脾型、腹水型和侏儒型三种；④异位损害，虫体寄生于肺、脑等组织器官，引起肺血吸虫病和脑血吸虫病。

（三）预防措施

对人普查监测，对应治疗；灭螺；牛等接种疫苗；开发蜗牛控制工具、检测和监测日本血吸虫感染的方法，进行健康教育、加强人畜粪便管理和公共卫生建设；增强自我防范意识，不要直接接触疫区的水。

二、并殖吸虫病

并殖吸虫病（paragonimiasis）也叫作肺吸虫病，是由多种并殖吸虫寄生于人和猫、犬、狐、虎、豹等食肉动物肺和其他组织所致的人兽共患寄生虫病，是世界范围内重要的食源性人兽共患病。

（一）流行病学

1. 病原特性　　并殖吸虫为并殖科并殖属（*Paragonimus*），有50多种，我国常见的有卫氏并殖吸虫（*P. westermani*）和斯氏并殖吸虫（*P. skrjabini*）。并殖吸虫有一个复杂的多宿主生命周期，哺乳动物的为终宿主，幼虫阶段有两个中间宿主（蜗牛和淡水十足目甲壳类动物）。成虫寄生于人和动物肺，虫卵随宿主痰液或经粪便排出，落入水中，经胞蚴、母雷蚴、子雷蚴、尾蚴，离开螺体，侵入第二中间宿主溪蟹或蝲蛄体内，形成囊蚴，被人和其他终宿主食入，在小肠内脱囊，穿过肠壁、膈和肺膜进入肺发育为成虫。

2. 传播途径　　患者、病畜和保藏宿主（犬）是主要来源，螺和溪蟹等是主要中间宿主。鸡、鸭、鸟、鼠、蛇、蛙等多种动物可称为转续宿主。终宿主有猫科、犬科、灵猫科动物。人虽然不是适宜宿主，虫体在人体内处于童虫阶段，也有虫体在人肺脏中发育为成虫的报道。人主要是由生食溪蟹、蝲蛄、饮用生水等引起。

3. 易感性　　人易感，多种动物均易感。

4. 流行特点　　一般流行于亚洲、美洲和非洲，尤其是热带地区有溪蟹、蝲蛄、小龙虾等水域。野生动物因吃了这些中间宿主而感染，人吃了也会感染。

（二）临床表现

1. 动物　　动物症状与人相似，但较轻。常见精神沉郁、咳嗽、咳痰、咳血，伴有气喘、发热、腹泻等。

2. 人　　主要寄生于肺，轻度表现食欲不振、乏力、消瘦、低热等。重度表现低热、头痛、胸痛、咳嗽、咳血、盗汗、腹痛、腹泻和肝肿大等。皮肤肌肉型以游走性皮肤结节或包块为特征；腹型以腹痛、腹泻、便血为主；神经型以儿童多见，有剧烈头痛、癫痫、瘫痪、视力障碍等症状。

（三）预防措施

及时治疗患者和感染的犬、猪；消灭中间宿主，管理好转续宿主；不食用生或未熟透的溪蟹和蝲蛄等。

三、华支睾吸虫病

华支睾吸虫病（clonorchiasis）是由华支睾吸虫（*Clonorchis sinensis*）寄生于人及动物的肝胆管内所致的人兽共患寄生虫病。农业农村部《全国畜间人兽共患病防治规划（2022—2030年）》将其列为重点防治病种。

（一）流行病学

1. 病原特性　　华支睾吸虫属后睾科支睾属（*Clonorchis*）。成虫寄生于人和哺乳动物的肝胆管内，经粪排出，被螺等吞食，经毛蚴、胞蚴、雷蚴发育，最后成为尾蚴从螺体逸出，到水中遇到第二中间宿主淡水鱼或虾，发育为囊蚴，被人或猪等动物吞食后，在十二指肠脱囊孵出幼虫，移行至肝内胆管发育为成虫。可存活 20～30 年。

2. 传播途径　　人、畜和野生动物均可感染并成为传染源。人主要因食用含有囊蚴的生鱼而感染，尤其是有吃生鱼习惯的人群风险最高。

3. 易感性　　人易感，家畜、野生动物、宠物等均易感。全球有 1500 万～2000 万人感染过这种吸虫病。

4. 流行特点　　属于自然疫源性疾病，人主要经鱼类感染。

（二）临床表现

1. 动物　　感染后与人的症状相似，严重感染者表现消化不良、食欲减退、腹痛、腹泻、消瘦、水肿、贫血、黄疸及发育受阻等。

2. 人　　多呈慢性或隐性感染，感染虫体多时表现食欲减退、消化不良、乏力、水肿、腹泻、消瘦等。严重时高热、寒战、肝区疼痛、嗜酸性粒细胞增多，反复严重感染者全身浮肿、消瘦、贫血、黄疸、心悸、眩晕、失眠和记忆力减退。虫体破坏胆管上皮、阻塞胆管，引起胆管狭窄、组织增生、肝硬化、腹水。有些晚期表现肝绞痛、胆管炎、胆囊炎和肝癌。

（三）预防措施

管理好人、畜粪便，加强公共卫生水平；不食用生鱼，也禁止用生鱼或鱼内脏、废弃物喂猫、猪、犬等。

四、姜片虫病

姜片虫病（fasciolopsiasis）是由布氏姜片吸虫（*Fasciolopsis buski*）寄生于人和猪小肠内所致的一种人兽共患寄生虫病。片形科有 9 种，其中 3 种引起人兽共患病（肝片吸虫、巨大片形虫和姜片吸虫）。

（一）流行病学

1. 病原特性　　布氏姜片吸虫为片形科姜片属（*Fasciolopsis*），成虫寄生于人或猪的小肠上段，随粪排出虫卵，在水中孵出毛蚴，进入螺体，发育为胞蚴、母雷蚴、子雷蚴、尾蚴，从螺体内出来，附着在水生植物或其他物体表面形成囊蚴被人和猪食入后，在小肠内脱囊成为幼虫，吸附在小肠黏膜并寄生，1～3 个月发育为成虫。

2. 传播途径　　猪因采食了污染姜片吸虫的水中植物，而被感染人因食用水生植物而被感染。

3. 易感性　　人易感，家畜中猪易感，也有猴自然感染的报道。

4. 流行特点　　除东北、西北外，我国大部分地区都有流行。一般在 9～11 月多发。五大洲的 51 个国家报道人类感染，估计全球有 240 万～1700 万人感染。

（二）临床表现

1. 动物　　病猪精神不振、被毛粗乱、腹泻、消瘦、水肿、贫血，幼猪发育受阻，重者出现腹水。非洲牛、羊感染率达 90% 以上，我国西藏绵羊感染率为 26.4%，造成严重经济损失。

2. 人　　轻度腹部不适、消化不良。中度间歇性腹泻、腹痛、恶心、呕吐，少数有剧烈疼痛。重者全身无力、精神萎顿、营养不良、消瘦和浮肿，少数发生肠梗阻。儿童睡眠不安、磨牙、抽搐、颜面苍白、消瘦、贫血、黄疸、发育障碍。

（三）预防措施

不要给猪饲喂水生植物，人在食用水生植物时注意洗净或熟食。

五、肝片吸虫病

肝片吸虫病（fascioliasis hepatica）是由肝片吸虫（*Fasciola hepatica*）寄生于人和羊、牛等哺乳动物的胆管内所致的人兽共患寄生虫病。

（一）流行病学

1. 病原特性 肝片吸虫属于片形科片形属（*Fasciola*）。成虫寄生于哺乳动物胆管内，产出虫卵随胆汁排出，在水中孵出毛蚴，侵入椎实螺体内，经胞蚴、母雷蚴、子雷蚴发育为尾蚴，从螺体内逸出，附着于水生植物或其他物体上，被人或动物摄食后，在小肠破囊而出，童虫穿过肠壁进入腹腔，进入肝胆管，发育为成虫。成虫可在人体内寄生 12 年，在畜体内可寄生 3～5 年。

2. 传播途径 人主要是吃了污染的水生植物，喝生水而感染。动物多因吃含囊蚴的饲料而感染。

3. 易感性 人和家畜、犬、野生动物等易感。

4. 流行特点 多发生于温暖区域，温暖潮湿的夏秋季节，全球性分布。

（二）临床表现

1. 动物 动物多为急性、慢性肝炎和胆囊炎，全身中毒和营养障碍。病牛消瘦、贫血和水肿。病羊发热、精神沉郁、腹痛、腹泻、腹水、贫血、衰竭。

2. 人 急性肝炎、腹膜炎、胆管扩张和肝硬化，表现为发热、肝区疼痛、腹痛、胸痛、呕吐、食欲不振、营养不良、局部水肿、血小板减少。皮下转移，表现为严重黄疸、贫血、呼吸困难，衰竭而死。

（三）预防措施

消灭中间宿主椎实螺；加强人畜粪便管理，防止污染水源；不生食水生植物，不用其喂家畜。

六、双腔吸虫病

双腔吸虫病（dicrocoeliasis）是由双腔吸虫寄生于人和反刍动物等胆管内所致的人兽共患寄生虫病。

（一）流行病学

1. 病原特性 双腔吸虫属于双腔科双腔属（*Dicrocoelium*）。主要有 4 种：矛形双腔吸虫、中华双腔吸虫、支双腔吸虫和客双腔吸虫。在人和哺乳动物胆管内产卵，随胆汁排出，被陆地螺吞食，孵出毛蚴，经母胞蚴、子胞蚴、尾蚴，形成由黏液包裹着的黏球，从呼吸孔排到外界。黏球被蚂蚁吞食，尾蚴从其腹部血腔中形成囊蚴。反刍兽和哺乳动物吞食蚂蚁，囊蚴在终宿主肠道中脱囊，经十二指肠到达胆管内寄生，发育为成虫。

2. 传播途径 人食入被含囊蚴蚂蚁污染的食物而感染；动物吞食含囊蚴的蚂蚁污染的饲草而感染。

3. 易感性 人易感，家畜、哺乳动物和野生动物均易感。

4. 流行特点 流行区的形成与当地存在适宜传播媒介有关，如陆地螺和蚂蚁等中间宿主。一年有两次感染高峰期。

（二）临床表现

1. 动物 牛、羊严重感染时，表现为食欲不振、精神沉郁、腹泻、逐渐消瘦、黄疸、下颌水肿、贫血和腹水。卢旺达牛 23%阳性。

2. 人 呕吐、腹泻、便秘、消化不良、肝肿大和黄疸，重者死亡。

（三）预防措施

对动物驱虫；人、畜粪便无害化处理；合理放牧；注意饮食卫生。

七、阔盘吸虫病

阔盘吸虫病（eurytremiasis）也称为胰吸虫病，是由多种阔盘吸虫寄生于动物和人的胰管中所致的人兽共患寄生虫病。

（一）流行病学

1. 病原特性 阔盘吸虫属于双腔科阔盘属（*Eurytrema*）。我国流行的有胰阔盘吸虫、腔阔盘吸虫和支睾阔盘吸虫。成虫在终宿主的胰管内产卵，随胰液排出，被第一中间宿主陆地螺吞食，孵出毛蚴，经母胞蚴、子胞蚴发育为尾蚴，排出体外；被第二中间宿主草螽和针蟀吞食，发育为囊蚴。家畜吞食含有成熟囊蚴的草螽或针蟀，囊蚴在十二指肠脱囊，进入胰管，发育为成虫。

2. 传播途径　　牛和羊是终宿主和重要传染来源。主要通过消化道感染。

3. 易感性　　人易感，牛、羊、猪、骆驼、兔、鹿、猴等均易感。

4. 流行特点　　流行区域与陆地螺、草螽和针蟀分布、滋生及牛羊放牧有关，与放牧季节有关。

（二）临床表现

1. 动物　　动物消化不良、消瘦、贫血、水肿等。下痢严重时可引起死亡。

2. 人　　人感染严重时消瘦、腹泻、贫血、水肿、生长发育不良。

（三）预防措施

管理好人与动物粪便；流行季节前灭中间宿主；改善饲养环境，移场放牧。

八、棘口吸虫病

棘口吸虫病（echinostomiasis）是由林多恩斯棘口吸虫（*Echinostoma lindoense*）等吸虫寄生人和动物引起的人兽共患病。

（一）流行病学

1. 病原特性　　林多恩斯棘口吸虫属于棘口科棘口属，在头冠上有 37 枚项圈棘，具备这种特征的约有 56 种吸虫。林多恩斯棘口吸虫具有独特的幼虫和成虫形态。螺（螺丝、蝌蚪）为第一中间宿主，鱼、犬、软体动物、蛙、龟为第二中间宿主。终宿主是哺乳动物。成虫寄生于动物体内，产卵排出体外，在水中孵出毛蚴钻入淡水螺体内，经胞蚴、母雷蚴、子雷蚴发育为尾蚴，离开螺体，遇第二中间宿主，囊蚴进入中间宿主中，发育为成虫。鸟、哺乳动物为终宿主。

湄公河棘口吸虫（*E. mekongi*）是从柬埔寨感染人体中分离到的新种，形态与林多恩斯棘口吸虫略有差别。卷棘口吸虫（*E. revolutum*）于 1929 年在台湾最先发现人的感染，后在大陆和东南亚都有发现，也是世界性分布，构成重要公共卫生威胁。

2. 传播途径　　食源性途径，人主要是生食鱼、贝类、螺类而感染。

3. 易感性　　人易感，家禽为主要感染群体，猪、猫、家鼠、兔均易感。

4. 流行特点　　人多因食用生鱼、贝类、螺肉而感染。各大洲分布，亚洲至少有 8 个种流行。

（二）临床表现

1. 动物　　动物多为黏膜损伤、出血、贫血、消瘦、发育不良。

2. 人　　肠道出血、肠炎、下痢、食欲减退、消瘦、发育不良。

（三）预防措施

不吃生鱼、螺肉、贝肉。

九、大片形吸虫病

大片形吸虫病是由大片形吸虫（*Fasciola gigantica*）引起的人兽共患片形虫病，与肝片吸虫引起的疾病类似。

（一）流行病学

1. 病原特性　　大片形吸虫为片形科片形属（*Fasciola*）寄生虫。终宿主为反刍动物等哺乳动物，中间宿主是螺类。

2. 传播途径 羊群常去低洼地采食、饮水，经口吞食含有囊蚴的饲草或饮水而感染。人因食用含囊蚴的植物（如鱼腥草）、饮生水、吃未熟透的牛、羊肝而感染。

3. 易感性 虫体可寄生于山羊、绵羊、水牛、黄牛、鹿和骆驼等各种反刍动物的肝胆管中，猪、马属动物、家兔及一些野生动物也有寄生，人也有被寄生的报道。

4. 流行特点 该病流行常依各种自然因素不同而致流行程度也有不同，一般以多雨的年份特别严重，因为雨水多、水位高，螺类容易繁殖；虫卵易落入水中，进行孵化；还可使囊蚴广泛散布，严重污染水草，易被宿主吞食。南方适于虫卵和幼虫发育。流行于亚洲、非洲和欧洲。

（二）临床表现

1. 动物 症状依感染程度和动物体质而有不同，分急性型和慢性型两种。急性型较少见，主要由童虫侵入引起的腹膜炎和创伤性肝炎所致，呈现微热、腹痛并下泻，有时突然死亡。慢性型多见，此时虫体已进入胆管定居，主要表现为贫血、衰弱，在颌下、前胸及腹下部发生水肿。食欲不振，消瘦，被毛失去光泽而易断，严重时因衰弱而死亡。孕畜可能流产。

2. 人 以高热起病，发热持续，嗜酸性粒细胞升高，伴不同程度的恶心、呕吐、腹痛等消化系统症状；肝肿大、肝区叩痛。个别病例皮下虫体转移。

（三）预防措施

不要生食水生植物、螺类，也要禁止动物食用疫区的水生植物和螺类。

十、长菲策吸虫病

长菲策吸虫病是由长菲策吸虫（*Fishoederius elongates*）引起的人兽共患寄生虫病。

（一）流行病学

1. 病原特性 长菲策吸虫为前后盘科菲策属（*Fishoederius*）寄生虫，但这种分类还需要进一步确定。寄生于反刍动物瘤胃内。

2. 传播途径 牛羊因吞食附有囊蚴的水草而感染。人偶然因误食附有囊蚴的螺体、蔬菜或饮用生水感染。

3. 易感性 人易感；水牛、黄牛、山羊、犏牛、绵羊易感。

4. 流行特点 东南亚、我国南方广泛流行。2018 年国家统计局数据显示有 8915 万头牛和 29 713 万头羊感染，江津地区牛感染率为 50%，羊感染率为 10%。

（二）临床表现

1. 动物 动物多为隐性感染。体重减轻和产奶量下降，严重时消瘦、贫血、血便、下痢、水肿、厌食。

2. 人 严重时表现消瘦、贫血、血便、下痢、水肿。

（三）预防措施

不要生食水草、水生蔬菜。

食源性肠道吸虫高度多样化，目前发现至少有 74 种，如美洲重翼吸虫、齿形背茎吸虫、台湾棘带吸虫、舌隐穴吸虫、伊族棘口吸虫、毛形双腔吸虫、曲颌棘口吸虫、卷棘口吸虫、徐氏拟裸茎吸虫、异形异形吸虫、诺氏异形吸虫、拟异形吸虫、锥状低颈棘口吸虫、横川后殖吸虫、麝猫后睾吸虫、猫后睾吸虫、珍珠新穴吸虫、斜睾吸虫、原角囊吸虫、斑皮吸虫移睾棘口吸虫、圆圃似颈吸虫、日本棘隙吸虫、叶形棘隙吸虫、藐小棘隙吸虫、福建棘隙吸虫、犬形棘隙吸虫、湄公河棘口吸虫、宫川棘口吸虫、*Acanthoparyphium tyosenense*、*Artyfechinostomum malayanum*、*A. sufrartyfex*、*A. oraoni* 等，都是食源性人兽共患吸虫（柳增善，2015）。

第三节　人兽共患线虫病

一、旋毛虫病

旋毛虫病（trichinelliasis）是由旋毛虫引起的一种人兽共患寄生虫病。农业农村部《全国畜间人兽共患病防治规划（2022—2030 年）》将其列为常规防治病种。

（一）流行病学

1. 病原特性　旋毛虫属于毛形科毛形属（*Trichinella*），旋毛虫由 10 个已知物种和 3 种基因型组成。成虫和幼虫在同一宿主体内寄生，成虫寄生于人和动物肠道，幼虫寄生于横纹肌中，并在横纹肌细胞中形成包囊。完成生活史必须更换宿主，人和动物摄食含旋毛虫包囊的动物肉后，幼虫破囊而出，在小肠内发育为成虫，雌虫钻入肠黏膜的淋巴间隙，产出幼虫，经淋巴进入血循环，散布于全身横纹肌中，发育 1～3 个月后形成包囊，半年后开始钙化。

2. 传播途径　猪、野生动物等是主要来源。人主要是因为吃了未熟透且含旋毛虫包囊的肉而感染。也有因吃野猪、熊、鹿、驼鹿、海象和犬肉而感染旋毛虫。

3. 易感性　人易感，猪、犬、熊、狐狸、海豹等易感。

4. 流行特点　散养猪易感染，野生食肉动物自然传播。我国主要是吃火锅、生肉制品的食用人群，虽然报告病例少，但血清学还是有流行态势。旋毛虫广泛分布于 150 多种野生哺乳动物、鸟类和爬行动物中。

（二）临床表现

1. 动物　一般症状不明显。猪、犬、猫严重感染表现食欲减退、呕吐、腹泻，继而发热、肌肉疼痛、僵硬或麻痹、运动障碍、消瘦、声音嘶哑，有时眼睑和四肢浮肿。

2. 人　成虫寄生小肠时引起肠炎，患者厌食、恶心、呕吐、腹泻、腹痛，出汗、低热等，1 周后消退。幼虫侵入肌肉后，表现肌肉疼痛、头痛、出汗、眼睑和面部浮肿，淋巴结肿大，伴有发热。严重感染时呼吸、咀嚼、吞咽和说话困难，嘶哑，虚脱，水肿。发病月余，肌肉内形成包囊，持续数月，消瘦，虚脱，严重时因心肌炎而死亡。

（三）预防措施

加强猪的屠宰检疫；吃熟透肉品。按照中华人民共和国国家标准《猪旋毛虫病诊断技术》（GB/T 18642—2021）的诊断方法对家畜、野生动物进行旋毛虫病诊断，并进行猪产地检疫、屠宰检疫等。

二、蛔虫病

蛔虫病（ascariasis）是由蛔目的多种蛔虫（roundworm）寄生于人和动物小肠及其他组织所致的人兽共患寄生虫病。

（一）流行病学

1. 病原特性　蛔虫为蛔科和弓首科。引起人兽共患病的主要包括似蚓蛔线虫（人蛔虫）、犬弓首线虫、猫弓首线虫和小兔唇线虫。成虫寄生于人或动物的小肠，产卵随粪排出，蜕皮发育为感染性虫卵，被人或动物食入后幼虫在小肠发育，钻入肠壁，经血液循环移行至肺，在肺泡内经两次蜕皮后，上行至咽被吞入胃，在小肠内发育为成虫。

2. 传播途径　虫卵污染环境、手、饮水、食品或饲料，被人或动物吞食而感染，尤其是食用未充分洗涤的生鲜蔬菜。

3. 易感性　人易感，猪、犬、猫等动物易感。

4. 流行特点　主要流行于发展中国家，我国广泛流行，热带、亚热带流行。散发，农村多于城市，易发因素包括贫困、卫生条件和个人卫生条件差、污水处理不足。全球约 12 亿人感染。

（二）临床表现

1. 动物　　动物表现腹泻、肺炎和发热等。仔猪、幼犬、幼猫症状严重，初期因幼虫移行引起蠕虫性肺炎，咳嗽、发热、呼吸困难、食欲不振等，后表现发育不良、消瘦、贫血、异嗜症等。

2. 人　　幼虫移行损害肠壁、肝和肺，引起支气管炎、肺炎及哮喘。成虫寄生于小肠，一般无明显症状，儿童或体弱者引起营养不良、食欲不振、荨麻疹、发热等。侵害其他器官则引起相应疾病和症状或并发症，如胆管寄生。

（三）预防措施

注意饮食卫生，对蔬菜、瓜果要洗净；避免与猫和犬亲密接触；加强人和动物粪便管理。

三、钩虫病

钩虫病（ancylostomiasis 或 hookworm disease）是由钩口科的一些线虫寄生于人和动物体内所致的人兽共患寄生虫病。

（一）流行病学

1. 病原特性　　钩虫为钩口科钩口（线虫）属（*Ancylostoma*）。人兽共患的包括十二指肠钩口线虫、美洲板口线虫、锡兰钩口线虫、犬钩口线虫、巴西钩口线虫、欧洲钩口线虫、羊仰口线虫、牛仰口线虫、马来钩口线虫、狭头弯口线虫等。成虫寄生于宿主小肠，排出卵在土壤中，发育第一期为杆状蚴，第二期杆状蚴发育为丝状蚴，侵入人或动物的皮肤或黏膜，进入血管或淋巴管，随血流至肺，上行至咽，再随咽进入消化道，经二次蜕变发育为成虫。

2. 传播途径　　污染土壤等的钩蚴经皮肤侵入动物和人，也可经食品或饲料经口腔黏膜侵入。

3. 易感性　　人易感，牛、羊、猪、犬、猫等易感，狮、虎、猴、狐等野生动物也易感。

4. 流行特点　　该病的流行与自然条件和农业生产方式关系密切，全球性分布，犬锡兰钩口线虫在东南亚和澳洲分布最多。

（二）临床表现

1. 动物　　表现动物腹泻、便血、消瘦、贫血等症状。

2. 人　　表现营养不良、乏力、眩晕、严重贫血、腹泻、血便、异食症、腹痛、胃肠炎等症状。幼虫移行引起皮炎、红斑、奇痒。肺炎则出现咳嗽、血痰、哮喘等。

（三）预防措施

人与动物粪便无害化处理；避免在潮湿低洼区域放牧，防止钩蚴侵入人畜皮肤、黏膜。

四、丝虫病

丝虫病（filariasis）是由盖头丝虫科的多种线虫寄生于人和脊椎动物的淋巴系统、皮下组织、体腔、心血管等多种组织内所致的人兽共患寄生虫病。

（一）流行病学

1. 病原特性　　以除鱼类以外的脊椎动物为终宿主，节肢动物为中间宿主，节肢动物叮咬终宿主时将感染性幼虫传入后者体内。寄生于人体的丝虫共有 8 种：班氏武赫雷尔氏线虫［班氏丝虫（*Wuchereria bancrofti*）］、马来布鲁格氏线虫（马来丝虫）、旋盘尾线虫（盘尾丝虫）、罗阿罗阿线虫（罗阿丝虫）、常现棘唇线虫（常现盖头丝虫）、链尾棘唇线虫（链尾丝虫）、欧氏曼森线虫（欧氏丝虫）及帝汶布鲁格氏线虫（帝汶丝虫）。犬恶丝虫偶尔感染人，不能在人体内发育成熟。班氏丝虫、马来丝虫可感染人和动物，成虫寄生于人或动物淋巴管及淋巴结。雌虫产出微丝蚴，经胸导管入血液循环。蚊虫吸血时将虫体吸入，发育为感染蚴虫，再叮咬人或动物体就可侵入。成虫在人体内可存活4～10年。

2. 传播途径 主要经蚊虫叮咬传播。极少见输血传播。

3. 易感性 人、犬、猫、猴、长颈鹿等易感。

4. 流行特点 地方流行，以乡村和市郊多见，与蚊虫活动规律有关。

（二）临床表现

1. 动物 猫、猴表现淋巴管曲张和淋巴结炎。犬顽固性湿疹，沿背中线形成痂皮，甚至化脓，逐渐波及全身，严重时咳嗽、循环及呼吸困难、胸腔和腹腔积水、全身浮肿，甚至窒息而死。

2. 人 人感染可分为微丝蚴血症、急性期、慢性期和隐性丝虫病。微丝蚴血症表现不明显，仅发热和淋巴管炎；急性期的临床表现为淋巴管炎、淋巴结炎及丹毒样皮炎等。淋巴管炎的特征为逆行性，发作时可见皮下一条红线离心性发展，俗称"流火"或"红线"。上下肢均可发生，但以下肢为多见。当炎症波及皮肤浅表微细淋巴管时，局部皮肤出现弥漫性红肿，表面光亮，有压痛及灼热感，即丹毒样皮炎，病变部位多见于小腿中下部。在班氏丝虫，如果成虫寄生于阴囊内淋巴管中，可引起精索炎、附睾炎或睾丸炎。在出现局部症状的同时，患者伴有畏寒发热、头痛、关节酸痛等，即丝虫热。有些患者仅有寒热而无局部症状，可能为深部淋巴管炎和淋巴结炎的表现。慢性期阻塞性病变由于阻塞部位不同，患者产生的临床表现也因之而异，包括象皮肿、睾丸鞘膜积液、乳糜尿等。

（三）预防措施

监测动物，及时处理；防蚊。

五、鄂口线虫病

鄂口线虫病（gnathostomiasis）是由鄂口线虫成虫寄生于猫、犬等宠物体内，幼虫寄生于人体所引起的一种人兽共患寄生虫病。

（一）流行病学

1. 病原特性 鄂口线虫属于鄂口科鄂口属（*Gnathostoma*）寄生虫，已确定的有10～12种，我国有棘鄂口线虫、刚棘鄂口线虫和杜氏鄂口线虫。在发育过程中需要两个中间宿主和一个终宿主。终宿主为犬、猫或虎、豹等食肉动物，猪可为刚棘鄂口线虫和日本鄂口线虫的终宿主或转续宿主；第一中间宿主为剑水蚤；第二中间宿主为淡水鱼，如泥鳅、乌鳢等。成虫寄生在终宿主胃壁上，排出体外后，在水中孵出第一期幼虫，被剑水蚤吞食发育为第二期幼虫。剑水蚤被淡水鱼吞食后，发育成第三期幼虫。犬、猫等终宿主吞食剑水蚤后，第三期幼虫移行至肌肉和结缔组织寄生，最后返回胃内，在黏膜下形成瘤状肿块。

2. 传播途径 猫、犬是重要来源；虎、豹、水貂和浣熊也可成为传染源。人感染主要是由生食或半生食含有幼虫的淡水鱼或转续宿主的肉所致；少见经皮肤或胎盘传播。在人体中虫体不发育，而是停留在第三期幼虫阶段。鱼类、两栖类、爬行类、鸟类和哺乳动物吞食感染鱼类后，第三期幼虫可在其皮下组织和肌肉中重新成囊，成为转续宿主。

3. 易感性 人易感，家畜、家禽、水生动物、野生动物都易感。

4. 流行特点 东南亚、南美洲、我国南方广泛流行，江苏洪泽湖一带流行严重，主要是由生食鱼类习惯引起。

（二）临床表现

1. 动物 猫、犬等终宿主动物表现消化不良、腹痛、腹泻、呕吐等症状。转续宿主动物主要表现为幼虫移行症。

2. 人 有皮肤、内脏和眼型等几种感染表现。幼虫在人体内移行长达数年之久，患者皮肤出现匐行疹或游走性结节。幼虫宿生于消化道，表现腹痛、食欲减退、呕吐等症状。在严重的情况下，第三期幼虫还会侵犯肝、眼睛、神经、脊髓和大脑等内脏和组织，导致失明、神经疼痛、瘫痪、昏迷甚至死亡。

（三）预防措施

加强犬、猫检测，及时处理；管理好动物粪便，不给猫、犬喂食生鱼类；人也不要生食鱼类；旅游时注意饮食卫生。

六、类圆线虫病

类圆线虫病（strongyloidiasis）是由粪类圆线虫（*Strongyloides stercoralis*）寄生于人、犬和猫等动物体内所致的人兽共患寄生虫病。

（一）流行病学

1. 病原特性 粪类圆线虫属于类圆科类圆属（*Strongyloides*），为兼性寄生虫，生活史复杂，虫体有环境生命环和自身感染循环。在宿主体内的生活阶段包括成虫、虫卵、杆状蚴和丝状蚴。环境生命周期可循环多次，丝状蚴侵入人体，定居在小肠，尤其是十二指肠及空肠。

2. 传播途径 感染途径主要是经皮肤或黏膜接触粪便污染的土壤、消化道及自身感染。从伴侣动物犬感染的可能性比较高。农村赤脚行走和不卫生厕所是可能的接触途径。从高流行地区抵达低流行地区的移民感染风险大。

3. 易感性 人、犬、猫易感。

4. 流行特点 人、犬、猫是该虫的自然宿主和传染源。主要分布于热带、亚热带地区，与潮湿、卫生条件差有关。影响 3 亿以上人口，东亚和太平洋地区人群的血清流行率较高（17.3%），其次是撒哈拉以南非洲地区（14.6%）和拉丁美洲和加勒比地区（11.4%）。

（二）临床表现

1. 动物 犬、猫感染初期出现幼虫移行引起的皮炎和呼吸道症状，继而腹泻、腹痛或便秘，严重时导致水泻、脱水，常因极度消瘦、衰竭而死亡。

2. 人 幼虫侵入皮肤，引起局部红斑、丘疹，并有刺痛或瘙痒。慢性属于自身感染，免疫抑制会加重感染，幼虫移至肺部时，出现咳嗽、咳痰、发热等症状。成虫寄生肠道引起烧灼样腹痛、腹泻、呕吐和恶心。严重时表现发热、贫血和全身不适，血性黏液性腹泻、肠梗阻，脱水、衰竭而死亡。自身感染可能持续十几年，虽然慢性感染可能是无症状的，但约 50%的病例有长期症状。

（三）预防措施

加强对猫、犬的监测，加强人和动物粪便管理，避免与含丝状蚴的土壤接触。

七、毛圆线虫病

毛圆线虫病（trichostrongyliasis）是由毛圆线虫寄生于人和草食动物引起的人兽共患寄生虫病。

（一）流行病学

1. 病原特性 毛圆线虫为毛圆科毛圆属（*Trichostrongylus*）。毛圆线虫有 30 多种，东方毛圆线虫、短小毛圆线虫、蛇形毛圆线虫、艾氏毛圆线虫、突尾毛圆线虫、透明毛圆线虫和斯氏毛圆线虫等 10 种具有人兽感染性质。成虫寄生于人和动物胃及十二指肠，虫卵随粪排出，在土壤中孵出幼虫，经两次蜕皮为感染性幼虫，被人或动物吞食，在消化道内经第三次蜕皮后侵入胃肠黏膜发育，约 4d 后，经第四次蜕皮，虫体前端插入肠黏膜发育为成虫。

2. 传播途径 患者及感染的动物为主要传染来源。经食入被污染的食物或饲料、饮水引起感染；也可经皮肤感染。

3. 易感性 人和草食动物易感。

4. 流行特点 分布于亚洲、北非，我国也有流行。在潮湿、温暖地区多见。不良的卫生习惯如不洗手就吃饭、吃剩菜或饮生水易引起感染。

（二）临床表现

1. 动物 动物多为隐性感染。严重时表现黏液性肠炎、腹泻、营养不良和体重减轻，并降低动物的生产力。

2. 人 表现为胃肠道、肺部和皮肤感染症状。轻者症状不明显，严重时有头昏、贫血、腹泻、腹痛、衰弱、消瘦等症状，伴有白细胞增多和嗜酸性粒细胞增多。

（三）预防措施

注意个人卫生，勤洗手，不吃生的蔬菜等。

八、肾膨结线虫病

肾膨结线虫病（dioctophymiasis renale）是由肾膨结线虫（Dictophyma renale）寄生在多种动物和人的肾内而引起的人兽共患寄生虫病。

（一）流行病学

1. 病原特性 肾膨结线虫俗称巨肾虫，为膨结总科膨结线虫属（Dioctophyma）。肾膨结线虫的发育史需要一个中间宿主——多变正蚓。感染卵在多变正蚓体内孵化为第一期蚴后，进而发育至第二、三期蚴，第三期蚴是感染性蚴。终宿主采食了含第三期蚴的蚯蚓便遭感染，发育为成虫。湖蛙、淡水鱼类为转续宿主。

2. 传播途径 宿主广泛，如猪、貉、犬等。人因误食附有囊蚴的螺体、蔬菜而感染，或饮用生水感染或生食或半生食含该虫第三期幼虫的蛙或鱼类或吞食了生水中的、水生植物上的寡毛类环节动物而获感染。牛羊因吞食附有囊蚴的水草而感染。

3. 易感性 人与多种动物易感，如犬科、鼬科等食肉动物，猪、牛、马等。

4. 流行特点 主要流行于北美，我国南方广泛流行，均因食用生鱼类感染。

（二）临床表现

1. 动物 马、牛多为隐性感染。犬的症状显著，表现剧烈的腹痛、血尿，经常有神经症状，类似狂犬病样。

2. 人 患者临床表现肾部发生剧烈疼痛、血尿，继而表现肾盂肾炎、肾水肿及功能障碍。虫体在腹腔时，患者表现腹膜炎症状；在皮下时，局部出现包块，内含虫体，周围形成肉芽肿。除肾外，该虫也可寄生于腹腔，偶可寄生于肝、卵巢、子宫、乳腺和膀胱。

（三）预防措施

不要生食鱼类。

九、美丽筒线虫病

美丽筒线虫病（gongylonemiasis pulchrum）是由寄生在反刍动物及哺乳动物口腔与食管黏膜的美丽筒线虫（Gongykonema pulchrum）引起的人兽共患寄生虫病。

（一）流行病学

1. 病原特性 美丽筒线虫为筒线科筒线属（Gongykonema）。美丽筒线虫发育过程需要中间宿主和终宿主。牛、山羊、绵羊、猪为该虫的专性终宿主。还有很多动物，包括野生动物、鸡、火鸡等作为该虫宿主。人偶可作为终宿主。中间宿主包括鞘翅目、金龟子科、拟步行虫科、水龟虫科，人感染中间宿主主要是屎甲虫和蜚蠊。

成虫寄生于反刍动物及猪的食管、眼部、口腔黏膜下，随粪便排出体外，被中间宿主吞食，卵内第一期幼虫在食管内孵出，进入体腔。也可由于中间宿主跌落水中，死后解体，幼虫逸出至外界环境，污染水源、蔬菜或坏死物。

2. 传播途径　　通过生食或半生食昆虫宿主、生饮环境水等感染。

3. 易感性　　人与多种动物易感。

4. 流行特点　　世界性分布，我国南方广泛流行。人偶然感染，均因生食或饮用生水感染。

（二）临床表现

1. 动物　　牛、羊、猪多寄生在食管、咽部和口腔黏膜和黏膜下层，寄生部位有回旋形弯曲，并有神经刺激症状。

2. 人　　在寄生部位有小白泡及乳白色的线性弯曲隆起。虫体在黏膜和黏膜下层自由移动，造成轻重不同症状。

（三）预防措施

不要生食昆虫，不饮生水。

十、结膜吸吮线虫病

结膜吸吮线虫病是由寄生在动物和人眼部结膜的结膜吸吮线虫（*Thelazia callipaede*）引起的人兽共患寄生虫病。

（一）流行病学

1. 病原特性　　结膜吸吮线虫为吸吮科吸吮属（*Thelazia*）寄生虫。初产蚴被冈田绕眼果蝇吃进脱去鞘膜，进入果蝇血腔，幼虫增大侵入睾丸和血腔壁组织；腊肠期蚴侵入组织表层形成泡状囊，第一次蜕皮，成为感染前期幼虫，幼虫进一步变为线虫，第二次蜕皮；到达果蝇的口器，成为丝状蚴，进一步在宿主眼内发育。

成虫寄生于反刍动物及猪的食管、眼部、口腔黏膜下，随粪便排出体外，被中间宿主吞食，卵内第一期幼虫在食管内孵出，进入体腔。也可由于中间宿主跌落水中，死后解体，幼虫逸出至外界环境，污染水源、蔬菜或坏死物。

2. 传播途径　　主要传染源是犬、猫、兔形目动物（棕色野兔和欧洲野生兔子）、牛、马、野生食肉动物（赤狐、狼、山毛貂、野猫和金豺）。冈田绕眼果蝇是中国结膜吸吮线虫的主要传播媒介。该果蝇喜欢发酵果实，对人眼、犬眼有趋向性。大绕眼果蝇也是中国境内传播媒介。

3. 易感性　　人与犬、猫、兔易感。

4. 流行特点　　世界性分布，我国南方广泛流行。人偶然感染，因与宠物接触、儿童睡觉被果蝇侵袭而感染。野生动物自然循环。

（二）临床表现

1. 动物　　一般不太注意或隐性带虫。严重的包括双侧感染、角膜混浊、角结膜炎、黏液脓性渗出物、充血、局灶性溃疡和血管形成，有失明结局。

2. 人　　眼部有轻重不同的炎症。单侧感染，伴有充血、刺激、畏光、视疲劳、溢泪和罕见结膜炎。

（三）预防措施

加强犬、猫的管理和检查，保护好儿童不要被果蝇袭扰。

十一、麦地那龙线虫病

麦地那龙线虫病（dracunculiasis）是由麦地那龙线虫（*Dracunculus medinesis*）引起的人兽共患寄生虫病。

（一）流行病学

1. 病原特性　　麦地那龙线虫为旋尾目龙线总科龙线虫科龙线虫属（*Dracunculus*）寄生虫。龙线虫共有8种。雌雄交配后，雄虫死去，受孕的雌虫在人、犬等终宿主腹股沟或腋窝等处组织内进一步发育成熟，移行到四肢、腹部和背部皮下组织，头端伸向皮肤，释放大量幼虫，引起宿主强烈免疫反应，使局部皮肤形成水疱，水疱破溃；当破溃处接触冷水时，排出大量杆状蚴。杆状蚴被中间宿主剑水蚤吞食，经两次脱皮成为感染性幼虫。剑水蚤被终宿主（人、犬、猫等）饮水而食入，在十二指肠处逸出，钻入肌肉，移行至皮下结缔组织，经第三次和最后一次脱皮，在皮下移行，形成水疱和破溃。

2. 传播途径　饮用被污染的水是感染这种疾病的主要途径。

3. 易感性　人与犬、猫、马、牛、狼、豹、猴、狐等易感。

4. 流行特点　世界性分布，热带和亚热带流行较多，我国也有流行。人偶然感染。麦地那龙线虫病在1986 年流行的 21 个国家中有 17 个国家已被消灭，2021 年，只有乍得、埃塞俄比亚、马里和南苏丹报告了人类病例。

（二）临床表现

1. 动物　动物感染不表现明显症状，但犬可引起类似人类的皮肤损伤。

2. 人　当成熟的麦地那龙线虫从人体（通常为腿部）钻出时，会造成剧烈胀痛、水疱和溃疡，同时伴有发热、恶心、呕吐、皮疹、头晕、局部水肿等征象。

（三）预防措施

WHO 建议的一些防治麦地那龙线虫病的低成本办法包括：提供安全的饮用水、对饮用水进行过滤、加强对患者病情的控制、防止患者涉水，以及用药物对水源进行除虫处理等。WHO 计划 2030 年清除该病。

十二、肝毛细线虫病

肝毛细线虫病（hepatic capillariasis）是由肝毛细线虫（*Capillaria hepatica*）寄生于宿主的肝引起的人兽共患寄生虫病。

（一）流行病学

1. 病原特性　肝毛细线虫为毛细科毛细线虫属（*Capillaria*）寄生虫。成虫寄生于肝，产卵于肝实质中，虫卵沉积导致肉芽肿反应和脓肿样病变，肉眼可见肝表面有许多点状珍珠样白色颗粒，或灰色小结节。

2. 传播途径　人感染是由食入感染期卵污染的食物或水而引起。

3. 易感性　人与鼠、猪、猫等多种动物易感。

4. 流行特点　肝毛细线虫是一种鼠类和多种哺乳动物的寄生虫，偶尔感染人，成虫寄生于肝，引起毛细线虫病。

（二）临床表现

1. 动物　动物感染不表现明显症状，与犬弓首线虫类似。

2. 人　患者可表现有发热、呼吸系统紊乱、肝脾肿大、腹痛、腹泻、嗜酸性粒细胞显著增多、白细胞增多及高丙种球蛋白血症，低血红蛋白性贫血较为常见，严重者可表现为嗜睡、脱水等，以至死亡。

（三）预防措施

因为鼠是该虫的主要宿主，主要是加强鼠的管理。

十三、广州管圆线虫病

广州管圆线虫病（angiostrongyliasis cantonensis）是由广州管圆线虫（*Angiostrongylus cantonensis*）幼虫在寄生人体内移行，侵入中枢神经系统引起的以急性剧烈头痛为主要表现的人兽共患寄生虫病。已被列为国家新发传染病。

（一）流行病学

1. 病原特性　广州管圆线虫为管圆线虫目后圆线虫科后圆线虫亚科管圆线虫属（*Angiostrongylus*）。成虫寄生在终宿主——鼠（犬、猫和食虫类也可）肺动脉内，孵出的一期幼虫经呼吸道至消化道随粪便排出，在体外潮湿或有水的环境中发育 3 周。中间宿主为螺、蛞蝓，转续宿主为蟾蜍、蛙、蜗牛、鱼、虾、蟹、猪、牛、鸡、蛇等，在中间宿主体内发育为感染期幼虫。鼠因吞食中间宿主、转续宿主或污染的食物而感染。

2. 传播途径 生食或半生食中间宿主和转续宿主传播；生吃被幼虫污染的蔬菜、瓜果，喝含幼虫的生水而感染。

3. 易感性 人与鼠等多种动物易感。

4. 流行特点 人类感染主要由生活方式和行为习惯引起，如生食螺、蛙、鱼虾蟹及蔬菜。主要分布于热带和亚热带。

（二）临床表现

1. 动物 动物感染临床表现不清楚，但有实验鼠感染与人相似；临床上多为隐性感染。

2. 人 潜伏期平均为 10d。幼虫在人体移行，侵犯中枢神经系统，引起嗜酸性粒细胞增多性脑膜脑炎或脑膜炎，主要寄生在大脑、脑膜、小脑、脑干、脊髓等脑组织部位。表现剧烈头痛、颈项强直、躯体疼痛、低中度发热等。

（三）预防措施

主要是不吃生或半生的螺类或鱼类，不吃生菜、不喝生水；还应防止在加工螺类的过程中受感染。

其他还有**铁线虫病、后圆线虫病、脊形管圆线虫病、结节线虫病、艾氏同杆线虫病、菲律宾毛细线虫病、兽比翼线虫病、前盲囊线虫病、异尖线虫病、毛圆线虫病**等线虫相关疾病，因人误食或接触水等被感染，但发生率极低，这里就不再详细论述。

第四节　人兽共患绦虫病

一、猪带绦虫病与猪囊尾蚴病

猪囊尾蚴病（cysticercoids cellulosae 或 cysticercisis）俗称囊虫病，是猪带绦虫（*Taenia solium*）的蚴虫即猪囊尾蚴寄生人体各组织所致的疾病。因误食猪带绦虫卵而感染，也可因体内有猪带绦虫寄生而自身感染。

（一）流行病学

1. 病原特性 猪带绦虫为带科带属（*Taenia*）。成虫寄生于人的小肠，成熟节片随粪便排出体外，污染水、饲料或食物，被猪或人吞食后，虫卵内六钩蚴在肠内逸出，钻入肠壁血管，随血液或淋巴液循环至适宜组织（主要是横纹肌）寄生发育为具有感染力的囊尾蚴。人因吃了含有囊尾蚴的猪肉使囊尾蚴进入肠道，在胆汁的作用下，头节翻出，用吸盘和钩固定于小肠黏膜上，发育为成虫。成虫可在人体内存活 25 年。

2. 传播途径 人因吃了未熟透的猪肉感染；自体感染是猪带绦虫感染者因呕吐反胃，致使肠内容物逆流至胃和十二指肠中。绦虫虫卵经消化液消化后，孵出六钩蚴进入组织，移行至全身各部位发育为囊尾蚴；通过污染的食物、物品经手再入消化道；因食品污染而感染。

3. 易感性 人和猪易感。

4. 流行特点 东南亚、我国南方广泛流行，2022 年猪肉视检阳性率为 0.0064%。

（二）临床表现

1. 动物 猪轻度感染无明显症状。中度感染时出现营养不良、生长迟缓、贫血、水肿，眼皮有结节，舌根部有半透明的小疱囊。极严重感染的猪肩胛部增宽，后臀部隆起，身体呈明显的哑铃状，病猪不愿走动。吞咽困难，视觉障碍，脑内寄生呈癫痫状态。

2. 人 根据囊尾蚴寄生部位的不同，临床上分为脑囊尾蚴病、眼囊尾蚴病、皮肌型囊尾蚴病等，其中以寄生在脑组织者最严重，表现肌肉酸痛、头痛、视力障碍、脑炎、癫痫等症状。

（三）预防措施

加强猪的屠宰检验，管理好人、猪粪便；要吃熟透的猪肉。

二、牛带绦虫病与牛囊尾蚴病

牛带绦虫病（taeniasis bovis）是由牛带绦虫（*Taenia saginata*）成虫寄生人体小肠引起的一种肠绦虫病，又称牛肉绦虫病、肥胖带绦虫病。

（一）流行病学

1. 病原特性　牛带绦虫为带科带属（*Taenia*），寄生于反刍动物瘤胃内。中间宿主则有牛科动物、野山羊、野猪、驯鹿、美洲驼、角马、狐、绵羊等。人是牛带绦虫的终宿主，但不能成为其中间宿主。牛带绦虫卵如被人吞食后一般认为不能发育与产生牛囊尾蚴病（牛囊虫病）。

2. 传播途径　感染牛带绦虫的人是该病的传染源。人主要是进食生的或未煮熟的含牛囊尾蚴的牛肉感染牛带绦虫。饮食习惯是决定牛带绦虫病感染率最主要因素。牛为食草动物，不吞食虫体，仅因吞食污染饲料中虫卵而被感染，故感染多较轻。但如一次吞食节片腐烂后污染饲料的大量虫卵，也可发生严重感染。牛囊尾蚴感染与牛的饲养放牧方式有关。流行区人的粪便污染牛棚、牧场、饲料、水源都可能造成牛囊尾蚴感染。再如，人粪便未经恰当处理施用也可造成环境污染而造成牛的感染。

3. 易感性　人和牛易感。

4. 流行特点　牛带绦虫病呈世界性分布，在吃牛肉，尤其有生食牛肉习惯的地区可造成流行，多为散发病例。

（二）临床表现

1. 动物　动物多为隐性感染。严重时消瘦、贫血、血便、下痢、水肿、厌食。

2. 人　潜伏期约需3个月。症状轻重程度与体内寄生虫数有关。轻者无症状，重者症状明显甚至可因并发症而死亡。粪便中发现白色节片为最常见的症状，几乎100%患者有此症状。胃肠道症状中以腹痛最为常见，见于约半数病例。此外还可有恶心、呕吐、腹泻等。食欲减退或亢进都较常见，头昏、神经过敏、失眠、癫痫样发作与晕厥等神经症状，以及过敏性瘙痒症、荨麻疹、结节性痒症也在少数患者中出现。

（三）预防措施

与猪囊尾蚴病相似。

三、棘球蚴病（包虫病）

棘球蚴病（echinococcosis）是由棘球绦虫的幼虫（棘球蚴）所致的慢性人兽共患寄生虫病，也称为包虫病（hydatid disease），我国有细粒棘球蚴病和泡型棘球蚴病两种。

（一）流行病学

1. 病原特性　棘球蚴为带科棘球属（*Echinococcus*）寄生虫，有4种病原体，即细粒棘球绦虫、多房棘球绦虫、少节棘球绦虫、福氏棘球绦虫。成虫寄生于犬、狼、狐等犬科动物的小肠，排出虫卵污染皮毛、食品、饮水、牧场或饲料，被人、牛、羊、猪或啮齿动物食入，六钩蚴随血液移行至肝、肺、脑及其他器官，发育为棘球蚴。细粒棘球蚴可在人体存活10～30年。

2. 传播途径　犬是人、家畜细粒棘球蚴的传染源。羊、牛、猪、骆驼及啮齿动物是中间宿主。通过污染的环境、食物经消化道感染，与犬等密切接触感染。牧民和儿童多见。

3. 易感性　人和多种动物易感。

4. 流行特点　该病的发生与流行和环境卫生及不良饮食习惯有关，具有职业感染特点，接触犬科动物多的人群多见。目前我国疫区人群流行率为1.35%，动物（主要是羊）流行率最高为35%，主要见于牛、羊主产区。

（二）临床表现

1. 动物 ①棘球蚴病：轻度或初期无明显症状。牛、羊感染严重时营养不良，毛逆立，易脱毛；咳嗽，卧地不能起立，病死率较高。其他动物表现不明显。②棘球绦虫病：犬、猫感染无明显症状，严重时有腹泻、消化不良、消瘦、贫血、肛门瘙痒等。

2. 人 棘球蚴主要寄生在肝，其次肺、脑、肾、肌肉、皮肤、脊髓及体腔。可引起过敏，局部肿块。因寄生部位不同，可分为肝棘球蚴病、肺棘球蚴病、脑棘球蚴病、骨骼棘球蚴病。发热、肝区疼痛，重者全身症状，过敏性休克、癫痫或咳嗽等症状。

（三）预防措施

加强犬只的管理，与犬接触应注意个人防护，注意饮食卫生。该病被农业农村部《全国畜间人兽共患病防治规划（2022—2030 年）》列入重点防治病种，预计目标 2030 年在 100% 的流行县家犬及家畜病原学监测个体阳性率控制在 5% 以下。

四、曼氏迭宫绦虫病

曼氏裂头蚴病（sparganosis mansoni）是由曼氏迭宫绦虫（*Spirometra mansoni*）成虫主要寄生在猫科动物、犬和猪等小肠，幼虫寄生于人、猪和蛙的腹腔、肌肉、皮下等组织器官中所致的人兽共患寄生虫病。

（一）流行病学

1. 病原特性 曼氏迭宫绦虫为裂头科迭宫属（*Spirometra*）寄生虫。成虫寄生于猫科动物等终宿主小肠，卵随粪便排出，在水中孵出六钩蚴，被剑水蚤吞食，发育为原尾蚴。剑水蚤被蝌蚪吞食，发育为裂头蚴。蛙被蛇类、鸟类或转续宿主捕食，裂头蚴穿出肠壁，寄生在腹腔、肌肉、皮下组织等处。猫、犬等终宿主吞食了受感染的蛙等第二中间宿主或转续宿主，裂头蚴在其小肠内发育为成虫。

2. 传播途径 人主要因为饮用生水或游泳时误食含尾蚴的剑水蚤感染，用新鲜蛙肉贴服疮疖和眼时，蛙肉内裂头蚴经黏膜、皮肤或伤口侵入人体。食用污染蛙肉、蛇肉也可使人感染。

3. 易感性 人、猫、犬、猪等易感，野生动物、水生和两栖动物普遍带染。

4. 流行特点 经过宿主转换较多，多与蛙、蛇等动物肉有关，散发，人偶然感染。自然终宿主包括野生和家养犬科动物和猫科动物。这种绦虫的生命周期包括两个中间宿主：第一个是淡水桡足甲壳类动物，第二个是各种脊椎动物，主要是两栖动物。人类感染常见于东南亚，最常以皮下裂头蚴病的形式传播；然而，幼虫可以进入中枢神经系统的其他器官或部位并造成损害。刺猬迭宫绦虫（*Spirometra erinaceieuropaei*）也是流行广泛虫种。

（二）临床表现

1. 动物 猪多为隐性感染。犬、猫感染表现消瘦、被毛逆乱、神经质和极度饥饿，幼猫、幼犬可发生永久性发育迟滞。哥伦比亚的食螃蟹的狐狸感染，可见该类虫体宿主广泛。

2. 人 裂头蚴寄生人体引起曼氏裂头蚴病，危害远较成虫大，其严重程度因裂头蚴移行和寄居部位不同而异。常见寄生于人体的部位依次是眼部、四肢躯体皮下、口腔颌面部和内脏。①眼裂头蚴病：最常见，多累及单侧眼睑或眼球，表现为眼睑红肿、结膜充血，畏光、流泪、微疼、奇痒或有虫爬感等。在红肿的眼睑和结膜下，可有流动性、硬度不等的肿块或条索状物。偶尔破溃，裂头蚴自动逸出而自愈。②皮下裂头蚴病：常累及躯干表浅部如胸壁、乳房、腹壁、外生殖器及四肢皮下，表现为游走性皮下结节，可呈圆形、柱形或不规则条索状，大小不一，局部可有瘙痒。③口腔颌面部裂头蚴病：常在口腔黏膜或颊部皮下出现硬结，患处红肿，发痒或有虫爬感；并多有小白虫（裂头蚴）逸出史。④脑裂头蚴病：临床表现酷似脑瘤，常有阵发性头痛史，严重时昏迷或伴喷射状呕吐、视力模糊、间歇性口角抽搐、肢体麻木、抽搐，甚至瘫痪等。⑤内脏裂头蚴病：少见，临床表现因裂头蚴移行位置而定，有的可经消化道侵入腹膜，引起炎症反应，有的可经呼吸道咳出，还有见于脊髓、椎管、尿道和膀胱等处，引起较严重后果。

（三）预防措施

注意饮食卫生，不喝生水，不吃未熟透的蛙肉、蛇肉、猪肉等。

五、多头绦虫病

多头绦虫病是由多头绦虫（*Taenia multiceps*）的幼虫——脑多头蚴寄生于人和羊、骆驼等动物脑及脊髓引起的人兽共患寄生虫病。

（一）流行病学

1. 病原特性　　多头绦虫也称为多头带绦虫，成虫寄生于终宿主犬、狼、狐狸等食肉动物小肠内；多头蚴（共尾蚴）寄生于中间宿主牛和羊的脑内，有时也见于延脑或脊髓中。犬吞食含多头蚴的脑而被感染，经41～73d发育为成虫。

2. 传播途径　　经消化道感染。牛、羊、犬等食入环境中的卵而感染，在小肠内发育并进入肠壁和血液，再循环到脑内发育成囊泡状的多头蚴。人因误食而感染。

3. 易感性　　人易感，牛、羊、骆驼、犬、狼、狐狸等易感，中间宿主具有致命作用。

4. 流行特点　　一年四季发生，全球性分布，牧区多发。

（二）临床表现

1. 动物　　动物感染出现类似脑炎或脑膜炎症状，严重者死亡，常见羊。有的病犬呈狂犬病症状。

2. 人　　人严重感染时，主要呈现食欲反常、呕吐、慢性肠卡他、便秘与腹泻交替发生、贫血、消瘦，容易激动或精神沉郁。

（三）预防措施

加强犬、猫管理，接触及食用要注意个人防护。

六、棘头虫病

棘头虫病（acanthocephaliasis）是由猪巨吻棘头虫（*Macracanthorhynchus hirudinaceus*）引起的猪、水生动物和人的人兽共患寄生虫病。

（一）流行病学

1. 病原特性　　猪巨吻棘头虫寄生于猪的小肠，以成年猪多见，有时也见于犬、猫和人；大多形棘头虫（*Polymorphus magnus*）和小多形棘头虫（*P. minutus*）主要寄生于鸭，也寄生于鹅和多种野生水禽的小肠。雌虫在小肠内产出含有幼虫的虫卵，随病猪粪便排到外界，被金龟子或其他甲虫的幼虫吞食后，在其体内发育成感染性幼虫。当猪吞食了带幼虫的金龟子或其他甲虫时就会感染。猪及野猪是主要终宿主，天牛及金龟子为中间宿主。

2. 传播途径　　牛、羊因吞食附有囊蚴的水草而感染。人偶然因误食附有囊蚴的螺体、蔬菜而感染，或饮用生水感染。犬栉首蚤、猫栉首蚤和致痒蚤是重要的中间宿主。

3. 易感性　　人、水牛、黄牛、山羊、犏牛、绵羊等易感。

4. 流行特点　　世界分布，我国也是广泛流行。主要与犬、猫有关。

（二）临床表现

1. 动物　　猪可见食欲减退、下痢带血、生长发育迟缓、贫血等，有的变成僵猪。若继发腹膜炎，则可出现腹痛、腹部紧张，体温升高达41℃以上，甚至死亡。

2. 人　　引起肠壁出血，形成溃疡，消化道炎症症状。

（三）预防措施

加强动物粪便管理，消灭环境中的金龟子等传播媒介。

七、犬复孔绦虫病

犬复孔绦虫病是由犬复孔绦虫（*Dipylidium caninum*）寄生于犬猫等动物和人引起的一种人兽共患寄生虫病。

（一）流行病学

1. 病原特性　犬复孔绦虫为囊宫科复孔属（*Dipylidium*）寄生虫。寄生于犬、猫、狼、獾、狐等动物小肠内。人偶然感染，特别是儿童。中间宿主为犬、猫蚤和犬毛虱。犬、猫等终宿主舔舐进跳蚤带入虫卵，在小肠内发育。孕节随粪便排出至环境中。

2. 传播途径　人感染主要是儿童玩耍犬、猫，偶尔误食被感染昆虫所致。犬栉首蚤、猫栉首蚤和致痒蚤是重要的中间宿主。

3. 易感性　人易感，犬、猫等也易感，野生动物见狐狸、狼、豺狼、鬣狗、郊狼、貉和猎豹。

4. 流行特点　世界性分布，我国广泛分布。散发，终宿主分布广泛。

（二）临床表现

1. 动物　轻度感染，犬、猫一般无明显症状。幼犬严重感染时可引起食欲不振、消化不良、腹泻或便秘、肛门瘙痒等症状。

2. 人　人感染后表现食欲不振、腹部不适、腹泻等。

（三）预防措施

犬、猫等应定期杀虫，消灭虱类和蚤类。不要让儿童与猫、犬在野外玩耍。

八、亚洲带绦虫病

亚洲带绦虫病是由亚洲带绦虫（*Taenia asiatica*）的成虫寄生于人小肠所引起的一种人兽共患寄生虫病。

（一）流行病学

1. 病原特性　亚洲带绦虫为一个新种，人是唯一的终宿主。中间宿主有猪、牛、羊、猴等。主要感染内脏，如肛肠、网膜、浆膜及肺。

2. 传播途径　人生食或半生食中间宿主的内脏是该病的主要传染途径。

3. 易感性　人易感，猪、牛、羊、猴等也易感。

4. 流行特点　主要分布在东南亚，我国也是广泛分布。台湾有打猎后食用野味肉，因未熟透或爱好半生食而感染的报道。

（二）临床表现

1. 动物　动物感染一般隐性。

2. 人　人感染后表现消化系统和神经系统方面的症状，部分无症状表现。消化系统症状表现肛痒和节片逸出、恶心、腹痛、食欲下降等。

（三）预防措施

要熟食或不吃生肉、半生肉。

还有阔节裂头绦虫、双线绦虫、缩小膜壳绦虫、微小膜壳绦虫、中殖孔绦虫、德墨拉瑞列绦虫、西里伯瑞列绦虫、马达加斯加绦虫等都是人兽共患食源性绦虫病病原（柳增善，2015）。

第五节　其他人兽共患寄生虫病

一、舌形虫病

舌形虫病（pentastomiasis 或 linguatulosis）是由节肢动物门、蠕虫样的舌形虫引起的感染性疾病，主要是由食物或水传播的人兽共患寄生虫病。

（一）流行病学

1. 病原特性　引起舌形虫病的有蛇舌状虫属（*Armillifer*）、舌形虫属（*Linguatula*）和孔头舌虫属（*Porocephalus*），寄生于人体的舌形虫有 10 种——大蛇舌状虫（*A. grandis*）、串珠蛇舌状虫（*A. moniliformis*）、腕带蛇舌状虫（*A. armillatus*）、尖吻蝮蛇舌状虫（又名鞭节舌虫）（*A. agkistrodontis*）、蝎虎赖利舌虫（*Raillietiella hemidactyli*）、响尾蛇孔头舌虫（*P. crotali*）、锯齿状舌形虫（*L. serrata*）、台湾孔头舌虫（*P. taiwana*）、辛辛那提莱佩舌虫（*Leiperia cincinnalis*）、西贝舌虫（*Sebekia* sp.）等，我国已报道病例中的虫种有锯齿状舌形虫、尖吻蝮蛇舌状虫和串珠蛇舌状虫三种。

蛇舌状虫属的终宿主是蛇等爬行动物，中间宿主是啮齿类动物、人或其他哺乳动物。舌形虫属（主要是锯齿舌形虫）的终宿主为犬、猫、狐等，中间宿主为人和其他哺乳动物，但经常是食草动物牛和羊。舌形虫病可以在蛇鼠间、犬鼠间、犬和食草动物间循环传播。人感染后可发病，但通常发育为若虫，成为终止宿主。

传染源比较复杂。舌形虫病的终宿主是蛇和犬、猫等肉食动物，它们是人类舌形虫病的保藏宿主，成为该病的重要传染源。在非洲和亚洲，蟒科和蝰科所有的蛇种，都可作为蛇舌状虫属的终宿主。其中常见的腕带蛇舌状虫可在多数哺乳动物体内发育，也可成为人感染舌形虫病的传染源。

2. 传播途径　感染方式主要为生饮被寄生蛇体舌形虫虫卵污染的新鲜蛇血、蛇胆和食未煮熟的蛇肉，或宰蛇放血时，蛇体感染性虫卵也可从呼吸道随血流入酒杯，人因喝污染的酒而感染；另外食用了被虫卵污染的水源、蔬菜；生食或半生食含有舌形虫幼虫、若虫的中间宿主（牛、羊、马、兔）的内脏而感染；感染锯齿舌形虫的犬还可通过喷嚏和粪便排出的卵污染食物和人体的皮肤、手指而致感染。

3. 易感性　人、犬、羊、狐等易感。

4. 流行特点　主要与食用蛇类有关。人类舌形虫病呈世界分布，主要在热带、亚热带地区流行。

（二）临床表现

1. 动物　犬慢性鼻卡他症状，打喷嚏、咳嗽、睡眠时打鼾。

2. 人　轻度感染的病例多数无症状或有轻微的症状，当重度感染大量虫体包括活若虫或一条若虫成囊于要害部位时，可产生严重症状。常表现为咳嗽、突发头痛、发热数月，急性胃肠炎、恶心呕吐，剧烈、持续腹泻或腹痛，甚至出现腹水与腹膜炎、败血症、心包炎、虹膜炎、继发性青光眼和视力下降等症状，病情恶化可致死。

（三）预防措施

舌形虫病主要在于预防，提倡不饮新鲜的蛇血、蛇胆，不食用生的或半生的蛇肉和半生的动物，避免与终宿主蛇或犬的亲密接触，对含虫的内脏必须销毁。同时采取加强卫生宣教、注意饮食卫生等防治措施。

二、环孢子虫病

环孢子虫病是由贝氏等孢子球虫或环孢子虫引起的人腹泻为主的人兽共患寄生虫病。

（一）流行病学

1. 病原特性　卡耶塔环孢子虫（*Cyclospora cayetanensis*）属于艾美球虫科环孢子虫属（*Cyclospora*）寄

生虫。环孢子虫的生活史与隐孢子虫相似，具有无性和性发育阶段。所不同的是该虫的卵囊必须孢子化才具有感染性。

2. 传播途径 经食品、水源、水果和蔬菜或饮料污染的粪-口途径感染。

3. 易感性 人易感，仅人类表现胃肠道症状，犬和其他哺乳动物被认为是贝氏等孢子球虫的保藏宿主。

4. 流行特点 多发于某些热带或亚热带国家，温暖多雨季节多发。至少有 54 个国家发现流行。

（二）临床表现

1. 动物 感染猴表现腹泻，其他动物为隐性感染。

2. 人 主要症状为水样腹泻，可由发热、不适和腹痛突然起病。一般可在数日或数周内自愈，但也有持续数月至数年的。长期患病可引起吸收不良和体重减轻。

（三）预防措施

注意饮食卫生，注意与宠物接触的个人卫生防护。

三、微孢子虫病

微孢子虫病（microsporidiosis）是由微孢子虫（microsporidia）引起的人兽共患寄生虫病。

（一）流行病学

1. 病原特性 微孢子虫属于微孢子目，最近认为应属于真菌。微孢子虫目涉及 220 多个属 1700 多种，与人类有关的有 8 个属：脑炎微孢子虫属（*Encephalitozoon*）、肠上皮细胞微孢子虫属（*Enterocytozoon*）、多孢微孢子虫属（*Pleistophora*）、粗糙多孢微孢子虫属（*Trachipleistophora*）、条纹微孢子虫属（*Vittaforma*）、腕虫属（*Brachiola*）、微粒子虫属（小孢子属）（*Nosema*）、微孢子属（*Microsporidium*）。比氏肠胞虫（*Enterocytozoon bieneusi*）、肠脑炎微孢子虫（*Encephalitozoon intestinalis*）在人感染多见，微孢子虫是一种专性的细胞内病原体，无性繁殖，包括裂体增殖和孢子增殖，都在同一细胞内进行，具有独特结构和代谢活性。溯源分析认为近似真菌。宿主广泛。

2. 传播途径 通过食物和水传播，主要是粪-口途径感染；也可能以呼吸道、性接触等方式传播。水接触可能是一个较高风险途径。

3. 易感性 人易感特别是免疫抑制个体，犬和其他哺乳动物被认为是微孢子虫的保藏宿主。在微孢子虫的多样性中，广义的生命周期存在变异性，如肠细胞体有两种不同的孢子群，一种释放到环境中，另一种立即发芽传播到邻近细胞，从而增加了感染的严重程度，感染方式也因微孢子虫而异。

4. 流行特点 多发于某些热带或亚热带国家，温暖多雨季节多发。在环境中无处不在，基本上感染所有动物物种，感染会造成重大经济损失，尤其是蜜蜂、鲑鱼和虾。微孢子虫也是人类机会性寄生虫，通常发生在免疫缺陷患者身上。

（二）临床表现

1. 动物 猪等感染一般无症状，动物感染可引起广泛性结节性血管炎，进一步导致脑炎的发生，脑出血而死亡。昆虫、鱼类、虾等感染可引起死亡。

2. 人 起病缓慢，潜伏期为 4～7 个月。症状因感染部位而异。肠道微孢子虫病主要症状为消瘦及慢性腹泻，大便水样，伴有恶心、食欲不振或腹痛。中枢神经系统受染患者有头痛、嗜睡、神志不清、呕吐、躯体强直及四肢痉挛性抽搐等症状。角膜炎患者有畏光、流泪、异物感、眼球发干、视物模糊等症状。肌炎患者出现进行性全身肌肉乏力与挛缩、体重减轻、低热及全身淋巴结肿大。肝炎患者早期有乏力、消瘦，后出现黄疸、腹泻加重，伴发热并迅速出现肝细胞坏死。

（三）预防措施

没有特殊预防措施，要保持熟食习惯，生菜必须洗净，加强水源卫生监测，不喝生水。

四、螨病

螨病（acariasis）泛指螨类节肢动物直接寄生或直接危害所引起人或动物的疾病。可引起疾病种类广泛，如蜱瘫痪、疥疮、蠕形螨病、尘螨性过敏、肺螨病、肠螨病、尿螨病及各种螨性皮炎等。

（一）流行病学

1. 病原特性 螨类有疥螨（sarcoptid mite）、蠕形螨（demodicid mite）、尘螨（dust mite）、粉螨（flour mite）、蒲螨（pyemotid mite）、跗线螨（tarsonemid mite）、肉食螨（cheyletid mite）、革螨（gamasid）、恙螨（chigger mite）、甲螨等。①疥螨：几乎每种动物都有寄生，如人疥螨、马疥螨、猪疥螨、骆驼疥螨、犬疥螨、兔疥螨和山羊疥螨。②背肛螨：猫背肛螨和兔背肛螨。③痒螨：各种动物都有，具有宿主特异性。④足螨：各种动物都有寄生，牛足螨感染牛、马、山羊、绵羊和兔；马足螨寄生于四肢球节部；绵羊足螨寄生在蹄部及腿外侧；山羊螨寄生于颈部、耳及尾根；兔足螨寄生于外耳道。⑤耳痒螨：犬耳痒螨寄生于犬、狐狸、猫、雪貂耳部；猫耳痒螨寄生于犬、猫耳内。⑥膝螨：突变膝螨寄生于鸡和火鸡腿无毛处及脚趾；鸡膝螨寄生于鸡的羽毛根部。⑦蠕形螨：犬蠕形螨、牛蠕形螨、猪蠕形螨、绵羊蠕形螨、马蠕形螨等，互不感染。⑧恙螨：牛恙螨和绵羊恙螨，幼虫寄生于动物。⑨姬螯螨：兔皮姬螯螨寄生于兔肩胛部、耶氏姬螯螨寄生于成年犬、布氏姬螯螨引起猫轻症皮炎。螨发育包括卵、幼虫、若虫、成虫4个阶段。

2. 传播途径 主要是接触等方式传播；可以作为传播媒介动物传播疾病，即间接传播；叮咬也是传播方式。饲养员或兽医的衣服和手也能传播螨类。

3. 易感性 人易感，家畜、禽、野生动物等敏感，但相对有宿主特异性。

4. 流行特点 与卫生条件有关，多发生皮炎、毛囊炎、皮脂腺炎、肺螨病、过敏。痒、脱毛、痂皮是主要特征。

（二）临床表现

1. 动物

（1）马痒螨病 常发部位为鬃、尾、颌间、股内侧及腹股沟。乘、挽马则常发鞍具、颈轭、鞍褥部位。痂皮柔软，黄色脂肪样，易剥离。

（2）马疥螨病 常发于头、体侧、躯干及颈部、肩部、全身。皮硬固不易脱落，剥落时创面凸凹不平，易出血。

（3）马足螨病 少见，散发性后肢系部屈面皮炎。

（4）绵羊痒螨病 对绵羊危害特别大，发生密毛部位，如背部、臀部，然后波及全身。被毛成束或纽结在一起，继而全身被毛脱光。患部形成痂皮。

（5）绵羊疥螨病 头部明显，嘴唇周围、口角两侧、鼻子边缘和耳根下面，形成坚硬白色胶皮样痂皮。

（6）山羊痒螨病 常寄生于耳壳内面，耳内生成黄色痂，可能会堵塞耳道，使羊变聋，食欲不振。

（7）山羊疥螨病 主要发生在嘴唇四周、眼圈、鼻背和耳根部，可蔓延到腋下、腹下和四肢屈面等毛少部位。

（8）羊蠕形螨病 常寄生于羊的眼部、耳部及其他部位，皮肤损伤，皮下脓肿。

（9）牛痒螨病 常寄生于颈部两侧、垂肉和肩胛两侧，严重时蔓延到全身。奇痒，常依赖各种物体摩擦或用舌舔。被毛脱落，渗出和痂皮。皮肤增厚。严重时食欲不振，卧地不起，最终死亡。

（10）水牛痒螨病 常寄生于角跟、背部、腹侧及臀部，严重时头部、颈部、腹下及四肢内侧也有，体表形成薄的痂皮。

（11）牛疥螨病 常寄生于面部、颈部、背部、尾根等被毛较短的部位，病情严重时，全身发生，易引起死亡。

（12）牛蠕形螨病 常寄生于头部、颈部、肩部、背部或臀部，形成针尖大至核桃大的白色小囊瘤，内含粉状物或浓稠脓液；也有只现鳞屑而无疮疖的。

（13）猪疥螨病 仔猪多发，从眼部、颊部和耳根开始，蔓延到背部、身体两侧和后肢内侧，患部剧痒，被毛脱落，渗出增加，灰色痂皮。

（14）猪蠕形螨病 常寄生于眼周围、鼻部和耳根部，蔓延至其他部位。痛痒轻微，病变部位出现针尖、米粒甚至核桃大白色的囊。囊内含有蠕形螨、表皮碎屑及脓细胞，伴发细菌感染时，成为脓包。有的皮肤增厚。

（15）骆驼疥螨病　　常寄生于头部、颈部、身体两侧皮薄的部位，随后波及全身。痂皮粗厚，坚固不易脱落，皮肤龟裂和脓包。

（16）兔痒螨病　　侵害耳根部，引起外耳道炎，渗出物呈黄色痂皮，堵塞耳道。严重时蔓延至筛骨或脑部，病兔耳下垂，摇头和用腿搔耳朵，有癫痫症状。

（17）兔疥螨病　　嘴、鼻孔周围和脚爪部位发病。病兔啃咬脚部、抓挠嘴、鼻孔部位，脚爪上出现灰白色痂块，嘴唇肿胀，影响采食。

（18）犬疥螨病　　常寄生于头部，扩散至全身，幼犬严重。患部有红点，皮肤发红，在红色或脓性疱疹上有黄色痂，奇痒，脱毛，表皮变厚。

（19）犬蠕形螨病　　主要发生于幼犬，常寄生于面耳部，也可波及全身。毛囊周围红润凸起，后变为脓包。脱毛，皮脂溢出，表皮脱落，臭味。

（20）猫耳疥螨病　　由猫背肛螨引起，发生于面部、鼻、耳及颈部，皮肤龟裂和黄棕色痂皮，常使猫死亡。

（21）突变膝螨病　　寄生于鸡胫部、趾部无羽毛部的鳞片下方，引起皮炎，起鳞片屑，皮肤增厚变粗糙、裂缝；剧痒，常挠伤；病变部渗出液变为灰白色痂皮。可继发关节炎、趾骨坏死，甚至死亡。

（22）鸡膝螨病　　侵入羽毛的根部，诱发炎症，羽毛变脆、脱落，体表形成赤裸的斑点，皮肤发红，上覆鳞片。剧痒，啄毛，使羽毛脱落。

（23）恙螨病　　牛恙螨病一般不引起症状；绵羊恙螨病引起寄生部位皮肤干燥、满是皮屑、羊毛易脱落，剩下的毛粗糙一团，擦蹭部位感染，羊毛皮质下降。

（24）姬螯螨病　　姬螯螨引起动物轻微不化脓的皮炎，人的短时间皮炎。

2. 人　　①疥螨病：人疥螨病称为疥疮（scabies），表现皮肤丘疹、水疱、脓疱、结节、肉芽肿等，引起超敏反应、奇痒、出血、感染、脓疮、毛囊炎等并发症。②蠕形螨病：局部皮肤弥漫性潮红、充血、散在性针尖至粟粒大红色丘疹、小结节、脓疱、结痂、脱屑、肉芽肿、皮质异常渗出、毛囊扩张、毛囊炎、脂溢性皮炎、痤疮、酒渣鼻、眼睑发炎及外耳道瘙痒等。

（三）预防措施

做好环境卫生和个人卫生；患病动物应隔离，解除动物应注意防范措施；精心治疗。

五、蝇蛆病

蝇蛆病（myiasis）是指蝇类的幼虫——蛆寄生在人体或动物体上引起的疾病。

（一）流行病学

1. 病原特性　　引起蝇蛆病的蝇种类很多：①专性蝇蛆病：由幼虫需要在活宿主体内才能完成发育的蝇类所致，包括狂蝇科、丽蝇科和麻蝇科。人皮蝇因温度刺激孵化，幼虫钻入皮肤，在宿主体内经历3个幼虫发育期，继续向组织深部移动。完成第三期幼虫发育，逸出掉落地上开始化蛹。锥蝇：嗜人锥蝇和蛆症金蝇等进入伤口发育，幼虫掉入地下成蛹。②机会蝇蛆病：包括家蝇、伏蝇、蜂蝇等。蝇卵或幼虫被宿主吸入或食入，或由泌尿生殖道开口进入宿主，引发机会蝇蛆病。③兼性蝇蛆病：将卵产于死亡动植物分解的组织上。未愈合伤口、宿主排出的血液和腐烂的排泄可吸引该类昆虫寄生，引起蝇蛆病。常见绿瓶蝇、青瓶蝇、大苍蝇、肉蝇。

2. 传播途径　　家畜和野生动物常常是蝇蛆的保藏宿主，鼠是嗜人瘤蝇的主要保藏宿主，城市人和犬也是主要保藏宿主。直接寄生于人和动物体上或叮咬方式感染。

3. 易感性　　人易感，家畜及宠物也易感。

4. 流行特点　　世界分布，但种类不同分布也有局限。以温暖季节多发，牧区多见。

（二）临床表现

1. 动物　　胃蝇蛆病：病马常表现慢性胃肠炎、消化不良、躯体瘦弱。后期可在肛门周围出现幼虫。**皮**

蝇蛆病：幼虫移行过程中会造成病理损伤和出血，致使患畜生长不良，而且由于皮肤被穿孔而降低了牛皮价值。**鼻蝇蛆病**：羊狂蝇（oestrus ovis）幼虫的侵袭对羊危害严重，雌蝇直接在鼻孔内产出幼虫，迅速移行到鼻腔、鼻窦、额窦，甚至颅腔，造成出血和分泌大量鼻液。羊为防止成蝇的侵袭，常将鼻孔抵于地面或互相掩藏头部，惊恐不安，影响育肥。此外，骆驼喉蝇（*Cephalopina titillator*）和紫鼻蝇（*Rhinoestrus purpureus*）的幼虫可分别引起骆驼和马的鼻蝇蛆病，症状基本相似。

2. 人　　**体腔蝇蛆病**：肠道、眼、鼻道、耳道或口腔感染。蝇蛆侵入脑部可引起脑膜炎和死亡。**肠道蝇蛆病**：一般以恶心、食欲缺乏、呕吐、腹胀、腹部剧烈疼痛，伴有其他一些病理变化。**泌尿生殖道蝇蛆病**：产生阻塞和疼痛，尿中有黏液、脓和血，尿频及肾区绞痛。**耳道蝇蛆病**：少见，耳鸣、耳聋、耳内剧痛。**眼球外蝇蛆病**：角膜损伤，疼痛，结膜刺激症状，眼睑肿胀。**创伤蝇蛆病**：幼虫侵入伤口相当疼痛，严重产生虚幻症状。**皮肤蝇蛆病**：可分为疖肿型和匐行疹型，引起皮肤肿块、丘疹、炎症等表现。

（三）预防措施

加强动物粪便管理，驱虫；改善个人卫生条件；灭蝇；生物防治。

第十四章　人兽共患真菌病

第一节　大孢子菌病

大孢子菌病（adiaspiromycosis，haplomycosis，haplosporangiosis）是由金孢子菌引起的人兽共患真菌性肺病，也称为单孢子囊菌病。

一、流行病学

1. 病原特性　　金孢子菌中的微小金孢子菌新月变种（*Chrysosporium parvum* var. *crescens*）和微小金孢子菌微小变种（*C. parvum* var. *parvum*）属于腐生性土壤真菌，在肺中形成大球（不育大孢子），在组织阶段真菌并不繁殖。微小金孢子菌新月变种是人和动物常见菌，微小金孢子菌微小变种主要见于动物，比微小金孢子菌新月变种形成更小的球。微小金孢子菌新月变种和微小金孢子菌微小变种大小不同，在肺中，后者形态小，单核。

2. 传播途径　　主要是呼吸道吸入方式传播。土壤是该菌的保存（宿主）环境，是人和动物感染来源。

3. 易感性　　人和哺乳动物易感，至少有 124 种哺乳动物确认被感染，臭鼬是经典的感染动物。

4. 流行特点　　世界性分布，在南美洲、北美洲、亚洲、欧洲有分布。人少见，散发。

二、临床表现

1. 动物　　动物感染与人类似，主要见于小型哺乳动物，对动物健康影响不大。

2. 人　　一般无症状，临床表现的人主要呈肺大孢子病，一些病例通过活检或尸体样品诊断，肺黄、灰色病变，严重病例衰弱、干咳、午后热、体重减轻，类似粟粒性结节。

三、预防措施

野外作业注意戴口罩，防止吸入孢子。

第二节　曲　霉　病

曲霉病（aspergillosis）是由一些霉菌引起的人兽共患真菌性肺病或人兽共感染病。

一、流行病学

1. 病原特性　　能够引起人兽共患的霉菌包括烟曲霉，偶然也有一些其他种类，如黄曲霉、构巢曲霉、黑曲霉、土曲霉、杂色曲霉、寄生曲霉等。黄曲霉和寄生曲霉能够在植物、粮食上产生黄曲霉毒素，使人与动物中毒，禽类表现严重。曲霉菌感染对于人来说并不常见，属于机会致病菌，但后果很严重，可引起癌症。

2. 传播途径　　一种是呼吸道吸入方式传播；另一种是侵袭性感染，表现严重。

3. 易感性　　人易感，野生动物和鸟类都可感染，牛、马、犬、狐常见。侵袭性曲霉病是免疫功能受损患者发病率和死亡率的主要原因之一。

4. 流行特点　　世界性分布。人少见，散发。

二、临床表现

1. 动物　　动物感染多见于牛、马、犬、狐、鸟类，主要引起呼吸系统紊乱。

2. 人　　曲霉属产生的疾病范围从过敏综合征到慢性肺部疾病和侵袭性感染。吸入性感染以肺部症状为主。免疫功能低下者表现侵袭性感染，表现呼吸系统紊乱。常见过敏性支气管曲霉病主要表现为皮肤剧烈瘙痒、皮肤红肿、皮肤溃烂等。

三、预防措施

野外作业注意戴口罩，防止吸入孢子。与动物接触时注意个人防护。

第三节　芽生菌病

芽生菌病（blastomycosis）是由皮炎芽生菌（*Blastomyces dermatitidis*）引起的慢性肉芽肿及化脓性人兽共患真菌病，是一种深部真菌感染。

一、流行病学

1. 病原特性　　皮炎芽生菌或称北美芽生菌和吉尔克斯芽生菌（*B. gilchristii*），具有双态性，在培养基中低于30℃以菌丝体形式存在，在感染哺乳动物组织中以出芽酵母形态出现。

2. 传播途径　　通过吸入散布于空气中的皮炎芽生菌的孢子或菌丝段而感染；伤口或咬伤感染。

3. 易感性　　人易感，猎犬、狮子、马、猫等易感常见。

4. 流行特点　　世界性分布，北美多见。人少见，散发，死亡率在4.3%～22%。

二、临床表现

1. 动物　　犬科动物常见，和人的流行区域一致。马、海狮、海豚、雪貂、猫都常见。表现体重减轻、慢性咳嗽、呼吸困难、皮肤脓肿、发热、厌食，一些可疑致盲。损害部位在肺、淋巴结、眼、皮肤、关节和骨等部位。呼吸道症状占80%左右。

2. 人　　人群中与动物接触的人员感染率高，如兽医，症状可能慢慢发展，或急性表现伤寒、关节痛、肌痛、筋膜炎性痛。干咳逐渐变为咳血，胸痛，体重减轻，发热，弥散性肺浸润。（创伤）皮肤接触导致播散性感染，典型损害为暗红疣状斑块或皮下结节，疣状和溃疡，其内含很多小脓疡，压之有脓汁排出，含厚壁芽生孢子。

三、预防措施

动物屠宰检疫发现患病动物应高温处理；与动物接触时防止吸入孢子，注意个人防护。

第四节　念珠菌病

念珠菌病（candidiasis）是由以念珠菌属（或假丝酵母菌属）的真菌为主引起人和动物的皮肤、黏膜及内脏器官（主要是生殖器官）的急性或慢性感染。

一、流行病学

1. 病原特性　病原主要有白色念珠菌（*Candida albicans*）、热带念珠菌（*C. tropicalis*）、近平滑念珠菌（*C. parapsilosis*）、假热带念珠菌（*C. pseudotropicalis*）、高里念珠菌（*C. guillermondii*）、葡萄牙念珠菌（*C. lustaniae*）、光滑念珠菌（*C. galbrata*）、都柏林念珠菌（*C. dubliniensis*）、克柔念珠菌（*C. krusei*）和耳念珠菌（*C. auris*）等。单细胞真菌，不致病时表现酵母细胞型（假丝酵母），在感染组织中表现为菌丝型（念珠菌）。

2. 传播途径　白色念珠菌是人和动物正常菌群。传播途径分内源性和外源性两种：内源性主要是自身感染，主要是皮肤、黏膜感染；在眼睛、肾、肺、脾、中枢神经系统等发生。外源性主要通过接触传播，具有职业接触风险。

3. 易感性　人易感，猪、牛、马、绵羊、犬、猫、豚鼠、小鼠、家禽、猴等易感常见。

4. 流行特点　世界性分布。幼禽发生较多，死亡率在8%～20%。耳念珠菌医源性感染。

二、临床表现

1. 动物　鸟类感染主要是上呼吸道感染症状，伴有神经症状，多数没有症状。牛表现上消化道念珠菌病和肺酵母性乳房炎。猪为消化道感染。禽表现鹅口疮和肠肝炎。

2. 人　**黏膜念珠菌病**：①包括急性假膜型念珠菌性口炎、急性萎缩性念珠菌性口炎、慢性肥厚型念珠菌性口炎、慢性萎缩型念珠菌型口炎，以及在新生儿、成年人、妇女的口腔黏膜炎症；②念珠菌性唇炎；③念珠菌口角炎，口角区的皮肤与黏膜发生皲裂，黏膜糜烂与渗出，结痂；④念珠菌性阴道炎，阴道黏膜红肿、糜烂等湿疹样病变、白带增多、剧烈痒感或灼痛；⑤念珠菌性包皮及龟头炎。**皮肤念珠菌病**：①念珠菌性间擦疹，在腋窝、肚脐、臀沟、腹股沟、颈前、乳房下、阴唇等潮湿的皮肤皱褶部位，红斑糜烂、膜状鳞屑，周围可见红色丘疹、水疱或脓疱，痒感；②指间糜烂；③念珠菌性甲沟炎；④慢性黏膜皮肤念珠菌病，主要发生在口腔黏膜、皮肤等部位。**内脏念珠菌病**：念珠菌性食管炎、念珠菌性肠炎、念珠菌性支气管炎、念珠菌性肺炎、念珠菌性泌尿道炎、念珠菌性血症等。

三、预防措施

人念珠菌是性传播菌，注意性传播的防护；游泳池、浴池也是该菌的传播场所；动物屠宰检疫发现患病动物应高温处理。疫苗也在积极开发中。

第五节　球孢子菌病

球孢子菌病（coccidioidomycosis）是由粗球孢子菌（*Coccidioides immitis*）引起的具有高度感染性人兽共患真菌病，是一种慢性全身性真菌感染性疾病。动物与人类不互传，属于共感染性疾病。

一、流行病学

1. 病原特性　粗球孢子菌具有双相性，土壤状态以菌丝体形式存在，在病变组织中呈球孢子形，致病性菌第一相在土壤中发育,第二相在哺乳动物体内发育。

2. 传播途径 通过呼吸道吸入方式传播,通过吸入散布于空气中的孢子而感染,外伤接触也能直接感染。

3. 易感性 人易感,家畜、野生动物、鼠等易感。

4. 流行特点 世界性分布,北美多发,美国每年超过 150 000 例,夏秋干燥月份多发。孕妇易感,职业接触风险较高,散发。

二、临床表现

1. 动物 多种动物均可感染,感染多为无症状表现,多局限在支气管和纵隔淋巴结,一般是肉芽肿性损害。屠宰动物检疫能够见到,注意剔除。

2. 人 球孢子菌病一般为良性,美国 6%无症状,40%感冒样或肺炎。发病者主要特征是在皮肤、内脏和骨骼等部位,病变部位形成化脓性肉芽肿,严重者可引起死亡。不严重的上呼吸道感染,不久痊愈,有少数发展为急性或亚急性播散性致死性真菌病,1%皮肤感染。

三、预防措施

动物屠宰检疫发现患病动物应高温处理;森林作业应注意呼吸器官的防护,与动物接触和实验室操作时防止吸入孢子,注意个人防护。

第六节 隐 球 菌 病

隐球菌病(cryptococcosis)是由新型隐球菌引起的深部感染性人兽共患真菌病,是一种慢性全身性真菌感染性疾病,死亡率高。

一、流行病学

1. 病原特性 隐球菌包括隐球菌属的 17 种和 8 个变种,大部分为条件致病菌,主要有新型隐球菌(*Cryptococcus neoformans*)、浅白隐球菌(*C. albidus*)、罗伦特隐球菌(*C. laurentii*)。在土壤中呈腐生性酵母型生长,以芽生进行繁殖,不产生菌丝体。

2. 传播途径 鸽粪是主要传染来源;可通过呼吸道吸入方式传播,通过吸入散布于空气中的孢子而感染,外伤接触也能直接感染;还可通过口腔发生肠感染。

3. 易感性 人易感,犬、猫、家畜、野生动物、鼠、海豚、禽等易感。

4. 流行特点 世界性分布,散发,主要侵害神经系统,其次为肺。

二、临床表现

1. 动物 ①犬隐球菌病:肺、全身性和眼内症状,通常在鼻黏膜、鼻甲、鼻窦和邻近骨结构中发生肉芽肿性破坏过程或脑膜炎。犬、猫呕吐、嗜睡和食欲不振。②绵羊隐球菌病:上颌窦肿胀,黏液性鼻涕,呼吸困难,咳嗽和厌食。在脑、鼻、肺中可分离到病菌。

2. 人 根据感染途径,皮肤隐球菌病可分为原发性或继发性,也可分为局限性皮肤隐球菌病或播散性隐球菌病的皮肤表现。然而,从医生的角度来看,病变是局限于皮肤还是播散性或全身性比感染途径更重要。①肺隐球菌病:最早发现,症状较轻,类似呼吸道感染或支气管炎。②中枢神经感染:脑膜炎、脑膜脑炎、肉芽肿型和囊肿型等,类似结核性或病毒性脑炎及颅内占位病变表现。③皮肤黏膜隐球菌病:多为继发性感染,皮肤单发或多发丘疹,结节或脓疡,易破溃;还可表现肉芽肿类病变。④其他系统:骨、关节、肝、眼、肌肉、心脏、睾丸、前列腺等器官出现相应症状，严重发生败血症，甚至死亡。

三、预防措施

饲养鸽子的注意其粪便管理，防止污染空气及环境，控制城中养鸽子，减少鸽粪污染。相关疫苗也在积极研究中。

第七节　皮肤癣菌病

皮肤癣菌病（dermatophytosis）是指真菌侵染表皮及其附属构造（毛、角、爪）引起的以脱毛、鳞屑为特征的慢性、局部性及浅表性真菌性人兽共患皮肤病，是一种常见传染病。

一、流行病学

1. 病原特性　　引起皮肤癣菌病的病原为嗜角质素的土壤真菌中具有致病性的成员，主要包括表皮癣菌属、发癣菌属和小孢子菌属真菌。表皮癣菌为皮肤分节真菌科表皮真菌属（*Epidermophyton*）；发癣菌为皮肤分节真菌科发癣菌属（*Trichophyton*）；小孢子菌为皮肤分节真菌科皮肤分节真菌属或小孢子菌属（*Microsporum*）。小孢子菌属和发癣菌属对人和动物均致病，而表皮癣菌仅对人致病。根据生态学、流行病学及宿主等方面特性不同，皮肤真菌常被分为以下三类：嗜动物性皮肤真菌，这类真菌主要感染动物，但能被动传染人；嗜人性皮肤真菌，主要感染人，极少被动传播给动物；嗜土壤性皮肤真菌，主要存在于土壤，它们常与腐败的毛发、皮肤、蹄和其他角质素源相伴，既可以感染人也可以感染动物。存在于动物的人兽共患皮肤真菌包括犬小孢子菌、鸡小孢子菌、石膏样小孢子菌、马小孢子菌、矮小孢子菌、生色小孢子菌、马发癣菌、须疮发癣菌及数个变种等。

2. 传播途径　　主要经接触感染，感染的毛发、皮屑、带染病原的动物、环境、病媒等。梳子、刷子、剃剪、寝具、运输笼、遛绳、烘箱、项圈都可成为传染途径。体表寄生虫也有一定传播意义。

3. 易感性　　人易感，所有家养动物、家畜都易感，带毛的动物明显。

4. 流行特点　　世界性分布，散发，由于这类疾病不必报告，流行病学资料较少，无症状带染较多。

二、临床表现

1. 动物　　动物感染可引起痒或不痒，多数无症状感染：①犬，主要是幼犬。见于犬小孢子菌，环状脱发。②猫感染一般不产生损伤，表现得可能轻微，如短茬、秃毛、鳞片、红斑。部分表现瘙痒性粟粒状皮肤炎或结节。③牛，主要是犊牛表现非瘙痒性眼周损伤，母牛和小牛常见四肢，公牛见于垂肉和上颌间皮肤，损伤散在，呈灰白色、痂皮干燥伴有断毛。④绵羊和山羊，见于观赏羔羊，头面的脱毛区域有环状厚痂。⑤马，见于鞍部，马发癣菌损伤伴有瘙痒、渗出、无毛及皮肤增厚，有的有皮肤真菌性损伤类似丘疹性荨麻疹。⑥猪，产生皱缩性损伤，覆盖有痂皮或炎性散在性圆环。成年猪不表现临床症状。⑦啮齿动物不表现临床症状多，部分可看到全身性脱毛、红斑、鳞屑、结痂，豚鼠有痒感。⑧兔子，幼兔多见，在眼周、鼻和耳部出现灶性脱毛伴有红斑、结痂。⑨鸟主要在面、颈部出现脱毛、鳞屑、自残和拔羽。

2. 人　　皮肤划伤或擦伤能促进皮肤真菌病的发展。人感染潜伏期一般在1～2周，真菌只在角化组织如毛发、指甲或皮肤外层生长，皮肤损伤一般不涉及黏膜，以炎症为主，伴有红斑、鳞屑，偶尔形成水疱，体癣，有时产生特征性金钱状损伤，头皮和面部毛发丧失。来自于动物或土壤皮肤真菌感染可能严重一些，如头癣、体癣。**体癣**发生于躯干、四肢和脸部，散发性鳞状环形损伤，伴有轻微隆起，边缘呈鳞状或红斑状、可见疱状丘疹、脓疱或水疱，不定性瘙痒；与儿童和小孩密切接触的成人常见颈部或腕部，部分由红色发癣菌引起。**须癣**主要见于男性，损伤包括鳞状、囊状脓疱和红斑，农场工人最常受损害，常见疣状发癣菌。**面癣**见于无须面部，瘙痒或奇痒，阳光照射，可发生严重烧伤。部分与体癣类似；一些轻微感染，部分红斑边界不清楚，无明显临床表现。**股癣**有烧灼痛和瘙痒，感染区化脓和水疱，边缘隆起鳞状损伤，常见絮状表皮癣菌、红色发癣菌。**足癣**是一种趾间、足底和脚侧表面出现的，以开裂、鳞状和软化为特征的脚部皮肤真菌感染；红斑、小水疱、脓疱、大水疱常可见到，由红色发癣菌、须疮发癣菌及絮状表皮发癣菌引起。**手癣**表现为掌部广泛性干裂、鳞状和红斑状，常由红色发癣菌引起。**甲癣**的指甲变厚、脱色、断裂、营养不良、板与指基分离等，常由红色发癣菌、须疮发癣菌须疮变种引起。

三、预防措施

控制感染动物，及时治疗患病动物。接触动物时应戴防护手套或穿防护服等。

第八节　组织胞浆菌病

组织胞浆菌病（histoplasmosis）是由荚膜组织胞浆菌（*Histoplasma capsulatum*）侵犯单核-巨噬细胞系统，或经血液播散而侵犯全身的一种人兽共患深部真菌病。

一、流行病学

1. 病原特性　荚膜组织胞浆菌具有双相性，培养状态以菌丝体形式存在，在病变组织中呈酵母型。有两个主要变种：荚膜组织胞浆菌荚膜变种（*H. capsulatum* var. *capsulatum*）和荚膜组织胞浆菌杜波伊斯变种（*H. capsulatum* var. *duboisii*，HCD），菌丝状态两菌不能区分，但在感染的组织中呈酵母型，波伊斯变种形体较大。

2. 传播途径　通过吸入散布于空气中的孢子而感染，接触鸟、蝙蝠或污染的土壤，因吸入鸟或蝙蝠的粪便污染的泥土或尘埃中真菌孢子感染。还可通过消化道、皮肤或黏膜侵入，也可经局部病灶侵入。

3. 易感性　人、猫、犬、牛、马、蝙蝠、鸟类等易感。

4. 流行特点　世界性分布，主要在美洲、非洲及亚洲。我国也有，具有职业接触风险特征，可以通过拆除、施工或翻新活动中的职业暴露；清洁鸡舍及清除有害生物废物，从而干扰大量鸟类；可能与城市化、砍伐森林、破坏土地和使用鸟粪等有关；矿井和隧道旅游、作业，受蝙蝠污染物传播，散发。

二、临床表现

1. 动物　犬感染与人类相似，无特征症状，呼吸道在包囊化和钙化后得到恢复。流行时，犬表现消瘦、持续性腹泻、肝脾肿大、淋巴结病变。猫与犬类似，表现贫血、消瘦、精神萎靡、发热、厌食等。

2. 人　人主要为呼吸道症状，一般不适的感觉、发热、胸口痛、干燥或非生产性干咳。严重的累及单核-巨噬细胞系统如肝、脾、骨髓、淋巴结等。一般表现类似社区获得性肺炎、肺结核、结节病、克罗恩病或恶性肿瘤等。在刚果共和国 HCD 引起感染皮肤病变（46.3%）、淋巴结病变（37%）和骨病变（26%）是最常见的临床表现。

三、预防措施

注意流行地区避免接触动物和鸟粪的灰尘，蝙蝠污染场所作业应该戴口罩和防护服。

第九节　足分枝菌病

足分枝菌病（mycetoma）是由不同真菌或放线菌引起的慢性局部进行性人兽共患病，属于共感染。

一、流行病学

1. 病原特性 足分枝菌病病原菌常见马杜拉分枝菌（*Madurella mycetomatis*）、甄氏外瓶霉（*Exophiala jeanselmei*）、波氏假阿列色菌（*Pseudallescheria boydii*）。足肿病与足分枝菌病类似，但足肿病感染中有黑颗粒和浅色颗粒，黑颗粒真足肿病还包括 *Falciformispora senegalensis*、*F. tompkinsii*，*Medicopsis romeroi*；浅色颗粒病原还包括 *Acremonium* spp.、*Cylindrocarpon* spp.、镰刀菌（*Fusarium* spp.）、曲霉（*Aspergillus* spp.）、纤细小囊菌（*Microascus gracilis*）。诺卡氏菌和链霉菌等也能引起这类疾病。动物感染还有膝曲弯孢霉（*Curvularia geniculata*）和疣状弯孢霉（*C. verruculosa*）。这些微生物多与土壤有关，感染多发生于腿和足。

2. 传播途径 需要经伤口感染，因为这类致病菌并无侵入上皮的能力，不会经血液流经全身。蜱可能在病原传播中起到一定作用。

3. 易感性 人易感，猫、犬、马等易感。

4. 流行特点 世界性分布，主要在美洲的热带、亚热带发生率高。散发，从事农业的牧羊人、家庭主妇，多见于赤脚多的人群。土壤、动物粪便及用相同的土壤和粪便建造的房屋是这些地方病村庄感染马杜拉分枝菌的重要风险因素。

二、临床表现

1. 动物 动物发病见于足、腿、淋巴结、腹腔和身体其他部位肉芽肿。犬感染后，能够引起腹腔真菌性肉足肿，因手术线绷裂，导致致病菌入侵腹腔。猫也会因伤口感染。马的感染常见波氏假阿列色菌、膝曲弯孢霉、疣状弯孢霉。

2. 人 临床上以形成脓肿、肉芽肿和窦道为突出表现，可有颗粒排出，内含病原菌。损害局限，呈慢性经过。多发于脚、腿下部，有时见于手，罕见其他部位。典型损害为暗红色肉芽性斑块，有脓肿破溃所致的瘘管、窦道，损害可侵入深部组织、肌肉等，严重的可致骨质损伤。膝曲弯孢还可以引起腹膜炎。

三、预防措施

皮肤有伤口尽量不接触动物、土壤或外界环境，旅游也要注重防范。

第十节 原 藻 病

原藻病（protothecosis）是由一些无叶绿素的原藻属（无绿藻属）（*Prototheca*）藻类引起人、家畜和野生动物皮肤、皮下组织，甚至内脏感染的人兽共患病。

一、流行病学

1. 病原特性 原藻病的病原是无绿藻属，已经发现 14 种，致病性无绿藻主要包括祖菲无绿藻（*P. zopfii*）和小型无绿藻（*P. wickerhamii*），一些类真菌，多寄生于腐朽的木材、蔬菜和粪便中。祖菲无绿藻、小型无绿藻、皮肤无绿藻（*P. cutis*）、*P. miyajii*、*P. blaschkeae* 引起人类感染；祖菲无绿藻基因 1、2 型，大型无绿藻（*P. stagnora*），*P. ulmea*，*P. blaschkeae*，牛无绿藻（*P. bovis*），*P. ciferrii* 引起动物感染。祖菲无绿藻抗热能力较强，在乳和乳制品中风险较高。耐药性强。

2. 传播途径 传播来源见于污染的水源、牛奶、土壤及患者、动物粪便等。通过外伤或呼吸道传播。从广泛的环境和其他来源中分离出来原藻菌，如饮用水、蔬菜、生肉、动物饲料、动物胃肠道，但病原的来源并未真正确定。

3. 易感性 人易感，猫、犬、牛等易感。组织学中存在未出芽细胞和具有内孔（桑椹胚）的大型球形细胞（孢子囊），这是原藻感染的特征。

4. 流行特点　　世界性分布，人类罕见，总是与虚弱的宿主有关。诊断与治疗都很困难。原藻类在挤奶环境中的持续存在可被视为病原体在该环境中传播的风险因素。

二、临床表现

1. 动物　　动物感染包括奶牛的乳腺炎、山羊和猫的呼吸道表现，以及犬、鱼、马、野生动物的广泛临床症状。犬感染散播型，常见于眼、肝、肾、心、大肠、膈膜、骨骼肌、淋巴结、胰腺、脑等部位。依赖于侵犯的器官，可发生肿胀或溃疡，中枢神经损伤，表现精神沉郁、头歪斜、转圈、肢体瘫痪，有坏死灶、肉芽肿性结节，眼红肿，失明。皮肤型少见，结节性溃疡。在慢性病例中，感染的特征是间质结缔组织增殖加剧，鼻道阻塞或肺泡萎缩。小型无绿藻引起鲤鱼游泳异常和溃疡等病变。

2. 人　　皮肤不仅成为病原体的主要入侵部位，而且也是病原体最常侵袭的器官。人类原藻病可分为三组：①单纯皮肤型。皮肤及皮下组织发生单个或多个损害，发展慢，表现丘疹、结节、结痂性丘疹、溃疡，少见肉芽肿性皮疹。②原藻性鹰嘴滑囊炎。大约一半病例有此表现，多先有外伤，持久性鹰嘴滑囊炎，有疼痛及软组织肿胀。③机会性原藻病。见于糖尿病或肿瘤患者中，可呈溃疡性丘疹脓疱性损害，常发生免疫不全个体。

三、预防措施

皮肤有外伤不要与动物和环境接触，注意乳及乳制品生产卫生。

第十一节　鼻孢子菌病

鼻孢子菌病（rhinosporidiosis）是由西伯鼻孢子菌（*Rhinospordioum seeberi*）引起的慢性感染性人兽共患病。以发生质脆而表面有白点的息肉样损害为特征，息肉中存在大的圆形成熟期和小的内生孢子。分类不太明确。

一、流行病学

1. 病原特性　　西伯鼻孢子菌在分类上既不属于真菌，也不属于原虫，是一种真菌样（或类真菌）微生物，形态与孢子虫接近，藻状菌纲接近油壶菌科的亚目，Dodge 认为是子囊真菌，最近以 18S 核糖体亚基测序认为应归属中黏菌门（Mesomycetozoa）。以孢子囊和孢囊孢子两种形态存在。人工培养尚未成功。

2. 传播途径　　鱼、水生昆虫和接触污水塘的哺乳动物是该菌的天然宿主，通过水源和带菌的尘埃传播。鼻黏膜或眼结膜破损或发炎及不卫生习惯易诱发该病。

3. 易感性　　人易感，牛、马、骡、猫、犬等易感。

4. 流行特点　　世界性分布，热带和亚热带较多，渔民、农民、潜水员易感染该病，具有职业特点。常见病史是在当地池塘或死水塘洗澡而感染。

二、临床表现

1. 动物　　动物感染主要表现鼻部息肉，马表现鼻出血或损害，鼻腔黏膜脆弱增生。

2. 人　　人感染主要侵染咽喉、鼻黏膜、眼结膜，甚至阴道、阴茎及皮肤黏膜。①鼻型，鼻中隔黏膜丘疹，扩大成息肉；②眼型，侵犯眼结膜，一般为单侧，有异物感，引起眼睑外翻、流泪、畏光；③皮肤型，少见，常发生皮肤黏膜交界处，为小丘疹样疣状、逐渐融合成浸润斑块，后表现锯齿形，常溃烂及继发感染；④其他型，外生殖器、肛门、耳道、喉、硬腭、会厌等处偶有发生，损害特点基本相同。

三、预防措施

避免接触污水，防风、防沙，讲究卫生，不挖鼻孔，不揉眼，旅行时注意防范。

第十二节　孢子丝菌病

孢子丝菌病（sporotrichosis）是由申克孢子丝菌（*Sporothrix schenckii*）引起的人和动物共患的慢性或亚急性深部真菌病。主要侵害皮肤、皮下组织及其附近淋巴结，以肉芽肿形成结节，进而变软、破溃，变成顽固性溃疡为特征。

一、流行病学

1. 病原特性　申克孢子丝菌在分类上属于子囊菌门核菌纲长喙壳菌科长喙壳菌属（*Ophiostoma*），广泛分布于自然界。室温培养为霉菌相，组织和37℃培养为酵母相。

2. 传播途径　自然存在于土壤、枯草等腐生性微生物场所；通过皮肤伤口感染；也可经呼吸道感染。人被动物咬伤或抓伤易受到感染。接触感染动物传播。

3. 易感性　人、家畜、宠物、禽、鼠等多种动物易感。

4. 流行特点　世界性分布，我国猫咬伤相对多见，兽医、林木工人有职业风险，散发，发病率低。

二、临床表现

1. 动物　动物感染与人类相似，伤口感染多见于四肢、头部和胸腹部，皮下淋巴管形成圆形结节，结节间淋巴管变粗变硬。结节破溃，流出脓汁。犬继发皮肤病变之后，可发生骨炎、关节炎、腹膜炎；猫孢子丝菌病皮肤为多病灶，广泛分布小丘疹结节，坏死性、渗出性溃疡，病猫消瘦。

2. 人　①皮肤淋巴型：常见于面部、手、前臂、小腿、踝部等暴露部位，初发圆形、无痛、能活动的坚韧皮下结节，溃疡，淋巴管变硬如绳索状，结节可延续至腋下或腹股沟。②局限性皮肤型：皮肤损伤固定于初发部位，不侵犯淋巴管及淋巴结；多见于面部，四肢次之，有结节型、肉芽肿型、浸润斑块型、卫星状型、疣状型、溃疡型、囊肿型、痤疮型、红斑鳞屑型等。③皮肤黏膜型：少见，因污染的蔬菜、水果或接触有孢子丝菌污染的水而引起；病变累及口腔、咽喉、鼻部的黏膜和眼结膜，呈红斑、溃疡或化脓性病变，日久变为肉芽肿性、赘生性或乳头样病变，伴有局部红肿，附近淋巴结肿大且硬，愈合有瘢痕。④其他型：皮外及散播型，有骨骼、眼及附件、系统性丝菌病、孢子丝菌脑膜炎和肺孢子丝菌病。

三、预防措施

避免外伤和感染材料的接触。主要是防止宠物的咬伤、抓伤。

第十三节　接合菌病

接合菌病（zygomycosis）是由接合菌亚门不同菌种（主要是毛霉、根霉和犁头霉等）感染所致的人兽共患真菌病，也称为毛霉病、藻菌病、白霉病。

一、流行病学

1. 病原特性　毛霉菌是一类条件致病菌，自然界广泛存在，属腐物寄生菌。毛霉菌科的根霉菌属

（*Rhizopus*）、毛霉菌属（*Mucor*）、犁头霉属（*Absidia*）和根毛霉菌属（*Rhizomucor*）常被累及。常见致病菌包括脉管状瓶霉、须霉菌属的未定种、卷曲科克霉、沃尔夫被孢霉、总状共头霉、巴西果小克银汉霉、雅致囊托霉、帕登厚壁孢子犁头霉、匍枝根霉、少根根霉、同宗根霉、须状根霉、小孢根霉、寡孢根霉、米根霉、肿梗根霉、米黑根毛霉、微小根毛霉、多变根毛霉原变种、冻土毛霉、冻土毛霉黄色变种、总状毛霉、卷曲毛霉、多分枝毛霉、蓝色犁头霉、伞状犁头霉、透孢犁头霉等。

2. 传播途径　　自然存在于土壤、枯草等腐生性微生物场所；也存在于肉、乳制品、益生菌产品等食品中；一般认为通过呼吸道吸入或直接接触感染。创伤皮肤移植、昆虫叮咬、外科手术、烧伤感染等途径也可传播。

3. 易感性　　人及牛、马、犬、猪、鸟、鳖、鲀、鼠等多种动物易感。

4. 流行特点　　世界性分布，自然病例少见，一般为条件致病菌，在疾病治疗中使用免疫抑制剂、尿毒症、鼻窦炎等可继发接合菌病。

二、临床表现

1. 动物　　动物感染与人类相似，牛、马、犬、鸟、两栖动物都可感染毛霉菌病，冻土毛霉对蛙、蟾蜍、鸭嘴兽等都是致死性的。毛霉菌对鲀也是致死性的，表现为体表白斑、溃疡糜烂，最后死亡。鳖感染毛霉菌后，表现厌食、活动反常，体表有零星小白点，逐渐背部出现白斑，一周后死亡。鸭嘴兽等出现溃疡性皮炎。猪的毛霉菌病在宰后能够看到皮下脂肪和肉颜色灰白、发软、渗出性肉尸样，开膛后有淡黄色腹水，猪肝变化较大，质地变硬，结构模糊，有灰黄色、灰白色结节。蟾蜍在肠道、肝有灰白色结节，肺、脾、腹膜、膀胱有肉芽肿。兔、豚鼠、小鼠在肾有结节性病变，动物精神沉郁、被毛粗乱、食欲减退、消瘦、生长缓慢、呼吸困难、关节肿胀，四肢麻痹。

2. 人　　人自然病例少见，感染类型与特殊的基础疾病有关；临床特点是迅速出现组织坏死，多数患者病情进展迅速，若治疗不及时，往往死亡。造血干细胞移植受者和血液系统恶性肿瘤患者中发生。①鼻脑毛霉菌病：鼻窦，波及眼眶、面部、腭和大脑，开始一侧头痛、面部痛、发热、嗜睡，波及周围，后皮肤变色、失明、鼻中隔穿孔等各相关器官病变，主要是根霉引起。②肺毛霉菌病：吸入或鼻窦中的真菌孢子或经血液播散进入肺，也可波及脑，临床上非特异肺炎如咳嗽、呼吸困难等，严重者形成空洞、腹腔积液。③胃肠道毛霉菌病：少见，因食物摄入，营养不良或胃肠功能紊乱的个体，胃、结肠、回肠，表现呕吐、腹泻、溃疡、穿孔、腹膜炎等。④皮肤毛霉菌病：少见，仅限于皮肤而不扩展，可分为原发和继发，又可分为浅表型和坏疽型。⑤播散性毛霉菌病：上述4种随血流播散，中性粒细胞减少的肺部感染；也有进入脑部，出现神经症状。⑥其他：心内膜炎、子宫内膜炎、骨髓炎、坏死性筋膜炎、肾盂肾炎和眼内炎等。

三、预防措施

免疫力低下个体、受伤个体在外环境中应注意个人防护，要戴口罩防止吸入孢子；局限病灶及时处理。动物要禁止饲喂霉变饲料，避免长期使用抗生素。

第十四节　着色真菌病

着色真菌病（chromomycosis）是一些在分类上接近、引起疾病症状近似的真菌引起暴露部位感染，病损皮肤变黑的一类真菌病，也称为着色芽生菌病（chromoblastomycosis）。主要由暗色孢科（Dematiaceae）中一些真菌引起慢性疣状、结节状或菜花状肉芽肿性皮肤病变。

一、流行病学

1. 病原特性　　着色真菌为丝孢菌目暗色孢科真菌，主要有皮炎着色菌的外瓶霉属、枝孢霉属、瓶霉属、网毛菌属（*Dictyotrichiella*）、着色真菌属（*Fonsecaea*）。与着色真菌病有关的主要包括5种：裴氏着色真菌（*F.*

pedrosoi）、紧密着色真菌（*F. compacta*）、皮炎着色真菌（*Phialophora dermatitidis*，皮炎瓶霉）、疣状瓶霉（*P. verrucosa*）和卡氏枝孢霉（*Cladosporium carrionii*），都是自然界腐生菌，树木、杂草、土壤、脓汁、痂皮、鳞屑等均有存在。

2. 传播途径　主要由直接接触和外伤感染，也有孢子经呼吸道感染。宠物如犬等能够起到传播媒介作用。

3. 易感性　人易感，犬、马、蟾蜍、青蛙、海豚等易感。一般人与人、人与动物之间不直接传染，属于共感染真菌病。

4. 流行特点　世界性分布，热带雨林以裴氏着色真菌较多，干燥沙漠以卡氏枝孢霉常见，疣状瓶霉多与动物接触者多见，渔民、农民、饲养员、驯兽师、儿童等多见，具有职业特点。

二、临床表现

1. 动物　蟾蜍是敏感动物，临床表现没有人的严重，皮肤炎症。青蛙和海豚皮肤疣状炎症。山羊、家兔、小鼠等实验感染表现皮肤和内脏的广泛性感染。

2. 人　①皮肤着色真菌病：人感染主要有皮肤淋巴管型、固定型、播散型和疣状皮炎型四种类型。皮肤淋巴管型常见于体力劳动者，往往有外伤史，主要在与外接触的表面表现皮疹、结节、溃疡、流脓等；固定型好发于面部，尤其儿童，皮损固定于始发部位，表现有稍微弹性的坚实结节、溃疡、流脓；播散型罕见，通过血液影响全身，皮疹再现呈现结节、脓肿和溃疡；疣状皮炎型局限于皮肤及皮下组织，由外伤引起，丘疹或小结节，斑块，脓液流出，肢体象皮肿。②中枢神经系统着色真菌病：头痛、抽搐、昏迷、复视。③囊肿型及非特异性着色真菌病：常因穿刺的伤口感染，引起单个或多发性囊肿样损害，局限于皮下或肌肉内，大小不等质硬的囊性肿块。④血液播散型着色真菌病：少见，病变复杂，生前难以确定，只有尸检证实。见于多个器官或系统损害，如脑脓肿综合征。

三、预防措施

关键是防止皮肤外伤，尽量避免接触腐烂的草木；日常生活中如遇到外伤及时处理；如有皮肤外伤尽量不接触宠物等。

第十五节　篮状菌病

篮状菌病是由马尔尼菲篮状菌（*Talaromyces marneffei*，TM）引起的人兽共患真菌病，多发生于免疫功能低下的个体中，也称为马尔尼菲青霉病（penicilliosis marneffei）。截至 2022 年，34 个国家报告了超过 288 000 例篮状菌病病例。

一、流行病学

1. 病原特性　马尔尼菲篮状菌为丝孢菌目青霉属（*Penicillium*）的双轮青霉亚属，是青霉属中唯一具有双相性的真菌，25℃培养时呈霉菌相，以多细胞、多核菌丝体的形式生长，只需 1～2d 即长出帚状枝菌丝并产生红色色素，分生孢子呈浅绿色；37℃培养为酵母相，产生卵球形到细长形的单核酵母细胞、棕色（黑化）色素。较少发生一些与特殊工作环境或条件有关青霉感染的病例（人或动物），病原包括产黄青霉（*Penicillium chrysogenum*）、娄地青霉（*P. roqueforti*）、克鲁尼亚青霉（*P. cluniae*）、指状青霉（*P. digitatum*）、点青霉（*P. notatum*）、柄篮状青霉（*T. stipitatus*）等。

2. 传播途径　竹鼠是主要保藏宿主和感染来源，广西流行资料证明 100% 带染，由其污染土壤。人可经呼吸道、消化道及皮肤损伤接触土壤感染。犬科动物中被发现。

3. 易感性　人主要是免疫力低下个体，如艾滋病患者，有外伤、蚊虫叮咬、手术和系统疾患等患者易感。实验动物兔敏感。主要侵害肺，再经淋巴和血液扩散，兼性细胞内病原体。

4. 流行特点　　主要流行在东南亚和我国南方（广西、广东、台湾）等地。发生于艾滋病患者、皮下组织感染患者、儿童皮下组织真菌病患者等群体中。到过流行地区的旅行者也可能是易感的。

二、临床表现

1. 动物　　动物主要见于竹鼠，一般无症状带染。泰国竹鼠肺 83.3%、肝 33%。

2. 人　　篮状菌病常隐匿发病，但每年约有 1.7 万人感染，临床上该病分为局限性感染与全身系统性感染。主要累及单核-巨噬细胞系统，常播散全身，病死率高，是一种严重的深部真菌病。局限性感染与侵入门户有关，主要由呼吸道入侵，原发灶在肺，临床上类似结核，易误诊。全身感染无特异症状，其表现因侵犯器官而异。①全身表现：发热，呼吸系统的咳嗽、呼吸困难，消化系统的腹痛、腹泻，网状淋巴组织、心血管系统、血液、骨和关节等的感染症状。②皮肤黏膜表现：体表的丘疹、丘疹脓包、结痂等。可能多样化表现。

三、预防措施

野外活动或与动物接触注意个人防护，防止外伤，有外伤及时处理。艾滋病患者注意在环境中与外界、动物接触的卫生防护。

主要参考文献

柳增善，任洪林，孙鸿斌. 2014. 食品病原微生物学. 北京：科学出版社.

史思，应郁敏，沙洁，等. 2001. 宠物饲料中细菌污染状况调查. 动物学杂志，36(6):38-39.

文心田，于恩庶，徐建国，等. 2011. 当代世界人兽共患病学. 成都：四川科技出版社.

Akter R, Naish S, Hu W, et al. 2017. Socio-demographic, ecological factors and dengue infection trends in Australia. PLoS ONE, 12(10): e0185551.

Bartlow A W, Manore C, Xu C, et al. 2019. Forecasting zoonotic infectious disease response to climate change: mosquito vectors and a changing environment. Vet Sci, 6(2):40.

Bennett M, Begon M E. 1997. Virus zoonoses：a long-term overview. Comp Immunol Microbiol Infect Dis，20(2):101-109.

Chan J F, To K K, Tse H, et al. 2013. Interspecies transmission and emergence of novel viruses: lessons from bats and birds. Trends Microbiol, 21(10):544-555.

Cunningham A A, Daszak P, Wood J L N. 2017. One Health, emerging infectious diseases and wildlife: two decades of progress? Philos Trans R Soc Lond B Biol Sci, 372(1725):20160167.

Diamond J. 2002. Quantitative evolutionary design. J Physiol，542(Pt 2):337-345.

De Garine-Wichatitsky M, Binot A, Ward J, et al. 2021. "Health in" and "health of" social-ecological systems: a practical framework for the management of healthy and resilient agricultural and natural ecosystems. Front Public Health, 8:616328.

Escudero-Pérez B, Lalande A, Mathieu C, et al. 2023. host-pathogen interactions influencing zoonotic spillover potential and transmission in humans. Viruses, 15(3):599.

Fox M, Zuidema C, Bauman B, et al. 2019. Integrating public health into climate change policy and planning: state of practice update. Int J Environ Res Public Health,16(18):3232.

Gibb R, Redding D W, Chin K Q, et al. 2020. Zoonotic host diversity increases in human-dominated ecosystems. Nature, 84(7821):398-402.

Greger M. 2007. The human/animal interface: emergence and resurgence of zoonotic infectious diseases. Crit Rev Microbiol, 33(4):243-299.

Halstead S B. 2019. Travelling arboviruses: a historical perspective. Travel Med Infect Dis, 31:101471.

Krasna H, Czabanowska K, Jiang S, et al. 2020. The future of careers at the intersection of climate change and public health: what can job postings and an employer survey tell us? Int J Environ Res Public Health, 17(4):1310.

Letko M, Seifert S N, Olival K J, et al. 2020. Bat-borne virus diversity, spillover and emergence. Nat Rev Microbiol, 18(8):461-471.

Mandl J N, Schneider C, Schneider D S, et al. 2018. Going to bat(s) for studies of disease tolerance. Front Immunol, 9:2112.

Morse S S, Mazet J A, Woolhouse M, et al. 2012. Prediction and prevention of the next pandemic zoonosis. Lancet, 380(9857):1956-1965.

Olival K J, Hosseini P R, Zambrana-Torrelio C, et al. 2017. Host and viral traits predict zoonotic spillover from mammals. Nature, 546(7660):646-650.

Plowright R K, Reaser J K, Locke H, et al. 2021. Land use-induced spillover: a call to action to safeguard environmental, animal, and human health. Lancet Planet Health, 5(4):e237-e245.

Saba Villarroel P M, Gumpangseth N, Songhong T, et al. 2023. Emerging and re-emerging zoonotic viral diseases in Southeast Asia: One Health challenge. Front Public Health, 11:1141483.

Tang J W. 2009. The effect of environmental parameters on the survival of airborne infectious agents. J R Soc Interface, 6(Suppl 6):S737-746.

Vouga M, Greub G. 2016. Emerging bacterial pathogens: the past and beyond. Clin Microbiol Infect, 22(1):12-21.

Wan L F, Crameri G. 2014. Emerging zoonotic viral diseases. Rev Sci Tech Off int Epiz, 33 (2): 569-581.

White R J, Razgour O. 2020. Emerging zoonotic diseases originating in mammals: a systematic review of effects of anthropogenic land-use change. Mamm Rev, 50(4):336-352.

Wu T, Perrings C, Kinzig A, et al. 2017. Economic growth, urbanization, globalization, and the risks of emerging infectious diseases in China: a review. Ambio, 46(1):18-29.